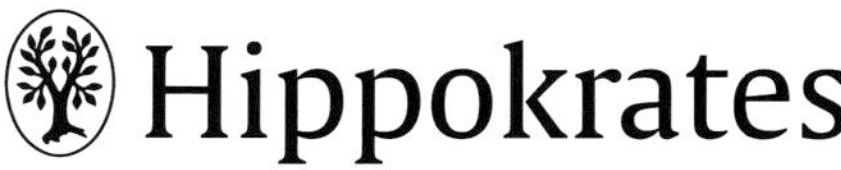
Hippokrates

Matthias Augustin (Hrsg.)

Naturheilverfahren bei Hauterkrankungen

Unter Mitarbeit von
I. Campagnolo, K. Hackenjos, J. Ch. Kingreen, H. Krebs,
H. Lützner, F. Milz, J. Rohde, A. Rüffer, R. Shimshoni,
B. Sommer, M. Vogel, M. Wiesenauer, I. Zschocke

Hippokrates Verlag · Stuttgart

Die Deutsche Bibliothek – CIP-Einheitsaufnahme

Ein Titeldatensatz für diese Publikation ist bei Der Deutschen Bibliothek erhältlich.

Anschrift des Herausgebers:
PD Dr. med. Matthias Augustin
Univ.-Hautklinik
Klinikum Freiburg
Hauptstr. 7
79104 Freiburg

ISBN 3-7773-1156-1

Unsere Homepage: http://www.hippokrates.de

Printed in Germany 20022
Druck: Rondo-Druck, Ebersbach

Wichtiger Hinweis: Wie jede Wissenschaft ist die Medizin ständigen Entwicklungen unterworfen. Forschung und klinische Erfahrung erweitern unsere Erkenntnisse, insbesondere was Behandlung und medikamentöse Therapie anbelangt. Soweit in diesem Werk eine Dosierung oder eine Applikation erwähnt wird, darf der Leser zwar darauf vertrauen, daß Autoren, Herausgeber und Verlag große Sorgfalt darauf verwandt haben, daß diese Angabe dem Wissensstand bei Fertigstellung des Werkes entspricht.
Für Angaben über Dosierungsanweisungen und Applikationsformen kann vom Verlag jedoch keine Gewähr übernommen werden. Jeder Benutzer ist angehalten, durch sorgfältige Prüfung und gegebenenfalls nach Konsultation eines Spezialisten festzustellen, ob die dort gegebene Empfehlung für Dosierungen oder die Beachtung von Kontraindikationen gegenüber der Angabe in diesem Buch abweicht. Eine solche Prüfung ist besonders wichtig bei selten verwendeten Präparaten oder solchen, die neu auf den Markt gebracht worden sind. Jede Dosierung oder Applikation erfolgt auf eigene Gefahr des Benutzers. Autoren und Verlag appellieren an jeden Benutzer, ihm etwa auffallende Ungenauigkeiten dem Verlag mitzuteilen.
Geschützte Warennamen (Warenzeichen) werden nicht besonders kenntlich gemacht. Aus dem Fehlen eines solchen Hinweises kann also nicht geschlossen werden, dass es sich um einen freien Warennamen handelt.

Alle nicht näher gekennzeichneten Abbildungen sind Modifikationen aus Werken der Thieme-Verlagsgruppe.

Inhalt

V Suchen & Finden

Geleitwort

Naturheilverfahren erfreuen sich in der Medizin, insbesondere bei Patienten mit chronischen Erkrankungen, wachsender Beliebtheit. Es ist aus diesem Grunde für Ärzte zwingend, sich mit diesen Therapieansätzen schon aus Gründen der Information darüber, die einen Dialog mit den Patienten erlaubt, auseinander zu setzen.

Eine Vielzahl dieser teilweise tradierten, aus der so genannten Erfahrungsmedizin stammenden Therapieverfahren sind in ihrer Wirksamkeit nach wissenschaftlichen Kriterien nicht belegt. Einige Verfahren weisen durch kontrollierte klinische Studien bewiesene Effekte auf. Nur eine differenzierte Betrachtung und Bewertung der einzelnen Verfahren erlaubt Aussagen über Wert oder Unwert, Sinn oder Unsinn der Therapiemaßnahme.

Mein Mitarbeiter Herr Dr. med. Matthias Augustin, Oberarzt an der Universitäts-Hautklinik Freiburg, der sich seit vielen Jahren mit Naturheilverfahren und ihrer Bewertung beschäftigt, hat sich der dankenswerten Aufgabe unterzogen, eine Übersicht über die naturheilkundlichen Therapieverfahren in der Dermatologie in dem vorliegenden Buch zu geben. Dabei werden in vielen Fällen die Naturheilverfahren als eine Möglichkeit der Erweiterung des schulmedizinischen Therapiespektrums, das stichwortartig jeweils aufgeführt wird, angesehen. In diesem Sinne bietet das Buch eine Vielzahl von ergänzenden Therapiemaßnahmen, die für den einzelnen Patienten durchaus hilfreich sein können.

Insofern unterscheidet sich dieses Buch von vielen anderen Büchern über Naturheilverfahren, weil diese häufig als »Monotherapie« nicht selten im dogmatischen Sinne angepriesen werden. Ich wünsche dem Buch eine weite Verbreitung in der Ärzteschaft, insbesondere bei Dermatologen, weil es durch seine differenzierte Sicht der Dinge eine fundierte Basis für das Gespräch mit unseren Patienten über die besten therapeutischen Wege, insbesondere bei chronisch rezidivierenden Dermatosen erleichtert.

Prof. Dr. med. E. Schöpf
Direktor der Universitäts-Hautklinik Freiburg i.Br.

Vorwort

Bei allen erreichten Erfolgen kann die etablierte Medizin nicht von sich behaupten, der zunehmenden Häufigkeit von chronischen Krankheiten Einhalt geboten zu haben. Dies gilt auch für die häufigsten Hauterkrankungen wie atopische Dermatitis, Psoriasis oder Hauttumoren.

In diesem Zusammenhang erscheinen Beobachtungen aus der sog. naturheilkundlichen Medizin interessant, denen bei vergleichsweise geringen Nebenwirkungsraten distinkte Wirksamkeiten auch bei Dermatosen und Allergien nachgesagt werden. Auch wenn für große Teile der postulierten Wirkungen systematische, beweiskräftige Therapiestudien noch fehlen, erscheint eine grundlegende Prüfung naturheilkundlicher Therapieweisen in der Dermatologie sinnvoll. Erste Ansätze hierzu sind bereits vorhanden. Dennoch befinden sich die meisten Erkenntnisse der naturheilkundlich-dermatologischen Therapie bislang noch auf dem Level der Erfahrungsheilkunde. Nur ein Teil von ihnen (z.B. einzelne Phytotherapeutika) hat Einzug in die etablierte, universitäre Dermatologie gehalten.

Das vorliegende Buch soll den derzeitigen Kenntnisstand über – im weitesten Sinne – naturheilkundliche Behandlungsansätze in der Dermatologie darlegen und aufzeigen, für welche Hautkrankheiten gesicherte, mögliche oder auch fragliche Behandlungsindikationen mit naturheilkundlichen Mitteln bestehen.

In einem Teil des Buches werden dementsprechend, geordnet nach dermatologischen Indikationen, Therapiehinweise gegeben.

In einem zweiten Teil werden die häufigsten sog. alternativmedizinischen Verfahren mit dermatologischen Indikationen systematisch erläutert. Bewusst wurden zur umfassenderen Information des Lesers auch Verfahren aufgenommen, für die bislang keine Wirksamkeitsbelege vorliegen oder deren Wirkungen allein durch erfahrungsheilkundliche Beobachtungen unterlegt sind. Ebenso wurden Verfahren berücksichtigt, die zwar weit verbreitet, jedoch nur im weiteren Sinne als naturheilkundliche Verfahren anzusehen sind.

So weit verfügbar, wurden die Aussagen im Buch durch Literaturangaben unterlegt. Nur selten erreichen diese eine Fundierung, wie von der Evidenz-basierten Medizin gefordert. Nur dort, wo dies explizit erwähnt wurde, liegen ausreichende Wirksamkeitsbelege vor.

Die Lektüre des Buches mag den dermatologisch tätigen Leserinnen und Lesern Anregungen für die tägliche Behandlung und für aktuelle Diskussionen geben.

Das vorliegende Buch konnte nur durch die Mitarbeit zahlreicher Fachleute aus den verschiedensten Therapierichtungen entstehen. Mein Dank gilt daher den Autoren dieses Buches, die sich der Mühe einer profunden Erarbeitung ihrer Themenstellung unterzogen haben.

Zu Dank verpflichtet sind alle beteiligten Autoren auch dem Hippokrates-Verlag, besonders Frau Cheflektorin Dorothee Seiz, die von der Konzeption bis zur Schlussgestaltung stets mit kompetentem Rat zur Seite stand.

Freiburg, im November 2001 PD Dr. med. Matthias Augustin

I Einleitung

Zu diesem Buch

Hautkrankheiten zeichen sich durch einen großen Reichtum an morphologischen Bildern und durch enge Beziehungen zu anderen Funktionen des Organismus aus. Hierzu zählen Verbindungen zu inneren Organen, dem Immunsystem, dem Neurovegetativum und dem endokrinen System. Auch die Wechselwirkung mit psychischen Faktoren ist seit langem bekannt. Die erfolgreiche Therapie dermatologischer Erkrankungen setzt daher eine profunde Kenntnis von Auslösefaktoren und Wechselwirkungen der Hauterscheinungen voraus.

Auch bei bestmöglicher Behandlung nach modernen Richtlinien zeigen Hauterkrankungen jedoch nicht selten chronische oder chronisch-rezidivierende Verläufe. Dies offenbart, dass sich die (Mit-)Ursachen der Hauterkrankungen mit den herkömmlichen Therapiemitteln nicht immer ausreichend oder nur unter Inkaufnahme stärkerer Nebenwirkungen behandeln lassen.

Parallel zur Entwicklung der etablierten Medizin erleben alternativmedizinische Verfahren in den letzten Jahren einen Boom, gemessen an ihrer Präsenz in der öffentlichen Diskussion und auch an ihrer Verbreitung in den Behandlungseinrichtungen. Dies gilt nicht nur für Deutschland, sondern z.B. auch für die USA. Eine Studie aus dem *New England Journal of Medicine (1993)* zeigt, dass in den USA etwa ebenso viele Behandlungen mit alternativmedizinischen Methoden wie mit etablierten Verfahren durchgeführt wurden. Häufig fänden parallele Behandlungen durch konventionelle wie alternative Therapeuten statt, ohne dass die Patienten dies dem jeweils anderen Therapeuten mitteilten.

Woher rührt das Interesse der Patienten und der Öffentlichkeit an diesen Verfahren?

Zum einen scheint es, als ob sich Patienten, geprägt auch durch die Umweltdiskussion, sanftere, »ganzheitlichere« Therapien wünschen. Zum Zweiten haben wir es gerade bei Hautkranken oft mit chronisch Kranken zu tun, für deren Leiden nach wie vor keine kausalen Behandlungsmöglichkeiten existieren. Die Tendenz ist dementsprechend groß, im langwierigen und oft leidvollen Krankheitsverlauf auch die Hilfe unkonventioneller Heiler zu suchen.

Schließlich hat sich die etablierte Medizin bisher nicht ausreichend mit denjenigen alternativen Verfahren auseinander gesetzt, welche durchaus ein Rationale und Ansätze für eine Wirksamkeitsprüfung bieten könnten, z.B. die Akupunktur.

Die Auseinandersetzung mit den sog. alternativen Verfahren ist dementsprechend auch für die Dermatologie von Bedeutung, denn im Bereich alternativer Heilverfahren finden sich nicht nur dubiose Heiler, sondern auch ernst zu nehmende Kollegen, die über Erfolge mit unkonventionellen Verfahren berichten. Es sollte auch dem kritischen, konventionell behandelnden Dermatologen sinnvoll erscheinen, wenn diese Ansätze aufgegriffen und in methodisch sauberen Studien sorgfältig geprüft werden. Diese Prüfung sollte stets unter den drei Gesichtspunkten »Wirksamkeit«, »Lebensqualität/Nebenwirkungen« und »Kosten« erfolgen.

Im Übrigen kommt der dermatologisch behandelnde Therapeut bei der inzwischen erreichten Verbreitung sog. alternativmedizinischer Ansätze nicht darum herum, sich ein Basiswissen anzueignen, um überhaupt eine Diskussion über diese Therapien führen zu können.
Vielleicht sind auch Sie schon von einem Patienten mit Neurodermitis gefragt wor-

den, was Sie von einer EAV halten, ob er weiter Ignatia D30 nehmen solle oder ob denn Fastenkuren für seine Haut gut seien. Unsere Patienten sind dankbar, wenn sie bei diesen Themen von uns eine differenzierte Antwort statt pauschaler Ablehnung erhalten.

In diesem Sinne soll das vorliegende Buch über die häufigsten in der Dermatologie eingesetzten unkonventionellen Verfahren informieren. Es soll dem dermatologisch erfahrenen Therapeuten Hinweise geben, welche dieser Verfahren bei dem breiten Spektrum dermatologischer Indikationen welchen Nutzen haben können.

Das Buch enthält bewusst auch Angaben zu Verfahren, für die bislang keine Wirksamkeitsbelege vorliegen oder deren Indikationen lediglich durch erfahrungsheilkundliche Beobachtungen abgesichert sind. Auf den unterschiedlichen Wissensstand bei verschiedenen Verfahren und Indikationen wird so oft wie möglich hingewiesen.

Es sei nochmals ausdrücklich vermerkt, dass die dermatologische Behandlung ein solides Fachwissen hinsichtlich Diagnosestellung, Differenzialdiagnosen sowie hautspezifischer externer wie interner Therapie erfordert. Für die Anwendung der im Buch erwähnten naturheilkundlichen Verfahren ist ebenfalls eine ausreichende praktische Erfahrung notwendig, insbesondere die Kenntnis von Grenzen und Nebenwirkungen der Verfahren.

Begriffsbestimmungen

Die jahrelangen kontroversen Diskussionen über sog. alternative Heilmethoden haben zu einer verwirrenden Zahl von Nomenklaturen geführt. Auch herrscht bis heute keine Einigkeit darüber, welche Verfahren zu den Naturheilverfahren zu zählen sind. Für eine solide Diskussion sind klare Definitionen unerläßlich.

Naturheilverfahren

Unter Naturheilverfahren versteht man diagnostische und therapeutische Methoden, die durch Entfaltung von Reizwirkungen die körpereigenen Heil- und Ordnungskräfte anregen und sich therapeutisch bevorzugt genuiner Naturfaktoren bedienen, z.B. Wärme, Kälte, Wasser, Erde, Licht, Luft, Nahrung, Pflanzen (nach Schimmel, 1993). Sie erfassen den Menschen in seiner seelisch-geistig-körperlichen Gesamtheit unter Einbeziehung seines psychosozialen Umfeldes.

»Naturheilkunde« im engeren Sinn umfasst die fünf »klassischen« Therapien, wie sie von Pfarrer Sebastian Kneipp (1821–1897) im letzten Jahrhundert geprägt wurden (Tab. 1); für die Praxis ist diese Definition jedoch zu eng gefasst.

In naturheilkundlichen Kreisen herrscht allerdings keineswegs Einigkeit darüber, welche Verfahren im weiteren Sinn als »natürlich« oder »naturheilkundlich« zu bezeichnen sind. Meist spielt bei der Benennung weniger die natürliche Herkunft der Therapie eine Rolle als ihre Wirkung über die Aktivierung natürlicher Heilungsvorgänge (z.B. bei der Akupunktur).

Der Begriff »Naturheilverfahren« hat also eine doppelte Bedeutung: Zum einen weist er auf die – zumindest im weiteren Sinn – »natürliche« **Herkunft der Therapien** hin. Zum anderen kennzeichnet er das **Ziel der Behand-**

lung, die von Natur aus im Menschen vorhandenen Kräfte der Selbstheilung zu fördern.

Tab. 1: Übersicht über Naturheilverfahren

Die 5 »klassischen« Naturheilverfahren nach Kneipp: • Bewegungstherapie • Ernährungstherapie (Diätetik) • Hydrotherapie • Ordnungstherapie • Phytotherapie
Naturheilverfahren im gleichen Sinne: • Ausleitende Verfahren • Balneo- und Klimatherapie • Chirotherapie • Massagetherapie
Zusätzlich im GK (Gegenstandskatalog für die ärztliche Prüfung) unter »Naturheilkunde« berücksichtigte Verfahren: • Akupunktur • Elektrotherapie (zählt zu den physikalischen Therapien) • Homöopathie • Neuraltherapie
Im GK nicht berücksichtigte, in der Praxis verbreitete »ganzheitliche« Verfahren: • Anthroposophische Medizin • Atemtherapie • Bach-Blütentherapie • Eigenbluttherapie • Enzymtherapie • Nosodentherapie • Sauerstoff- und Ozontherapien • Symbioselenkung (Mikrobiologische Therapie) • Zelltherapie

Weitere Begriffe

Die nachfolgenden Begriffe werden in der naturheilkundlichen Therapie häufig verwendet. Ihre Bedeutungen überschneiden sich, sie heben jedoch auf unterschiedliche Aspekte ab.

Ganzheitsmedizin: Heilweise, die sich nicht an einzelne Funktionen oder Organe des Menschen richtet, sondern diesen in seiner seelisch-geistig-körperlichen Gesamtheit sieht. In der Ganzheitsmedizin werden neben Naturheilverfahren weitere, meist empirische Therapien angewendet, z.B. die Homöopathie.

Erfahrungsheilkunde: Gesamtheit aller medizinischen Verfahren, die sich in ihrem theoretischen Modell nicht von naturwissenschaftlichen Erklärungsmodellen ableiten, sondern auf klinischer Erfahrung beruhen.

Regulationstherapien (= Reaktions- oder Reiztherapien): Alle Therapieverfahren, die sich primär an die Selbstheilungskräfte des Organismus wenden (vgl. S. 9). Die meisten Verfahren der Naturheilkunde gehören dazu.

Unkonventionelle medizinische Richtungen (UMR): Alle den »konventionellen«, universitär gelehrten Verfahren gegenüberstehenden Verfahren.
In ähnlichem Sinn wird der Begriff **alternative Medizin** verwendet.

Komplementärmedizin: Die konventionelle »Schulmedizin« ergänzende Therapieverfahren, meist synonym zu UMR.

Grundlagen naturheilkundlicher Therapie

Wie wirken naturheilkundliche Therapien?

Regulationstherapie und Reizwirkungen

Die Naturheilkunde weist eine große Vielfalt verschiedener Verfahren auf. Entsprechend vielfältig sind auch die Wirkmechanismen. Dennoch können zahlreiche Gemeinsamkeiten der naturheilkundlichen Verfahren festgestellt werden: Während die so genannten schulmedizinischen Verfahren, z.B. die Pharmakotherapie, tendenziell eher substituierend (etwas Fehlendes ersetzend), supprimierend (eine Funktion unterdrükkend) oder aktivierend (eine Funktion verstärkend) wirken, haben Naturheilverfahren eher regulative Effekte, welche die Selbstheilungskräfte des Körpers anregen sollen.

So führt beispielsweise die Behandlung mit Wasseranwendungen zu milden bis starken Reizungen des Körpers, die ihn zu einer Gegenregulation veranlassen. Diese Reizantwort ist eine Art Anstoß, um den Körper in ein Ungleichgewicht zu bringen und dann einen ausgewogeneren Zustand wiederfinden zu lassen.

Aus diesem Grund werden die naturheilkundlichen Verfahren auch als Regulationstherapien bezeichnet. Ziel der Behandlung mit Regulationstherapien ist es stets, Anregung durch Fehlfunktionen des Organismus zu normalisieren. Demgemäß können Regulationstherapien nur dort greifen, wo eine Regulation noch möglich ist, nicht aber bei absoluter Regulationsstarre oder bei bereits nicht mehr rückgängig zu machenden Veränderungen des Körpers. Beispiele für regulationsfähige (funktionelle) Erkrankungen sind viele Formen des Kopfschmerzes, zahlreiche Hauterkrankungen und Allergien.

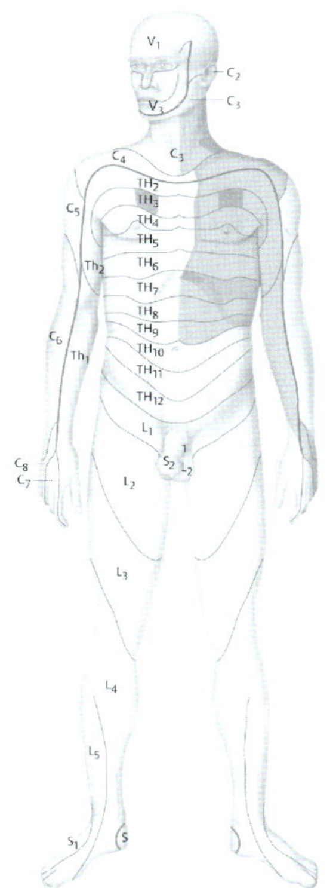

Abb. 1: Reflexbogen zwischen Haut des linken Oberarms und dem Organ Herz.

Reize und Reflexe

Als Wirkreize der Regulationstherapien kommen sowohl physikalische Reize infrage (z.B. Wasseranwendungen, Kältereize, Massagereize, Akupunktur) als auch Reize durch zugeführte Substanzen (z.B. pflanzliche Mittel, Eigenblut, Homöopathika). Durch die verschiedenen Reize werden bestimmte, reproduzierbare Antworten des Organismus ausgelöst. Vermittelt werden sie sowohl über vegetative Nervenfasern als auch über hormonelle und immunologische Wege.

Wenn die Gegenantworten des Körpers auf einen Reiz über beschreibbare »Bahnen« laufen und sich wiederholt auslösen lassen, werden diese Antworten als »Reflexe« bezeichnet. So führt die Massage bestimmter Haut- und Unterhautareale zu Effekten an

korrespondierenden Organen. Man spricht in diesem Fall von einem kutiviszeralen (Haut-Eingeweide-)Reflex. Die mit dem Wirkort in Verbindung stehenden Hautareale werden als »Reflexzonen« bezeichnet (S. 9, Abb. 1). Andere Reflexe sind z.B. die Verbindungen zwischen Akupunkturpunkten und inneren Organen.
Gegenreaktionen des Organismus lassen sich nicht nur über die gezielte Behandlung von Reflexzonen hervorrufen, sondern auch über eine allgemeine, unspezifische Reizung des Körpers. So erreicht man z.B. auch mit gut dosierter Bewegungstherapie eine Verbesserung der Darmtätigkeit, obwohl hier keine spezifischen Reflexwege des Darms angesprochen werden. Diese Wirkungen beruhen vielmehr auf der Annahme, dass der Organismus ein Netzwerk verknüpfter Regelkreise ist und diese durch komplexe Regelvorgänge organisiert werden. Die Aktivierung eines Teilsystems, z.B. des Herz-Kreislauf-Systems bei der Bewegungstherapie, zieht stets auch die Aktivierung und verbesserte Regulation anderer Funktionen nach sich, sofern die Dosierung richtig gewählt wird. Man spricht hier von einem »regulationsorientierten« Erklärungsmodell der Wirkung dieser Verfahren. Auch anderen Therapien wie Bädertherapie, pflanzliche Therapie (Phytotherapie) und Eigenblutbehandlung wird eine Wirkung auf die Gesamtregulation des Organismus zugeschrieben.

Individuelle Dosierung von Reizen

Der berühmte Mediziner Paracelsus formulierte bereits im 16. Jh. die Erkenntnis, dass alles auch ein Gift sein kann, denn es komme nur auf die Dosis an. Dieser Satz gilt auch für die Reiztherapie des Organismus: Ist der Reiz zu gering, so trainiert er ihn nicht, ist er zu groß, so überfordert er ihn und macht ihn noch kranker. Wichtige Grundbedingung einer Reiztherapie ist daher, die Dosierung individuell so zu steuern, dass sie eine optimale Herausforderung darstellt.

Die Reizstärke richtet sich grundsätzlich nach folgenden Größen:

- **Konstitution:** Die Reizstärke hat sich sowohl dem angeborenen Typus als auch der augenblicklichen Verfassung des Patienten anzupassen. Fieber, schwere Erkrankungen, Medikamente und psychische Labilität können die Reaktionsfähigkeit des Organismus beeinträchtigen.

- **Erkrankung:** Die Fähigkeit zur Gegenantwort des Körpers ist der Erkrankung entsprechend zu prüfen, Risikofaktoren sind zu beachten.

- **Stadium der Erkrankung:** Chronische Erkrankungen verlangen oft stärkere Reize, bei akuten liegt eventuell bereits ein »Reizzustand« vor.

- **Alter:** Kinder zeigen oft überschießende Reaktionen (z.B. hohes Fieber), ältere Menschen hingegen verminderte Reizantworten (z.B. fehlendes Fieber bei Infekten).

Besonderheiten bei der Reiztherapie

Erstreaktion

Die erste Antwort des Organismus auf einen Reiz ist nicht selten sehr heftig. Sie kann die bestehenden Krankheitszeichen verstärken oder neue hervorbringen. Dies wird als Erstverschlechterung bezeichnet und auf die intakte Regulationsfähigkeit des Organismus zurückgeführt. Sie ist daher ein prognostisch eher günstiges Zeichen, muss bei starken Reaktionen, z.B. sehr hohem Fieber, jedoch ggf. therapeutisch gemildert werden.

Beispiel: Ausbruch von Übelkeit, starken Kopfschmerzen und Kreislaufstörungen beim Fasten als Ausdruck der einsetzenden Gegenregulationen auf den Nahrungsentzug.
Zu diesen Reaktionen gehören auch Trainingskrisen (Leistungsabfall in der Anfangs-

phase einer Bewegungstherapie) und Kurkrisen (vermindertes Wohlbefinden, geringere Erholung nach einigen Tagen der Kurtherapie).

Regulationsstörungen und Regulationsstarre

Voraussetzung für eine intakte Antwort des Körpers auf äußere Reize ist die ausreichende Regulationsfähigkeit des Organismus. Ihre Störung durch chronische Belastungen kann zu einer abgeschwächten Gegenregulation oder gar »Regulationsstarre« führen. Letzteres hat in den vergangenen Jahrzehnten erheblich zugenommen und erklärt die immer schlechteren Reaktionen vieler Patienten auf Regulationstherapien. Zu den Ursachen für Regulationsstörungen gehören Schwermetallbelastungen und andere Einwirkungen von Umweltgiften, chronische Fehlernährung und Genussgifte (Alkohol, Nikotin), Dauerbelastungen durch Lärm, Schichtarbeit sowie entzündliche Herde im Körper (Tab. 2). In diesen Fällen ist zunächst eine Behandlung der Störungen erforderlich (vgl. S. 12, Störfeldtherapie), bevor die eigentliche Therapie des Grundleidens beginnt.

Tab. 2: Störfelder

Störfaktoren	Beispiel	mögl. Behandlungsmethoden
• chronische Entzündungen	chronische Mandelentzündung als Auslöser einer Psoriasis	Mandeloperation, Neuraltherapie der Mandeln
• jede Art von Narbengewebe	Blinddarmnarbe als Ursache chronischer Arthritisschmerzen	Neuraltherapie
• durch Umwelttoxine belastete Organe	schleichende Bleivergiftung mit chronischer Müdigkeit, muskulären Verspannungen, Kopfschmerzen	Entgiftung, Exposition meiden Änderung der Ernährung
• »blockierte Wirbel«	HWS-Blockade mit Globusgefühl, chronischem Schnupfen oder zerebralen Durchblutungsstörungen	manuelle Therapie
• gestörte Darmsymbiose	Darmbefall mit Candida-Pilz als Auslöser chronischer Oberbauchbeschwerden oder Hauterkrankungen	Antimykotikabehandlung, mikrobiologische Therapie, Ernährungstherapie
• chronische Reizüberlastung	Dauerbelastung durch Berufslärm und Schichtdienst als Ursache für Schlafstörungen, chronische Kopfschmerzen und depressive Verstimmungen	Ordnungstherapie, Änderung der Lebensführung, Entspannungstraining

Übertraining

Eine optimale Verbesserung der Körperfunktionen ist nur dann gegeben, wenn der Körper nach einer Reiztherapie oder einem Bewegungstraining ausreichend Zeit zur Erholung hat. Liegen die Trainings- oder Reizintervalle hingegen zu eng beieinander, so ist die Regenerierungsphase zu kurz, und es kommt zum Übertraining mit verminderter Leistungsfähigkeit. Eine Überforderung liegt z.B. vor, wenn Untrainierte täglich 10-km-Läufe durchführen, wenn man täglich in die Sauna geht, wenn pflanzliche Heilmittel überdosiert oder homöopathische Mittel in zu engen Abständen eingenommen werden.

Störungen der Reflexwege und Störfelder

Der gesunde Austausch von Stoffen und Ener-gie im Körper vollzieht sich nach naturheilkundlichem Verständnis in vernetzten Regelkreisen über den gesamten Organismus, z.B. entlang den Meridianen der Akupunktur. Kommt es im Organismus zu Störungen des Stoff- und Energieflusses, so können dadurch alle zu diesem Regelkreis gehörigen Teile des Organismus beeinträchtigt sein. Dies ist prinzipiell auch aus der sog. Schulmedizin bekannt, wo beispielsweise bei bestimmten Hauterkrankungen nach Foci, d.h. chronischen Entzündungsherden, als Auslöser gesucht wird. Sie treten besonders häufig an den Mandeln, im Kieferbereich oder in den Nasennebenhöhlen auf und werden aus naturheilkundlicher Sicht als »Herde« oder »Störfelder« angesehen, die nicht nur in ihrer Umgebung, sondern auf reflektorischem Wege auch an weit entfernten, jedoch ihnen zugeordneten Organen Beschwerden verursachen. Hier kehrt sich das Prinzip um, nach dem man Organe über Reflexzonen therapeutisch beeinflussen kann: Störfaktoren können über Reflexwege zu einer Belastung des verbundenen Organs führen.
Reflexwege sind oft kutiviszerale Bahnen (Haut–Eingeweide), daneben aber auch muskulokutane (Muskel–Haut), muskuloviszerale (Muskel–Eingeweide), viszerokutane, kutikutane und viszeroviszerale Verbindungen.
Beispiele für Störfelder zeigt Tab. 2.

Pharmakologische Wirkungen

Neben den regulativen Wirkungen können bei manchen naturheilkundlichen Therapien auch Wirkmechanismen wie in der konventionellen Pharmakotherapie gefunden werden. So können zahlreiche pflanzliche Präparate ebenso wie synthetische Medikamente Funktionen des Körpers hemmen (Suppressionstherapie) oder fehlende Anteile ersetzen (Substitutionstherapie). Auch wurden aus manchen Pflanzen wirksame Einzelsubstanzen gewonnen und anschließend synthetisch hergestellt, z.B. die Digitalispräparate bei Herzschwäche.

Gegenüber den pflanzlichen Präparaten haben die synthetisch hergestellten den Vorteil, dass sie die wirksamen (und evtl. nebenwirkungsträchtigen) Substanzen in immer gleicher Menge enthalten, während diese bei pflanzlichen Mitteln im Gehalt schwanken können. Synthetische Reinsubstanzen sind also besser steuerbar, weshalb sie bevorzugt werden, wenn beträchtliche Nebenwirkungen nicht auszuschließen sind.
Ein Vorteil der pflanzlichen Präparate ist, dass sie im Gegensatz zu den Synthetika Gemische aus vielen Einzelstoffen darstellen, die oftmals erst in der Kombination wirken. Trotz guter Wirkung haben sie dabei nicht selten weniger Nebenwirkungen.
Pflanzliche Pharmaka unterscheiden sich von synthetischen Präparaten ferner dadurch, dass sie oft eine etwas schwächere, jedoch längerfristige Wirkung haben.

Synergistische Wirkungen

Auch bei den naturheilkundlichen Therapien ist von Bedeutung, dass ihre Wirkungen sich bei kombinierter Anwendung zum Teil ergänzen oder im Sinn einer »Synergie« sogar verstärken. Dies gilt z.B. für viele Kombinationen aus pflanzlicher Therapie und Hydrotherapien, wie sie bereits von Kneipp durchgeführt wurden. Aufgrund der vielfältigen gegenseitigen Beeinflussung und zum Teil Wirkverstärkung ist es schwierig, einzelne Therapieverfahren in ihrer Wirksamkeit zu beurteilen. In entsprechenden kontrollierten Studien können häufig nur Teilwirkungen der naturheilkundlichen Präparate und Therapieformen abgeschätzt werden.

Nebenwirkungen

Naturheilkundliche Therapien zeichnen sich häufig durch ein günstiges Verhältnis von Wirkungen und in Kauf zu nehmenden Nebenwirkungen aus. Da sie insgesamt eher die Selbstheilungskräfte des Organismus ansprechen, kommen schwer wiegende Nebenwirkungen auch bei längerfristiger Anwendung seltener vor. Etliche Verfahren sind deswegen – bei entsprechenden Grundkenntissen – durchaus auch zur Selbstbehandlung geeignet, z.B. Kneippsche Anwendungen, Phytotherapie, Akupressur oder ernährungstherapeutische Maßnahmen. Die Anwendung anderer naturheilkundlicher Therapien wiederum gehört in erfahrene Hände, z.B. die Akupunktur, die manuelle Medizin oder Teile der Phytotherapie.

Bei pflanzlichen Therapien können z.B. bei unsachgemäßer Anwendung auch Nebenwirkungen in Form von Vergiftungen oder Allergien auftreten. Die Anwendung von Wasser, Bewegung und Klimatherapie setzt aber ebenfalls Kenntnisse der Körperfunktionen des einzelnen Patienten voraus, z.B. über das Vorhandensein von Risikofaktoren des Herz-Kreislauf-Systems.
Bei den Reiztherapien kommen nicht selten Erstverschlimmerungen vor (vgl. S. 10), welche kein schlechtes Zeichen sind, sondern das Ansprechen des Organismus auf die Therapie anzeigen. Da sie subjektiv störend sein können, sollten diese Behandlungen vorsichtig begonnen werden.

Grundsätzlich sollte die naturheilkundliche Therapie erst dann durchgeführt werden, wenn ausgeschlossen ist, dass schulmedizinische Maßnahmen notwendig wären. Dies gilt insbesondere für die Notfalltherapie. Allerdings können naturheilkundliche Verfahren auch in der konventionellen Notfall- und Akutbehandlung als zusätzliche Maßnahmen sinnvoll sein.

Auf diejenigen Verfahren mit denen der Patient sich zusätzlich selbst behandeln könnte, wird in diesem Buch jeweils hingewiesen.

Salutogenetische Aspekte von Hauterkrankungen

In der ganzheitlich orientierten Medizin wird nicht nur der Behandlung von Erkrankungen Bedeutung geschenkt, sondern auch ihrer Vorbeugung. In einem weitergehenden Sinn geht diese Medizin auch der umgekehrten Frage nach, wie Gesundheit erhalten und gestärkt werden kann. Dieses sog. salutogenetische Konzept ist auch für die dermatologische Therapie wichtig. Es umfasst hier im speziellen die Ermittlung aller Faktoren, welche für die Intaktheit der Haut und Schleimhäute wichtig sind. Aus Patientensicht wird die Frage »Was tue ich gegen meine Hautkrankheit?« somit abgelöst durch die Frage »Was tue ich für meine Haut?«

II Diagnostik dermatologischer Erkrankungen

Matthias Augustin und Klaus Hackenjos

Allgemeine dermatologische Diagnostik

Trotz aller medizintechnischen und labormedizinischen Entwicklungen stehen auch heute noch die Anamnese und ein sorgfältig erhobener dermatologischer Status am Anfang jeder dermatologischen Diagnostik. Erst dann kommen apparative Hilfen zum Einsatz, und es kann entschieden werden, welche Laborparameter zu erheben sind.

Grundlage für eine gute Differenzialdiagnostik ist die Kenntnis der dermatologischen Effloreszenzen, des histologischen Aufbaus und der Funktionen der Haut.

Bedeutsam für die Diagnosestellung ist neben den Effloreszenzen auch die Kenntnis der Prädilektionsstellen verschiedener Dermatosen. Dementsprechend umfasst die Untersuchung die Prüfung aller Bereiche des Integuments inkl. der Mundschleimhaut, des Genitoanalbereichs und der Hautanhangsorgane (Nägel, Haare, Drüsen).

Die erforderliche Ausstattung für die dermatologische Diagnostik zeigt Tab. 3.

Bei den Laborverfahren kommen aus Blut bzw. Serum praktisch alle internistisch relevanten Parameter infrage.

Eine Besonderheit der Dermatologie ist die gute Gewinnbarkeit von Abstrichmaterial für die mikrobiologische Untersuchung sowie von Biopsien für die histologische und immunhistologische Auswertung. Darüber hinaus können Gewebeproben für molekularbiologische Untersuchungen, z.B. die PCR (polymerase chain reaction) indiziert sein.

Weiterführende Diagnostik

Allergologische Diagnostik

Die allergologische Diagnostik beginnt grundsätzlich mit einer sachgerechten **Anamnese**, in der allergologische Vorerkrankungen, familiäre Vorbelastungen, Art und Umfang der Beschwerden sowie der Zusammenhang mit möglichen Allergenkontakten eruiert werden.

Im Rahmen der **klinischen Untersuchung** werden sichtbare Symptome sowie alle Stigmata der atopischen Diathese erfasst.

Tabelle 3: »Rüstzeug« für die dermatologische Diagnostik

Lupe	makroskopische Untersuchung der Haut
Lampe	Beleuchtung der Haut, Ausleuchtung der Mundhöhle
Glasspatel	Diaskopie (Prüfung von Hautkolorit und -beschaffenheit durch Anämisierung unter Spateldruck)
Kürette	Untersuchung der Beschaffenheit epidermaler Veränderungen
Holzspatel	Untersuchung der Mundschleimhaut, Kratztests
Auflichtmikroskop und Dermatoskop	Untersuchung pigmentierter Hauttumoren
Stethoskop	internistischer Status

Als mögliche Testverfahren kommen selektiv infrage:

Epikutantestungen: Einsatz bei Verdacht auf Kontaktallergien, meist in Form von Standardsätzen, welche die häufigsten Allergene insgesamt erfassen oder darüber hinaus auf bestimmte Stoffgruppen fokussieren (z.B. »Gummiblock«, »Friseurblock«).

Prick- und Intrakutantestungen: Werden zur Erfassung von Typ-I-Allergien eingesetzt, besonders bei Aeroallergenen.

Scratchtestungen: Weitere Formen der Testung von Typ-I-Allergenen, besonders bei Nahrungsmitteln in nativer Form und bei Medikamenten.

Alkaliresistenzprüfung: Testet die Funktionsfähigkeit der Hautbarriere gegen Irritanzien. Verwendung meist im Rahmen der Abklärung berufsbedingter Dermatosen.

Provokationstestung: Direkte Testung verdächtiger Allergene, insbesondere bei inhalativen Allergenen (z.B. nasale Provokation bei Pollinosis) und Nahrungsmittelallergenen (orale Provokationstestung). Höchste Aussagekraft unter allen Testungen, jedoch nur von erfahrenen Allergologen anzuwenden (Interpretation, Risiken).

In-vitro-Testungen:

- Nachweis spezifischer **IgE-Antikörper** (RAST): Möglich ist die Bestimmung der Gesamtkonzentration von IgE-Antikörpern als Übersicht sowie von Einzelallergenen gemäß klinischem Verdacht.
- ECP (eosinophiles cationisches Protein): Verlaufsmarker für das atopische Ekzem, Anwendung meist nur bei wissenschaftlichen Fragestellungen.

Phlebologische Diagnostik

Auch aus der phlebologischen **Anamnese** können entscheidende Hinweise für das weitere Vorgehen gewonnen werden. Neben den unmittelbar zum Venenleiden gehörenden Risikofaktoren für die chronische Veneninsuffizienz (z.B. Antikonzeptiva, Schwangerschaft, Übergewicht, Thrombosen, familiäre Veranlagung, Stehberuf, vorausgegangene Operationen und Unfälle) sind Angaben zu weiteren Grunderkrankungen wichtig.
Die **klinische Untersuchung** beginnt mit der Inspektion. Beachtung finden sichtbar veränderte Venen, von Besenreisern bis zu den Stammvenen, trophische Störungen der Haut, Beinumfang (Seitendifferenz). Bei der Palpation werden Refluxe nach Valsalva-Pressmanöver an der Krosse (Einmündung der V. saphena magna in die V. femoralis) erfasst, ferner Ödembildungen, »Blow outs« (Faszienlücken der Perforanzvenen bei Insuffizienz), Schmerzreaktionen bei Thrombophlebitis und tiefer Beinvenenthrombose. Klinische Funktionsprüfungen wie der Trendelenburg-Test und der Test nach Perthes werden wegen der guten apparativen diagnostischen Möglichkeiten kaum noch durchgeführt.

Apparative Diagnostik

Doppler-Ultraschalluntersuchungen: Dienen der Erfassung der Fließgeschwindigkeit und (bei bidirektionalen Dopplern) der Strömungsrichtung, besonders wichtig bei der Erfassung von Veneninsuffizienzen.

Duplexsonographie: Kombinierte Untersuchung aus Doppler-Technik und sonographischer Bildgebung. Erlaubt über die Strömungsmerkmale hinaus Darstellungen der Venenmorphe.

Lichtreflexionsrheographie (LRR): Erlaubt die Messung der venösen Auffüllzeit nach Betätigung der Muskelpumpe durch Registrierung einer veränderten Reflexion von Infrarotlicht. Standardmethode zur globalen Funktionsbestimmung des Venensystems.

Phlebographie: Ermöglicht die beste Darstellung der Anatomie des Venensystems. Sicherstes Verfahren zur Diagnostik und Verlaufsbeobachtung von tiefen Beinvenenthrombosen. Bei der Pressphlebographie wird nach Abbinden des oberflächlichen Venensystems und Injektion des Kontrastmittels in die Fußvenen eine reine Darstellung der tiefen Venen bewirkt, bis das Kontrastmittel retrograd von der Vena femoralis in die oberflächlichen Venen zurückfließt. Hierdurch ist eine gleichzeitige funktionelle Diagnostik möglich.

Labordiagnostik

Gerinnungsdiagnostik: Bestimmung von Quick, INR, PTT, ggf. auch weiteren Produkten der Gerinnungskaskade wie Protein C, Protein S, Faktoren VIII, X und XIII können bei Wundheilungsstörungen von Ulcera cruris sowie bei rezidivierenden Thrombosen unklarer Ursache sinnvoll sein.

D-Dimer-Test: Erfasst mit sehr hoher Genauigkeit Fibrinspaltprodukte im Serum, wie sie bei der tiefen Beinvenenthrombose vorkommen. Sehr hohe Sensitivität (über 98 %) bei guter Spezifität (ca. 90 %). Falsch positive Ergebnisse durch Thrombophlebitis sowie falsch negative Ergebnisse nach Heparintherapie sind möglich. Insgesamt hoher Stellenwert in der frühen Thrombosediagnostik.

Dermatologische Differenzialdiagnosen von A – Z

Bei guter Kenntnis dermatologischer Effloreszenzen können aus der Morphe einer Hautveränderung entscheidende differenzialdiagnostische Überlegungen angestellt werden. Die wichtigsten Effloreszenzen und die häufigsten damit verbundenen Hauterkrankungen sind nachfolgend zusammengestellt.

Alopecia atrophicans

Syn. Pseudopelade Brocq.

Lupus erythematodes chronicus discoides, tiefe Trichophytie, Favus, Lichen ruber follicularis, Sklerodermie, bei Tumoren.

Alopezie

Syn. Haarlosigkeit.

Bei Säuglingen und Kindern: Säuglingsglatze, Alopecia areata, Trichotillomanie, Naevus sebaceus, Tinea capitis, Favus.

Diffuse Alopezie: Androgenetische Alopezie der Frau, diffuse Alopezie bei Alopecia areata, Syphilis II, schwere Dermatosen des Capillitiums, z.B. Psoriasis vulgaris, atopisches Ekzem, M. Darier.

Umschriebene Alopezie ohne Atrophie: Alopecia areata, androgenetische Alopezie des Mannes, Trichotillomanie, Mucinosis follicularis, Syphilis II, mechanische Alopezie.

Umschriebene Alopezie mit Atrophie: Pseudopelade, Lupus erythematodes chronicus discoides, Lichen ruber follicularis, Graham-Little-Syndrom, Folliculitis decalvans, erosive pustulöse Dermatose des Capillitiums, Sklerodermien, Favus, Alopecia neoplastica, Keratosis follicularis atrophicans, Alopecia parvimaculata, extrakrurale Necrobiosis lipoidica.

Vollständige Alopezie: Alopecia areata totalis, Epidermolysis bullosa atrophicans generalisata, Atrichia congenita, toxische Alopezie.

Atrophie

Def.: Schwund von Epidermis und Dermis, zusätzlich Rückbildung der Adnexe.

Lineare Atrophie: Striae distensae, Lipatrophia semicircularis, zirkumskripte Sklerodermie »en coup de sabre«.

Umschriebene Atrophie: Atrophodermia idiopathica Pasini-Pierini, Druckatrophien, Striae distensae, Lipatrophien durch Injektion von Insulin- oder Kortisonkristallsuspension, Anetodermien. Eher straffe Atrophien finden sich bei Narben, beim Lichen sclerosus et atrophicus, der Atrophie blanche, beim diskoiden Lupus erythematodes und bei der Necrobiosis lipoidica.

Flächenhafte Atrophie: Chronische Anwendung von systemischen oder lokalen Glukokortikosteroiden, Altershaut, Acrodermatitis chronica atrophicans, Paresen, rheumatoide Arthritis.

Bläschen, Blasen

Def.: Mit Flüssigkeit gefüllte Hohlräume in Epidermis oder Dermis.

Bei Säuglingen und Kindern: Kandidosen, Herpes-simplex-Infektionen, Epidermolysis bullosa hereditaria, Incontinentia pigmenti, Impetigo contagiosa, staphylogenes Lyell-Syndrom, transitorisch bullöse Dermolyse, juveniles Pemphigoid, Pemphigus juvenilis, Urticaria pigmentosa bullosa, bullöse diffuse Mastozytose, verschiedene Formen der Poikilodermie und Porphyrie.

Disseminierte Bläschen: Allergisches Kontaktekzem, atopisches und nummuläres Ekzem, Infektionen durch Varizellen, Herpes zoster und simplex, M. Hailey-Hailey, M. Grover, Pityriasis lichenoides et varioliformis acuta, Rickettsiose, Miliaria, Gonokokkeninfektionen und bullöse Amyloidose.

Bläschen und Blasen auf Erythemen: Allergisches und toxisches Kontaktekzem, Verbrennungen, Erfrierungen und Verätzungen, bullöses Erysipel, Arzneimittelexantheme, Impetigo contagiosa, medikamentöses und staphylogenes Lyell-Syndrom, Erythema exsudativum multiforme, Skabies, Zoster, Eczema herpeticatum und vaccinatum, Pemphigus vulgaris und bullöses Pemphigoid, Dermatitis herpetiformis Duhring, lineare IgA-Dermatose, Herpes gestationis und verschiedene Formen der Epidermolysis bullosa hereditaria.
Pralle, große Blasen: Porphyria cutanea tarda, Culicosis bullosa, (photo-)toxische Dermatitis, Wiesengrasdermatitis, Schlafmittelvergiftung, Impetigo contagiosa.
Hämorrhagische Bläschen und Blasen: Bullöses Pemphigoid, Dermatitis herpetiformis, lineare IgA-Dermatose, Zoster haemorrhagicus, Herpes simplex, Herpes gestationis, toxische Dermatitis, Vasculitis allergica, Lichen sclerosus et atrophicus, Pityriasis lichenoides et varioliformis acuta, Verbrauchskoagulopathie, Blasen bei chronischer Radiodermatitis, hämorrhagischer Lichen sclerosus et atrophicus, Wegenersche Granulomatose, Aspergillose.
Herpetiforme Bläschen: Herpes simplex, Herpes zoster, Herpes gestationis, Dermatitis herpetiformis, Epidermolysis bullosa hereditaria simplex, Lymphogranulomatosis inguinalis.
Bläschen und Blasen an den Extremitäten: Wiesengrasdermatitis, lokalisiertes bullöses Pemphigoid, Blasenbildung bei Diabetes mellitus, bullöses Erysipel, Sudeck-Syndrom.
Bläschen und Blasen im Genitalbereich: Herpes genitalis, Lichen sclerosus et atrophicus, Lymphogranulomatosis inguinalis, fixes Arzneimittelexanthem, Chylusstau, Vaccina inoculata.
Bläschen und Blasen im Gesicht: Herpes simplex, Varizellen, Eczema herpeticatum und vaccinatum, polymorphe Lichtdermatose, Variola vera, Vaccina inoculata, erythropoetische Protoporphyrie, Hidroa vacciniformis, kongenitale erythropoetische Porphyrie.
Bläschen und Blasen am Handrücken: Porphyria cutanea tarda, Epidermolysis bullosa acquisita, allergisches Kontaktekzem, polymorphe Lichtdermatose, Erythema exsudativum multiforme.
Bläschen und Blasen intraoral: Pemphigus vulgaris, oberflächliche Mukozele.
Bläschen und Blasen palmoplantar: Dyshidrosiforme Ekzeme, dyshidrosiforme Tinea, dyshidrosiformes bullöses Pemphigoid, Skabies, Epidermolysis bullosa hereditaria, Hand-Fuß-Mund-Krankheit, Acrodermatitis enteropathica, chemotherapieinduziertes akrales Erythem.

Depigmentierungen

Def.: Aufhellung der Haut, erworben oder kongenital.

Generalisierte Depigmentierung: Blässe bei Anämie, Niereninsuffizienz, Hypopituitarismus, Vitiligo, Sklerödem, Albinismus, Chediak-Higashi-Syndrom, Phenylketonurie.
Genitale Depigmentierung: Lichen sclerosus, Vitiligo, lichenifiziertes Ekzem.
Kleinfleckige, disseminierte Depigmentierung: Vitiligo, multiple Halo-Nävi, Pityriasis versicolor alba, Prurigo simplex subacuta, Atrophie blanche, Hypomelanosis guttata idiopathica, dermales Leishmanoid, Pseudocicatrices stellaires, tuberöse Sklerose, Fanconi-Syndrom, perifollikuläre Fibrome.
Lineare Depigmentierung: Injektion von Kortisonkristallsuspension, Naevus depigmentosus, segmentale Vitiligo.
Perianale Depigmentierung: Vitiligo, Lichen sclerosus et atrophicus, Lichen ruber mucosae.
Umschriebene, multiple Depigmentierungen: Vitiligo, Pityriasis versicolor alba, zirkumskripte Sklerodermie, Lichen sclerosus et atrophicus, Lupus erythematodes chronicus discoides, postinflammatorische Hypopigmentierung.
Umschriebene, solitäre Depigmentierung: Halo-Nävus, Naevus anaemicus, Naevus depigmentosus, Steroidatrophie, Kontaktde-

pigmentierung, postinflammatorische Hypopigmentierung.

Erosionen

Def.: Umschriebener Verlust des Epithels mit narbenloser Abheilung.

Disseminierte Erosionen: Pemphigus-Gruppe, M. Hailey-Hailey, bullöses Pemphigoid, Porphyria cutanea tarda, medikamentöses Lyell-Syndrom, staphylogenes Lyell-Syndrom, Epidermolysis bullosa hereditaria, Cutis vagantium.

Erosionen am Capillitium: Erosive pustulöse Dermatose des Capillitiums.

Erosionen im Genitalbereich: Fixes Arzneiexanthem, Balanitis, Syphilis I, Herpes genitalis, Erythroplasie Queyrat, M. Reiter.

Orale Erosionen: Pemphigus vulgaris, Lichen ruber mucosae, Erythema exsudativum multiforme, allergisches Kontaktekzem, Gingivostomatitis herpetica, Herpangina Zahorsky, Hand-Fuß-Mund-Krankheit, fixes Arzneiexanthem, systemischer Lupus erythematodes, Sharp-Syndrom, Varizellen, Zoster maxillaris, Zoster mandibularis

Erytheme

Def.: Vorübergehende Rötung der Haut, mittels Glasspatel ausdrückbar.

Erytheme bei Säuglingen und Kindern: Erythema neonatorum toxicum, seborrhoisches Ekzem, atopisches Ekzem, Windeldermatitis, Psoriais vulgaris, Kandidose der Neugeborenen, Röteln, Masern, Scharlach, Exanthema subitum, Erythema infectiosum, Pomadenkruste.

Anuläre und umschriebene Erytheme: Tinea corporis superficialis, Granuloma anulare, Erythema chronicum migrans, Pityriasis rosea (Primärplaque), Lichen ruber anularis, Sarkoidose, Erysipeloid.

Anuläre und disseminierte Erytheme: Erythema exsudativum multiforme, Sweet-Syndrom, Erythema anulare centrifugum, Granuloma anulare, Urtikaria,Tinea corporis.

Blassrote, disseminierte Erytheme: Atopisches Ekzem, Pityriasis rosea, Parapsoriasis en plaque, Exsikkationsekzematid, zirkumskripte Sklerodermie, Tinea corporis, Granuloma anulare, Pityriasis versicolor, Dermatitis herpetiformis.

Blassrote, umschriebene Erytheme: Granuloma anulare, zirkumskripte Sklerodermie, Erythema chronicum migrans, Kortikoderm, atopisches Ekzem, Exsikkationsekzem, Pityriasis rosea.

Bräunliche, umschriebene Erytheme: Mastozytom, Lupus vulgaris, pigmentierte aktinische Keratose, pigmentierter M. Bowen, Pomadenkruste, Lymphadenosis cutis benigna, Granuloma faciale, Pellagra, Felty-Syndrom.

Bräunliche, flächenhafte Erytheme: Pellagra, Zinkmangeldermatitis.

Bräunliche, disseminierte Erytheme: Lichen ruber planus, Pellagra, Urticaria pigmentosa, eruptive Hidradenome, Granuloma gluteale infantum, Mycosis fungoides, M. Kaposi.

Elevierte Erytheme: Sweet-Syndrom, Urtikaria, plaqueförmige Muzinose, Mycosis fungoides, Pseudolymphom.

Exfoliative Erytheme: Arzneiexanthem, medikamentöses Lyell-Syndrom, staphylogenes Lyell-Syndrom, Scharlach, Erythema scarlatiniforme exfoliativum recidivans.

Flächenhafte, umschriebene Erytheme: Erysipel, allergisches Kontaktekzem, zirkumskripte Sklerodermie, Tinea corporis, Tinea inguinalis, Erythema chronicum migrans, Erythrasma, Erysipelas carcinomatosum, Verbrennung, Erfrierung, Verätzung, Erythema et pudore.

Flächenhafte, disseminierte Erytheme: Psoriasis vulgaris, atopisches Ekzem, allergisches Kontaktekzem, Parapsoriasis en plaque, Lupus erythematodes chronicus superficialis disseminatus, Urtikaria, polymorphe Lichtdermatose.

Follikulär betonte Erytheme: Scharlach, Keratosis follicularis, Lichen ruber acuminatus, Pityriasis rubra pilaris.

Gelblich-rote Erytheme: Pityriasis versicolor, Necrobiosis lipoidica, seborrhoisches Ekzem, Erythema elevatum et diutinum, chronische Radiodermatitis, Pityriasis rubra pilaris, Parapsoriasis en plaque, exsudative Psoriasis vulgaris.

Hämorrhagische Erytheme: Erysipel, Zoster, Vasculitis allergica, Arzneiexanthem, initialer M. Kaposi, Stauungsekzem, allergisches Kontaktekzem.

Hellrote Erytheme: Erysipel, allergisches Kontaktekzem, toxisches Kontaktekzem, Sweet-Syndrom.

Kleinfleckige, umschriebene Erytheme: Basaliom, aktinische Keratose, M. Bowen, Kontaktekzeme, Psoriasis vulgaris, initialer Zoster, Herpes simplex, Impetigo contagiosa, Acanthoma fissuratum, lymphozytäre Infiltration (Jessner-Kanof).

Kleinfleckige, disseminierte Erytheme: Psoriasis vulgaris, Erythema exsudativum multiforme, Tinea corporis, Parapsoriasis en plaque, Pityriasis versicolor, Lichen ruber exanthematicus, Pityriasis rosea, Masern, Röteln, Pityriasis lichenoides chronica, akute Urtikaria, chronische Urtikaria, Syphilis II, Trombidiasis.

Kleinfleckige, solitäre Erytheme: Primärmedaillon bei Pityriasis rosea, initiale Läsion bei Ekzemen.

Lineare Erytheme: Lymphangitis, Lichen striatus, lineare Psoriasis vulgaris, Lichen ruber striatus, Naevus verrucosus unilateralis, Larva migrans, Larva currens, Striae distensae, Urticaria factitia, Naevus verrucosus linearis, Wiesengrasdermatitis, Incontinentia pigmenti, fokale dermale Hypoplasie.

Lividrote, disseminierte Erytheme: Erythema exsudativum multiforme, Lupus erythematodes chronicus discoides, subakuter kutaner Lupus erythematodes, Dermatomyositis, Arzneiexanthem, Pernio follikularis, Frühlingsperniosis, dermale Erythropoese, M. Kaposi, Keratosis lichenoides chronica, Lichen ruber planus.

Lividrote, umschriebene Erytheme: Fixes Arzneiexanthem, Erysipeloid, Erythema elevatum et diutinum, Kältepannikulitis, Pernionen, Erfrierungen, Angiolupoid, Lupus pernio, Angiosarkom des Kopfes, Acrodermatitis chronica atrophicans, Cholesterinkristallembolie, dermale Erythropoese.

Nummuläre Erytheme: Nummuläres Ekzem, atopisches Ekzem, Tinea corporis, Psoriasis vulgaris, Exsikkationsekzematid, Parapsoriasis en plaque.

Retikuläre Erytheme: Livedo-Erkrankungen, Hitzemelanose, Angioma serpiginosum, Angioendotheliomatosis proliferans, retikuläre erythematöse Muzinose, Prurigo pigmentosa.

Schmerzhafte Erytheme: Erysipel, Zoster, Erythromelalgie, Dermatitis herpetiformis, eosinophile Zellulitis, Sweet-Syndrom.

Urtikarielle, großflächige Erytheme: Akute und chronische Urtikaria, physikalische Urtikaria, urtikarielles Arzneiexanthem, Erysipel, polymorphe Lichtdermatose, Urtikaria-Vaskulitis, bullöses Pemphigoid.

Urtikarielle, kleinflächige Erytheme: Insektenstiche, initialer Zoster, Herpes simplex, Erythema exsudativum multiforme, polymorphe Lichtdermatose, Herpes gestationis, bullöses Pemphigoid, Pemphigus vulgaris, Erythema infectiosum, follikuläre Muzinose, cholinergische Urtikaria, Roseola urticata, urtikarielle Variante der Pityriasis rosea, Mastozytosen.

Erytheme der Arme: Erythema infectiosum, nummuläres Ekzem, Erythema exsudativum multiforme, paraneoplastische Akrokeratose, atopisches Ekzem, Parapsoriasis en plaque.

Erytheme im Brustbereich: Seborrhoisches Ekzem, retikuläre erythematöse Muzinose, M. Grover, Erysipelas carcinomatosum.

Erytheme des Capillitiums: Seborrhoisches Ekzem, Psoriasis vulgaris.

Digitale Erytheme: Allergisches Kontaktekzem, atopisches Ekzem, Acrodermatitis continua suppurativa, Dermatomyositis, Perniones, Erysipeloid, Erythema elevatum et diutinum, Erythema hyperkeratoticum dyspepticum.

Erytheme der Ellenbeugen und Kniekehlen: Atopisches Ekzem.

Erytheme der Ellbogen und Knie: Psoriasis vulgaris, kumulativ-toxisches Kontaktekzem,

systemischer Lupus erythematodes.
Genitale Erytheme: Balanitis, Erysipel, Psoriasis vulgaris, fixes Arzneiexanthem, allergisches Kontaktekzem, Lichen ruber vulvae, Erythroplasie (Queyrat), Kavernositis, Vulvovaginitis gonorrhoica, Vulvitis durch Kandidose und Oxyuren, Vitamin-B_2-Mangel.
Erytheme des Gehörgangs: Otitis externa, Psoriasis vulgaris, seborrhoisches Ekzem, allergisches Kontaktekzem, atopisches Ekzem.
Flächenhafte Erytheme des Gesichts: Erysipel, photoallergisches Kontaktekzem, photoallergisches Arzneiexanthem, kongenitale erythropoetische Porphyrie, erythropoetische Protoporphyrie, Karzinoid, subakuter kutaner Lupus erythematodes, Erythema infectiosum, Sharp-Syndrom, Dermatomyositis, Melkersson-Rosenthal-Syndrom, Homozystinurie, Aktinomykose, Pityriasis folliculorum.
Erytheme im Nasenbereich: Seborrhoisches Ekzem, Lupus erythematodes chronicus discoides, Rosacea, Acanthoma fissuratum, viszerale Leishmaniose, dermales Leishmanoid, atopisches Ekzem, Exsikkationsekzematid, Vitamin-B_2-Mangel, Vitamin-B_6-Mangel, Rhinophym, Perniones, Lupus pernio.
Periorale Erytheme: Periorale Dermatitis, Herpes labialis, Masern, Acrodermatitis enteropathica, Zinkmangelsyndrom, multiples Karboxylasen-Syndrom, Olmsted-Syndrom, Netherton-Syndrom.
Periorbitale Erytheme: Atopisches Ekzem, Arzneireaktion, allergisches Kontaktekzem, Loiasis.
Einseitige periorbitale Erytheme: Zoster, Erysipel, periorale Dermatitis, Hordeolum externum, Dakrozystitis, Orbitalphlegmone, Sinusitis maxillaris, Erythroprosopalgie.
Umschriebene, kleinfleckige Erytheme im Gesicht: Lymphozytäre Infiltration, Granuloma faciale, aktinische Keratose, oberflächliches Basaliom.
Erytheme der Wangenregion: Rosacea, Erysipel, Lupus erythematodes discoides chronicus, Erythema infectiosum, Ulerythema ophryogenes, Sinusitis maxillaris, Pityriasis folliculorum.
Gluteale Erytheme: Herpes simplex glutealis, Embolia cutis medicamentosa, hypererge Reaktion nach Impfung, Tinea corporis.
Erytheme des Handrückens: Erythema exsudativum multiforme, Granuloma anulare, allergisches Kontaktekzem, aktinische Keratose.
Intertriginöse Erytheme: Intertrigo, Erythrasma, Tinea inguinalis, Windeldermatitis, Kandidose, Scharlach, allergisches Kontaktekzem.
Mamilläre Erytheme: Atopisches Ekzem, Skabies, Mamillenkeratose, M. Paget, Mamillenadenom.
Erytheme am Nagelfalz: Systemischer Lupus erythematodes, Chilblain-Lupus, chronische Polyarthritis, Dermatomyositis.
Nuchale Erytheme: Allergisches Kontaktekzem, Perichondritis, atopisches Ekzem, Unnascher Nackennävus, Läuseekzem, Pellagra, Vitamin-B_6-Mangel.
Erytheme der Ohrmuschel: Erysipel, Zoster oticus, allergisches Kontaktekzem, rezidivierende Polychondritis, Frühlingsperniones.
Flächenhafte palmare Erytheme: Leberzirrhose, Gravidität, rheumatoide Arthritis, systemischer Lupus erythematodes, M. Crohn, akute Arzneireaktion, akrales Erythem bei Chemotherapie, Akrodynie, mukokutanes Lymphknotensyndrom, Dyskeratosis congenita, Polycythaemia vera, Hyperthyreose, Erythema palmare et plantare hereditarium, chemotherapieinduziertes akrales Erythem.
Umschriebene palmare Erytheme: Syphilis II, M. Reiter, Hand-Fuß-Mund-Krankheit, Janeway-Flecken, Osler-Knötchen, Urtikaria, systemischer Lupus erythematodes, Antiphospholipid-Antikörper-Syndrom.
Perianale Erytheme: Intertrigo, Psoriasis vulgaris, allergisches Kontaktekzem, Kandidose, Analekzem bei Hämorrhoidalleiden, Syphilis I und II.
Plantare Erytheme: Tinea pedum, allergisches Kontaktekzem, arterielle Durchblutungsstörung, Dermatosis plantaris juvenilis.
Erytheme am Rücken: Retikuläre erythematöse Muzinose, oberflächliches Basaliom,

Erythema arciforme palpabile et migrans.
Erytheme am Unterschenkel: Erysipel, allergisches Kontaktekzem, nummuläres Ekzem, Stauungsekzem, Exsikkationsekzem, ekzematidartige Purpura, Necrobiosis lipoidica.
Infiltrierte Erytheme am Unterschenkel: Erythema nodosum, Erythema nodosum migrans, Erythema induratum, traumatische Fettgewebsnekrose, prätibiales Myxödem.

Erythrodermie

Def.: Generalisierte Rötung des gesamten Integumentes.

Bei Erwachsenen: Allergisches Kontaktekzem, Arzneiexantheme, medikamentöses Lyell-Syndrom, Psoriasis vulgaris, atopisches Ekzem.
Bei Säuglingen und Kindern: Seborrhoisches Ekzem, atopisches Ekzem, Kandidose.

Exanthem

Def.: Hauterscheinungen mit einem speziellen, dynamischen Verlauf: Akutes Auftreten, vorübergehende Persistenz und spontanes Abklingen.
Arzneiexanthem, Röteln, Scharlach, Masern, Erythema infectiosum, Exanthema subitum, verschiedene andere Virusexantheme, M. Kawasaki, Pityriasis rosea, Erythema anulare centrifugum, Erythema gyratum repens, Flush, familiäres Mittelmeerfieber, Syphilis II, bakterielle, parasitäre und mykotische Infektionen, Autoimmunerkrankungen, Schoenlein-Henoch-Syndrom.

Falten

Allgemein: Altershaut, aktinische Elastose, dermale Elastolyse, Hypophysenvorderlappeninsuffizienz.
Am Capillitium: Cutis verticis gyrata.
Perioral: Progressive Sklerodermie, Syphilis connata, erythropoetische Protoporphyrie, aktinische Elastose.

Hypertrichose

Def.: Übermäßige Behaarung.

Generalisiert: Hirsutismus, Hypertrichosis lanuginosa universalis congenita, Hypertrichosis lanuginosa acquisita.
Umschrieben: Nävoide Hypertrichose, Beckerscher Nävus, kongenitale erythropoetische Porphyrie, erythropoetische Protoporphyrie, Porphyria cutanea tarda, kongenitaler Nävuszellnävus, akzessorische Mamille, spinaler Dysraphismus, umschriebene erworbene Hypertrichose, chronische mechanische Irritation, Kyphoskoliose mit familiärer Häufung.
Bei erworbenen Erkrankungen: Zerebrale Störungen, z.B. Enzephalitis, Anorexia nervosa, Mangelernährung, Akrodynie, Dermatomyositis, Hypothyreose, prätibiales Myxödem.
Durch Medikamente: Diphenylhydantoin, Minoxidil, Streptomycin, Glukokortikosteroide, Psoralene, Cyclosporin A.

Infiltrat, lupoides

Def.: Apfelgeleeartiges Aussehen bei Diaskopie.

Lupus vulgaris, lupoide Rosacea, lupoide periorale Dermatitis, Lymphadenosis cutis benigna, Spitznävus, Sarkoidose, Fremdkörpergranulom, Leishmaniosis cutanea chronica recidivans.

Keratosen

Def.: Verdickte, fest anhaftende, aber weitgehend normal differenzierte Hornschicht.

Follikuläre Keratosen: Keratosis follicularis, Mangelernährung, multiples Myelom, Ichthyosis follicularis, Skorbut, Vitamin-A-Mangel, M. Kyrle, Naevus comedonicus, diffuses Myxödem.
Flächenhafte Keratosen: Ichthyosen, Lichen ruber verrucosus, Lichen simplex chronicus verrucosus, M. Darier, Keratosis lichenoides

chronica, chronisches Ödem und Elephantiasis, Frambösie, Acanthosis nigricans, Naevus verrucosus, Erythrokeratodermien, Psoriasis verrucosa.

Kleinfleckige, disseminierte Keratosen: Aktinische Keratose, Porokeratosis Mibelli, disseminierte oberflächliche Porokeratose, Stuccokeratose, Arsenkeratose, Hyperkeratosis lenticularis perstans.

Kleinfleckige, umschriebene Keratosen: Aktinische Keratose, spinozelluläres Karzinom, M. Bowen, Akanthom, Cornu cutaneum, Kallus, Klavus, Verruca seborrhoica, epidermaler Nävus, Mamillenkeratose, Leukoplakie.

Lineare Keratosen: Naevus verrucosus linearis, Naevus comedonicus linearis.

Palmoplantare flächenhafte Keratosen: Kumulativ-toxisches Ekzem, Keratosis palmoplantaris, Olmsted-Syndrom, Pityriasis rubra pilaris, Sézary-Syndrom.

Palmoplantare umschriebene Keratosen: Verruca plantaris, Kallus, Klavus, Syphilis II, M. Reiter, M. Dupuytren, Lichen ruber planus, Psoriasis vulgaris.

Knötchen, Knoten

Def.: Umschriebene, meist solitäre Substanzvermehrung der Haut.

Bei Säuglingen und Kindern: Molluscum contagiosum, Verruca vulgaris, eruptives Hämangiom, Granuloma pyogenicum, juveniles Xanthogranulom, Nävuszellnävus, Spitznävus.

Bläuliche Knötchen und Knoten: Hämangiom, pigmentiertes Histiozytom, Dermatofibrom, Naevus coeruleus, knotiges malignes Melanom, Melanommetastase, Quecksilbergranulom.

Bräunliche, solitäre Knötchen und Knoten: Nävoide Lentigo, Nävuszellnävus, Spitznävus, Dermatofibrom, Histiozytom, akzessorische Mamille, pigmentierte Verruca seborrhoica, epidermaler Nävus, malignes Melanom, pigmentiertes Basaliom.

Bräunliche, multiple Knötchen und Knoten: Condylomata acuminata, bowenoide Papulose, M. Kaposi, großknotige Sarkoidose, Angiohistiozytom mit Riesenzellen.

Derbe Knötchen und Knoten: Dermatofibrom, Histiozytom, hypertrophe Narbe, Keloid, Prurigo simplex subacuta, Prurigo nodularis, Schwiele, Basaliom, Metastase, Pilomatrixom, Angioleiomyom, epidermale, follikuläre Zyste, Fibrom.

Druckdolente Knötchen und Knoten: Plantarwarze, Klavus, Chondrodermatitis nodularis helicis chronica, Leiomyom, Spiradenom, Narbenneurom, Mortonsches Neurom, Glomustumor, Fremdkörpergranulom, frisches Keloid, Erythema nodosum, Angiolipom.

Erosive Knötchen und Knoten: Leishmaniosis, vulgäre Pyodermie, Basaliom, eruptives Hämangiom (Granuloma pyogenicum), malignes Melanom.

Fluktuierende Knoten: Abszess, Zysten, Echinokokkose, Tuberculosis cutis colliquativa, Gumma, oberflächliche Thrombophlebitis.

Gelbliche Knötchen und Knoten: Xanthelasma, Xanthome, juveniles Xanthogranulom, xanthomatisiertes Histiozytom, persistierender Abszess, Naevus lipomatosus, epidermale und follikuläre Zysten, Skrotalzysten, skrotale Kalzinose, Bindegewebsnävus, Gichttophus, Basaliom, Pilomatrixom, Molluscum contagiosum.

Genabelte Knötchen und Knoten: Molluscum contagiosum, Talgdrüsenhyperplasie, Riesenkomedo, Keratoakanthom.

Gestielte, exophytische Knötchen und Knoten: Filiforme Verruca vulgaris, Fibroma pendulans, filiformes Fibrom, gestielte Verruca seborrhoica, gestielter Nävuszellnävus, Molluscum contagiosum, eruptives Hämangiom, primär knotiges malignes Melanom, Fingerrudiment, digitales Fibrokeratom, Cornu cutaneum.

Glasige Knötchen und Knoten: Basaliom, dermaler Nävuszellnävus, Molluscum contagiosum, Syringom, apokrines und ekkrines Hidrozystom, Trichoepitheliom, Trichoadenom, Neurofibrom.

Hautfarbene Knötchen und Knoten: Dermaler Nävuszellnävus, Neurofibrom, Molluscum contagiosum, Fibroma molle, Naevus lipomatosus, epidermale und follikuläre Zys-ten, Bindegewebsnävus, Aurikularanhang, Fibrofollikulom, Steatoma multiplex.

Keratotische Knötchen und Knoten: Verruca vulgaris, aktinische Keratose, benigne lichenoide Keratose, Molluscum contagiosum, Condylomata acuminatum, Klavus, Kallus, hyperkeratotische Verruca vulgaris, Cornu cutaneum, Keratoakanthom, spinozelluläres Karzinom, verruköses Karzinom, Prurigo nodularis, Angiokeratom.

Rötliche Knötchen und Knoten: Follikulitis, Furunkel, Karbunkel, Abszess, Basaliom, eruptives Hämangiom, Spitznävus, Erythema nodosum, Keloid, Acne conglobata, Herpes simplex.

Schwärzliche Knötchen und Knoten: Pigmentierter Nävuszellnävus, pigmentierter Spindelzellnävus, Spitznävus, pigmentiertes Basaliom, pigmentierte Verruca seborrhoica, pigmentiertes Dermatofibrom, eruptives Hämangiom, Komedo, angiomatoides fibröses Histiozytom, thrombosiertes Hämangiom, traumatische Hämorrhagie, malignes Melanom, Melanommetastase.

Subkutane Knötchen und Knoten: Follikuläre Zysten, Pilomatrixom, Synovialom, subkutanes Granuloma anulare, Rheumaknoten, Glomustumor, Lipom, subkutanes Hämangiom, subkutanes Lymphadenom, Metastase, Tuberculosis colliquativa.

Ulzerierte Knötchen und Knoten: Basaliom, spinozelluläres Karzinom, Leishmaniosis, atypische Mykobakteriosis, eruptives Hämangiom, malignes Hämangiom, malignes Melanom, schankriforme Pyodermie, Furunkel, Karbunkel, tuberkulöser Primärkomplex der Haut.

Weiche Knötchen und Knoten: Fibroma molle, molluskoider Nävuszellnävus, Neurofibrom, Lipom, Zysten, Hämangiom, Lymphangiom.

Zystische Knoten: Follikuläre Zysten, Basaliom, Hidrozystom, phäomykotische Zyste, mukoide Dorsalzyste, Schleimretentionszyste.

Knötchen und Knoten am Capillitium: Tricholemmalzyste, Zylindrom, Kerion Celsi (Tinea profunda), Enzephalomeningozele, heterotropes Gehirngewebe.

Digitale Knötchen und Knoten: Dorsalzyste, Fingerknöchelpolster, Kallus, Kauschwiele, Hypercholesterinämie (Sehnenxanthome), Heberden-Knoten, Gichttophus, Friseur- und Melkergranulom, atypische Mykobakteriose, subkutanes Granuloma anulare, rheumatische Knoten, Riesenzellsynovialom.

Knötchen und Knoten im Gelenkbereich: Rheumatische Knoten, Gichttophus, tuberöse Xanthome, juxtaartikuläre Knoten, Bursitis.

Knötchen und Knoten im Genitalbereich: Condylomata acuminata, idiopathische skrotale Kalzinose, Angiokeratome, Follikulitis, bowenoide Papulose, Granuloma venereum, Syphilis I, Gonokokkenabszess, Bartholinitis, Hidradenoma papilliferum.

Knötchen und Knoten im Gesicht: Acne conglobata, Rosacea conglobata, südamerikanische Blastomykose, Facies leonina.

- Labial: Spinozelluläres Karzinom, Schleimretentionszyste, Lippenangiom, branchiogene Fistel, kutane intravaskuläre papilläre endotheliale Hyperplasie.
- Nasenbereich: Acanthoma fissuratum, fibröse Nasenpapel, Trichoepitheliom, Rhinophym, Granuloma gangraenescens, Nasengliom.
- Periorbital: Xanthelasma, apokrines und ekkrines Hidrozystom, Syringom, Hordeolum externum, Chalazion, Lidabszess, Amyloidose, Dakryozystitis.

Knötchen und Knoten am Handrücken: Aktinische Keratose, spinozelluläres Karzinom, Kallus, Hyperplasie am Handrücken.

Knötchen und Knoten im Nabelbereich: Angiokeratom, Nabelstein, Cholesteatom, Endometriose, Metastase, umbilikaler omphalomesenterischer Gangpolyp.

Knötchen und Knoten am Ohr: Aurikularanhang, Präaurikularzyste, Acanthoma fissuratum, Talgdrüsenzysten, Lymphadenosis cutis benigna, Sarkoidose, hypertrophe Narbe, aurikuläre Pseudozyste, aktinische Keratose,

spinozelluläres Karzinom, Basaliom, Gichttophus, Chondrodermatitis nodularis helicis chronica, elastotisches Knötchen.
Orale Knötchen und Knoten: Schleimretentionszyste, Irritationshyperplasie, Epulis, eruptives Hämangiom, Ameloblastom, südamerikanische Blastomykose, floride orale Papillomatose, Granularzelltumor, Caruncula sublingualis.
Knötchen und Knoten an der Zunge: Zungenfibrom, Tonsillae linguae heterotopicae, Papillae circumvallatae.
Palmoplantare Knötchen und Knoten: Plantare Fibromatose, epidermale Zyste, aponeurotisches Fibrom, Carcinoma cuniculatum, juvenile palmoplantare Fibromatose, Pseudotumor bei Ehlers-Danlos-Syndrom, piezogene Knötchen.
Perianale Knötchen und Knoten: Condylomata acuminata, Condylomata lata, Mariske, Hämorrhoiden, perianale Thrombose, Analpolyp, Rektumkarzinom, malignes Melanom, pseudoverruköse Papeln bei Kindern.
Peri- und subunguale Knötchen und Knoten: Verruca vulgaris, eruptives Hämangiom, epidermale Zyste, erworbenes Fibrokeratom, Koenensche Tumoren, subunguale Exostose, Glomustumor, Bowen-Karzinom, malignes Melanom.
Knötchen und Knoten am Unterschenkel: Erythema nodosum, Erythema induratum Bazin, M. Pfeifer-Weber-Christian, pankreatische Fettgewebsnekrose, Periarteriitis nodosa, Klarzellakanthom, solides Basaliom, spinozelluläres Karzinom.

Kokarden

Def.: Konzentrische ausgebildete Effloreszenzen.

Erythema exsudativum multiforme, Sweet-Syndrom, Yersinien-Exanthem, Herpes gestationis, Kokardenpurpura, Kokardennävus, Anulus pigmentosus, Erythrokeratodermie in Kokarden.

Lichenifikation

Def.:. Entzündliche Verdickung der Haut mit vergröberten Hautfeldern und vertieften Hautfurchen.

Atopisches Ekzem, chronisches Kontaktekzem, Lichen simplex chronicus, diffuse Mastozytose, Cutis vagantium.

Nekrosen

Def.: Lokaler Gewebstod mit grauer bis schwarzer Farbe.

Disseminierte Nekrosen: Vasculitis allergica, Kryoproteinämie, Kältefibrinogenämie, Antiphospholipidsyndrom, Verbrauchskoagulopathie, Purpura fulminans, Waterhouse-Friderichsen-Syndrom, Panarteriitis nodosa, mikroskopische Polyarteriitis, systemischer Lupus erythematodes, progressive Sklerodermie, reaktive perforierende Kollagenose, Artefakte.
Umschriebene Nekrosen: Basaliom, Marcumarnekrose, Heparinnekrose, nekrotisierender Zoster, nekrotisierendes Erysipel, nekrotisierende Fasziitis, Granuloma gangraenescens, Arteriitis temporalis, mikroskopische Polyarteriitis, Malum perforans, postoperative Gangrän, Injektionsstellen (Zytostatika u.ä.), Spina bifida occulta, Necrobiosis lipoidica, Aspergillose, Artefakte.
Digitale Nekrosen: Kälteagglutinationskrankheit, Antiphospholipidsyndrom, Colitis ulcerosa, Karpaltunnelsyndrom, Arteriosklerose, mikroskopische Polyarteriitis, progressive Sklerodermie, Dermatomyositis, Embolie, Ergotismus, adrenalinhaltige Lokalanästhetika, Gefäßabnormitäten, Aneurysma.
Genitale Nekrosen: Nekrotisierendes Erysipel, Fourniersche Gangrän.
Gluteale Nekrosen: Embolia cutis medicamentosa.

Ödeme

Def.: Gewebszunahme durch Einlagerung seröser Flüssigkeit.

Umschriebene Ödeme: Tiefe Urtikaria, Klopfartefakt, hereditäres Angioödem, erworbenes Angioödem, nekrotisierende Fasziitis, Loiasis, Gnathostomiasis.
Digitale Ödeme: M. Heberden-Bouchard, chronische Polyarthritis, progressive Sklerodermie, Sharp-Syndrom, diffuses Myxödem, paroxysmales Fingerhämatom.
Genitale Ödeme: Paraphimose, Lichen simplex chronicus, Syphilis I, Quincke-Ödem, Lymphogranulomatosis inguinalis, Aknetetrade, rezidivierende Lymphangitiden (meist Erysipel, selten Herpes genitalis), Lymphangitis.
Ödeme im Gesicht: Quincke-Ödem, atopisches Ekzem (vor allem morgendliche Lidödeme), hereditäres und erworbenes Angioödem, Melkersson-Rosenthal-Syndrom, diffuses Myxödem, Churg-Strauss-Syndrom, erythropoetische Protoporphyrie, Myxödem, Rosacea, Sklerödem (Buschke), Dermatomyositis, frühinfantile postinfektiöse Kokardenpurpura.
Periorbitale Ödeme ohne Erythem: Quincke-Ödem, akute Glomerulonephritis, kollaterales Ödem bei Nasen- und Lippenfurunkel und Zoster, Blepharochalasis, Siebbeinfraktur, Ascher-Syndrom, raumfordernder Prozess infra- und intraorbital, Nasennebenhöhlen, Loiasis, Hypothyreose, endokrine Orbitopathie, Trichinose, Myxödem.
Periorbitale Ödeme mit Erythem: Allergisches Kontaktekzem, Erysipel, Dermatomyositis, Zoster ophthalmicus, Rosacea, Eccema herpeticatum, akute Trichinose, Periostitis bei Nasennebenhöhleninfektionen, Orbitalphlegmone, M. Fabry, Erythema subitum.
Ödeme an Unterschenkeln und Füßen: Primäres Lymphödem, Herzinsuffizienz, Erysipel, Hypodermitis, Acrodermatitis chronica atrophicans, Filariasis, Loiasis, chronische venöse Insuffizienz, Thrombophlebitis, Vena-cava-superior-Syndrom, Phlegmasia coerulea dolens, Lymphangiom, Hämangiom, Klippel-Trenaunay-Syndrom, arteriovenöse Anas-tomose, M. Kaposi, Sézary-Syndrom, Metas-tasen, Hypothyreose, diffuses und prätibiales Myxödem, Skleronychiesyndrom, eosinophile Fasziitis, Sudeck-Syndrom, Proli-dase-Mangel, Trophödem.

Papeln

Def.: Kleine, erhabene Knötchen < 5 mm Durchmesser, meist multipel.

Papeln bei Säuglingen und Kindern: Acne neonatorum, Acne infantum, juvenile papulöse Dermatitis, Mollusca contagiosa, Gianotti-Crosti-Syndrom, akrolokalisiertes papulovesikuläres Syndrom, M. Letterer-Siwe (Histiocytosis X), Urticaria pigmentosa, benigne Histiozytose des Kopfes, reaktive perforierende Kollagenose, selbstheilende juvenile kutane Muzinose, dermale Erythropoese, konnatale Kandidose.
Anuläre Papeln: Granuloma anulare, Granuloma actinicum, Lichen ruber anularis, zirzinäre Sarkoidose, tuberoserpiginöses Syphilid, Granuloma multiforme, Elastosis perforans serpiginosa.
Bläuliche Papeln: Angiokeratoma Mibelli, Angiokeratoma (scroti/vulvae), M. Fabry, Melanommetastasen, eruptive Angiomatose, Angioma serpiginosum, dermale Erythropoese.
Bräunliche Papeln: Lichen ruber planus, lichenoides Arzneiexanthem, M. Letterer-Siwe (Histiocytosis X), kleinknotige Sarkoidose der Haut, Fremdkörpergranulom, Urticaria pigmentosa, multiple Leiomyome, eruptive Hidr-adenome, Lupus miliaris disseminatus faciei, bowenoide Papulose, Syphilis II, Lichen scrofulosorum, Leishmaniosis cutanea chronica recidivans, konfluierende retikuläre Papillomatose.
Flache, erhabene Papeln: Lichen ruber planus, Verrucae planae juveniles, Lichen nitidus, bowenoide Papulose, Epidermodysplasia verruciformis.

Follikuläre, flächenhafte Papeln: Keratosis follicularis, Pernio follicularis, M. Darier, Follikulitiden, akneiformes Exanthem, Lichen ruber follicularis, Pityriasis rubra pilaris, Syphilis II, Lichen trichophyticus, Scharlach.

Follikuläre, umschriebene Papeln: Ulerythema ophryogenes, Keratosis follicularis atrophicans, Pachyonychia congenita, follikuläre Psoriasis vulgaris, Pili recurvati.

Gelbliche Papeln: Milien, Verrucae planae juveniles, Lichen ruber planus, Komedonen, ektopische Talgdrüsen, Talgdrüsenhyperplasien, lupoide Rosacea, lupoide periorale Dermatitis.

Hämorrhagische Papeln: Polymorphe Lichtdermatose, Histiocytosis X, Vasculitis allergica, Tuberculosis cutis miliaris disseminata, akrolokalisiertes infantiles papulovesikuläres Syndrom, Wegenersche Granulomatose.

Gruppierte Papeln: Lichen ruber planus, Lichen ruber nitidus, juvenile papulöse Dermatitis, Insektenstiche, Lichen simplex chronicus, Lichen trichophyticus, Tinea corporis profunda, korymbiformes Syphilid.

Hautfarbene, helle Papeln: Juvenile papulöse Dermatitis, weiche Fibrome, Komedonen, Mollusca contagiosa, Verrucae planae juveniles, initiale Verrucae vulgares, initiale Condylomata acuminata.

Genabelte Papeln: Mollusca contagiosa, reaktive perforierende Kollagenose, Talgdrüsenhyperplasien.

Keratotische Papeln: Aktinische Keratose, Verrucae vulgares, Condylomata acuminata, Lichen simplex chronicus.

Krustöse nekrotische Papeln: Prurigo simplex subacuta, Prurigoform des allergischen Kontaktekzems, Prurigoform des atopischen Ekzems, Acne excoriée, Pityriasis lichenoides acuta et varioliformis, lymphomatoide Papulose, Vasculitis allergica.

Linear angeordnete Papeln: Verrucae planae, Epidermodysplasia verruciformis, Narbensarkoidose, Lichen ruber striatus, Lichen striatus.

Papeln mit Pruritus: Lichen ruber planus, Prurigo simplex subacuta, M. Grover, Lichen amyloidosus, pruritische und urtikarielle Papeln in der Schwangerschaft.

Rötliche Papeln: Acne vulgaris, Acne aestivalis, Steroidakne, akneiformes Exanthem, lichenoides Arzneiexanthem, Lichen ruber planus, Insektenstiche, Skabies, Milbendermatitis, Trombidiasis, Prurigo simplex subacuta, irritierte Mollusca contagiosa, polymorphe Lichtdermatose, Syphilis II, eruptive Xanthome, Psoriasis vulgaris, Streuphänomene bei allergischem Kontaktekzem, Virusexantheme, Varizellen, Zoster, senile Hämangiome.

Schwärzliche Papeln: Offene Komedonen, Trichostasis spinulosa, eruptive Angiomatose, Vasculitis allergica, maligne Histiozytose, Melanommetastase, Dermatosis papulosa nigra.

Weißliche Papeln: Dermatitis papulosa juvenilis, Lichen nitidus.

Papeln in der Axilla: M. Darier, weiche Fibrome, M. Fox-Fordyce, Acanthosis nigricans, Zirkoniumgranulom.

Papeln im Brustbereich: M. Grover.

Genitale Papeln: Follikulitiden, bowenoide Papulose, Condylomata acuminata, akute Skabies, postskabiöse Papeln, Lichen nitidus, ektopische Talgdrüsen, Hirsuties papillaris genitalis, Lymphogranulomatosis inguinalis.

Hautfarbene Papeln im Gesicht: Komedonen, Verrucae planae juveniles, Epidermodysplasia verruciformis, Adenoma sebaceum, Epithelioma adenoides cysticum, lupoide Rosacea, lupoide periorale Dermatitis, M. Cowden.

Rötliche Papeln im Gesicht: Acne vulgaris, Rosacea, periorale Dermatitis, Acne excoriée, Syphilis II, gramnegative Follikulitis, Tinea faciei, Tinea barbae, Folliculitis barbae, Candida-Follikulitis, Pili recurvati.

Papeln am Handrücken: Verrucae planae juveniles, aktinische Keratosen, Acrokeratosis verruciformis, Akrokeratoelastoidosis, fokale akrale Keratosen, erythropoetische Protoporphyrie, Epidermodysplasia verruciformis, akrale papulöse Muzinose.

Papeln der Schleimhäute: Ektopische Talgdrüsen, M. Cowden, M. Heck, floride orale

Papillomatose, Xanthoma disseminatum, Histiocytosis X.
Papeln an den Unterschenkeln: Prurigoform des allergischen Kontaktekzems und des atopischen Ekzems, Lichen ruber verrucosus, Lichen simplex chronicus, Lichen myxoedematosus, Lichen amyloidosus, M. Kyrle, Hyperkeratosis lenticularis perstans, Ankylostomiasis, Prurigo nodularis Hyde, Chromomykose, chronische follikuläre Trichophytie, papulonekrotisches Tuberkulid.

Plaques

Def.: Umschriebene, aber flächenhafte bis plattenartige Veränderung der Haut.

Bräunlich-rote Plaques: Verruca seborrhoica, epidermaler Nävus, Naevus sebaceus, Fremdkörpergranulom, Necrobiosis lipoidica, Lichen ruber planus, Mastozytom, M. Kaposi, Lupus vulgaris, Lymphadenosis cutis und Pseudolymphome.
Gelbliche Plaques: Necrobiosis lipoidica, Naevus sebaceus, Erythema elevatum et diutinum, plane Xanthome, lepromatöse Lepra, Mastozytom, Kalzinosen, lymphomatoide Granulomatose.
Keratotische Plaques: Verruca vulgaris, Condylomata acuminata, Verruca seborrhoica, Naevus verrucosus, Lichen ruber verrucosus, Acanthosis nigricans.
Krustöse Plaques: Nordamerikanische Blastomykose, südamerikanische Blastomykose, Bromoderma tuberosum, M. Darier.
Lividrote Plaques: Pernionen, M. Kaposi, Pseudo-Kaposi, Sarkoidose der Haut, Granuloma faciale, Fremdkörpergranulom, Aquariumgranulom.
Rötliche Plaques: Verruca seborrhoica, Bowen-Karzinom, Leishmaniosis, Erythema nodosum, Erythema nodosum leprosum, Sweet-Syndrom, rheumatoide neutrophile Dermatitis, Yersinien-Exanthem, Mycosis fungoides, kutane Lymphome, Leucaemia cutis, tuberöses Syphilid, Pannikulitis.
Schwärzliche Plaques: Pigmentierte Verruca seborrhoica, Melanoakanthom, malignes Melanom, pigmentierter Spindelzellnävus, M. Kaposi, Angiokeratoma circumscriptum.
Ulzerierte Plaques: Mycosis fungoides, nordamerikanische Blastomykose, Kryptokokkose, Basaliom, spinozelluläres Karzinom, Epitheloidsarkom, Lupus vulgaris ulcerosus, Skrofoloderm.

Poikilodermie

Def.: Seltenere Hautveränderung, charakterisiert durch Atrophie, Teleangiektasien, Hyperpigmentierung und Depigmentierung.

Erworbene Poikilodermien: Chronische Radiodermatitis, poikilodermatische Parapsoriasis, Dermatomyositis, M. Dowling-Degos, Graft-versus-host-Krankheit.
Kongenitale Poikilodermien: Rothmund-Thomson-Syndrom, Marghescu-Braun=Falco-Syndrom, kongenitale ektodermale Dysplasie mit Katarakt, kongenitale Poikilodermie mit warzigen Hyperkeratosen, hereditäre akrokeratotische Poikilodermien, Dyskeratosis congenita, fokale dermale Hypoplasie.

Purpura

Def.: Blutaustritte unterschiedlicher Genese und unterschiedlicher Ausprägung.

Purpura bei Säuglingen und Kindern: Histiocytosis X, Purpura Schoenlein-Henoch, Neuroblastom, Wiskott-Aldrich-Syndrom, dermale Erythropoese, neonataler Lupus erythematodes, neonatale Sepsis, hereditäre Sphärozytose, frühinfantile postinfektiöse Kokardenpurpura.
Anuläre und bogenförmige Purpura: Purpura anularis teleangiectodes, Purpura teleangiectatica arciformis.
Ekchymosen (flächenhaft): Trauma, Thrombopenien, Thrombopathien, Gerinnungsstörungen, Verbrauchskoagulopathie, Purpura fulminans, diffuses Myxödem, Protein-C-Mangel, autoerythrozytische Purpura, Cumarinnekrose, Akroangiodermatitis, Ehlers-Danlos-Syndrom, frühinfantile postinfektiöse Kokardenpurpura.

Hämatome: Trauma, Blutgerinnungsstörungen, paroxysmales Fingerhämatom, Ehlers-Danlos-Syndrom, Thrombopenien, Thrombopathien, autoerythrozytische Purpura, Purpura senilis.

Petechien: Vasculitis allergica, Purpura Schoenlein-Henoch, Stasispurpura, Purpura pigmentosa progressiva, M. Gougerot-Blum, Thrombopathien, Thrombopenien, allergisches Kontaktekzem.

Sugillationen (münzgroß): Purpura senilis, Lichen aureus, Saugwirkung, Trauma, Heparinnekrose, Taches noires, autoerythrozytische Purpura, Purpura senilis.

Vibices (streifenförmig): Thrombopenien und Thrombopathien.

Palmoplantare Purpura: Endokarditis, Gonokokkensepsis, Dermatitis herpetiformis, Trauma.

Purpura im Gesicht: Starkes Erbrechen, massives Husten, Neuroblastom, frühinfantile postinfektiöse Kokardenpurpura.

Pusteln

Def.: Mit Eiter gefüllte intraepitheliale, z.T. intrafollikuläre Hohlräume. Inhalt ist steril oder infektiös.

Pusteln bei Säuglingen: Kandidose bei Windeldermatitis, Kandidose der Neugeborenen, Erythema neonatorum toxicum.

Disseminierte Pusteln: Acne vulgaris, akneiformes Exanthem, Follikulitiden, Varizellen, disseminierte Gonokokkeninfektion.

Pusteln auf Erythemen:

- **Disseminiert:** Psoriasis pustulosa generalisata, Pustulosis subcornealis, Arzneiexanthem, impetiginisiertes Kontaktekzem, pus-tulöses allergisches Kontaktekzem, Impetigo herpetiformis, Acrodermatitis enteropathica, Sweet-Syndrom, Vasculitis allergica.
- **Umschrieben:** Tinea corporis, M. Hailey-Hailey, Jododerm, Bromoderma tuberosum, Bowel-Bypass-Syndrom.

Umschriebene Pusteln: Follikulitis, Ostiofollikulitis, Pyoderma gangraenosum, Ecthyma gangraenosum und Sepsis, Sporotrichose.

Pusteln am Capillitium: Follikulitiden, Folliculitis decalvans, Perifolliculitis capitis abscedens et suffodiens, Tinea capitis.

Digitale Pusteln: Acrodermatitis continua suppurativa, Paronychie, Herpes simplex digitalis.

Pusteln im Gesicht: Acne vulgaris, periorale Dermatitis, Rosacea, Folliculitis barbae, Tinea barbae, Tinea faciei.

Intertriginöse Pusteln: Kandidose, Aknetetrade, Pyoderma fistulans sinifica, Pemphigus vegetans.

Palmoplantare Pusteln: Impetiginisiertes dyshidrosiformes Ekzem, Psoriasis pustulosa palmoplantaris, Pustulosis palmoplantaris, disseminierte Gonokokkeninfektion, Hand-Fuß-Mund-Krankheit, eosinophile pustulöse Follikulitis.

Rhagaden

Def.: Spaltförmige Einrisse, vorwiegend in natürlichen Hautfalten, bei entzündlich exsikkierter Haut ohne normale Dehnungsfähigkeit.

Exsikkationsekzematid, kumulativ-toxisches Handekzem, dyshidrosiformes Handekzem, Analfissur, Sézary-Syndrom, Tinea pedum, Erosio interdigitalis blastomycetica, Vitamin-A- und Retinoidtherapie.

Schuppen

Def.: Klinisch sichtbare Ablösung der Hornschicht, bedingt durch mangelhafte Ausdifferenzierung.

Flächenhafte, generalisierte Schuppung: Psoriasis vulgaris, allergisches Kontaktekzem, atopisches Ekzem, Sebostase, Exsikkationsekzematid, Ichthyosen, subakuter kutaner Lupus erythematodes, Photoallergien, Erythrodermien.

Fleckige, disseminierte Schuppung: Psoriasis vulgaris, allergisches Kontaktekzem, Pityriasis versicolor, Pityriasis rosea, Pityriasis lichenoides chronica, Lichen ruber exanthematicus, Parapsoriasis en plaques, Syphilis II, nummuläres Ekzem, Tinea corpo-

ris, Exsikkationsekzematid, Dermatitis herpetiformis, Pityriasis rotunda.
Fleckige, umschriebene Schuppung: Tinea corporis, Psoriasis vulgaris, atopisches Ekzem, Lichen simplex chronicus, allergisches Kontaktekzem, oberflächliches Basaliom, Lupus erythematodes chronicus discoides, Lupus vulgaris, Lepra, Zinkmangeldermatitis, Impetigo contagiosa circinata.
Schuppung am Capillitium: Pityriasis simplex capillitii, Psoriasis vulgaris, seborrhoisches Ekzem, Pityriasis amiantacea, Haarzylinder, Tinea capitis.
Palmare Schuppung: Dyshidrosis lamellosa sicca, Tinea manus, kumulativ-toxisches Handekzem, allergisches Kontaktekzem, Psoriasis vulgaris, Psoriasis palmoplantaris, Syphilis II, M. Reiter, Acrodermatitis continua suppurativa, Arzneiexantheme, Scharlach, Sézary-Syndrom, Erythema scarlatiniforme.
Plantare Schuppung: Tinea pedum, Dermatosis plantaris juvenilis, Psoriasis palmoplantaris, Syphilis II, M. Reiter, Scharlach.

Seropapeln

Def.: Urtikarielle Papeln; diaskopisch gelbliches Zentrum durch Serumaustritt.

Insektenstiche, Varizellen, Prurigo simplex subacuta, Zerkariendermatitis, Milbendermatitis, Trombidiasis, polymorphe Lichtdermatose, Prurigo pigmentosa, Sweet-Syndrom, Dermatitis herpetiformis, lineare IgA-Dermatose, akuter Ekzemschub, pruritische und urtikarielle Papeln in der Schwangerschaft, M. Grover, urtikariaartige follikuläre Muzinose, Gianotti-Crosti-Syndrom, Zoster generalisatus.

Sklerosen

Def.: Verhärtung des Bindegewebes.

Generalisierte Sklerosen: Progressive Sklerodermie, disseminierte zirkumskripte Sklerodermie.
Flächenhafte Sklerosen: Zirkumskripte Sklerodermie, Sharp-Syndrom, Lichen sclerosus et atrophicus, eosinophile Fasziitis, Eosinophilie-Myalgie-Syndrom.
Umschriebene Sklerosen: Sklerodermiformes Basaliom, Atrophie blanche, Lichen sclerosus et atrophicus, chronische Radiodermatitis.
Digitale Sklerosen: Progressive Sklerodermie, Sharp-Syndrom.
Genitale Sklerosen: Lichen sclerosus et atrophicus, Induratio penis plastica.
Sklerosen am Unterschenkel: Chronisches Unterschenkelödem, Necrobiosis lipoidica, Hypodermatitis sclerodermiformis, Progeria adultorum, Phenylketonurie.

Teleangiektasien

Def.: Permanente Dilatation von Kapillaren und kleinsten Venolen, welche sich mittels Glasspatel ausdrücken lassen.

Teleangiektasien im Kindesalter: Naevus teleangiectaticus, Ataxia teleangiectatica, Bloom-Syndrom.
Flächenhafte Teleangiektasien: Naevus teleangiectaticus, chronische Lichtexposition, Erythrosis interfollicularis colli.
Generalisierte Teleangiektasien: Generalisierte essenzielle Teleangiektasien, multiple Naevi aranei, hereditäre benigne Teleangiektasien, Teleangiectasia macularis eruptiva perstans, Xeroderma pigmentosum, Ataxia teleangiectatica, M. Osler, M. Fabry.
Umschriebene Teleangiektasien: Naevus araneus, Angiokeratome, chronische Radiodermatitis.
Teleangiektasien im Gesicht: Rubeosis faciei, Rosacea, Kortikoderm, progressive Sklerodermie, chronische Lichtexposition bei hellem Hauttyp.
Teleangiektasien am Hals: Erythrosis interfollicularis colli.
Labiale und digitale Teleangiektasien: M. Osler, diffuses Myxödem.

Tüpfelnägel

Psoriasis vulgaris, Alopecia areata, Lichen ruber planus.

Ulkus

Def.: Umschriebener, bis in das Bindegewebe reichender Gewebsdefekt mit schlechter Heilungstendenz.

Ulkus bei Säuglingen: Aplasia cutis, Bednarsche Aphthe, Epidermolysis bullosa hereditaria.
Disseminierte Ulzera: Vasculitis allergica, Parapsoriasis lichenoides et varioliformis acuta, Papulosis maligna atrophicans, papulonekrotisches Tuberkulid, Wegenersche Granulomatose, progressive Sklerodermie, vernarbendes Pemphigoid, Panarteriitis nodosa, Hypersensitivitätsangiitis, Lucio-Phänomen, Dermatitis nodularis necrotica.
Solitäres Ulkus: Ulzeriertes Basaliom, Ecthyma, Pyoderma gangraenosum, schankriforme Pyodermie, ulzeriertes Röntgenoderm.
Ulkus an der Ferse: Dekubitus, Progeria adultorum, Fersensporn, progressive Sklerodermie, arterielle Durchblutungsstörung, Drakunkulose.
Genitales Ulkus: Syphilis I, Ulkus molle, schankriforme Pyodermie.
Ulkus im Gesicht: Zoster, Erysipel, ulzeriertes Basaliom, spinozelluläres Karzinom, Angiosarkom des Kopfes, Arteriitis temporalis, neurotrophes Ulkus.
Labiales Ulkus: Spinozelluläres Karzinom, ulzerierte Radiodermatitis, Syphilis I.
Orales Ulkus: Aphthe, M. Behçet, Syphilis I, spinozelluläres Karzinom, dentogenes Ulkus.
Perianales Ulkus: Chronische Herpes-simplex-Infektion, Zytomegalie, Syphilis I, Histiocytosis X, Ergotismus gangraenosus, Analfistel, Tuberculosis subcutanea et fistulosa, kutane Amöbiasis.
Plantares Ulkus: Malum perforans, verruköses Karzinom, progressive Sklerodermie, arterielle Durchblutungsstörungen, Lichen ruber ulcerosus plantae.
Ulkus am Unterschenkel: Ulcus cruris venosum, exulzerierte Kapillaritis alba, Ulcus cruris arteriosum, Thrombangiitis obliterans, Panarteriitis nodosa, Artefakt, Trauma, Ekthym, Leishmaniosis, nekrotisierendes Erysipel, nekrotisierender Zoster, Malleus, Lupus vulgaris exulcerans, papulonekrotisches Tuberkulid, tubero-ulzero-serpiginöses Syphilid, Erythema nodosum leprosum, perforiertes Gumma, nekrotisierende Faszi-itis, Osteomyelitis, ulzeriertes Basaliom, spinozelluläres Karzinom, Pyoderma gangraenosum, Vasculitis allergica, Erythema induratum Bazin, Ecthyma gangraenosum, Kryoproteinämie, Livedo racemosa, Hypersensitivitätsangiitis, Felty-Syndrom, Prolidase-Mangel, Acrodermatitis chronica atrophicans, ulzerierte Necrobiosis lipoidica, Livedo racemosa, ulzerierte Pernionen, Oxalose, Thalassämie, Sichelzellanämie, hereditäre Sphärozytose.

Vegetationen

Def.: Flächenhafte epidermodermale Wucherungen, häufig nässend und intertriginös lokalisiert.

Pyodermite vegetante, Pemphigus vegetans, vegetierendes bullöses Pemphigoid, M. Darier, Candida-Granulom, floride orale Papillomatose, Kerion Celsi, tiefe Mykose, Rhinosklerom, Bromoderma tuberosum, Syphilis III, mukokutane Leishmaniosis, Tuberculosis cutis colliquativa, Pinta, Granuloma venereum.

III Therapie dermatologischer Erkrankungen

Übersicht

Eine kritische Wertung der **Möglichkeiten und Grenzen erweiterter Therapie mit Naturheilverfahren** finden Sie jeweils zwischen

- Allgemeinen Therapiegrundsätze und
- A–Z des naturheilkundlichen Angebots

red.

Die Haut ist das größte sensorische Organ des Körpers. Neben vielen anderen Funktionen kommt ihr die Aufgabe des Schutzes und der Abgrenzung des Körpers zu, ferner der Durchlässigkeit zur Abgabe von Körpersekreten und zur direkten Aufnahme von Stoffen. Über diese körperlichen Funktionen hinaus dient die Haut auch der sinnlichen Reizung, der emotionalen Selbstdarstellung und der körperlichen Kontaktaufnahme mit der Umwelt.

Die naturheilkundliche Therapie trägt der Tatsache Rechnung, dass Hauterkrankungen auch eine Funktion der Ausleitung und Entlastung des Organismus zukommen kann. Statt einer allein symptomunterdrückenden Behandlung ist es i.d.R. angezeigt, den Ursachen der Hautveränderungen auf den Grund zu gehen und diese in das Behandlungskonzept einzubeziehen.

Die ordnungstherapeutische Aufgabe besteht darin, den Anteil von Lebensführung und psychischen Faktoren bei der Auslösung und Unterhaltung der jeweiligen Hauterkrankung abzuschätzen. Auch gilt es, die seelische Verfassung des Patienten als Folge der Erkrankung zu verstehen. Psychologische Maßnahmen, Entspannungsverfahren, phytotherapeutische und homöopathische Anwendungen greifen hier aus ordnungstherapeutischer Sicht sehr gut ineinander.

Wichtige Hinweise

- Bei der naturheilkundlichen Behandlung dermatologischer Erkrankungen sind häufig Kombinationsbehandlungen sinnvoll, z.B. aus pflanzlichen Interna und physikalischen externen Maßnahmen. Diese Kombinationen sollten nicht als falsche Polypragmasie verstanden werden, sondern als Möglichkeit, den Organismus auf verschiedenen Ebenen regulativ zu verbessern. Oft kann durch die Synergie mehrerer Verfahren eine bessere Wirkung erreicht werden.
- Da die naturheilkundliche Therapie eine individuelle Zusammenstellung der einzelnen Maßnahmen erfordert, können im vorliegenden Buch keine »Standardrezepte« von Kombinationstherapien gegeben werden.
- Nur ein kleinerer Teil der naturheilkundlichen Therapievorschläge bei Hauterkrankungen wurde in methodisch einwandfreien, kontrollierten Studien überprüft. Viele Hinweise entstammen eher Einzelfallstudien oder empirischen Berichten, die den methodischen Ansprüchen an eine kontrollierte Studie nicht genügen. Das Fehlen valider Daten spricht allerdings nicht grundsätzlich gegen die Wirksamkeit der Verfahren, sondern unterstreicht die Notwendigkeit weitergehender systematischer Untersuchungen. Auf bereits publizierte Studien wird i.d.R. im Text hingewiesen.
- Auch bei naturheilkundlichen Methoden mit belegter Wirksamkeit, z.B. Phytotherapeutika in der Wundheilung, fehlen in der Literatur oft ausreichend präzise Angaben zur Indikationsstellung. Hier ist zu beachten, dass die Indikationsstellung zum einen individuelle Gegebenheiten des Patienten zu berücksichtigen hat und zum anderen sich im Verlauf einer Hauterkrankung ändern kann.

1. Allgemeine Prinzipien

1.1 Externa-Therapie

Unter dem Begriff Externa fasst man topisch wirksame Dermatika und Kosmetika zusammen. Die richtige Auswahl dieser Stoffe ist häufig sehr schwierig und setzt viel Erfahrung voraus. Sie richtet sich im Wesentlichen nach dem Hauttyp und nach dem Akuitätsgrad der Dermatose. Da jedoch darüber hinaus viele andere individuelle Faktoren eine Rolle für die Verträglichkeit und den Therapieerfolg eines Externums spielen, lassen sich keine starren Regeln aufstellen. Im Folgenden sollen daher nur die Grundzüge der Externa-Therapie dargestellt werden, auf denen die individuelle Behandlung dann aufbaut. In jedem Fall muss beachtet werden, dass es, vor allem bei großflächigen Anwendungen, immer zu Permeation und Resorp-

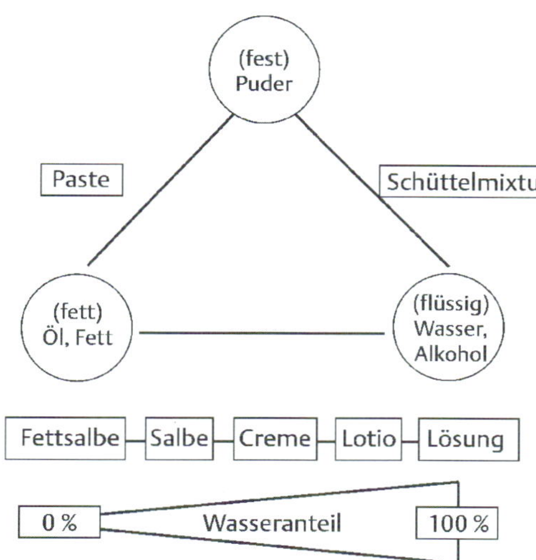

Abb. 2: Phasendreieck

tion von Wirkstoffen mit nachfolgender systemischer Wirkung kommen kann, zumal wenn man bedenkt, dass die Haut mit ca. 2 m^2 das größte Organ des menschlichen Organismus ist. Bei Kindern spielt dies aufgrund einer noch ungenügend entwickelten Hautbarriere eine große Rolle. Höher konzentrierte salizylsäurehaltige Externa können bei ihnen z.B. zu schwer wiegenden Vergiftungserscheinungen führen. Zu beachten ist auch, dass die Resorption von Externa zum einen transepidermal, zum anderen aber auch transfollikulär stattfindet. Dies führt dazu, dass die Resorption in Hautbereichen mit einer hohen Anzahl von Talgdrüsenfollikeln und einer dünnen Hornschicht besonders groß ist (z.B. am Skrotum), wogegen die Resorption an den Händen oder Fußsohlen (dicke Hornschicht, keine Talgdrüsenfollikel) sehr gering ist.

Externa setzen sich in der Regel aus drei unterschiedlichen Stoffgruppen zusammen: den Grund-, Wirk- und Zusatzstoffen. Unter den Grundstoffen oder der Grundlage versteht man einen Träger, in den verschiedene Wirkstoffe, die eigentlichen Arzneimittel, eingearbeitet werden. Zusatzstoffe sind z.B. Emulgatoren oder Konservierungsstoffe, die für die Stabilität und Haltbarkeit des Präparats notwendig sind. Zunächst sollen nun die Grundstoffe anhand des Phasendreiecks (Abb. 2) besprochen werden.

Aus diesem Dreieck ist zu ersehen, dass die Grundlagen aus einer festen, einer flüssigen oder einer fetten Phase bestehen und diese miteinander gemischt werden können. Die Grundlage allein kann zu einer Besserung von pathologischen Hautveränderungen führen, besonders bei akuten Entzündungen der Haut. Umgekehrt kann die falsche Grundlage trotz eines richtig gewählten Wirkstoffs zu einer Verschlechterung führen. Die Kenntnis der Externa-Grundlagen ist daher von außerordentlicher Bedeutung:

- **Wasser**, eventuell mit Alkoholzusatz, dient der Reinigung und ist indiziert für nässende, akut entzündliche Hautveränderungen, dient aber auch der Granulationsförderung, z.B. als feuchter Umschlag auf einem Ulcus cruris. Feuchte Umschläge wirken darüber hinaus antientzündlich und – durch die Erzeugung von Verdunstungskälte – kühlend, was bei juckenden und akuten erythematösen Exanthemen als sehr angenehm empfunden wird.

- Ganz ähnlich ist die Indikation für **Puder**, die ebenfalls kühlend und entzündungshemmend wirken und zu einer starken Austrocknung der Haut führen können. Gewollt ist dieser Effekt ebenfalls bei akuten Erythemen.

- Die Wirkung von **Schüttelmixturen** (Syn. Lotio) ist ähnlich. Diese werden erfolgreich bei seborrhoischen und intertriginösen Dermatosen eingesetzt. Da sie aus zwei unterschiedlichen Phasen bestehen, nämlich fest und flüssig, müssen sie vor Gebrauch geschüttelt werden.

- **Salben** und **Fettsalben** sind lipophile Substanzen, die sich mit Wasser nicht von der Haut abwaschen lassen. Sie dienen der Fettung der Haut. Durch ihre okklusiven Eigenschaften können sie zu einem Wärme- und Sekretstau führen, weshalb sie bei akuten Dermatosen kontraindiziert sind. Ihr typischer Anwendungsbereich sind chronische Entzündungen und sebostatische Haut. Fettsalben sind darüber hinaus bei hyperkeratotisch-rhagadiformen Hautveränderungen indiziert.

● **Cremes** sind Öl-in-Wasser-Emulsionen. Sie benötigen zur Stabilität Emulgatoren wie z.B. Cetylstearylalkohol. Da sie einen höheren Wassergehalt haben, sind sie im Gegensatz zu den Salben mit Wasser abwaschbar. Sie haben keinen Okklusiveffekt, wirken kühlend und entzündungshemmend und sind deshalb bei subakut-entzündlichen Dermatosen und seborrhoischen Hautzuständen indiziert.

● **Pasten** stellen ein Zweiphasensystem aus fest und fettig dar. Sie besitzen eine starke hautschützende Wirkung und werden deshalb zur Abdeckung von Ulkusrändern und bei intertriginösen entzündlichen Dermatosen eingesetzt.
In diese Grundlagen können nun differente Wirkstoffe in unterschiedlicher Konzentration eingearbeitet werden. Die wichtigsten sind Glukokortikosteroide, Antibiotika, Keratolytika, Antipsoriatika und Lokalanästhetika.

1.2 Interna-Therapie

Manchmal führt die alleinige topische Therapie zu keiner ausreichenden Besserung. In solchen Fällen muss zusätzlich oder ausschließlich zu systemischen Medikamenten gegriffen werden. Die in der Dermatologie wichtigsten sind Glukokortikosteroide, Antihistaminika, Antibiotika, Immunsuppressiva und Retinoide.

● **Glukokortikosteroide** besitzen eine starke antientzündliche Wirkung, die auf einer indirekten Hemmung der Phospholipase A_2 beruht. Dieses Enzym setzt Arachidonsäure, die zur Bildung von Entzündungsmediatoren wie Prostaglandine und Leukotriene notwendig ist, aus den Zellmembranen frei. Darüber hinaus hemmen Glukokortikosteroide die Freisetzung von Histamin aus Mastzellen und von lysosomalen Enzymen aus zelleigenen Granula. Die Antigenpräsentation von Langerhans-Zellen wird vermindert und die Bildung von Entzündungsmediatoren reduziert. Somit ergibt sich eine Vielzahl von Indikationen wie z.B. Urtikaria, Pemphiguserkrankungen, Autoimmunerkrankungen, Ekzeme und das allergische Asthma.

Neben den gewünschten Wirkungen existiert auch eine Reihe von Nebenwirkungen. Zu beachten ist die diabetogene Wirkung, die einen Diabetes mellitus akut verschlechtern oder einen bisher subklinischen zur Manifestation bringen kann. Glukokortikosteroide fördern die Entstehung von Magen-Darm-Ulzera, führen zu einer Natriumretention mit der Neigung zur Ödembildung und fördern durch eine Thrombozytose die Entstehung von Thrombosen. Bei länger dauernden Therapien bildet sich eine Osteoporose, außerdem wird die Haut atrophisch und zeigt typische Veränderungen wie Striae distensae, Teleangiektasien und Purpura. Nach dem Absetzen einer länger anhaltenden Kortikoidtherapie entsteht nicht selten eine Nebennierenrindeninsuffizienz, die durch eine gestörte hormonelle Regulation bedingt ist und lebensbedrohlich sein kann. Auch kann es nach Absetzen zu einem stärkeren Wiederaufflammen der Hauterscheinungen kommen (Rebound-Phänomen).

● **Antihistaminika** werden in der Dermatologie bei vielen juckenden Dermatosen eingesetzt; weitere Indikationen sind anaphylaktische Reaktionen und Mastozytosen. Sie hemmen die Freisetzung von Histamin aus Mastzellen und basophilen Granulozyten, wodurch die histaminvermittelte allergische Bronchokonstriktion, die erhöhte Gefäßpermeabilität, die Sekretion exokriner Drüsen und der Juckreiz unterbunden oder zumindest vermindert werden. Die Nebenwirkungen sind im Vergleich zu den Glukokortikosteroiden gering. Zu nennen ist die Sedation. Seltenere Nebenwirkungen sollten gemäß Packungsbeilage beachtet werden.

• **Retinoide** (Vitamin-A-Abkömmlinge) werden nur in der Dermatologie eingesetzt. Sie führen zu einer Hemmung bzw. Normalisierung der Verhornung und zu einer Verminderung der Talgproduktion. Daraus ergeben sich die wichtigsten Indikationen: schwere Formen der Akne vulgaris, Psoriasis erythrodermatica und pustulosa, Lichen ruber planus und andere Verhornungsstörungen wie die Dyskeratosis follicularis. Wichtige Nebenwirkungen sind Trockenheit der Schleimhäute, Juckreiz, Muskel- und Gelenkschmerzen, Hyperlipidämie und Panzytopenien. Absolute Kontraindikionen für die Einnahme von Retinoiden sind wegen der teratogenen Potenz Schwangerschaft und Stillzeit.

• **Immunsuppressiva** (v.a. Ciclosporin A, Methotrexat, Cyclophosphamid, Azathioprin, Fumarsäureester) werden bei Autoimmunerkrankungen wie Vaskulitiden, Pyoderma gangraenosum, Lupus erythematodes und therapieresistenten Fällen von Psoriasis und Neurodermitis eingesetzt. Häufig werden sie mit Glukokortikoiden kombiniert, um deren Anwendungsdauer zu verkürzen und deren Dosierung zu verringern. Wie bei allen potenten Medikamenten ist bei ihrer Anwendung streng auf Nebenwirkungen und Kontraindikationen zu achten.

• **Zytostatika:** z.B. Dacarbazin, Fotomustin bei malignem Melanom.

• **Antibiotika und Virostatika** werden bei zahlreichen bakteriellen Infektionen bzw. Virusinfekten der Haut und Geschlechtsorgane eingesetzt.

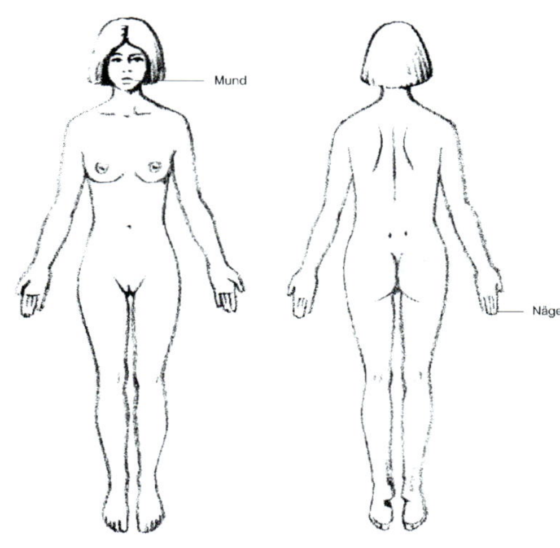

Abb. 3: Candidiasis (n. Jung)

• **Antimykotika** kommen bei Epidermophyten- und Candida-Erkrankungen infrage, wenn diese auf externe Präparate therapieresistent sind.

• **Weitere** gebräuchliche Interna sind: Diaminodiphenylsulfon (DADPS) (z.B. bei M. Duhring), nichtsteroidale Antiphlogistika (z.B. bei Erythema nodosum), Antiandrogene (z.B. Cyproteronacetat bei Akne), Photosensibilisatoren (z.B. 8-MOP bei der systemischen PUVA-Therapie), Zytokine (z.B. intraläsionales Alpha-Interferon bei Kaposi-Sarkomen), Psychopharmaka (z.B. Amitriptylin bei unruhig-agitierter Verfassung und Neurodermitis), Rheologika (z.B. Pentoxifyllin bei arteriellen Ulzera).

2. Infektiöse Hauterkrankungen

Infektionen sind Zeichen einer Abwehrreaktion des Körpers gegen eindringende Organismen, z.B. Viren, Bakterien oder Pilze. Infektionen entstehen dann, wenn auf der einen Seite eine signifikante Erregerzahl in den Körper eingedrungen ist und der Organismus auf der anderen Seite zu einer Abwehrreaktion fähig ist. Bei einer starken Abwehrlage können die Erreger schnell beseitigt werden, sodass die Infektion abklingt, bei schwacher Abwehrlage verbleiben Erreger im Körper und können diesen sogar überwältigen.

Aus naturheilkundlicher Sicht ist wichtig, dass Erreger sich vornehmlich dort ansiedeln, wo der natürliche Schutz der Haut und Schleimhäute vermindert ist, etwa bei einer vorentzündeten Haut, einer antibiotikabehandelten Darmschleimhaut mit Verlust der natürlichen Keime oder einer vorgeschädigten Bronchialschleimhaut bei Rauchern. Nach Überwindung dieser Barrieren müssen von den Erregern auch noch die spezifischen und unspezifischen Immunmechanismen des Organismus überwunden werden. In der naturheilkundlichen Behandlung von Patienten mit Infektionen kommt es darum wesentlich darauf an, wieder intakte Abwehrbarrieren herzustellen und das Immunsystem zu unterstützen. Nur wenn dadurch keine ausreichende Abwehrleistung hergestellt werden kann, muss auch eine direkte Abtötung der Krankheitserreger, z.B. mit Antibiotika, erfolgen.

Die Immunlage des Körpers kann durch eine Vielzahl von Faktoren vermindert sein. Hierzu zählen weitere bestehende Grunderkrankungen, z.B. Diabetes, und die Einnahme immunsupprimierender Medikamente.

Auch generelle Belastungen der Körperregulation, z.B. Intoxikationen (Vergiftungen, auch Alkohol, Nikotin), chronische Umweltstressoren, Störfelder (Narben, chronische Entzündungsherde), unregelmäßige Lebensrhythmen und unausgewogene Ernährung, tragen zu einer Immunschwäche bei. Schließlich können sich auch psychische und psychovegetative Einflüsse nachteilig auf das Immunsystem auswirken. Dies können akute Belastungsphasen sein. Ein Beispiel für deren Einfluss ist das Auftreten eines Herpes labialis nach einer Examensprüfung. Auch chronische psychosoziale Belastungen können das Auftreten von Infektionen begünstigen. Dies zeigt sich z.B. an sich oft wiederholenden »Erkältungen« bei Menschen unter anhaltendem Beziehungsstress.

Für die Diagnostik gilt es, stets den Einfluss der möglichen Mitursachen auf die Erkrankung zu ermitteln, bevor gezielt behandelt werden kann.

2.1 Bakterielle Hauterkrankungen

Übersicht infektiöse Hauterkrankungen.
Vgl. S. 240, Maßnahmen zur Immunstimulation und Umstimmung.

Def.: Bakterielle, eiterbildende Hauterkrankungen werden als Pyodermien bezeichnet.

Systematik. Die menschliche Haut ist permanent von Bakterien besiedelt. Vorherrschend auf der gesunden Haut sind physiologische Keime, die durch ihre Anwesenheit das Überwuchern von pathogenen Keimen verhindern, ähnlich wie dies auch im Darm und in der Mundhöhle zu beobachten ist. Sie stellen also einen Teil der Abwehrbarriere des Körpers dar.

Die physiologischen Keime benötigen zum Gedeihen eine möglichst intakte Haut mit einem sauren pH und einem subtil zusammengesetzten Lipidfilm mit freien Fettsäuren an der Hautoberfläche. Schädigungen der Haut durch Einwirkung von Laugen, Säuren und anderen Chemikalien, zu häufiges Waschen oder zu starke Sonneneinwirkung können die physiologischen Keime beeinträchtigen und evtl. das Wachstum von pathogenen Keimen begünstigen. Häufigste pathogene Keime sind Stämme von Streptokokken und Staphylokokken. Als Krankheitsbilder können sie u.a. verursachen:

- Impetigo contagiosa
- Furunkel und Karbunkel
- Follikulitis
- Erysipel und Phlegmone
- Panaritium und Paronychie
- Wundinfektionen.

Die genannten wie auch weitere Keime können sich auch auf bereits bestehende Hauterkrankungen aufpfropfen, da die vorgeschädigte Haut besonders empfindlich für Erreger ist. Typisch für derartige Superinfektionen ist die sekundäre Besiedlung ekzematöser Herde mit Staph. aureus (sog. Impetiginisierung).

Pathophysiologie. Humanpathogene Bakterien vermehren sich auf der Haut, wenn a) die lokale Immunabwehr geschwächt ist oder b) die Bakterien zahlreich einwirken oder besonders pathogen sind. Für die einzelnen Krankheitsbilder heißt dies:

- Impetigo contagiosa: Entsteht oft bei Kindern mit atopischer Diathese. Übertragung erfolgt durch direkten Kontakt mit infizierten Hautarealen, oft autoinokuliert. Hohe Kontagiosität; cave Kindergärten, Schulen!
- Furunkel und Karbunkel: Entstehen gehäuft bei veranlagten Menschen, die stark schwitzen, übergewichtig sind, auch bei einseitiger fett-/fleischreicher Ernährung und Diabetes mellitus.
- Follikulitis: Entsteht bei mangelnder Hygiene oder Irritation der Haut, nach Rasur oder Entfernung von Haaren, ferner bei starker Schweißneigung und Übergewicht, wenn Hautfalten aufeinander liegen.
- Erysipel: Entsteht aus kleinen Eintrittspforten der Haut, z.B. Verletzungen, Interdigitalmykose. Häufiger bei älteren Menschen und bei schlechter Wundversorgung.
- Panaritium: Bildet sich bei Verletzungen im Finger- oder (seltener) Zehenbereich.

Klinik

- Impetigo: Einzeln stehende, später konfluierende, gelblich verkrustete, pustulöse Entzündungen. Klein- und großblasiger Typ. Meist Gesicht, Hände, Arme, Beine.
- Furunkel und Karbunkel: Einzeln stehende, gerötete, an Größe zunehmende und schließlich prall geschwollene, rundliche Entzündungen, oft mit zentralem Haar. Gelegentlich spontan eiternd. Prädilektion an Rücken, Gesäß, Nacken, Gesicht und Kopfhaut, gelegentlich auch an Leisten, Genitalien, Armen und Beinen.
- Follikulitis: Feine papulopustulöse Effloreszenzen in follikulärer Anordnung.
- Erysipel: Flächig flammende, druckschmerzhafte, meist nicht eitrige Entzündung, häufig an den Füßen oder Unterschenkeln, aber auch an Armen und Gesicht. Lymphknotenschwellung und Fieber.
- Panaritium: Stark gerötete und geschwollene Fingerbeere, schmerzhaft, oft nicht eitrig.

Diagnostik. Oftmals ist das klinische Bild der Pyodermie so eindeutig, dass eine weitere Diagnostik nicht erforderlich wird. Bei fehlendem Therapieerfolg oder unklaren Beschwerden sollten weiterführende Untersuchungen gemacht werden, v.a. Abstriche von der Wunde, evtl. Labor mit Entzündungsparametern. Ggf. Diagnostik hinsichtlich Grunderkrankungen, z.B. Diabetes. Bei wiederholt auftretenden Entzündungen, z.B. Furunkulosen, sind weiter gehende Bestimmungen des Immunstatus sinnvoll.

Allgemeine Therapiegrundsätze

Äußerlich: Zur äußerlichen Behandlung werden Antiseptika und Antibiotika als Salben, Lösungen oder Farbstoffe verwendet.

Innerlich: Bei Allgemeinsymptomen wie Fieber oder Schüttelfrost und auch bei fehlendem Ansprechen auf die äußerlichen Behandlungsmaßnahmen werden Antibiotika innerlich gegeben.

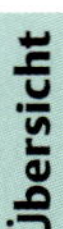

Erweiterte Therapie mit Naturheilverfahren

Möglichkeiten

Wirksamkeit im akuten Bereich besonders bei leichten bis mäßig starken bakteriellen Entzündungen, die mit antiseptischen Maßnahmen äußerlich behandelt werden können, z.B. durch Phytopharmaka.
Bei rezidivierenden Entzündungen sehr hilfreich zur Umstimmung und Verbesserung des Immunstatus, z.B. ausleitende Verfahren, Autovakzine, Eigenbluttherapie, Enzymtherapie, Neuraltherapie, physikalische Therapie, Phytotherapie. Konstitutionsverbessernd wirken Ernährungstherapie, Heilfasten und ordnungstherapeutische Maßnahmen, letztere können auch zu Änderungen des Gesundheitsverhaltens beitragen.

Grenzen

Keine naturheilkundliche Therapie ohne sachgerechte Diagnostik. Möglicherweise fulminant verlaufende, trotz Therapieversuchen nicht abheilende oder durch hochpathogene Stämme verursachte bakterielle Entzündungen sollten grundsätzlich primär antibiotisch behandelt werden.

▶ Akupunktur

Obwohl mit der Akupunktur bei bakteriellen Hauterkrankungen teilweise recht gute Erfolge zu verzeichnen sind, stellen diese Erkrankungen meist keine geeignete Indikation dar. Das hat seinen Grund einmal in der Überlegenheit der chemisch-antibakteriellen Therapiemöglichkeiten; außerdem sind Komplikationen durch verschleppte Krankheitsbilder von ärztlicher Seite nicht zu verantworten. Die Empfehlungen der Punktekombinationen sind daher als ergänzende Maßnahmen zu verstehen.

▶ Ausleitende Verfahren

Die Blutegeltherapie ist bei infizierten Wunden, Furunkeln und Wundrosen gut geeignet, sollte aber von einem erfahrenen Therapeuten vorgenommen werden.

▶ Eigenbluttherapie

Alle bakteriellen Entzündungen der Haut sind Indikationen für die EB-Therapie, besonders Furunkel und Karbunkel, Follikulitis und Erysipel.

▶ Enzymtherapie

Enzympräparate wie Wobenzym® oder Bromelain-POS® können die Immunantwort unterstützen und zur Abräumung von eitrigen Bakterienansammlungen beitragen. Dosierung: z.B. Wobenzym® 3×3 Drg. für 3 – 4 Wo.

▶ Ernährungstherapie

Alle infektiösen Hauterkrankungen zeigen eine gestörte Abwehrlage des Organismus an. Vollwerternährung ist daher die wichtige Basistherapie. Rohkost kann ebenfalls hilfreich sein.

▶ Heilfasten

Bei akuten bakteriellen Erkrankungen anfängliche Verschlechterung möglich. Der Krankheitsverlauf wird in der Regel aber verkürzt.

▶ Homöopathie

Konstitutionelle Behandlung ist anzustreben. Trotzdem sind auch Erfolge mit organotropen Mitteln zu verzeichnen. Die Hinweise gelten für alle nachfolgenden bakteriellen Hauterkrankungen des Kapitels.

▶ Rötung und Überwärmung der Haut mit rasch progredienter Entzündungssymptomatik; stechende Schmerzen bei großer Berührungsempfindlichkeit.

- Atropa belladonna (Belladonna) D6 anfangs bis zu stündlich 3 Tr. oder 1 Tbl.

▶ Ödematöse Schwellung, Bildung von Quaddeln; hellrote bis blasse Hautfarbe, Gefühl von brennender Hitze mit großer Berührungsempfindlichkeit der betroffenen Hautfläche.

- Apis mellifica D6 3 – 4× tgl. 5 Tr.

▶ Übelriechende Sekretion bei regionärer Lymphangitis; nächtlicher, übelriechender Schweiß, auch subfebrile Temperaturen. Allgemeines Krankheits- und Schwächegefühl

- Mercurius solubilis D12 2× tgl. 1 Tbl.

▶ Abszedierende Entzündung, übelriechende Eiterbildung mit starken Schmerzen bei ausgeprägter Berührungsempfindlichkeit Bei schlechter Heilungstendenz. Zur Anregung der Granulation.

- Hepar sulfuris D6 3 – 4× tgl. 1 Tbl.; Hepar sulfuris D12 2× tgl. 1 Tbl. (zur Abheilung)

▶ Zur Beschleunigung der spontanen Abszesseröffnung (»homöopathisches Messer«). Nach Eröffnung anhaltender Eiterabfluss, eher dickflüssig; keine Tendenz zur Granulation. Auch bewährt bei peritonsillären und periproktitischen Abszessen (nach Eröffnung).

- Myristica sebifera D3 4 – 5× tgl. 3 Tr. (bis zur Eröffnung) Calcium sulfuricum D4 3 – 4× tgl. 1 Tbl.

▶ Stark entzündlicher Prozess mit livider Hautverfärbung bei typischen Entzündungszeichen. Reduziertes Allgemeinbefinden mit Neigung zur Septikämie.

- Lachesis mutus D12 2 – 3× tgl. 5 Tr.

▶ Rezidivierende, eiternde Entzündungen bei geringer Virulenz; Neigung zur Fistelbildung, übelriechende Sekretion. Allgemeine Verschlechterung durch Kälte und Nässe.

- Acidum silicicum (Silicea) D12 1 – 2× tgl. 1 Tbl.

Hinweis:
Zur Behandlung akuter bakterieller Hauterkrankungen (auch zusätzlich zur Antibiotikatherapie) hat sich folgende Mischinjektion i.v. bewährt:

Zur Initialtherapie: Lachesis D12
Echinacea D4
Pyrogenium D30 aa

Danach: Lachesis D12
Echinacea D4
Mercurius solubilis D12 aa
2 × tgl. 1 Amp. bis zum Abklingen der Akutsymptomatik (maximal 10 Tage!)

▶ Mikrobiologische Therapie

Durch die Wiederherstellung einer gestörten Darmflora können Entzündungsvorgänge an der Haut im Allgemeinen günstig beeinflusst werden. Als zusätzliche Maßnahme kann die mikrobiologische Therapie daher sinnvoll sein, wenn andere Maßnahmen nicht greifen oder wenn gleichzeitig auch Magen-Darm-Beschwerden vorliegen, die durch eine Darmdysbiose bedingt sein könnten. Auch ein gewisser umstimmender Reizeffekt kann von der mikrobiologischen Therapie ausgehen. Zum Vorgehen gemäß Schema: Mikrobielle Diagnostik → Reduktion pathogener Keime → Stimulation der Verdauungsdrüsen → Verabreichung mikrobiologischer Präparate (vgl. S. 292). Begleitend durch alle Phasen auf eine stoffwechselfördernde Diät achten, ggf. auch eine spezielle Diät für die mikrobiologische Behandlung.

▶ Neuraltherapie

Neuraltherapie ist als lokale, segmentale und Störfeldbehandlung bei fast allen akuten und chronischen Hauterkrankungen möglich und als adjuvante oder kombinierte Therapie erfolgreich (vgl. S. 294).

Entzündungen konnen durch intra- bzw. subkutane Injektionen mit Procain über eine Verbesserung der Durchblutung, des Stoffwechsels, des Lymphabflusses und der Abwehrmechanismen günstig beeinflusst werden. Zur Unterstützung der Heilung sollten die zu- und abführenden Gefäße und die segmentalen Nerven neuraltherapeutisch einbezogen werden.
Es empfiehlt sich, bei generalisierten Erkrankungen immer eine Störfeldbehandlung (vgl. S. 12) vorzunehmen. Gleichzeitig sind eine i.v. Gabe von Procain und die Behandlung von Ganglien möglich.

▶ Ordnungstherapie

Neben der Behandlung der akuten Erkrankung stets auch die zugrunde liegenden Risiko- und Auslösefaktoren beachten.
In psychosomatischer Hinsicht können bakterielle Erkrankungen der Haut nicht nur Ausdruck von »Stress«-Faktoren sein, sondern auch Konflikte der eigenen Grenzen im übertragenen Sinne anzeigen (vgl. S. 299, 344 ff.). In manchen Fällen findet eine bleibende Ausheilung erst nach Bearbeitung bestehender Konflikte statt.

Das kann der Patient selbst tun:

- Bei Fieber und beeinträchtigtem Allgemeinbefinden Bettruhe halten.
- Sorgfältige Hygiene beachten, ausreichend häufige Verbandswechsel durchführen.
- Günstige Ernährung: Vollwertkost mit hohem Rohkostanteil, wenig Alkohol, kein Nikotin.
- Zur Vorbeugung geeignet: Physikalische Verfahren (z.B. Sonnen- und Luftbäder, ansteigende Halbbäder, Sauna), pflanzliche Präparate.
- Achtung: Stärkere bakterielle Entzündungen, besonders im Gesicht- und Kopfbereich, sollten rechtzeitig antibiotisch behandelt werden.

▶ Physikalische Therapien

Allgemeine Maßnahmen bei bakteriellen Infektionen:

Hydrotherapie: Antibakterielle Bäder mit Kaliumpermanganat, in rosa gefärbtem Badewasser, Schwefelbäder.

Als Maßnahmen zur besseren örtlichen Immunabwehr:

- Anregung der Durchblutung mit ansteigenden Bädern, wechselwarmen Waschungen, Regenbrausen.
- Abhärtung: Saunabaden, Tautreten, Wassertreten, kalte Güsse, kaltes Armbad, Trockenbürstungen.

Beispiel: Vierwöchige Phase mit morgens kalter oder wechselwarmer Ganzwaschung, mittags kaltem Armbad, abends Wassertreten. Dazu Sauna 1×/Wo.

- Hände und Füße sonst warm und trocken halten.

Phototherapie: Rotlichtbestrahlung bei Furunkeln zum schnelleren Einschmelzen, UV-Bestrahlung: Antibakterielle Wirkung.

Balneo- und Klimatherapie: Aufenthalte an Nord- und Ostsee sowie im Hochgebirge zur Roborierung und Immunverbesserung.

▶ Phytotherapie

Zu Einzelheiten vgl. S. 335, Indikationen, allgemeine Maßnahmen.

Äußerlich

- Retterspitz® Äußerlich, Kamillencreme-ratiopharm® N, Kamillosan® Creme/Salbe, Befelka®-Oel.
- Echinacea-Salbe DHU®, Echinacea Tinktur, Calendula Echinacea Salbe Helixor.
- Für Bäder

Vollbad: 4 EL Lavendel und je 8 EL Eichenrinde, Kalmuswurzel und Kamille mit 1 l siedendem Wasser 10 min ziehen lassen, nach Abseihen dem Badewasser zugeben.

Teilbäder bei infizierten Wunden: Kamillenlösung oder Eichenrindenabkochung.
Auch Umschläge mit Eichenrinde als Adstringentien (führen bei Bakterien zur Proteinfällung).

Innerlich
Zur Immunstimulation bei rezidivierenden bakteriellen Entzündungen:
- Sonnenhut (Echinacea purpurea oder angustifolia) als Tee (Hevert-Echinacea® Tee) oder in: Echinacin® Madaus Liqu./Capsetten®, Echinacea-ratiopharm® Tbl., Pascotox® 100 Tbl./Tr./forte-Injektopas®. Dosierung je nach Schweregrad und Typ individuell wählen. Kuren von 4–6 Wo. durchführen.
- Taigawurzel (Eleutherococcus senticosus) in: Eleu-Kokk Lsg. 3×5 ml, Drg. 3×1.
- Kombinationspräparate:

Esberitox® N 3×3 Tbl. oder 3×50 Tr. für 4 – 6 Wo., enthält Thuja-Extrakt (Thuja occidentalis), Sonnenhut (Echinacea purpurea) und wilden Indigo (Baptisia tinctoria).
Lymphozil® K/forte E Tbl.; enthält Echinacea pallida und Homöopathika.
- Basistee nach Weiß zur »milden Ausleitung« bei häufigen bakteriellen Entzündungen der Haut: Rp. Brennesselblätter (Herb. Urticae), Löwenzahnwurzeln (Rad. Taraxaci), Faulbaumrinde (Cort. Frangulae), Hagebuttenfrüchte (Fruct. Cynosbati), Sennesblätter (Fol. Sennae), Anisfrüchte (Fruct. Anisi) aa ad 100,0.

▶ Psychosomatik und Psychotherapie

Psychoneuroimmunologische Erkenntnisse bestätigen den Einfluss psychosozialer Faktoren auf das Immunsystem. So konnte der Zusammenhang zwischen »Stress« und humoraler sowie zellvermittelter Immunantwort und auch zwischen Stressoren und immunrelevanten Krankheiten belegt werden *(Fox, 1981; Solomon, 1981; Stein, 1981)*.

▶ Sauerstoff- und Ozontherapien

Bei rezidiv. Abszessen, chron. Furunkulose und Follikulitis wird oft unterstützend die kleine Eigenbluttherapie eingesetzt (vgl. S. 266) *(Rilling, 1990)*.

▶ Weitere Behandlungsmöglichkeiten

Autovakzine-Behandlung: Bei wiederholten bakteriellen Entzündungen kann eine Behandlung mit Autovakzine infrage kommen. Bei dieser Art »Impfung« werden Bakterien aus Abstrichen der infizierten Hautbereiche angezüchtet, dann abgetötet und in Verdünnungen dem Körper zurückgespritzt. Die Erfolgsraten sind oft gut.

2.2 Impetigo contagiosa

Vgl. S. 40, Übersicht bakterielle Hauterkrankungen.
Vgl. S. 240, Maßnahmen zur Immunstimulation und Umstimmung.

▶ Eigenbluttherapie

Wird hier nur als unterstützende Begleitmaßnahme und Ergänzung zu anderen Therapieverfahren (v.a. Antibiose) angewendet:
- EB-Basistherapie: 1×/Wo. 0,5 ml EB plus Sanukehl Staph® D5 Sanum i.m. injizieren oder
- aktiviertes EB plus Sanukehl Staph® D5 Sanum 1×/Wo. i.m. injizieren.
- Oral: montags Latensin® Kps. plus freitags Utilin® Kps.

▶ Enzymtherapie

Bei rezidivierenden Infekten Versuch mit hoch dosierter Gabe von Enzymkomplexen (vgl. S. 273), z.B. Wobenzym® N 3× 5 – 10 Kps. über 2 – 3 Wo., je nach Symptomatik dann niedriger.

▶ Homöopathie

▶ Starke Schwellungsneigung, hellrote bis blasse Hautfarbe, große Berührungsempfindlichkeit, Hitzegefühl an der Haut, Kälte verbessert.

- Apis mellifica D6, D12

▶ Oft mit Verdauungsstörungen, dicke, harte, honigfarbene Borken, allg. trockene Haut, bes.

in Bettwärme juckend, nachts verschlechtert.

■ Antimonium crudum D6, D12

▶ Frühes Mittel bei Röte und klopfender, schmerzhafter Schwellung, Hautbezirk heiß, schnelle Zunahme der Entzündung.

■ Belladonna D6, D12

▶ Sich ausbreitender Befall, starker Juckreiz, bes. in Kälte, dicke braungelbe Krusten, blutend beim Kratzen.

■ Dulcamara D6, D12

▶ Krusten eitern, stechende Schmerzen, übelriechende Schweiße und große Frostigkeit.

■ Hepar sulfuris D6, D12

▶ Stärkere Rötung mit Bildung von größeren Blasen, Kälte verschlechtert.

■ Lytta vesicatoria D6, D12

▶ Eiternde, brennende Bläschen auf rotem Grund, intensiver Juckreiz, der durch Kratzen nicht besser wird, feuchtkaltes Wetter verschlechtert, Ruhe verschlechtert.

■ Rhus toxicodendron D6, D12

▶ Unerträgliches Jucken, dicke Borken, die aufreißen und zähen gelben Eiter entleeren, Lokalisation: bes. Gesicht und Wangen, nachts verschlechtert.

■ Viola tricolor D6, D12. Dosierung bei jedem Mittel: 2 – 3× tgl. 1 Tbl.

▶ Mikrobiologische Therapie

Als adjuvante Therapie häufig sinnvoll zur unspezifischen Abwehrsteigerung (vgl. S. 292).

▶ Neuraltherapie

Lokale Behandlung, Um- bzw. s.c. Unterspritzung des infizierten Gebiets vom Rand her, Gefäßinjektionen, Segmentbehandlung, evtl. G. stell., G. sphenop.

▶ Ordnungstherapie

Besonders bei Kindern an die Möglichkeit der Autoinokulation denken und den Patienten bzw. die Eltern entsprechend informieren. Eltern auch über die Harmlosigkeit der Erkrankung – bei entsprechender Therapie – beruhigen.

▶ Physikalische Therapien

Hydro-Thermotherapie

● Häufig baden mit adstringierenden Lösungen, danach Haut abtupfen.

● Fett-feuchte Verbände nach *Braun-Falco (1984)*. Betupfen der Hautstellen mit Molkenkonzentrat zum Erweichen der Verkrustungen; anschließend mit Echinacea-Extrakt betupfen (*Vogel, 1992; Wiedemann, 1991*). Ölbäder (*Pratzel, 1992*), auch Bäder mit Molke- und Kleiezusatz.

● Bäder mit antiseptischen Zusätzen und Arnikaumschläge zum Abweichen der Krusten (*Nolting, 1986*). Vorbeugend günstig Kneipp-Therapie und Abhärtungsmaßnahmen (vgl. S. 306 u. S. 308).

▶ Phytotherapie

Äußerlich

● Für Bäder:
Vollbad: 4 EL Lavendel und je 8 EL Eichenrinde, Kalmuswurzel und Kamille mit 1 l siedendem Wasser 10 min ziehen lassen, nach Abseihen dem Badewasser zugeben.
Teilbäder bei infizierten Wunden: Kamillenlösung oder Eichenrindenabkochung.
Umschläge mit pflanzlichen Adstringentien bzw. Antiseptika.

● Eichenrindendekokt (2 EL Rinde mit ½ l Wasser 15 min kochen lassen, abseihen).

● Kamillentee (2 EL Blüten mit ½ l kochendem Wasser aufgießen, 15 min ziehen lassen, abseihen).

Innerlich

Zur Immunstimulation bei rezidivierenden bakteriellen Entzündungen:

● Sonnenhut (Echinacea purpurea oder angustifolia) als Tee (Hevert-Echinacea® Tee) oder in: Echinacin® Madaus Liqu./Capsetten®, Echinacea-ratiopharm® Tbl., Pascotox® 100 Tbl./Tr./forte-Injektopas®. Dosierung je nach Schweregrad und Typ individuell wählen. Kuren von 4 – 6 Wo. durchführen.

- Taigawurzel (Eleutherococcus senticosus) in: Eleu-Kokk Lsg. 3×5 ml, Drg. 3×1.
- Kombinationspräparate:

Esberitox® N 3×3 Tbl. oder 3×50 Tr. für 4 – 6 Wo., enthält Thuja-Extrakt (Thuja occidentalis), Sonnenhut (Echinacea purpurea) und wilden Indigo (Baptisia tinctoria).
Lymphozil® K/forte E Tbl., enthält Echinacea pallida und Homöopathika.

- Basistee nach Weiß zur »milden Ausleitung« bei häufigen bakteriellen Entzündungen der Haut: Rp. Brennesselblätter (Herb. Urticae), Löwenzahnwurzeln (Rad. Taraxaci), Faulbaumrinde (Cort. Frangulae), Hagebuttenfrüchte (Fruct. Cynosbati), Sennesblätter (Fol. Sennae), Anisfrüchte (Fruct. Anisi) aa ad 100,0.

2.3 Furunkel und Karbunkel

Vgl. S. 40, Übersicht bakterielle Hauterkrankungen.
Vgl. S. 240, Maßnahmen zur Immunstimulation und Umstimmung.

▶ Akupunktur

Lokalisationsunabhängige Hauptpunkte: LG 12, LG 10, Di 4, B 40 (B 54 n. *Bachmann u. Bischko*). Zusätzlich können Fernpunkte der Meridiane gestochen werden, deren Verlauf die Furunkel schneidet, z.B. G 34, 3E 5, B 60 *(Schnorrenberger, 1994)*.

▶ Ausleitende Verfahren

Im akuten Zustand Blutegeltherapie. Die Tiere werden direkt auf die entzündeten Areale gesetzt, insgesamt maximal 10 – 15 Stück.

▶ Eigenbluttherapie

- Basistherapie (vgl. S. 266f.) unter Zugabe von jeweils 1 Amp. Myristica sebifera D6 oder
- hämolysiertes EB (vgl. S. 268) oder
- aktiviertes EB (vgl. S. 269) unter Hinzufügung von jeweils 1 Amp. Myristica sebifera D6.
- Bei Kindern Verabreichung von potenziertem EB (vgl. S. 268).
- Oral: Phönixsche Entgiftungstherapie mit Phönix Solidago, Phönix Phönohepan, Phönix Antitox.

Rezidivierende Furunkulose:

- EB-Therapie (vgl. S. 266f.) unter Beifügung von 1 Amp. Sanukehl Staph® D5 Sanum oder
- hämolysiertes EB (vgl. S. 268) oder
- aktiviertes EB (vgl. S. 269) unter Hinzufügung von 1 Amp. Sanukehl Staph® D5 Sanum oder

▶ Enzymtherapie

Enzympräparate wie Wobenzym® oder Bromelain-POS® können die Immunantwort unterstützen und zur Abräumung von eitrigen Bakterienansammlungen beitragen. Dosierung: z.B. Wobenzym® 3×3 Drg. für 3 – 4 Wo.

▶ Homöopathie

▶ Frühes Mittel bei Röte und klopfender, schmerzhafter Schwellung, Hautbezirk heiß.

- Belladonna D6, D12

▶ Keine Erleichterung durch die in Gang gekommene Eiterung, gelbe eitrige Krusten, beim Kratzen blutend, Patienten reizbar und furchtsam.

- Calcium sulfuricum D6, D12

▶ Stechende prickelnde Schmerzen, extrem kälte- und berührungsempfindlich, übelriechende Schweiße.

- Hepar sulfuris D6, D12

▶ Bläulich-livide Schwellung, übelriechend, eiternd und blutend, erträgt keine Berührung, z.B. Verband, Sepsisneigung.

- Lachesis D6, D12

▶ »Homöopathisches Messer«, bringt Furunkel zur Reifung und Entleerung.

■ Myristica sebifera D6, D12

▶ Alte oder häufig rezidivierende Furunkel und Abszesse, lang andauernde, dünnflüssige Eiterungen, schmerzlose Drüsenschwellung, Pat. sehr kälteempfindlich, Wärme verbessert.

■ Silicea D6, D12

▶ Beachte Konstitution, schmutzig aussehende Haut, starker Juckreiz, besonders in Bettwärme, Wasseranwendung verschlechtert.

■ Sulfur D6, D12

Dosierung bei jedem Mittel: 2 – 3 × tgl. 1 Tbl.

▶ Mikrobiologische Therapie

Als adjuvante Therapie häufig sinnvoll zur unspezifischen Abwehrsteigerung (vgl. S. 292).

▶ Neuraltherapie

Lokale Infiltration mit 1 % Procain vom Rand her bringt das Furunkel zur besseren Abgrenzung und Einschmelzung. Beginnende Furunkel heilen durch Rückgang der Entzündung ab. Es wird eine erhebliche Schmerzfreiheit erzielt. Kombination mit Ozon und Eigenblut hat sich bewährt.
Mögliche Techniken: i.a. Behandlung, Segmentbehandlung, evtl. G. stell., G. sphenop., Störfeldbehandlung.

▶ Ordnungstherapie

Rezidivierende Furunkel kommen bei Übergewicht und Fehlernährung häufiger vor. Den Patienten entsprechend zu Gewichtsabnahme und besserer Ernährung (Vollwertkost, vgl. S. 277) anleiten.

▶ Physikalische Therapien

Hydro- und Thermotherapie

- Bei beginnender Rötung, Hitze, Schwellung: kühle Umschläge mit verdünnter Arnika- oder Kamilletinktur, Kaliumpermanganat, kalte Moorerde oder Fango *(Schubert, 1991)*.
- Zur Reifung:
Warme Umschläge mit Leinsamensäckchen und gestampften Kartoffeln (*Braun-Falco, 1984*), Kamillenteeblütensäckchen und Heublumensäckchen, *(Carstens, 1992)*.
Heiße Kompressen (mit Wärmflasche warm halten).
Dampfstrahl macht Hyperämisierung *(Wiedemann, 1991)*.
Warme Teilbäder mit Kaliumpermanganat, auch Kernseife und Kamille zur Desinfektion *(Pratzel, Schnizer, 1992)*.
Panaritium: heiße Fingertauchbäder, auch mit Kernseife.
- Rezidivierende Furunkulose:
Körperbäder zur Umstimmung (Kamille-Schwefel-Solebäder).
Abwehrsteigerung durch Sauna und Freibadschwimmen.

Elektrotherapie

- Iontophorese mit Cibazol *(Dirschauer et al., 1977)*.
- Kurzwelle (KW): Kondensator- und Spulenfeldmethode (Monode) ohne Berührung der Haut. Elektrodenhautabstand 1 – 3 cm (Dosis I(-II), Dauer 1 – 3 min, 1 – 2× tgl. bis zur Eröffnung) *(Wiedemann, 1991)*.
- Dezimeterwelle: Rundfeldstrahler, Abstand 3 – 5 cm.
- Mikrowelle: Rundfeldstrahler, Abstand 5 – 10 cm. Dosierung wie bei KW (20 – 40 Watt).

Phototherapie

- Rotlicht (Soluxlampe), Dauer 10 – 15 min, Hautabstand nach Wärmeempfinden.
- UV-Licht mit keimtötender Wirkung, schwache Erythemdosis *(Wiedemann, 1991)*.
Teil- und Ganzbestrahlungen zur allgemeinen Abwehrstärkung und unspezifischer Reizkörpertherapie *(Knauth, 1991)*.

Klimatherapie

Nur bei therapieresistenter Furunkulose – an der Nordsee als Umstimmungsbehandlung *(Harnack, 1975)*.

▶ Phytotherapie

Äußerlich

● Für Auflagen zum Reifen von Abszessen und Furunkeln:

▶ Wirksamste Maßnahme: 150 g gemahlenen Leinsamen mit ca. 500 ml Wasser zu dickem Brei kochen, vorsichtig in Leinentuch ausdrücken. Den Brei entweder auf Mullstreifen oder -verband streichen, diesen auf die Haut auftragen und mit einer Binde umwickeln oder in Leinensäckchen abfüllen. Ca. alle 1 – 3 h erneuern oder gegen zweiten Beutel im Wechsel austauschen.

▶ Heiße Heublumensäcke aus apothekenfertigen Heublumen.

▶ Je 3 EL Kamillen- und Arnikablüten zu gleichen Teilen in 500 ml siedendem Wasser 10 min abgedeckt ziehen lassen, dann warm als Auflage oder Umschlag verwenden.

In ähnlicher Weise je 4 EL von Arnika-, Kamillen- und Ringelblumenblüten, Johanniskraut, Schachtelhalm sowie 8 EL Leinsamen in einen Leinensack geben, zunähen, ca. 20 s in heißes Wasser tauchen und für 5 – 10 min auf die Entzündung auflegen.

● Bei starker Überwärmung: kühle Arnikaumschläge mit Tct. Arnicae oder Quarkauflagen.

● Retterspitz® Äußerlich, Kamillencreme-ratiopharm® N, Kamillosan® Creme/Salbe, Befelka®-Oel.

● Echinacea-Salbe DHU®, Echinacea Tinktur, Calendula Echinacea Salbe Helixor.

● Für Bäder:

Vollbad: 4 EL Lavendel und je 8 EL Eichenrinde, Kalmuswurzel und Kamille mit 1 l siedendem Wasser 10 min ziehen lassen, nach Abseihen dem Badewasser zugeben.

Teilbäder bei infizierten Wunden: Kamillenlösung oder Eichenrindenabkochung.

Innerlich

Zur Immunstimulation bei häufigen bakteriellen Entzündungen:

● Sonnenhut (Echinacea purpurea oder angustifolia) als Tee (Hevert-Echinacea® Tee) oder in: Echinacin® Madaus Liqu./Capsetten®, Echinacea-ratiopharm® Tbl., Pascotox® 100 Tbl./Tr./forte-Injektopas®. Dosierung je nach Schweregrad und Typ individuell wählen. Kuren von 4 – 6 Wo. durchführen.

● Taigawurzel (Eleutherococcus senticosus) in: Eleu-Kokk Lsg. 3×5 ml, Drg. 3×1.

● Kombinationspräparate:

- ▶ Esberitox® N 3×3 Tbl. oder 3×50 Tr. für 4–6 Wo., enthält Thujaextrakt (Thuja occidentalis), Sonnenhut (Echinacea purpurea) und wilden Indigo (Baptisia tinctoria).
- ▶ Lymphozil® K/forte E Tbl.
- ▶ Tonsilgon® N Tr./Drg.

● Basistee nach Weiß zur »milden Ausleitung« bei häufigen bakteriellen Entzündungen der Haut: Rp. Brennesselblätter (Herb. Urticae), Löwenzahnwurzeln (Rad. Taraxaci), Faulbaumrinde (Cort. Frangulae), Hagebuttenfrüchte (Fruct. Cynosbati), Sennesblätter (Fol. Sennae), Anisfrüchte (Fruct. Anisi) aa ad 100,0.

▶ Sauerstoff- und Ozontherapien

Versuchsweise kleine Eigenbluttherapie *(Rilling, 1990)*, auch HOT (vgl. S. 360).

▶ Weitere Behandlungsmöglichkeiten

Autovakzine-Behandlung: Bei chron. rezidiv. Furunkulose kann eine Behandlung mit Autovakzinen infrage kommen. Bei dieser Art »Impfung« werden Bakterien aus Abstrichen der infizierten Hautbereiche angezüchtet, dann abgetötet und in Verdünnungen dem Körper zurückgespritzt. Die Erfolgsraten sind oft gut. Nur durch Hygieneinstitut herstellen lassen!

2.4 Follikulitis

Vgl. S. 40, Übersicht bakterielle Hauterkrankungen.

▶ Akupunktur

Hier gilt das auf S. 251 Gesagte. Weitere Punkte: G 20, Le 2, LG 13, Di 11, B 11, 54, 3E 5, MP 10.

Daneben **OAP:** an entsprechenden Projektionsstellen, 101 Lunge, 29 Hinterkopf, 22

Endokrinium, 13 Nebenniere *(König, Wancura)*.

▶ Eigenbluttherapie

- EB-Basistherapie (vgl. S. 266) unter Zufügung von jeweils 1 Amp. Sanukehl Staph® D5 Sanum oder
- aktiviertes EB (S. 269) plus jeweils 1 Amp. Sanukehl Staph® D5 Sanum.
- Bei Therapieblockaden:
1. Tg. Mischinjektion i.m.: Mucokehl® D5 Sanum plus Utilin® schwach Sanum plus Ubichinon® Kps. Heel,
3 – 4 Tage nach der ersten Injektion Mischinjektion i.m.: Utilin® stark Sanum plus Recarcin® schwach Sanum plus Ubichinon® Kps. Heel,
14 Tage nach der zweiten Injektion: Mischinjektion i.m.: Recarcin® stark Sanum plus Utilin® stark Sanum plus Ubichinon® Kps. Heel, nach einer Wo. Injektionspause mit EB-Therapie beginnen wie angeführt.
- Oral: Phönixsche Entgiftungstherapie mit Phönix Solidago, Phönix Phönohepan, Phönix Antitox.

▶ Homöopathie

▶ Frühes Mittel bei Röte und klopfender, schmerzhafter Schwellung, Hautbezirk heiß, schnelle Zunahme der Entzündung.

■ Belladonna D6, D12

▶ Übelriechende, nässende, honiggelbe Sekretion. Besonders in Bereichen von Hautfalten (z.B. Leisten, Gesäßfalte).

■ Graphites D6, D12

▶ Krusten eitern, stechende Schmerzen, übelriechende Schweiße und große Frostigkeit, Abszessneigung, schlechte Heilungstendenz.

■ Hepar sulfuris D6, D12

Dosierung bei jedem Mittel: 2 – 3× tgl. 1 Tbl.

▶ Mikrobiologische Therapie

Als adjuvante Therapie häufig sinnvoll zur unspezifischen Abwehrsteigerung (vgl. S. 292).

▶ Neuraltherapie

Lokale Behandlung, Segmentbehandlung, Störfeldbehandlung bei Rezidiven (vgl. S 294).

▶ Ordnungstherapie

Follikulitiden werden auch durch äußerliche Reizungen beeinflußt, z.B. Hautrasur, Scheuern von Kleidungsstücken. Den Patienten darauf hinweisen.

▶ Physikalische Therapien

Allgemeines: Intensive Hautreinigung. Trockenlegung der Hautoberfläche führt zur Reduktion der Bakterienflora (stirbt im trockenen Milieu ab) *(Steigleder, 1987)*.
Phototherapie: UV-Bestrahlung lokal, PUVA-Therapie evtl.
Klima-Heliotherapie: Berechtigt bei erfolgloser schulmäßiger Behandlung *(Harnack, 1975)* als Seebäder und S-Inhalation.

▶ Phytotherapie

Milde antiseptische Behandlung (vgl. S. 335ff).

▶ Sauerstoff- und Ozontherapien

Versuchsweise kleine Eigenbluttherapie, auch HOT (vgl. S. 360).

2.5 Erysipel

Vgl. S. 40, Übersicht bakterielle Hauterkrankungen.
Vgl. S. 240, Maßnahmen zur Immunstimulation und Umstimmung.

▶ Akupunktur

Gilt nur in China als Indikation, dann werden folgende Punkte empfohlen: LG 14, Di 11, M 43, B 40 (B 54 n. *Bachmann u. Bischko*).

▶ Ausleitende Verfahren

Blutegeltherapie oft sehr gut zur Reduktion der Entzündung geeignet.

▶ Eigenbluttherapie

● EB-Therapie (vgl. S. 266), dazu jeweils 1 Amp. Traumeel®, Rhus tox Injeel®, Strept. haemolyt. Injeel® oder
● aktiviertes EB (vgl. S. 269) unter Hinzufügung von jeweils 1 Amp. Traumeel®, Rhus tox Injeel®, Strept. haemolyt. Injeel®.
● Oral: Phönixsche Entgiftungstherapie mit Phönix Solidago, Phönix Phönohepan, Phönix Antitox.

▶ Enzymtherapie

Bei ausgeprägter Entzündungssymptomatik Versuch mit hoch dosierter Gabe von Enzymkomplexen in Ergänzung zur Antibiose (vgl. S. 273ff.), z.B. Wobenzym® N 3× 5 – 10 Kps. über 2 – 3 Wo., je nach Symptomatik dann niedriger. Längerfristige Behandlung auch bei postentzündlichen Lymphödemen.

▶ Homöopathie

▶ Starke Schwellungsneigung, hellrote bis blasse Hautfarbe, große Berührungsempfindlichkeit, Hitzegefühl an der Haut, Kälte verbessert.

■ Apis mellifica D6, D12

▶ Frühes Mittel bei Röte und klopfender, schmerzhafter Schwellung, Hautbezirk heiß, schnelle Zunahme der Entzündung.

■ Belladonna D6, D12

▶ Bläulich-livide Schwellung, übelriechend, eiternd und blutend, erträgt keine Berührung (z.B. Verband), Sepsisneigung.

■ Lachesis D6, D12

Dosierung bei jedem Mittel: 2 – 3× tgl. 1 Tbl.

▶ Mikrobiologische Therapie

Als adjuvante Therapie häufig sinnvoll zur unspezifischen Abwehrsteigerung (vgl. S. 292).

▶ Neuraltherapie

Lokale Behandlung durch Umspritzung, Gefäßinjektion in A. femoralis des betroffenen Beins (2 – 3 ml Procain 0,5 %), Segmentbehandlung, Inj. nach Mink L2–S1 bei Erkrankung am Bein, i.v. Gabe, Störfeldsuche.

▶ Physikalische Therapien

Hydrotherapie: Lokal kühlen mit ethanolhaltigen feuchten Umschlägen *(Braun-Falco, 1984)* oder mit Arnika-, Kamille-, Lehm- oder Quarkwickeln *(Nolting, 1986)* zur Linderung des Hitze- und Spannungsgefühls. Kneipp-Therapie günstig. Bei Fieber symptomatisch kalte Körperwaschungen und kalte Wadenwickel.
Massagetherapie: Bei Lymphödem als Folgezustand des abgelaufenen Erysipels wirkt sehr gut manuelle Lymphdrainage *(Engst, Bübl, 1993)*.
Elektrotherapie: Kurzwellen- und Mikrowellentherapie *(Woeber, 1968)*.
Klima-Heliotherapie: Nur bei chronisch-rezidivierendem Erysipel, nach Ausschaltung aller Foci und erfolgloser und unbefriedigender herkömmlicher Behandlung *(Harnack, 1975)*.

▶ Phytotherapie

Nur als unterstützende Maßnahme: Umschläge mit Extrakten aus Kamille, Eichenrinde und Lavendel. Besonders günstig soll Arnikatinktur sein *(Weiß, 1991)*: 1 EL Tct. Arnicae auf ½ l Wasser, darin Gaze tränken und mehrfach tgl. als Umschlag auf die Entzündung legen.

2.6 Borreliose

Vgl. S. 40, Übersicht bakterielle Hauterkrankungen.
Vgl. S. 240, Maßnahmen zur Immunstimulation und Umstimmung.

▶ Eigenbluttherapie

Nur als unterstützende Begleitmaßnahme und Ergänzung zu anderen Therapieverfahren (v.a. Antibiose):
● EB-Basistherapie (vgl. S. 266) plus Cefaktivon novum® oder Thym-Uvocal®, v.a. nach

Durchführung einer Antibiotikatherapie, oder
- aktiviertes EB (vgl. S. 269) plus Cefaktivon novum® oder Thym-Uvocal® Amp.
- Ergänzend Vitamin C injizieren.
- Oral: Phönixsche Entgiftungstherapie mit Phönix Solidago, Phönix Phönohepan, Phönix Antitox.

▶ Mikrobiologische Therapie

Als adjuvante Therapie häufig sinnvoll zur unspezifischen Abwehrsteigerung (vgl. S. 292).

▶ Neuraltherapie

Sofortige i.c. und s.c. Injektion des Zeckenbisses verhindert Ausbreitung der Entzündung und der Toxine; ermöglicht eine schmerzfreie Entfernung der Zecke. Evtl. Segmenttherapie bei stärkerer Entzündung.

▶ Ordnungstherapie

Gegen die Borreliose wie auch gegen die Frühsommermeningoenzephalitis (FSME) kann durch vorbeugenden Schutz vor Zeckenstichen Prophylaxe getroffen werden. Mit dem Patienten das Befallsrisiko und auch die Vorteile bzw. Risiken der FSME-Impfung besprechen.

Das kann der Patient selbst tun:

- Vor Aufenthalt in unbekannten Waldgebieten Erkundigungen über Verbreitung von Zecken sowie deren Befall mit Borrelien und FSME einholen.
- In Befallsgebieten beim Spazierengehen im Wald lange Bekleidung mit wenig freiliegender Haut tragen.
- Zecken nach Biss baldmöglichst wieder entfernen lassen; Übertragungsmenge von Viren und Bakterien ist von der Bissdauer abhängig.

▶ Physikalische Therapien

Behandlung der Zeckenbißverletzung (vgl. S. 81).
Massagetherapie: Zur Anregung der Trophik bei Akrodermatitis Herxheimer.

▶ Weitere Behandlungsmöglichkeiten

Thym-Uvocal® Drg. oder Cefaktivon novum® Tr. 3× tgl. 20 Gtt. zur unspezifischen Immunstimulation.

2.7 Panaritium

Vgl. S. 40, Übersicht bakterielle Hauterkrankungen.
Vgl. S. 240, Maßnahmen zur Immunstimulation und Umstimmung.

▶ Akupunktur

Nur unterstützend Lu 11, 9, B 54, 3E 5, Di 4, Dü 3.

▶ Homöopathie

▶ Alte oder häufig rezidivierende Furunkel und Abszesse, lang andauernde, dünnflüssige Eiterungen, schmerzlose Drüsenschwellung, Patient sehr kälteempfindlich, Wärme verbessert.

- Silicea D6, D12

Dosierung: 2 – 3× tgl. 1 Tbl.

▶ Neuraltherapie

Unterspritzung, Leitungsanästhesie nach Oberst, Gefäßinjektion in A. brachialis oder A. femoralis.

▶ Physikalische Therapien

Hydrotherapie: Heiße Fingertauchbäder, Kernseifenbäder.

▶ Phytotherapie

Nur unterstützend Fingerbäder mit pflanzlichen Adstringenzien bzw. Antiseptika:
- Eichenrindendekokt (2 EL Rinde mit ½ l Wasser 15 min kochen lassen, abseihen).

- Kamillentee (2 EL Blüten mit ½ l kochendem Wasser aufgießen, 15 min ziehen lassen, abseihen).

▶ Psychosomatik und Psychotherapie

Panaritium tritt bei manchen Menschen besonders unter psychischer Belastung auf (vgl. S. 344). In diesem Fall können eine weiter gehende Beratung oder verhaltensorientierte Therapien sinnvoll sein.

3. Virale Hauterkrankungen

Vgl. S. 40, Übersicht infektiöse Hauterkrankungen.
Vgl. S. 240, Maßnahmen zur Immunstimulation und Umstimmung.

Systematik. Als dermatologisch relevante Viruserkrankungen werden nachfolgend behandelt:

- Warzen (v.a. HPV-Viren 1, 2, 3, 4 und 7)
- Mollusca contagiosa (Viren der Pockengruppe)
- Herpes labialis und genitalis (Herpes-simplex-Viren Typ 1+2)
- Herpes zoster (Varizella-zoster-Viren)
- Virusexantheme bei Kinderkrankheiten (Masern-, Röteln-, Varizella-zoster-Viren)
- Condylomata acuminata (v.a. HPV-Viren 6 und 11).

Pathophysiologie. Hauterscheinungen entstehen bei dermatotropen Viren durch Untergang befallener Keratinozyten sowie durch die damit verbundenen Immunreaktionen.

Klinik

- **Warzen**

Vulgäre Warzen: Scharf begrenzte, meist hyperkeratotische, hautfarbene Papeln mit rauher, unregelmäßiger Oberfläche; Prädilektion: Hände, Finger, Zehen.
Plantarwarzen (Dornwarzen): Flache, einzeln oder beetartig auftretende, hautfarbene Verhornungen der Fußsohlen. Beim Auftreten oft schmerzhaft, z.T. mit zentralen schwärzlichen Punkten.
Plane (juvenile) Warzen: Multiple, disseminierte, stecknadelkopfgroße flache Papeln; Prädilektion: Gesicht, Hände, Arme.

- **Mollusca contagiosa:** Disseminierte oder gruppierte, derbe, bis erbsgroße, hautfarbene Papeln mit zentraler Delle; Prädilektion: Gesicht, Hals, Extremitäten, Achseln, Stamm, Genitalien.

- **Herpes labialis** und **genitalis:** Gruppierte, stecknadelkopf- bis reiskorngroße Bläschen auf gerötetem Grund, oft krustöse Beläge oder pustulöse Superinfektion.

- **Herpes zoster:** Meist einseitig im Bereich eines Dermatoms, gruppiert stehende Bläschen auf gerötetem Grund, z.T. mit Krusten bedeckt, selten hämorrhagisch, oft brennend-schmerzhaft.

- **Virusexantheme** bei Kinderkrankheiten:

Varizellen: Polymorphes Bild aus einzeln stehenden, z.T. konfluierenden Papeln, Bläschen, Krusten und (bei Superinfektion) Pusteln. Meist starker Juckreiz. Prädilektion: Kopf, Rumpf, Extremitäten, Schleimhautbeteiligung.

- **Masern:** Nach grippeähnlichen Prodromi meist zuerst Enanthem der Wangenschleimhaut (Koplik-Flecken), dann Exanthem, beginnend im Gesicht, retroaurikulär, Hals, später Stamm und Extremitäten, aus feinmakulösen, konfluierenden Effloreszenzen.
- **Röteln:** Wenig prodromale Symptomatik; meist am Gesicht beginnendes, nur wenige Tage bestehendes, generalisiertes makulopapulöses Exanthem, Effloreszenzen kleiner und weniger konfluierend als bei Masern, Lymphknotenschwellungen, kein Enanthem.

Diagnostik. In der Regel erlaubt das klinische Bild die Zuordnung zu einer Viruserkrankung so eindeutig, dass weiter gehende

Untersuchungen nicht erforderlich sind. Evtl. bei epidermotropen Viren Ausstrich mit Nachweis virusinfizierter Zellen (z.B. bei H. zoster), ggf. auch Virusserologie. Bei Allgemeinsymptomatik Labor mit Entzündungsparametern. Bei H. zoster evtl. Diagnostik hinsichtlich konsumierender Grunderkrankungen, z.B. Paraneoplasien. Bei wiederholt auftretenden Entzündungen, z.B. rezidiv. Herpes labialis, sind weiter gehende Bestimmungen des Immunstatus zu erwägen.

Allgemeine Therapiegrundsätze

Äußerlich: Behandlung von Viruswarzen. Zur äußerlichen Behandlung exanthematischer Viruserkrankungen werden Antiseptika und Adstringentien als Salben, Lösungen oder Farbstoffe verwendet. Auf erosive Areale und bei Juckreiz auch Zinklotio oder Zinköl.

Innerlich: Bei den exanthematischen Virusinfekten meist symptomatische Therapie, ggf. Antiphlogistika bei hohem Fieber. Herpesinfektionen (simplex u. zoster) werden bei schwereren Verläufen auch mit Aciclovir (Zovirax®) oder Valciclovir (Valtrex®) behandelt.

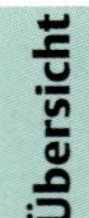

Erweiterte Therapie mit Naturheilverfahren

Möglichkeiten

Schwerpunkt bei den exanthematischen Viruserkrankungen ist die symptomatische Linderung von Beschwerden, z.B. durch Phytotherapeutika, physikalische Maßnahmen, Akupunktur. Rezidivierende Herpesinfektionen und Warzen können umstimmend und immunverbessernd behandelt werden.

Grenzen

Schwere Verläufe von H. zoster sowie der Kinderkrankheiten im Erwachsenenalter sollten primär nach intensivmedizinischen Grundsätzen behandelt werden.

▶ Akupunktur

Bei einigen viral bedingten Erkrankungen wie z.B. Herpes zoster zeigt die Behandlung mit Akupunktur gute Erfolge. Allerdings ist noch nicht ganz geklärt, ob der Haupteffekt dabei wirklich durch die immunmodulatorische oder nur die analgetische Komponente zustande kommt.
Immunmodulatorisch scheint B 47 (B 42 n. *Bachmann u, Bischko*) zu wirken.

▶ Bach-Blütentherapie

Viruserkrankungen gelten in der Erfahrungsmedizin als Indikation für die Bach-Blütenbehandlung, wenn Psychosomatik und Psychotherapie im Vordergrund stehen. Dies gilt besonders für Herpes labialis und genitalis. Einsatz nur unterstützend zu anderen Maßnahmen.

▶ Eigenbluttherapie

Gute Indikationen sind Herpes simplex und Herpes zoster.

▶ Enzymtherapie

Bei rezidivierenden Infekten mit Schwellungsneigung Versuch mit hoch dosierter Gabe von Enzymkomplexen, z.B. Wobenzym® N 3× 5 – 10 Kps. über 2 – 3 Wo., je nach Symptomatik dann niedriger. Besonders indiziert bei Herpes-simplex- und Herpes-zoster-Infektionen. Auch adjuvant bei HIV-Infektion.

▶ Ernährungstherapie

Alle infektiösen Hauterkrankungen zeigen eine gestörte Abwehrlage des Organismus an. Vollwerternährung ist daher die wichtige Basistherapie. Rohkost kann ebenfalls hilfreich sein.

▶ Heilfasten

Bei akuten viralen Erkrankungen anfängliche Verschlechterung möglich. Der Krankheitsverlauf wird in der Regel aber verkürzt.

▶ Homöopathie

Gute Erfahrungen mit Herpeserkrankungen, Mollusken und vulgären Warzen.

▶ Neuraltherapie

Bei den viralen Hauterkrankungen ist als unterstützende Maßnahme das folgende, individuell modifizierbare Vorgehen üblich:

- Lokale Um- bzw. Unterspritzung des infizierten Gebietes vom Rand her.
- Injektion an bzw. in zu- und abführende Gefäße (z.B. A. brachialis, A. femoralis).
- Segmentbehandlung.
- Störfeldbehandlung: Einbeziehung von Verbindungen über segmentale Zugehörigkeit, Akupunkturmeridiane und Somatotopien.
- Es hat sich eine Mischung von Eigenblut, Vitamin B_{12} und 0,5 % Procain zur Unterspritzung der Effloreszenzen als Behandlung der Entzündung und Schmerzen bewährt. Ferner sofortige Segmentbehandlung alle 1 – 2 Tage.

▶ Ordnungstherapie

Besonders Herpesviruserkrankungen und vulgäre Warzen unterliegen ausgeprägten suggestiven Einflüssen.
Auch die vermehrte Belastung mancher Patienten durch die Hauterscheinungen bedenken (vgl. S. 299, 344).

▶ Orthomolekulare Therapie

Diskutiert werden hohe Gaben von Lysin bei Herpes labialis (1000–3000 mg tgl.) und bei Herpes genitalis (3000–6000 mg tgl.), jeweils möglichst in den Initialphasen. Dadurch möglicherweise schnellere Abheilung.

▶ Phytotherapie

Äußerlich: Wegen ihrer milden antiseptischen und z.T. auch virustatischen Eigenschaften werden pflanzliche Präparate gern bei Herpesinfektionen (H. simplex, H. zoster, Varizellen) eingesetzt, z.B. Kamille, Melisse. Bei Warzen auch Schöllkraut, Thuja und Podophyllum.

Innerlich: Nach klinischer Erfahrung ist eine Immunstimulation durch Echinaceapräparate bei Warzen- und Herpeserkrankungen möglich.

▶ Sauerstoff- und Ozontherapien

Schwerpunkte: Herpes labialis und zoster, dabei v.a. große und kleine Eigenbluttherapie sowie HOT.

3.1 Warzen

Vgl. S. 40, Übersicht infektiöse Hauterkrankungen.
Vgl. S. 53, Übersicht virale Hauterkrankungen.
Vgl. S. 240, Maßnahmen zur Immunstimulation und Umstimmung.

Def.: Warzen sind Viruserkrankungen der Haut, welche typischerweise mit umschriebenen Keratosen einhergehen. Sie kommen relativ häufig vor.

Systematik. Je nach Art des befallenden Virus und der Lokalisation werden verschiedene Arten von Warzen unterschieden. Hierzu zählen:

- **Vulgäre Warzen (Verrucae vulgares):** Befallen häufig Finger, Hände und Füße.
- **Dornwarzen (Verrucae plantares):** Flache, sonst den vulgären Warzen ähnliche Erscheinungen an den Fußsohlen.
- **Flachwarzen (Verrucae juveniles):** Besonders im Gesicht, an Händen oder Armen vorkommende flache Warzen, meist bei Kindern und Jugendlichen.
- **Dellwarzen (Mollusca contagiosa):** Treten meist bei Kleinkindern auf, oft verteilt über den gesamten Körper, leichte Eindellung der Oberfläche.
- **Feigwarzen (Condylomata acuminata):** Treten vornehmlich im Bereich der Genitalien und des Anus auf. Übertragung vor allem durch sexuellen Kontakt.

Pathophysiologie. Warzen entstehen meist durch direkte Ansteckung. Diese kann zwischen verschiedenen Menschen, aber auch beim selben Menschen von einer Stelle auf eine andere erfolgen. Blutende Warzen führen besonders leicht zur Ansteckung. Von Warzen sind typischerweise Kinder betroffen. Eine Ansteckung von Erwachsenen erfolgt meist nur bei Personen, die eine veranlagungsbedingte Abwehrschwäche haben (besonders Atopiker) oder unter einer erworbenen Störung des Immunsystems leiden (z.B. HIV-Infektion, immunsuppressive Therapie). Begünstigende Faktoren für die Entstehung von Warzen an den Füßen sind feuchte und kalte Füße. Auch der häufige Besuch öffentlicher Einrichtungen mit nackten Füßen (z.B. Schwimmbad) kann die Warzenbildung fördern. Viele Arten von Warzen, z.B. die vulgären Warzen, die Dellwarzen und die Flachwarzen, verschwinden auch wieder von allein. Sie sind offenbar auch abhängig von Suggestionen (»Besprechen«).

Klinik. Vgl. S. 53, Virale Hauterkrankungen.
Diagnostik. Diagnosestellung durch das klinische Bild. Bei massivem oder anhaltendem Auftreten ggf. Diagnostik hinsichtlich Atopie oder anderen Grunderkrankungen, z.B. HIV-Infektion.

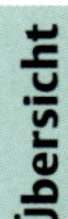

Erweiterte Therapie mit Naturheilverfahren

Möglichkeiten
Wenngleich kontrollierte Untersuchungen zur Wirksamkeit meist fehlen, wird häufig über das Ansprechen von Warzen auf naturheilkundliche Therapien berichtet. Zweifelsohne besteht hier neben möglichen pharmakologischen Wirkungen auch ein erheblicher suggestiver Effekt, wie er auch für das (nicht selten durchaus erfolgreiche) »Besprechen« von Warzen genutzt wird.

Grenzen
Vor Therapiebeginn sollte festgestellt werden, ob sich (Mit-)Ursachen der Warzenbildung finden lassen, die einer konventionellen Behandlung bedürfen. Hartnäckiger Befall mit Viruswarzen ist gelegentlich auch gegen alle naturheilkundlichen Maßnahmen resistent.

▶ Akupunktur

Man sticht mit einer dünnen Stahlnadel senkrecht bis zur Basis der Warze durch. Bei mehreren Warzen werden nur einige wenige behandelt. *Kubiena, Meng, Petricek* berichten über gute Erfolge; eigene Erfahrungen ergaben eine recht geringe Erfolgsquote.

Allgemeine Immunstimulation: Viele der wichtigen Akupunkturpunkte wirken allgemein immunstimulierend. Hierzu gehören: LG 21 (1 ½ cm vor LG 20), LG 14, G 39 und B 10.

▶ Bach-Blütentherapie

Zahlreiche Berichte über positive Effekte bei Viruswarzen liegen vor, insbesondere wenn Psychosomatik und Psychotherapie im Vordergrund stehen. Versuch gerechtfertigt, da keine Nebenwirkungen zu erwarten.

▶ Eigenbluttherapie

Zur ergänzenden Umstimmung und Immunstimulation geeignet.

Native Eigenbluttherapie zur allgemeinen Immunstimulation:

Schema 1:
1. Wo. 2×/Wo. 0,5 ml EB s.c., in der 2. Wo. 1,0 ml EB i.m., 3. Wo. 2,0 ml EB i.m., 4. Wo. 3,0 ml EB i.m.

Schema 2:
Phase 1: tgl. ansteigende EB i.c.:
0,1 – 0,2 – 0,3 – 0,4 – 0,5 ml, danach
Phase 2: 3-tägig ansteigend s.c.:
0,6 – 0,7 – 0,8 – 0,9 – 1,0 ml, danach

Phase 3: alle 5 Tage ansteigend i.m.:
1,0 – 1,5 – 2,0 – 2,5 – 3,0 ml.

Vulgäre Warzen:

- EB: 2×/Wo. 0,5 ml EB + Antimonium crudum D8.
- Potenziertes EB bei Kindern (vgl. S. 268).
- Oral: Bei Warzen an den Händen Antimonium crudum D6 Globuli, 3× tgl. 8 Globuli.

Dornwarzen:

- Potenziertes EB f. Kinder: C7 3×/Wo. 5 Tr. auf die Zunge.

▶ Homöopathie

▶ Weiche Warzen mit gezackter Oberfläche, auch gestielt.

- Acidum nitricum D12, 2× tgl. 5 Tr.

▶ Weiche, relativ große Warzen von dunkler Farbe, zumeist isoliert stehend; häufig juckend.

- Thuja occidentalis D12, 2× tgl. 5 Tr.

▶ Verhornte, sehr harte Warzen, eher flach (»Dornwarzen«); ausgeprägte Schwielen- und Hornhautbildung.

- Antimonium crudum D12, 2× tgl. 1 Tbl.

▶ Hornige, rissige Warzen, oft an prominenter Stelle, dabei Gefahr der Verletzung.

- Causticum D12 2× tgl. 1 Tbl.

- **Hinweis:** In der Literatur werden für diesen Anwendungsbereich auch Höchstpotenzen, z.B. C1000 3 Globuli, als Einmalgabe empfohlen.
- Allgemein zur Immunstimulation: Echinacea D4, D6 oral, D4 als Inj. i.m., i.v.

▶ Neuraltherapie

Lokale Unterspritzung oder Segmentbehandlung.

▶ Ordnungstherapie

Stets abklären, inwieweit vermeidbare äußerliche Faktoren zu den Warzen beitragen, z.B. häufige Schwimmbadbesuche. Lebenswandel und Grundveranlagungen zu Warzen berücksichtigen. Auch die sekundären psychischen Belastungen durch die Warzen in die Behandung einbeziehen. Besonders wichtig ist dies bei den Feigwarzen im Genital-/Analbereich, die zu erheblichen psychosozialen Einschränkungen führen können. Hier ist auch eine psychosomatische Abklärung der Ursachen für wiederkehrende Feigwarzen wichtig (z.B. hinsichtlich des Beziehungslebens). Bei Kindern mit Feigwarzen die Möglichkeit des Missbrauchs klären.

Das kann der Patient selbst tun:

- In Schwimmbädern und Saunen Fußbekleidung tragen.
- Nach dem Duschen oder Baden Füße gründlich trocknen.
- Füße stets warm und trocken halten, besonders im Winter.
- Soweit dieser zur Entstehung beiträgt, Stress vermeiden oder mindern.

▶ Physikalische Therapien

Hydrotherapie: Patienten haben häufig kühle Extremitäten und Hyperhidrose – daher durchblutungsfördernde Maßnahmen von guter Wirkung, auch als Maßnahmen zur besseren lokalen Immunabwehr:

- Ansteigende und wechselwarme Arm- bzw. Fußbäder.
- Kneipp-Therapie verbessert die spastischen Durchblutungsstörungen, die häufige essenzielle Hypertonie und die Wärmehaushaltsstörungen (kalte und feuchte Hände und Füße) *(Nolting, 1994)*. Erfolge mit Heiß-Eis-Behandlungen in schnellem Wechsel.
- Kryotherapie oft effektiv: Flüssiger Stickstoff bei –196 °C, bei Applikationszeit von 15 – 20 s Die Warzen heilen innerhalb von 4 – 10 Tagen unter Einkrusten ab *(Orfanos, 1995)*.

Maaß (1995) berichtet von guter Heilung durch Behandlung der Warzen 3× tgl. mit

70%igem Isopropanol. Bei 19 von 20 Patienten verschwanden die Warzen nach 2 – 14 Wo. komplett narben- und rezidivfrei (Nachbeobachtungszeit 27 Monate).

- Abhärtung: Saunabaden, Tautreten, Wassertreten, kalte Güsse, kaltes Armbad, Trockenbürstungen.

Bewegungstherapie: Gymnastik, Sport.
Massagetherapie: Tgl. Hand- oder Fußmassagen *(Orfanos, 1995)*.
Phototherapie: Bestrahlung mit UV-C-haltigen Speziallampen *(Borchers et al., 1993)*.
Lasertherapie: Abtragung mit CO_2-Laser, Kupferdampflaser und He-Ne-Laser *(Much, 1994)*.

▶ Phytotherapie

Äußerlich

- Lebensbaum (Thuja occidentalis) als Tinctura Thujae 3× tgl. für einige Wo. bepinseln; nachgewiesene antivirale Wirkung u.a. durch Deoxypodophyllotoxin *(Gerhäuser, 1992)*.
- Schöllkraut (Chelidonium majus) zerstampfen, als frischen, gelben Saft auf die Warzen auftragen und antrocknen lassen, 2× tgl., 4 Wo. lang.
- Knoblauch (Allium sativum) versuchsweise als Scheiben über Nacht auflegen und einwickeln.

Innerlich

Zur Immunstimulation bei wiederkehrendem Befall mit vulgären Warzen:

- Sonnenhut (Echinacea purpurea oder angustifolia) als Tee (Hevert-Echinacea® Tee) oder in: Echinacin® Madaus Liqu./Capsetten®, Echinacea-ratiopharm® Tbl., Pascotox® 100 Tbl./Tr./forte-Injektopas®. Dosierung je nach Schweregrad und Typ individuell wählen. Kuren von 4–6 Wo. durchführen.
- Taigawurzel (Eleutherococcus senticosus) in: Eleu-Kokk Lsg. 3×5 ml, Drg. 3×1.
- Kombinationspräparate:
  - ▶ Esberitox® N 3×3 Tbl. oder 3×50 Tr. für 4–6 Wo., enthält Thujaextrakt (Thuja occidentalis), Sonnenhut (Echinacea purpurea) und wilden Indigo (Baptisia tinctoria).
  - ▶ Lymphozil® K/forte E Tbl.
  - ▶ Tonsilgon® N Tr./Drg.

▶ Psychosomatik und Psychotherapie

Die suggestive Beeinflussung von Warzen gelingt bei ca. 50 % aller Patienten *(Spanos et al., 1988 – 1990)*. Dies erklärt sicherlich auch die Erfolgsberichte vom »Besprechen« der Warzen und anderen Methoden der Volksmedizin. Suggestion als therapeutische Maßnahme kann dabei mit Hypnose oder Entspannung kombiniert werden, ist aber auch als alleinige Intervention wirksam. Die Behandlung kann auf eine Sitzung beschränkt werden, wenn die Patienten das in der Sitzung suggerierte Verschwinden anschließend tgl. für einige Minuten als häusliche Übung fortsetzen. Die Suggestionsfähigkeit der Patienten scheint ein Erfolgsprädiktor bei der Behandlung zu sein.
In somatopsychischer Hinsicht kann aus dem Vorhandensein von Warzen, besonders an sichtbaren Stellen und im Genitalbereich, ein erheblicher Leidensdruck entstehen. Ggf. muss dies im Behandlungsplan berücksichtigt werden.

3.2 Mollusca contagiosa

Vgl. S. 40, Übersicht infektiöse Hauterkrankungen.
Vgl. S. 54f., Übersicht Warzenerkrankungen.
Vgl. S. 240, Maßnahmen zur Immunstimulation und Umstimmung.

▶ Homöopathie

Eine Behandlung mit konstitutiotropen Homöopathika ist notwendig, ggf. ergänzt durch Eigenblutnosode (vgl. S. 290).

▶ Neuraltherapie

Segmentbehandlung.

▶ Ordnungstherapie

Die Eltern von Kindern mit Mollusken darauf hinweisen, dass diese Erkrankung zwar per se harmlos ist (und i.d.R. nach Monaten bis Jahren verschwindet), aber bei Befall der Schleimhäute, v.a. am Auge, zu Problemen führen kann. Auch stets Gefahr der Eigen- und Fremdansteckung bei disponierten Personen.

▶ Physikalische Therapien

Hydrotherapie:

- Aufweichen mit feucht-warmen Umschlägen und dann Versuch des Exprimierens.
- Kryotherapie und 20 – 30 s Vereisung mit CO_2 bei −86 °C (*Orfanos, 1995*).

▶ Phytotherapie

Versuchsweise Kuren von 4 – 6 Wo. zur unspezifischen Immunstimulation durchführen mit:

- Sonnenhut (Echinacea purpurea oder angustifolia) in: Echinacin® Capsetten, Echinacea-ratiopharm® Tbl., Pascotox® 100 Tbl. oder Tr. Dosierung je nach Schweregrad und Alter des Kindes.
- Taigawurzel (Eleutherococcus senticosus) in: Eleu-Kokk Drg. 1×1 bei Schulkindern, bei Erwachsenen 3×1.
- Kombinationspräparat: Esberitox® N 3× 1 – 2 Tbl. oder 3× 10 – 30 Tr. (je nach Alter).

▶ Psychosomatik und Psychotherapie

Beschreibungen psychosomatischer Zusammenhänge bei Mollusca contagiosa liegen nur kasuistisch vor. Mehr Bedeutung haben sicherlich die sekundären Belastungen durch die häufig über weite Körperbereiche disseminierten Warzen. Besonders bei Kindern im Kindergarten- oder Schulalter sind die Reaktionen der Umgebung und die tatsächliche Möglichkeit der Ansteckung anderer Kinder Anlaß, die Therapie der Mollusken zu forcieren und auch das allein symptomatische operative Vorgehen nicht hinten anzustellen.

3.3 Herpes simplex

Vgl. S. 40, Übersicht infektiöse Hauterkrankungen.
Vgl. S. 240, Maßnahmen zur Immunstimulation und Umstimmung.

Def.: ***Pathophysiologie, Diagnostik*:** Vgl. S. 53, Virale Hauterkrankungen.

Allgemeine Therapiegrundsätze
Äußerlich: Herpesinfektionen der Lippe und der Genitalien werden im Allgemeinen nur symptomatisch behandelt. Dies geschieht äußerlich mit Schüttelmixturen oder Zinköl, bei abgetrockneten Stellen auch mit Cremes. An den Schleimhäuten können Spülungen mit desinfizierenden oder schleimhautschonenden Mitteln durchgeführt werden. Auch Aciclovir Cr., die allerdings nicht immer zu einer Verkürzung der Krankheitsdauer und praktisch nie zur Minderung der Reizidivhäufigkeit führt.
Innerlich: In schwereren Verläufen Aciclovir p.o. oder als Infusion, v.a. bei Ekzema herpeticatum. Bei Superinfektion Antibiose.

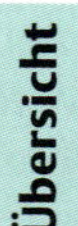

Erweiterte Therapie mit Naturheilverfahren

Möglichkeiten
Einwirkung auf die Symptomatik durch physikalische Maßnahmen, Phytotherapie, Homöopathie. Rezidivprophylaxe durch immunstimulierende Phytotherapeutika, Eigenblutbehandlung, orthomolekulare Präparate, Akupunktur, ordnungstherapeutische Maßnahmen, in Einzelfällen psychotherapeutische Maßnahmen (Stressreduktion).

Grenzen
Schwere Verlaufsformen bei immunsupprimierten Patienten sollten intensivmedizinisch versorgt werden. Trotz unbestreitbarer Erfolge naturheilkundlicher Verfahren in der Rezidivprophylaxe sprechen manche Patienten auf praktisch keine Therapie ausreichend an.

▶ Akupunktur

Gute Erfolge, besonders mit »Soft«-Laserbehandlung. Hinweise auf die Akupunkturtherapie finden sich bei Bachmann, der folgende Punkte empfiehlt: N 3, Le 3, Di 4, Di 11, M 6, LG 26. Liao beschreibt längere Remissionsintervalle auch für Herpes genitalis. Nach *Stux (1993)* helfen Di 4 und 11 bei Affektionen im Gesicht, MP 6 und 10 bei genitalen Läsionen; das Programm sollte tgl., insgesamt 3 – 4×, genadelt werden. Zusätzlich Kombination mit der Laserflächenbestrahlung: 2 mW, Bestrahlungszeit 2 min/cm^2.

▶ Bach-Blütentherapie

Der Herpes labialis gilt in der Erfahrungsmedizin als gute Indikation für die Bach-Blütenbehandlung, wenn Psychosomatik und Psychotherapie im Vordergrund stehen. Einsatz i.d.R. nur unterstützend zu anderen Maßnahmen.

▶ Eigenbluttherapie

Die Eigenbluttherapie kann sowohl beim Herpes labialis als auch beim Herpes zoster angewendet werden, dies sowohl im akuten Schub als auch beim chronischen Verlauf. Zum Eigenblut werden häufig noch pflanzliche oder homöopathische Zusätze gegeben. Bei Kindern mit wiederholten Herpesinfektionen der Lippen kommt auch potenziertes Eigenblut infrage.

- Akutes Stadium: EB-Basistherapie (vgl. S. 266f.) plus 1 Amp. Notakehl® D5 und 1 Amp. Pefrakehl® D6.
- Bei Neigung zur Herpes-simplex-Infektion: EB-Basistherapie (vgl. S. 266) plus Herpes-simplex-Nosode D15 und D400 oder Herpes-simplex-Nosode D30 und D400 oder
- aktiviertes EB (vgl. S. 269) plus Herpes-simplex-Nosode D15 und D400 oder Herpes-simplex-Nosode D30 und D400.
- Oral: Phönix Antitox 3× tgl. 20 Gtt., Acid. nitricum D4, Thuja D6, Rhus tox. D4 aa 20.0. MDS: 3× tgl. 20 Gtt. oder
- L-Lysin Kps. Burgerstein® 3× tgl. 1 Kps bzw. 2× tgl.1 Kps.
- Lokale Maßnahmen: 90 % Alkohol mehrmals tgl. auftragen oder Ascorbinsäure zur Paste anrühren und mehrfach auftragen.

▶ Enzymtherapie

Positive Studiendaten zur Enzymtherapie beim H. zoster deuten darauf hin, dass auch schwere oder häufig rezidivierende Herpes-labialis-Erkrankungen mit Enzympräparaten günstig beeinflusst werden könnten. (vgl. S. 273ff.).

▶ Homöopathie

▶ Herpes durch Erkältung und Durchnässung, als Folge von raschem Temperaturwechsel (von warm nach kalt).

- Solanum dulcamara (Dulcamara) D6 3 – 4× tgl. 5 Tr.

▶ Herpes im Verlauf eines fieberhaften Infekts; Neigung zu Eiterbildung.

- Rhus toxicodendron D12, 2 – 3× tgl. 5 Tr.

▶ Herpes durch sehr intensive Sonnenbestrahlung, Aufenthalt am Meer; auch nach Verzehr von Meeresfrüchten. Psychosomatische Reaktionsweise.

- Natrium chloratum D12, 2 – 3× tgl. 1 Tbl. Natrium chloratum D30, 1 – 2×/Wo. 5 Globuli (zur Rezidivprophylaxe)

▶ Herpetiform angeordnete Bläschen mit heftigen Brennschmerzen bei nächtlicher Verschlechterung, Besserung durch Wärmeanwendung. Reduzierter Allgemeinzustand, auffallende Begleitsymptome sind Angst und Unruhe. Herpesbläschen mit hellem Sekret und Neigung zu Verkrustung nach spontaner Eröffnung. Nach erfolgter Abheilung der Bläschen entwickeln sich starke Neuralgien; bevorzugte Lokalisationen sind Thorax- und Gesichtsbereich.

- Acidum arsenicosum (Arsenicum album) D12, 2 × tgl. 5 Tr. Acidum arsenicosum D30 1 – 2×/Wo. 5 Globuli (Zoster-Neuralgie) Daphne mezereum (Mezereum) D6, D12, 2 – 3× tgl. 5 Tr.

▶ Herpesbläschen, auch mit blutig-serösem Inhalt. Insbesondere (linksseitig) Interkostalschmerzen, heftig brennend. Deutliche Verschlechterung bei Wetterwechsel sowie bei Berührung und Bewegung.

■ Ranunculus bulbosus D6, D12, 2 – 3 × tgl. 5 Tr.

▶ Anfangs seröse, später auch eitrige Herpesbläschen. Brennende und stechende Schmerzen bei deutlicher Verschlechterung durch Kälte, Nässe und Wetterumschwung. Häufig auch Neuritiden im betroffenen Segment. Erschöpfende, nächtliche Schmerzattacken, vor allem bei älteren Menschen.

■ Rhus toxicodendron D12 2× tgl. 5 Tr. Rhus toxicodendron D30 2 – 3×/Wo. 5 Globuli (Zoster-Neuralgie) Luesinum-Nosode D30 1×/Wo. 5 Globuli und seltener, je nach individueller Reaktion.

▶ Mikrobiologische Therapie

Als adjuvante Therapie häufig sinnvoll zur unspezifischen Abwehrsteigerung (vgl. S. 292), allerdings liegen keine kontrollierten Studien für diese Indikation vor.
Die Gabe von Lactobacillus acidophilus scheint die Symptomatik von akuten herpetischen Ulzerationen zu verbessern (*Rapoport, 1965; Gertenrich, 1970*).

▶ Neuraltherapie

● Sofortige intra- und subkutane Infiltration mit 1%igem Procain (auch Gemisch aus Vita-min B_{12}, Eigenblut und Procain gut geeignet) akut alle 1 – 2 Tage.
● Segmentbehandlung: Injektion an Ganglien, z.B. G. sphenop., G. ciliare.
● Weitere Techniken: Injektion an Spinalnerven, Grenzstranginjektion, Störfeldbehandlung, i.v. Gabe.

▶ Ordnungstherapie

Die Maßnahmen zur Behandlung des Herpes simplex drehen sich vorwiegend um die Abwehrsteigerung. Auf die prophylaktische Behandlung von Auslösefaktoren achten, z.B. UV-Licht, »Stress«.

Das kann der Patient selbst tun:

● Als allgemein wichtige Maßnahmen zur Verbesserung der Immunlage sind vorteilhaft: Ausreichend Schlaf und Bewegung, viel frische Luft, moderates Essen, Abbau chronischer Stressfaktoren.

● Bei häufigen Infektionen beobachten, ob sich bestimmte Auslöser der Schübe finden lassen. Diese ggf. meiden.

● Hydrotherapeutische Anwendungen, häufige Auflagen mit adstringierenden Pflanzen (vgl. S. 306).

▶ Orthomolekulare Therapie

● **Ascorbinsäure**: Die Gabe von Ascorbinsäure 1 – 2 g tgl. scheint sich in der Langzeitprophylaxe zu bewähren (*Lewin, 1973*). Auch die kombinierte Gabe von 3 – 5× 200 mg Ascorbinsäure plus 200 mg Bioflavonoiden in der Akutphase des Herpes labialis (bis zu 48 h nach Beginn) scheint gegenüber Plazebo wirksam zu sein (*Terezhalmy, 1978*).
Empfehlung: Bei Beginn des akuten Schubes versuchsweise mit 5×400 mg behandeln. Bei häufigen Rezidiven anschließend Rezidiv-Prophylaxe mit 5×200 mg.
● **Zink**: Schon geringe Mengen Zinksulfat (0,2 mmol) inhibieren die Replikation des Herpes-simplex-Virus (*Gordon, 1975*). Topisch applizierte Zinkpräparate (z.B. 0,25 % Zinksulfat-Lsg.) scheinen einen gewissen Nutzen in der Akut- wie auch in der Rezidivprophylaxe des Herpes labialis und des Herpes genitalis zu haben (*Finnerty, 1986; Eby, 1985; Brody, 1981*). Empfehlung: Auf alle Läsionen gleich nach Beginn der Eruption Lotio alba (Zinkschüttelmixtur) auftragen.
● **Lysin**: Die Rezidivprophylaxe mit tgl. 1 – 4 g L-Lysin (z.B. als Lysinhydrochlorid) scheint hinsichtlich Rezidivrate und Symptomschwere der Rückfälle wirksam zu sein (*Griffith, 1978; Milman, 1980; McCune, 1984; Grif-*

fith, 1987). Allerdings liegt auch eine Studie vor, in der Lysingabe zu keinen wesentlichen Effekten führte (*DiGiovanna, 1984*).

Die inhibitorische Lysinwirkung auf die Virusreplikation wird mit einer Antagonisierung des Arginins erklärt, welches in Gewebekulturen für die Virusvermehrung notwendig ist (*Griffith, 1981*). In vivo könnte für das Herpeswachstum das Lysin/Arginin-Verhältnis wichtig sein, welches in Schokolade und Nüssen besonders ungünstig ist.

▶ Physikalische Therapien

Hydro-Thermotherapie:
- Versuch mit Eiswürfelbetupfung.
- Heilerdepackungen, heiße Umschläge (*Steigleder, 1987*).
- Betupfung mit Ethylether oder Ether-Ethanol 50%ig, oder Klosterfrau, mentholhaltiges Franzbranntwein-Gel, Calendula-Tinktur, auch Melissenöl-, Echinacea-, Calendula- und Hemetum®-Salbe.
- Auch Kompressen mit Eichenrinde, Kamille oder Schafgarbe.
- Kühle Kompressen bei Lymphadenitis.
- Rezidivierender Herpes: Stärkung der allgemeinen Infektabwehr – Abhärtungsmaßnahmen i.S. Kneipps (vgl. S. 306).

Phototherapie: Evtl. lokal UV-Bestrahlung im Rezidivbereich, sonst starke Sonneneinstrahlung meiden – Rezidivgefahr (*Borchers et al., 1993*).

▶ Phytotherapie

Zur pflanzlichen Immunstimulation bei Herpes-simplex-Infektionen:
- Roter Sonnenhut (Echinacea purpurea) in: Echinacin® Liqu., Echinacea Hevert purp. forte Tr., Echinacea-ratiopharm® Tr., Pascotox® 100 Tr.
  - ▶ Bei beginnenden Symptomen innerlich sowie äußerlich auf die befallenen Stellen.
  - ▶ Auch »kurartig« zur Prophylaxe.
  - ▶ Wirksamkeit wahrscheinlich, jedoch liegen nur präliminäre Studienergebnisse vor (*Augustin, 1996; Korting, 1989*).

Äußerliche Applikation:
- Melisse (Melissa officinalis) in: Lomaherpan® Creme.
  - ▶ In Studien gute virustatische Wirkung (*Kucera, 1967; May, 1978; Wölbling, 1984 und 1985; Vogt, 1991*).
  - ▶ Möglichst früh bei erstmaligem Auftreten des Ausschlags beginnen.
  - ▶ Bei Herpes im Lippen- und im Genitalbereich wirksam.
- Johanniskraut (Hypericum perforatum) als Öl.
  - ▶ Wirksamkeit weniger gut untersucht
  - ▶ Versuchsweise mehrfach täglich applizieren.

Cave: Photosensibilisierung bei Sonnenexposition möglich!

▶ Psychosomatik und Psychotherapie

Herpes labialis: Die Frage, ob psychologische Faktoren bei der Auslösung einer Herpes-labialis-Infektion eine Rolle spielen können, wird unterschiedlich beantwortet. Im Rahmen einer prospektiven Studie (*Katcher et al., 1973*) konnte die Variable Traurigkeit mit der Häufigkeit von Herpesrezidiven in Verbindung gebracht werden. Die Einschätzung des persönlichen Erfolgs beim Erreichen sozial erwünschter Ziele hingegen korrelierte negativ mit dem Auftreten von Herpesrezidiven. Signifikante Zusammenhänge zwischen Stress (Alltagsbelastungen, lebensverändernde Ereignisse, Ängstlichkeit) zeigten sich bei *Schmidt (1985)* in einer Krankheitsmanifestation in der darauf folgenden Woche. Auch in Feldstudien fanden sich bei einem Teil der Patienten regelhaft psychische Stressoren als Auslöser (*Augustin, 1997*). Im Gegensatz dazu fand *Luborsky (1976)* keinen psychosomatischen Zusammenhang bei der Auslösung eines Herpes labialis. Die experimentelle Auslösung von Herpes labialis bei einer Gruppe von Patienten ist *Buske-*

Kirschbaum (1996) gelungen. Nach einer visuellen Präsentation von Bildern und schmutzigen Gegenständen, die gemeinhin als ekelhaft erlebt werden, entwickelten 8 von 10 Patienten in den darauf folgenden Tagen ein Herpesrezidiv gegenüber 0 von 10 Patienten in der Kontrollgruppe, die neutrale Bildreize erhielt.
In der Umkehrung können häufige Herpesrezidive zu einschneidenden Verschlechterungen der Lebensqualität führen *(Augustin, 1997)*.
Eine Indikation zu psychotherapeutischen Maßnahmen besteht bei eindeutig gegebenem Zusammenhang zwischen Herpes und psychischem Stress sowie bei starkem sekundärem Leidensdruck. Zur Reduktion der Symptomatik und Prävention weiterer Symptome sollten insbesondere stressreduzierende Maßnahmen wie autogenes Training bzw. andere Entspannungsverfahren oder verhaltensorientierte Übungen durchgeführt werden. Auch die Heilhypnose hat sich als günstig erwiesen.

Herpes genitalis: In einer Studie zur Evaluierung eines Zusammenhangs zwischen Stress und psychischem Befinden auf der einen Seite und dem Auftreten eines Herpes-genitalis-Rezidivs konnte eine Korrelation zwischen depressiver Verstimmung und einer viralen Infektion, nicht aber mit dem Ausmaß an Stress beobachtet werden *(Kemeney, 1985)*. Die retrospektiven Daten sind vorsichtig zu beurteilen.
In Einzelfall- und Gruppeninterventionen konnte eine Abnahme von Rezidiven durch psychologische Interventionen belegt werden. Erfolgreich waren sowohl kombinierte Therapien (Entspannungsverfahren, Gruppentherapie, Gesundheitserziehung) (*Longo, 1988*) als auch Entspannungsverfahren allein *(Burnette, 1991; Koehn, 1993)* und Selbsthilfegruppen in Verbindung mit kognitiver Umstrukturierung *(McLarnon, 1988)*.

▶ Sauerstoff- und Ozontherapien

Durchgeführt werden können mit Erfolgsaussicht die kleine und große Eigenbluttherapie als umstimmende Maßnahmen (*Mattassi, 1991*), ferner die hämatogene Oxidationstherapie (HOT) (vgl. S. 360). Lokal auf größere Herpesareale wird gelegentlich ozonisiertes Olivenöl aufgetragen.

3.4 Herpes zoster

Vgl. S. 40, Übersicht infektiöse Hauterkrankungen.
Vgl. S. 240, Maßnahmen zur Immunstimulation und Umstimmung.

Def., *Pathophysiologie, Diagnostik.* Vgl. S. 53, Virale Hauterkrankungen.

Allgemeine Therapiegrundsätze
Äußerlich: Symptomatische Behandlung mit Schüttelmixturen oder Zinköl, bei abgetrockneten Stellen auch mit Cremes. Bei Superinfektion antiseptisch oder antibiotische Salben oder Cremes.

Innerlich: In schwereren Verläufen Aciclovir p.o. oder als Infusion. Bei Superinfektion Antibiose. Eine Prophylaxe der postzosterischen Neuralgie kann mit Kortikosteroiden oder mit Carbamazepin versucht werden, die symptomatische Therapie erfolgt mit Analgetika.

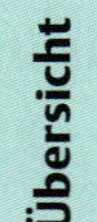

Erweiterte Therapie mit Naturheilverfahren

Möglichkeiten
Einwirkung auf die Hautsymptomatik durch physikalische Maßnahmen, Phytotherapie, Homöopathie. Gesichert als Wirkungen auf die postzosterischen Neuralgien sind physikalische Therapie (z.B. Elektrotherapie), Phytotherapie (Capsaicin), Akupunktur und ausleitende Verfahren (Blutegel), kasuistisch belegt auch von Enzympräparaten.

Grenzen
Schwere Verlaufsformen bei immunsupprimierten Patienten sollten intensivmedizinisch versorgt werden. Bei Komplikationen, beim Zoster ophthalmicus, Zoster oticus und Gefahr von Hirnnervenbeteiligung sollte eine intravenöse virustatische Therapie erfolgen. Dies schließt eine begleitende bzw. anschließende naturheilkundliche Behandlung keineswegs aus.

▶ Akupunktur

Gute Indikation laut Literatur (bis auf *Lewith, 1997*) und gute eigene Erfahrungen.
Die Akupunktur ist besonders für die Therapie der gefürchteten Zosterschmerzen und der postzosterischen Neuralgien geeignet. Wichtig ist ein früher Behandlungsbeginn *(Günes, 1989).*
In jedem Fall werden die Fernpunkte zur Sedierung kräftig stimuliert. In der TCM sind Nervenerkrankungen dem Funktionskreis Galle/Leber zugeordnet, deshalb wird auch über diese Meridiane behandelt.
Lokal können um frische Hautveränderungen herum 4 – 5 Nadeln kranzförmig gesetzt werden. Zusätzlich Nadelung der Zustimmungs- und Alarmpunkte des betroffenen Segments.
Die OAP ergänzt das Programm; dazu setzt man normale oder Dauernadeln auf druckschmerzhafte Punkte auf der Helix und am Thalamuspunkt.
Eine flächenförmige Bestrahlung der Hautveränderungen mit dem Laser trägt zu einer rascheren Abheilung bei.

Basisprogramm: B 60, Le 3, KS 7. Lokale Punkte um Läsion.

OAP: Punkte auf der Helix zwischen den Punkten 72 und 75 (chin.) bzw. 25 – 30 (Nogier) oder entsprechende druckschmerzhafte Reflexpunkte nach Lokalisation der Effloreszenzen und am Thalamuspunkt.

● **Zoster im Kopfbereich: Cave:** Augen- und Hirnnervenbefall, konsiliarische Mitbetreuung durch Spezialisten, Klinikeinweisung! Im Anfangsstadium evtl. G 41.

● **Zervikaler Zoster:** 3E 16, G 21, Dü 16. Alarmpunkte.

● **Thorakaler Zoster:** G 40, 41. Mikromassage Handpunkt 3. Alarmpunkte.

● **Bei reduziertem Allgemeinzustand:** H 3, N10, Di 10, MP 6.

▶ Ausleitende Verfahren

Bei den Postzosterneuralgien hat sich eine Kombinationstherapie mit ausleitenden Verfahren gut bewährt. Beginn mit einer Baunscheidt-Behandlung im Bereich des ganzen betroffenen Segmentes (!) und evtl. zugleich paravertebral in Höhe der entsprechenden Wirbelsäulenhöhe ein Kantharidenpflaster von mind. 5×5 cm Größe. Bei Vorhandensein von Füllegelosen wird in den nächsten Tagen einmal eine blutige, ansonsten mehrmals eine unblutige Schröpfung an den Maximalpunkten bzw. in der Umgebung der schmerzhaften Areale durchgeführt. Nach ca. 5 Tagen, d.h. nach Abheilung der Pflasterwunde und des Baunscheidt-Exanthems, werden im Segment von der Wirbelsäule bis zur Peripherie mehrere Blutegel gesetzt.

▶ Eigenbluttherapie

● **Akutes Stadium**: EB-Basistherapie (vgl. S. 266f.), wobei die 4. Injektion am 5. Tag und die weiteren Injektionen 2×/Wo. bis zur Abheilung durchgeführt werden. Zusatz folgender Amp.: Traumeel®, Engystol®, Variolinum®, Vaccininum®. Wichtig: $^2/_3$ dieser Mischung i.v. injizieren, $^1/_3$ dieser Mischung mit EB vermischt i.m. oder
● aktiviertes EB (vgl. S. 269) plus Zusatz folgender Amp.: Traumeel®, Engystol®, Variolinum®, Vaccininum®.
● Oral: Ranunculus Ho®, Cocculus Ho® aa 50.0, M.D.S.: Stdl. 10 Gtt., Hepeel® Tbl. stdl. 1

Tbl. im Mund zergehen lassen, Mezereum Ho® 6× tgl. 20 Gtt. oder
- hoch dosierte orale und rektale Enzymtherapie mit Wobe-Mugos® oder
- L-Lysin Kps. Burgerstein®

Äußerlich:
- Saxifragae D1 Tr. mehrmals tgl. auf schmerzende Stellen auftragen oder
- Tegarome® Tr. mehrfach auf befallene Stellen auftragen.

Enzymtherapie

Durch Enzympräparate werden verschiedene Zellen des Immunsystems, z.B. Makrophagen und natürliche Killerzellen aktiviert. Stärkere Entzündungen der Gewebe werden eher abgefangen. Vermindert wird auch die Reduktion pathogener »Immunkomplexe« in Serum und Gewebe.

Bei frühzeitigem Einsatz der Enzymtherapie sollen postzosterische Neuralgien vermieden und die Behandlungszeit verkürzt werden (*Bartsch, 1974; Scheef, 1986; Kleine, 1993*). Bei bereits bestehender Neuralgie sind Enzyme meist wenig wirksam, zeigen gelegentlich jedoch auch gute Erfolge, z.B. Wobenzym® N 4×3 Drg.; zu weiteren Präparaten vgl. S. 273.

Homöopathie

Vgl. S. 60, Herpes simplex.

Mikrobiologische Therapie

Als adjuvante Therapie häufig sinnvoll zur unspezifischen Abwehrsteigerung (vgl. S. 292), allerdings liegen keine kontrollierten Studien für diese Indikation vor.

Neuraltherapie

Vgl. S. 61, Herpes simplex.

Ordnungstherapie

Die Reaktivierung der Zosterinfektion kann durch eine Vielzahl von Faktoren bedingt sein, u.a. internistische Erkrankungen, Tumoren, »Stress« und Traumen. Mit dem Patienten die bei ihm infrage kommenden Faktoren besprechen und ggf. auch weitergehende Konsiliaruntersuchungen anregen. Auch auf die Möglichkeit persistierender Schmerzen im Befallsbereich hinweisen.

Orthomolekulare Therapie

- Vitamin B_{12}: Nach älteren Erfahrungsberichten können Injektionen von tgl. 0,5 – 1 mg Cyanocobalamin im akuten Schub zu klinischen Besserungen führen (*Gupta, 1967; Nasemann, 1975*). Therapieschema z.B. 1 mg tgl. über 6 Tage, dann wöchentlich für 6 Wo.
- Vitamin C (Ascorbinsäure): Auch hier liegen nur ältere klinische Erfahrungsberichte vor, nach denen hochdosierte tgl. i.v. Gaben (5 – 10 g tgl. in mindestens 5 Gaben) zu Verbesserungen des Hautbildes und der Schmerzsymptomatik führten (*Zureick, 1950; Klenner, 1949*). Systematische Untersuchungen fehlen bislang, sodass diese Behandlung nicht generell empfohlen werden kann.
- Vitamin E: Wird gelegentlich zur Prophylaxe einer postherpetischen Neuralgie empfohlen. Die vorliegen Publikationen sind eher kasuistisch und im Ergebnis widersprüchlich (*Ayres, 1973; Cochrane, 1973*). Einzelne gute Heilungen von jahrelang bestehenden Neuralgien wurden berichtet, was Anlass für weiter gehende Studien geben könnte, eine generelle Therapieempfehlung jedoch noch nicht rechtfertigt.
- AMP: An Gelatine gebundenes Adenosinmonophosphat erwies sich in einer plazebokontrollierten – allerdings methodisch nicht fundierten – Studie erfolgreich hinsichtlich Schmerzreduktion und -prophylaxe sowie Besserung des Hautbefundes (*Sklar, 1985*). Die Wirksamkeit ist bislang nicht weiter untersucht, Nebenwirkungen nicht genügend geprüft worden, sodass diese Therapie nicht vorbehaltlos empfohlen werden kann.

▶ Physikalische Therapien

Hydro-Thermotherapie:
- Pelosepackungen (örtlich u. segmental).
- Lokal: Mentholhaltiger Franzbranntwein (Klosterfrau) oder kühlende Umschläge (*Orfanos, 1995; Steigleder, 1987*). Zu Beginn Auflegen von Eisbeuteln zur Schmerzlinderung (*Orfanos, 1995*).

Bewegungstherapie: Gymnastik, um die Schmerzschwelle zu erhöhen.

Elektro- und Ultraschalltherapie:
- Kurzwellen- und Mikrowellentherapie – örtlich und segmental (*Woeber, 1968*).
- Diadynamische Ströme – paravertebral – segmental, Intensität bis zur Toleranzgrenze, tgl. Die Bläschen trocknen ab, und die Schmerzen lassen nach (*Knauth, 1991*).
- Stabile Interferenzstrombehandlung, 100 Hz, 5 min, Dosierung sensibel schwellig.

Zosterneuralgie:
- ▶ Transkutane elektrische Nervenstimulation (TENS).
- ▶ Galvanisation (Querdurchflutung, Zellenbäder, Stanger-Vollbad).
- ▶ Kurz- und Mikrowelle (segmental) (*Braun-Falco, 1984*).
- ▶ Ultraschalltherapie: Paravertebral im Segment und Dermatom, 0,05 W/cm², 5 – 10 min, auch als Impulsschall möglich.

▶ Phytotherapie

Postzosterische Neuralgie: Capsaicin (aus Pfefferschote) kann in Konzentrationen zwischen 0,025 % und 0,5 % in Salbengrundlage zu guter Schmerzlinderung führen (*Watson, 1988; Bernstein, 1987; Hawk, 1988*).
Cave: Als Nebenwirkungen treten häufig Brennen und Hautrötungen auf, die meist unter Gewöhnung verschwinden. Deswegen mit geringer Konzentration (z.B. 0,01 %) beginnen und – der Verträglichkeit entsprechend – langsam steigern. Die unterschiedliche Empfindlichkeit verschiedener Hautpartien beachten.

- Rp.:
  - ▶ Capsaicin 0,01 (bis ca. 0,5),
  - ▶ Neribas® (Basis-)Salbe ad 100,0.

oder Dolenon® S., Finalgon® S.
Evtl. zur unspezifischen Immunstimulation Echinacea, Eleutherococcus usw. (vgl. S. 240).

▶ Psychosomatik und Psychotherapie

Trotz der eindeutigen Nachweise der Zusammenhänge von Herpes-labialis-Schüben und psychischem Stress sind für den Herpes zoster bislang keine analogen Beobachtungen publiziert worden. Hauptansatz für eine psychosomatische Mitbehandlung sind daher postzosterische Schmerzzustände im Rahmen einer integrierten Schmerztherapie (vgl. S. 223).

▶ Sauerstoff- und Ozontherapien

Versuchsweise unterstützend kleine und große Eigenbluttherapie als umstimmende Maßnahmen (*Mattassi, 1981*), ferner die hämatogene Oxidationstherapie (HOT) (vgl. S. 360). Lokal auf größere Zosterareale wird gelegentlich ozonisiertes Olivenöl aufgetragen.

3.5 Virusexantheme

Vgl. S. 40, Übersicht infektiöse Hauterkrankungen.
Vgl. S. 240, Maßnahmen zur Immunstimulation und Umstimmung.

Def.: ***Pathophysiologie, Diagnostik.***
Vgl. S. 53, Virale Hauterkrankungen.

Neben Masern, Röteln und Varizellen kommen auch viral bedingte Hauterscheinungen durch EBV (Mononukleose), HBV (Gianotti-Crosti-Syndrom), HHV-6 (Exanthema subitum), Parvoviren (Erythema infectiosum), Coxsa-ckie-Viren (Hand-Fuß-Mund-Exanthem und Herpangina Zahorsky) für eine symptomatische Behandlung infrage.

Allgemeine Therapiegrundsätze

Äußerlich: Symptomatische Behandlung mit Schüttelmixturen, Zinklotio, Badeöl mit juckreizstillenden Zusätzen. Bei Superinfektion antiseptische oder antibiotische Salben oder Cremes. Mundschleimhautbehandlung mit antiseptischen und adstringierenden Spüllösungen.

Innerlich: Bei Superinfektion Antibiose. Symptomatische Therapie von Fieber mit Analgetika.

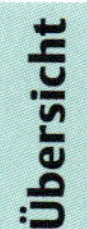

Erweiterte Therapie mit Naturheilverfahren

Möglichkeiten

Behandelt werden soll nicht allein das Exanthem, sondern alle Symptome der Virusinfektion. Symptomatische Therapie zur Linderung subjektiver Beschwerden (z.B. Fieber, Juckreiz) durch physikalische Maßnahmen, Phytotherapie, Homöopathie, Eigenbluttherapie.

Grenzen

Schwere Verlaufsformen von Kinderkrankheiten bei Erwachsenen, besonders bei immunsupprimierten Patienten, sollten intensivmedizinisch versorgt werden. Dies schließt eine begleitende bzw. anschließende naturheilkundliche Behandlung keineswegs aus.

▶ Akupunktur

Masern: LG 13, KS 6.

▶ Eigenbluttherapie

Allgemein bei Virusinfektionen zur Immunstimulation:

- EB-Basistherapie (vgl. S. 266) plus Engystol®, Traumeel® und Gripp-Heel®,
  - ▶ bei jeder Blutentnahme 7,5 – 15 g Vitamin C Pascoe i.v. verabfolgen oder
- aktiviertes EB (vgl. S. 269) mit Zusatz von Engystol®, Traumeel® und Gripp-Heel®,
  - ▶ bei jeder Blutentnahme 7,5 – 15 g Vitamin C Pascoe i.v. verabfolgen.
- Potenziertes EB f. Kinder: Nacheinander je 1×/Wo. 5 Tr.: C5 über 4 Wo., C7 über 6 Wo., C9 über 6 Wo., C12 über 6 Wo., dann C15 über 6 Wo.

Varizellen, zur Behebung des Juckreizes: Potenziertes EB für Kinder: C7 2-stündlich 2 Tr. auf die Zunge geben. Nach Infektionskrankheiten zur Regeneration und Vermeidung von Komplikationen.

Pfeiffersches Drüsenfieber: Potenziertes EB für Kinder: C7 jeden 2. Tag 3 Tr. auf die Zunge geben, insges. 14 Tage, anschließend C9 1×/Wo. 5 Tr., insges. 6×, anschließend C12 1×/Wo. 5 Tr., insges. 6×, anschließend C15 1×/Wo. 5 Tr., insges. 6×.

Masern: Potenziertes EB für Kinder: C7 jeden 2. Tag 3 Tr. auf die Zunge geben, etwa 5×, anschließend C9 1×/Wo. 5 Tr., insges. 5 – 6×.

▶ Enzymtherapie

Bei Kinderkrankheiten meist nicht notwendig. Für Erwachsene bei ausgeprägter Entzündungssymptomatik Versuch mit hoch dosierter Gabe von Enzymkomplexen in Ergänzung zur symptomatischen Therapie, z.B. Wobenzym® N 3× 5 – 10 Kps. über 2 – 3 Wo.; je nach Symptomatik dann niedriger.

▶ Homöopathie

Entscheidend für eine homöopathische Behandlung ist die Morphologie, insofern kommen die unter

- Bakterielle Hauterkrankungen

und

- virale Hauterkrankungen genannten Homöopathika prinzipiell infrage.

▶ Mikrobiologische Therapie

Als adjuvante Therapie häufig sinnvoll zur unspezifischen Abwehrsteigerung (vgl. S. 292), allerdings liegen keine kontrollierten Studien für diese Indikation vor.

▶ Neuraltherapie

Intra- bzw. subkutane Infiltration, Segmentbehandlung, Störfeldbehandlung.

▶ Ordnungstherapie

Aus ordnungstherapeutischer Sicht kommt den Viruserkrankungen besonders der Kleinkindzeit durchaus auch eine nützliche Funktion in immunologischer wie auch entwicklungspsychologischer Sicht zu. Es kann hilfreich sein, die Eltern auch hierauf hinzuweisen.

▶ Phytotherapie

Bei entzündlicher Symptomatik an der Haut (z.B. Varizellen) symptomatische Therapie, v.a. Umschläge oder Bäder mit pflanzlichen Adstringentien bzw. Antiseptika:

- Eichenrindendekokt (2 EL Rinde mit ½ l Wasser 15 min kochen lassen, abseihen).
- Kamillentee (2 EL Blüten mit ½ l kochendem Wasser aufgießen, 15 min ziehen lassen, abseihen).

Bei Juckreiz (v.a. Varizellen):

- Ätherische Öle mit Kühleffekt oder schwach analgetischer Wirkung, besonders Kampfer (0,1 – 0,5 %), Thymol (0,5 – 2 %), Menthol (0,5 – 1 %) und Lavendel. Jeweils in Salben einmischen (z.B. Ungt. leniens) oder als Bäder. Fertigpräparat: Retterspitz® Gelee, bei Bedarf dünn auftragen.
- Kleiebäder weisen auch milde antipruriginöse Wirkungen auf *(Weitgasse, 1976; Johne, 1982):* z.B. Silvapin® Weizenkleieextrakt, Töpfer Teerkleiebad und Kinderbad.

4 Lokale Pilzinfektionen

Vgl. S. 240, Maßnahmen zur Immunstimulation und Umstimmung.

Def. *und Systematik:* Pilzinfektionen (Mykosen) der Haut können durch Fadenpilze (= Dermatophyten), Hefen (v.a. Candida-Arten) und Schimmelpilze bedingt sein. »Tinea« bezeichnet im allgemeinen die Fadenpilzerkrankungen (Dermatophytosen) als häufigste Gruppe. Je nach Befall wird bei den Dermophytosen auch von Epidermomykosen (Haut), Trichomykosen (Haare) und Onychomykosen (Nägel) gesprochen

Pathophysiologie. Humanpathogene Pilze kommen an gesunder Haut und Schleimhaut junger Menschen nur in geringen Mengen vor. Gehäuft treten sie nach längerer immunsupprimierender Therapie, auch nach der örtlichen Anwendung von Kortikoiden auf. Menschen höheren Alters weisen häufiger Pilzbesiedlungen auf, ebenso Atopiker.

Klinik. Pilzbefall der Haut macht sich meistens durch umschriebene, scharf begrenzte, leicht schuppende und randständig gerötete Herde bemerkbar, die wenig jucken und sich praktisch an allen Körperstellen ausbilden können.

Eine Mykose im Bereich der Hautfalten, z.B. im Leistenbereich, im Genitalbereich und in den Zehenzwischenräumen, zeigt sich in Form von weißlichen Aufweichungen, z.T. auch nässenden Stellen sowie den oben genannten Merkmalen. Bei tief liegenden Pilzerkrankungen (tiefe Trichophytien) kann es auch zu stärkerem Nässen und geschwürigen Hautbildern kommen. Hier finden sich dann auch ausgeprägte krustenartige Auflagerungen.
Der Pilzbefall im Schleimhautbereich, z.B. Mundschleimhaut und Genitalschleimhaut, welcher fast immer durch Candida bedingt ist, äußert sich in weißlichen, nicht ab-

streifbaren Auflagerungen, genital auch nässenden Veränderungen, sowie wunder, geröteter Haut im Randbereich.
Eine Onychomykose kann vermutet werden, wenn einzelne Nägel, gelegentlich auch alle Nägel, weißlich oder gelblich verfärbt sind, brüchig oder zersplittert erscheinen oder sich gar vom Nagelbett ablösen.

Diagnostik. Ein verdächtiges klinisches Bild wird durch Abstriche bzw. Nagelfeilspäne bestätigt. Hier werden sowohl Direktpräparat (KOH) wie auch die Kultur eingesetzt. Pityriasisnachweis durch Tesa-Abstrich, Hobelspanphänomen und Wood-Licht. Bei V.a. tiefe Mykosen ggf. Biopsie. Bei schweren oder rezidivierenden Besiedlungen ggf. Diagnostik hinsichtlich Grunderkrankungen, z.B. Diabetes.

Allgemeine Therapiegrundsätze
Äußerlich: Zur äußerlichen Behandlung wird eine Vielzahl von Antimykotika sowie Antiseptika und austrocknende Farbstoffe eingesetzt. Für die Behandlung der Zehen- und Fingernägel gibt es Nagellacke, welche ausreichend tief in das Hornmaterial eindringen. Die Behandlung der Schleimhäute erfolgt ebenfalls mit lokalen Antimykotika. Die Präparatevielfalt ist groß, wobei die meisten Substanzen eine ähnlich gute Wirkung aufweisen.

Innerlich: In ausgedehnten Fällen und bei anhaltender Therapieresistenz werden auch innerlich anzuwendende Antimykotika verabreicht. Dies ist bei ansonsten gesunden Menschen seltener der Fall, eher bei Menschen mit Immunschwächen.

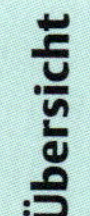

Erweiterte Therapie mit Naturheilverfahren

Möglichkeiten
Die antimykotische Wirksamkeit naturheilkundlicher Verfahren ist begrenzt. Für die direkte Anwendung kommen am ehesten ätherische Öle aus Pflanzen infrage, ferner evtl. ozonisiertes Olivenöl und Eigenblutbehandlung. Sinnvoll einsetzbar sind viele Verfahren zur Besserung der lokalen Abwehr, z.B. physikalische Maßnahmen, Ernährungsmaßnahmen, Heilfasten, ordnungstherapeutische Maßnahmen (u.a. Gewichtsreduktion) und – besonders bei mukokutanen Kandidosen – die mikrobiologische Therapie.

Grenzen
Tiefe Trichophytien und systemische Mykosen sind meist nur unzureichend behandelbar. Bei jeder Therapieresistenz sollte erwogen werden, ob der naturheilkundlichen Therapie nicht eine antimykotische Behandlung vorgeschaltet wird.

▶ Akupunktur

Zur Akupunkturtherapie bei lokalen Pilzinfektionen finden sich nur Angaben bei *Kubiena, Meng, Petricek (1991)*, über die Erfolgsquoten ist allerdings nichts bekannt.

▶ Eigenbluttherapie

Ergänzende Therapie zu antimykotischen Maßnahmen:
- Zunächst Sanumtherapie einsetzen:
  - ▶ 1. Tg. Mischinjektion i.m.: Mucokehl® D5 Sanum plus Utilin® schwach Sanum plus Ubichinon® Kps. Heel.
  - ▶ 3–4 Tage danach Mischinjektions i.m.: Utilin® stark Sanum plus Recarcin® schwach Sanum plus Ubichinon® Kps.Heel.
  - ▶ 14 Tage später Mischinjektion i.m.: Recarcin® stark Sanum plus Utilin® stark Sanum plus Ubichinon® Kps. Heel.

- Oral: 3 Tage nach erster Injektion für 14 Tage Fortakehl® D5 Tbl. Sanum 2× tgl. 1 Tbl. eine Stunde n.d.E. einnehmen, 2 Wo. später Tbl. durch Pefrakehl® D5 Tr. Sanum ersetzen, 1× tgl. 10 Gtt.
- EB-Basistherapie (vgl. S. 266) plus Albicansan® D5 Amp. Sanum, 14tägig eine Injektion Sanukehl Cand® D5 oder Sanukehl Trich® D5 Sanum oder
- aktiviertes EB (vgl. S. 269) plus Albicansan® D5 Amp. Sanum, 14-tägig eine Injektion Sanukehl Cand® D5 oder Sanukehl Trich® D5 Sanum.

▶ Homöopathie

Allgemeine Hinweise für alle Mykosen der Haut:

Starke Entzündung, mazerierte Haut; bevorzugte Lokalisation sind intertriginöse Bereiche sowie Haut-/Schleimhautübergänge. Blutige, übelriechende Sekretion, stechende-schmerzhafte Empfindung; oft reaktionsträger Verlauf.

- Acidum nitricum D12 2× tgl. 5 Tr.

Pilzbefall mit chronischer Eiterungstendenz (Panaritium). Neigung zu eingewachsenen, deformierten Nägeln; auffallend ist der übelriechende kalte Fußschweiß. Reaktionsträge Eiterung. Aphthöse Entzündungen; Soor, impetiginisierte Effloreszenzen perioral und perinasal; schlecht heilende Hautpusteln, ekzematöses Hautbild.

- Acidum silicicum (Silicea) D4, D6, D12 2× tgl. 1 Tbl. (nach jeweils 4-wöchiger Therapie einwöchige Therapiepause mit anschließendem Potenzwechsel) Natrium tetraboracicum (Borax) D6 2× tgl. 1 Tbl.

Ringförmige Ausbreitung, anfangs krustig, auch bräunlich-gelblich gefärbt, später schuppend, trocken-rissig. Juckende Empfindung bei deutlicher Verschlechterung im Winterhalbjahr sowie bei Wasseranwendung. Bevorzugte Lokalisation im Kopfbereich, aber auch interdigital und im Genitalbereich.

- Sepia D12 2× tgl. 5 Tr.
  Sepia D30 1 – 2×/Wo. 5 Globuli

Chronifizierende Eiterungsprozesse bei schmutzig wirkendem Hautbild; unterschiedliche Hauteffloreszenzen mit übelriechender Sekretion. Chronische Eiterungsprozesse an Haut und Nägeln, oft sehr stark juckend. Übelriechende Sekretion bei starken Schweißen.

- Sulfur D12 1× tgl. 1 Tbl.
  (Reaktion beobachten!)
  Psorinum-Nosode D30
  1×/Wo. 5 Globuli und seltener,
  je nach Reaktion

▶ Neuraltherapie

Techniken: Segmentbehandlung, Störfeldsuche, Berücksichtigung von Somatotopien, i.v. Gabe gegen Juckreiz.

▶ Ordnungstherapie

Andere Grundkrankheiten ausschließen. Auch Pilzerkrankungen des Darmes mitbehandeln. Bei genitalen Pilzerkrankungen an Mitbehandlung des Partners denken.
Zu weiteren Maßnahmen bei Tinea-Erkrankung vgl. S. 71.

▶ Physikalische Therapien

Bei Tinea-Erkrankungen ergänzend gut einsetzbar (vgl. S. 71), v.a. Hydro- und Bewegungstherapie.

▶ Phytotherapie

Zahlreiche Pflanzen weisen einen »natürlichen« Schutz gegen Pilze verschiedener Art auf. Extrakte aus einigen dieser Pflanzen haben offenbar auch eine fungizide oder zumindest leicht desinfizierende Wirkung gegen humanpathogene Pilze. Hierzu zählen: Kamille, Rosmarin, Schöllkraut, Kampfer sowie die ätherischen Öle von Nelken, Lavendel, Kümmel, Thymian *(Lutomski, 1987)* und besonders Myrrhe *(Beckmann, 1996)*.

▶ Sauerstoff- und Ozontherapien

Je nach Lokalisation ist die Behandlung von Mykosen durch äußere Ozonbegasung oder auch Spülen mit Ozonwasser sinnvoll, nur durch erfahrene Therapeuten.

4.1 Tinea-Erkrankungen

▶ Akupunktur

Es werden 4 Punkte auf jedem Fußrücken, ½ Cun (1 Kleinfingerbreite) hinter den Interdigitalfalten genadelt. Diese Punktekombination hat den Namen »Extra 40 Bafeng«. Zusätzlich N 3.

▶ Homöopathie

Vgl. S. 70, Übersicht Lokale Pilzinfektionen.

▶ Mikrobiologische Therapie

Als adjuvante Therapie häufig sinnvoll zur unspezifischen Abwehrsteigerung (vgl. S. 292), allerdings liegen keine kontrollierten Studien für diese Indikation vor.

▶ Neuraltherapie

Vgl. S. 70, Lokale Pilzinfektionen.

▶ Ordnungstherapie

Das kann der Patient selbst tun:

- Als Basismaßnahme bei Pilzerkrankungen sollten Hautfalten, die schlecht belüftet sind, getrocknet werden, feuchte, kalte Füße vermieden werden und insgesamt eine gute Körperhygiene betrieben werden.
- Ergänzend zur Wirkstofftherapie können Bäder oder Waschungen mit pflanzlichen Substanzen durchgeführt werden (z.B. mit Eichenrinde).
- Bei großer Empfindlichkeit gegenüber Fußpilz Schwimmbäder und andere öffentliche Einrichtungen nicht ohne Fußbekleidung betreten. Die Desinfektionsmaßnahmen in Schwimmbädern sind meist unzureichend.

▶ Physikalische Therapien

Hydrotherapie:

- Vorbeugung von kalten Füßen und Schweißneigung: Anregung der peripheren Durchblutung mit Kneipp-Therapie *(Harth, 1992)*.
- Bei nässender Haut: Bäder mit Kaliumpermanganat (*Braun-Falco, 1984*). Nicht zu häufig baden oder duschen, gut abtrocknen.
- Gute Wirkung von Bädern mit Rosmarin- oder Molkezusatz sowie Kaliumpermanganat *(Orfanos, 1995)*, auch bei Superinfektion mit Proteus oder Pseudomonas.
- Bäder mit antimykotisch wirksamen ätherischen Ölen (Kampher, Nelkenöl, Lavendel, Thymian).
- *Harth (1992)* empfiehlt tgl. warmes Fußbad (37 – 39 °C) mit Thymian-, Lavendel- oder Kümmelöl; Kümmel und Kamille wirken fungizid: Nach *Wichtl (1989)* hat Kümmelöl eine stärkere fungizide Wirkung als Nystatin.

Bewegungstherapie: Aktive Bewegungsübungen zur Verbesserung der Durchblutung, Barfußlaufen (auch in der Wohnung).

Phototherapie: Heliotherapie nach antimykotischer Vorbehandlung (vgl. S. 325).

▶ Phytotherapie

Fungizid wirksame Pflanzenbehandlung bei Tinea allgemein:

- Bäder mit Rosmarin und Kamille.
- Fußbäder oder Einreibungen mit ätherischen Ölen von Kampfer, Nelken, Lavendel, Kümmel oder Thymian.

Tinea pedis: Mit aufgeschnittener Knoblauchzehe befallene Stellen mehrmals tgl. einreiben, anschließend Ringelblumensalbe auftragen, z.B. Calendula Creme DHU®, Calendula-Salbe Helixor, Calendula Echinacea Salbe Helixor.

Insgesamt ist die Wirkung der pflanzlichen Mittel unzuverlässiger als die synthetischer Antimykotika.

▶ Sauerstoff- und Ozontherapien

Je nach Lokalisation: Behandlung durch äußere Begasung oder auch Spülen mit Ozonwasser möglich, nur durch erfahrene Therapeuten (vgl. S. 357).

4.2 Onychomykosen

Vgl. S. 68, Übersicht Lokale Pilzinfektionen.
Vgl. S. 240, Maßnahmen zur Immunstimulation und Umstimmung.

▶ Mikrobiologische Therapie

Als adjuvante Therapie häufig sinnvoll zur unspezifischen Abwehrsteigerung (vgl. S. 292), allerdings liegen keine kontrollierten Studien für diese Indikation vor.

▶ Neuraltherapie

Vgl. S. 70, Lokale Pilzinfektionen.

▶ Ordnungstherapie

Onychomykosen haben i.d.R. einen geringen Ansteckungs- und Krankheitswert, worauf manche Patienten erst hingewiesen werden müssen.

▶ Physikalische Therapien

Zur Anregung der häufig gestörten peripheren Durchblutung: Hydrotherapie und Bewegungstherapie (vgl. S. 305 und 311).
Eventuell: Massagen (akral) nach *Orfanos (1995)* und Photo-UV-Therapie.

4.3 Pityriasis versicolor

Vgl. S. 68, Übersicht Lokale Pilzinfektionen.

▶ Homöopathie

Hier empfiehlt sich insbesondere die Basistherapie mit Eigenblut (vgl. S. 290) sowie Acidum formicicum; individuell kommen differenzialtherapeutisch insbesondere Sulfur, Calcium carbonicum sowie Psorinum infrage (Einzelgaben in höheren Potenzen).

▶ Neuraltherapie

Vgl. S. 70, Lokale Pilzinfektionen.

▶ Physikalische Therapien

Bei starker Schweißbildung:
Hydrotherapie: Reinigung mit Antimykoseseife oder Teerseife, Ichthyolbad *(Pratzel u. Schnizer, 1992)*.
Phototherapie: UV-Bestrahlung *(Kimmig u. Wiskemann, 1968)*.

▶ Phytotherapie

- Versuchsweise Pflanzenpräparate (vgl. S. 340).
- Ferner: Salbeiblätter und Kamillenblüten je 3 EL auf 1 l kochendes Wasser aufbrühen, 15 min ziehen lassen, abseihen, für Umschläge mehrmals tgl.

▶ Weitere Behandlungsmöglichkeiten

Befallene Stellen mit Molke oder Essigwasser mehrmals tgl. einpinseln.

4.4 Mukokutane Kandidosen

Vgl. S. 68, Übersicht Lokale Pilzinfektionen.
Vgl. S. 240, Maßnahmen zur Immunstimulation und Umstimmung.

▶ Akupunktur

Es können lokale Punkte genadelt werden sowie Fernpunkte der betroffenen Meridiane. Bezüglich klinischer Wirksamkeit liegen aber keine Publikationen vor.

▶ Eigenbluttherapie

- Eigenblut: 3×/Wo. 2,0 ml EB + Nigersan® D5 Inj. Sanum im Wechsel mit Notakehl® D5 Inj. Sanum.
- Potenziertes EB f. Kinder: Zunächst C7 1× tgl. 3 Tr., insges. 6×, dann C9 1×/Wo. 5 Tr., insges. 6×.

▶ Enzymtherapie

Bei rezidivierenden Kandidosen, die auf eine mikrobiologische Therapie nicht ansprechen, Versuch mit hoch dosierter Gabe von Enzymkomplexen in Ergänzung zur Antimykose, z.B. Wobenzym® N 3× 5 – 10 Kps. über 2 – 3 Wo.; je nach Symptomatik dann niedriger.

▶ Ernährungstherapie

Die Vollwerternährung ist hier von hoher Bedeutung, Obstsäfte dürfen nicht gegeben werden (*Steigleder, 1987*), Rohkost günstig.

▶ Heilfasten

Günstiger Einfluss auf die Sanierung der Schleimhäute.

▶ Homöopathie

Hier empfiehlt sich insbesondere die Basistherapie mit Eigenblut (vgl. S. 290) sowie Acidum formicicum; individuell kommen differenzialtherapeutisch insbesondere Sulfur, Calcium carbonicum sowie Psorinum infrage (Einzelgaben in höheren Potenzen).

▶ Mikrobiologische Therapie

Bei Kandidose der Mundhöhle und des Intes-tinums essentiell. Mehrstufiges Vorgehen gemäß Schema: Mikrobielle Diagnostik → Reduktion pathogener Keime → Stimulation der Verdauungsdrüsen → Verabreichung mikrobiologischer Präparate (vgl. S. 292).

- Begleitend durch alle Phasen auf eine stoffwechselfördernde Diät achten, ggf. auch eine spezielle Diät für die mikrobiologische Behandlung.

▶ Neuraltherapie

Vgl. S. 70, Lokale Pilzinfektionen.

▶ Ordnungstherapie

Intestinale Kandidosen stellen oft ein komplexes medizinisches Problem dar. In dieses spielt auch die Unsicherheit des Patienten hinein, ob er – wie in öffentlichen Diskussionen oft zu hören – durch einen Pilz schleichend bedroht ist. Übertriebene Ängste sollten aufgegriffen werden, geschilderte Symptome des Patienten aber ernst genommen werden.
Bei genitaler Kandidose an Mitbehandlung des Partners denken.

▶ Orthomolekulare Therapie

Zinkmangel ausschließen.

▶ Physikalische Therapien

Hydrotherapie: Voll- und Teilbäder mit Kamille 1 mg/ml – Bisabolol wirkt fungizid auf Candida albicans *(Pratzel, 1992)* vgl. auch Phytotherapie.

▶ Phytotherapie

Äußerlich
Candida-Befall in Hautfalten oder an den Schleimhäuten:

- Kamillentee: 2 EL Kamillenblüten mit ½ l kochendem Wasser übergießen, 15 min ziehen lassen, abseihen oder Kamillentinktur als Fertigarznei.
- Eichenrindenabkochung: 2 EL auf ½ l Wasser 15 min kochen lassen, abseihen).
- Salbei: Je 3 EL Salbeiblätter und Kamillenblüten auf 1 l kochendes Wasser, aufbrühen, 15 min ziehen lassen, abseihen, für Umschläge oder zum Gurgeln mehrmals tgl.

Soor oder intestinale Kandidose: Myrrhehaltige Externa, z.B. Myrrhentinktur, Ad-Muc® S. (mit Kamille), Salviathymol® Tr. (u.a. mit Salbei), Myrrhinil-Intest® (mit Kamille und Kaffeekohle); zeigt In-vitro-Hemmung von Candida-Stämmen *(Beckmann, 1996)*; Wirksamkeitsnachweis in vivo bislang nur durch Beobachtungsstudien *(Lühr, 1996)*.
Innerlich

- Sonnenhut (Echinacea purpurea, E. angustifolia oder E. pallida) als Tee (Hevert-Echinacea® Tee) oder in: Echinacin® Madaus Liqu./Capsetten®, Echinacea-ratiopharm®

Tbl., Pascotox® 100 Tbl./Tr./forte-Injektopas®. Dosierung je nach Schweregrad und Typ individuell dosieren, jedoch i.d.R. mind. 3×30 Tr. tgl. Kuren von 2 – 4 Wo. durchführen. Positive Therapiestudie bei rezidiv. vaginaler Kandidose *(Coeugniet, 1986)*.

▶ Sauerstoff- und Ozontherapien

Je nach Lokalisation: Behandlung durch äußere Begasung oder auch Spülen mit Ozonwasser möglich, nur durch erfahrene Therapeuten (vgl. S. 359).

5. Sexuell übertragbare Hauterkrankungen

Vgl. S. 40, Bakterielle Hauterkrankungen.
Vgl. S. 53, Virale Hauterkrankungen.
Vgl. S. 240, Maßnahmen zur Immunstimulation und Umstimmung.

Def.: Infektionskrankheiten, die überwiegend oder ausschließlich sexuell übertragen werden.

Systematik. Durch Bakterien verursachte Geschlechtskrankheiten sind Lues, Gonorrhö, Lymphogranuloma inguinale, Ulcus molle (diese sind jeweils meldepflichtig) und Mykoplasmeninfektionen. Virale Geschlechtskrankheiten sind Condylomata acuminata und plana, HIV und genitaler Herpes simplex.
Im Folgenden werden nur Lues, Gonorrhö und Condylomata acuminata behandelt.

Klinik.
- **Lues:** Je nach Stadium vielgestaltige klinische Bilder.
  - ▶ Stadium I: Ulcus durum im genitoanalen Bereich (Primäraffekt), Lymphknotenschwellungen.
  - ▶ Stadium II: Exantheme (Syphilide) mit unterschiedlichen makulösen, papulösen, pustulösen und gemischten Bildern, die andere Hauterkrankungen imitieren können. Auch general. Lymphknotenschwellungen, Angina specifica, Condylomata lata, Fieber, Arthralgien, Beteiligung innerer Organe.
  - ▶ Stadium III: Granulomatöse Reaktionen (Gummen) an Haut und Schleimhäuten, kardiovaskuläre Beteiligung.
  - ▶ Stadium IV: Metalues, keine Hauterscheinungen, Tabes dorsalis und progressive Paralyse.
- **Gonorrhö:**
  - ▶ Beim Mann: In ca. 20 % asymptomatisch. Sonst akute eitrige Urethritis mit Dysurie, gelb-grünlichem Ausfluß, Schwellung von Präputium und Glans. Beteiligung von Prostata und Nebenhoden möglich.
  - ▶ Bei der Frau: In ca. 50 – 70 % asymptomatisch oder nur leichter Ausfluss. Sonst aufsteigende schmerzhafte, meist fiebrige Salpingitis, Komplikation: Peritonitis.
  - ▶ Auch extragenitaler Befall (z.B. Mundschleimhaut) und (selten) hämatogene Aussaat.
- **Condylomata acuminata:** Vornehmlich im Anal- und Genitalbereich zunächst reiskorngroße, später bis zu faustgroß wuchernde, exophytisch wachsende, weißlich-rötliche Tumoren.

Diagnostik.
- **Lues:** Direkter Nachweis aus Reizserum im Dunkelfeld, Serologie.
- **Gonorrhö:** Direkter Nachweis unsicher, Beweiskraft hat nur die kulturelle Anzüchtung.
- **Condylomata acuminata:** Klinischer Nachweis, ggf. Biopsie, Nachweis von HPV-Viren mittels PCR.

Allgemeine Therapiegrundsätze
- **Lues:** Penicillin (Clemizol-Penicillin G), bei Allergien Tetrazykline.
- **Gonorrhö:** Einmaltherapie mit Spectinomycin, Cephalosporinen, alternativ Tetrazykline.
- **Condylomata acuminata:** Versuch mit Podophyllin oder Flüssigstickstoff, sonst Abtragung mittels Laser, Elektrokauter oder Skalpell. Rezidivprophylaxe mit Beta-Interferon.

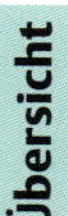

Übersicht

Erweiterte Therapie mit Naturheilverfahren
Möglichkeiten und Grenzen

Die naturheilkundliche Behandlung kann die antibiotische Therapie der bakteriellen Geschlechtskrankheiten nicht ersetzen, allenfalls ergänzen. Virale Erkrankungen, z.B. Condylomata acuminata, zeigen häufig eine hohe Rezidivrate. Auf diese scheinen einige Verfahren (Phyto-Immunstimulantien, Peptidtherapie, Eigenbluttherapie, Akupunktur) zumindest in Einzelfällen günstig zu wirken, ohne dass hierzu verläßliche Studien vorliegen.

▶ Homöopathie

▶ Die Homöotherapie eignet sich ausschließlich (!) zur Nachbehandlung im Sinn einer Resistenzsteigerung sowie zur Therapie unerwünschter Wirkungen der konventionellen Behandlung.

Zur Nachbehandlung bei antibiotisch behandelten sexuell übertragenen Krankheiten.

Hinweis: Das Mittel eignet sich zu Therapiebeginn (2× 4 Wo. mit einwöchiger Therapiepause) auch als Umstimmungsmittel.

■ Mercurius bijodatus D6 2× tgl. 1 Tbl.

▶ Dünnflüssiger, übelriechender Fluor von gelbgrünlicher Farbe, vor allem prämenstruell; anstatt der Monatsblutung uncharakteristische Unterbauchschmerzen. Senkungsbeschwerden.

Zur allgemeinen Nachbehandlung.
Hinweisend sind die Kondylome und Warzen; allgemein besteht eine Neigung zu rezidivierenden Infekten der Atemwege sowie der ableitenden Harnwege.

■ Sepia D6, D12
2× tgl. 5 Tr.
Sepia D30
1 – 2×/Wo. 5 Globuli
2× tgl. 5 Tr.
Thuja occidentalis D30
1 – 2×/Wo. 5 Globuli

● Hinweis: Als so genanntes Zwischenmittel eignet sich Medorrhinum-Nosode D30 (1 Amp. s.c. in 4-wöchigen Abständen).
● Auch die Eigenblutbehandlung (vgl. S. 266) sollte als biologische Basistherapie zusätzlich durchgeführt werden. Ferner eignet sich Acidum formicicum einschließlich Schleimhautmittel je nach Beschaffenheit der Sekretion:

▶ Übelriechender Fluor vaginalis

■ Lilium trigrinum D6
3× tgl. 5 Tr.

▶ Milchig-rahmig aussehender Fluor vaginalis

■ Pulsatilla pratensis D6
3× tgl. 5 Tr.

▶ Scharf brennender, auch blutig tingierter Fluor vaginalis

■ Kreosotum D6
3× tgl. 5 Tr.

▶ Neuraltherapie

● Lokale Behandlung.
● Segmentbehandlung:
▶ Indirekte Grenzstranginjektion nach Mink bei Th 10 – S 5.
▶ Injektion an den Frankenhäuser-Plexus.
▶ Injektion an den N. pudendus.
▶ Quaddelung über Symphyse (KG 2, Ni 11, M 30).
▶ Injektion in die Foramina sacralia.
▶ Injektion in die Iliosakralgelenke.
● Sakralanästhesie.
● Störfeldbehandlung (besonders Injektion an die Nasennebenhöhlen und Tonsillen).
● Injektion an die Schilddrüse zur Verbesserung der hormonellen Situation.
● Ohrakupunkturpunkte (z.B. 92, 95).

Ordnungstherapie

Allen sexuell übertragbaren Erkrankungen haftet auch heute noch der Makel des Verwerflichen oder Sündigen an. Im Interesse einer vertrauensvollen Beziehung zum Patienten sollten jedoch keineswegs vorwurfsvolle oder abschätzige Bemerkungen fallen. Auch sollten die sexuellen Gepflogenheiten eines Menschen in der Regel respektiert werden.
Bei ansteckenden Krankheiten sollte man sich jedoch nicht davon abbringen lassen, eine klare Anamnese mit einer Klärung der Ansteckungsmodi herbeizuführen. Nur so können auch weitere evtl. angesteckte Personen ermittelt und mitbehandelt werden.
Besteht die Gefahr, dass der Patient sich einer Therapie entzieht oder gar andere Menschen durch Ansteckung gefährdet, so sollte die vorgeschriebene namentliche Meldung an das Gesundheitsamt erfolgen.

5.1 Syphilis

Homöopathie

Vgl. S. 75, Übersicht Sexuell übertragbare Hauterkrankungen.

Mikrobiologische Therapie

Als adjuvante Therapie häufig sinnvoll zur unspezifischen Abwehrsteigerung (vgl. S. 292), allerdings liegen keine kontrollierten Studien für diese Indikation vor.

Neuraltherapie

Vgl. S. 75, Sexuell übertragbare Hauterkrankungen.

Ordnungstherapie

Vgl. oben, Sexuell übertragbare Hauterkrankungen.

5.2 Gonorrhö

Akupunktur

Es finden sich hier zwar Hinweise bei Schnorrenberger im Rahmen der Besprechung der Prostatitis (B 23 und 28, KG 4, MP 6). Im Licht der effektiven und nebenwirkungsarmen antibiotischen Therapie sowie im Hinblick auf die eventuellen Spätschäden durch unterbliebene Therapie gilt die Akupunktur als relative Kontraindikation.

Homöopathie

Vgl. S. 75, Übersicht Sexuell übertragbare Hauterkrankungen.

Mikrobiologische Therapie

Als adjuvante Therapie häufig sinnvoll zur unspezifischen Abwehrsteigerung (vgl. S. 292), allerdings liegen keine kontrollierten Studien für diese Indikation vor.

Neuraltherapie

Vgl. S. 75, Sexuell übertragbare Hauterkrankungen.

Ordnungstherapie

Vgl. oben, Sexuell übertragbare Hauterkrankungen.

Phytotherapie

Unterstützend Spülungen oder Waschungen der Genitalien mit Abkochungen bzw. Tees aus Kamille, Eichenrinde oder Salbei.

5.3 Feigwarzen (Condylomata acuminata)

Vgl. S. 53, Virale Hauterkrankungen.
Vgl. S. 240, Maßnahmen zur Immunstimulation und Umstimmung.

Akupunktur

Keine Literaturangaben, keine eigenen Erfahrungen.

Bei der bekannten Wirksamkeit der Akupunktur bei Störungen der Immunhomöostase sowie anderen viralen Erkrankungen wie Herpes simplex und zoster erscheint aber ein Therapieversuch empfehlenswert. **Cave:** Kontraindikation bei gleichzeitig vorliegender HIV-Infektion!

▶ Enzymtherapie

Bei hoher Rezidivneigung Versuch mit hoch dosierter Gabe von Enzymkomplexen in Ergänzung zu weiteren immunstimulierenden Maßnahmen, z.B. Wobenzym® N 3× 5 – 10 Kps. über 2 – 3 Wo.; je nach Symptomatik dann über mind. weitere 8 Wo. niedriger.

▶ Homöopathie

Vgl. S. 75, Übersicht Sexuell übertragbare Hauterkrankungen.

▶ Mikrobiologische Therapie

Als adjuvante Therapie häufig sinnvoll zur unspezifischen Abwehrsteigerung (vgl. S. 292), allerdings liegen keine kontrollierten Studien für diese Indikation vor.

▶ Neuraltherapie

Vgl. S. 75, Sexuell übertragbare Hauterkrankungen.

▶ Ordnungstherapie

Vgl. S. 76, Sexuell übertragbare Hauterkrankungen.

▶ Phytotherapie

Versuchsweise Immunstimulation (vgl. S. 240).

- Podophyllum (Podophyllum peltatum): Aus dem Rhizom gewonnenes Harz (Podophyllin) bzw. daraus gereinigtes Podophyllotoxin hat zytostatische Eigenschaften (*Edwards, 1988; Mazurkiewicz, 1986*). In: Condylox® Tnkt.

Psychosomatik und Psychotherapie

Trotz des eindeutigen Nachweises der Zusammenhänge zwischen Herpes-genitalis-Schüben und psychischem Stress sind für Condylomata acuminata bislang keine analogen Beobachtungen publiziert worden. Kasuistisch wurde jedoch über das Auftreten von Kondylomen im Rahmen ambivalenter Partnerkonflikte berichtet. Aus psychodynamischer Sicht ist ihr Auftreten gut erklärbar. Hauptansatz für eine psychosomatische Mitbehandlung sind dennoch in erster Linie sekundäre Belastungen durch die Kondylome, besonders hinsichtlich Partnerschaft und Beziehungsleben.

6. Anthropoden und Parasiten

6.1 Insektenstiche

Vgl. S. 221, Juckreiz, u. S. 223, Schmerz.

Systematik, Klinik und Diagnostik. Die in Deutschland häufigsten Insektenstiche stammen von Mücken, Bienen, Wespen und Zecken. Die Diagnose von Insektenstichen ist meistens leicht möglich, da es sich um typische kleine, stark juckende Papeln handelt. Auch ist die Anwesenheit der verursachenden Insekten meistens erinnerlich. In selteneren Fällen kann es zu bullösen Insektenstichreaktionen oder – besonders auf Stiche von Bienen und Wespen hin – zu stärkeren Unverträglichkeitsreaktionen kommen.

Allgemeine Therapiegrundsätze
Äußerlich: Lotio alba, Gels mit Antihistaminika, Kühlen mit Umschlägen oder Eis.
Innerlich: Antihistaminika, bei stärkeren allergischen Reaktionen evtl. Notfallbehandlung mit Beta-Mimetika, Kortikosteroiden und Antihistaminika.

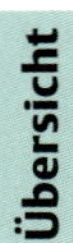

Erweiterte Therapie mit Naturheilverfahren

Möglichkeiten

Unter zahlreichen einfachen Maßnahmen können die Folgen eines Insektenstichs vermindert werden, z.B. Phytotherapie, physikalische Therapien, Eigenblutbehandlung.

Grenzen

Die naturheilkundliche Behandlung ist nur zweite Wahl, wenn akut bedrohliche Reaktionen behandelt werden müssen (vgl. Tab. 4).

Tab. 4: Allgemeinbeschwerden nach Insektenstich, die eine notärztliche Behandlung erforderlich machen könnten.

Hustenreiz
Atemnot
generalisiertes Exanthem, Urtikaria oder Juckreiz
Quincke-Ödem, Schluckbeschwerden
Übelkeit, Erbrechen, Durchfall
Kreislaufkollaps
Schwindel
Blutdruckabfall, Pulsveränderungen
Bewußtlosigkeit

▶ Akupunktur

An sich keine Indikation für die Akupunktur. Eine Nadelung von lokalen und antipruriginös wirksamen Punkten (vgl. S. 250f.) kann bei starkem Leidensdruck versucht werden.

▶ Bach-Blütentherapie

In der Sofortbehandlung wird meist Rescue als Cream oder Tr. gegeben.

▶ Eigenbluttherapie

- EB-Basistherapie (vgl. S. 266), dazu 1 Amp. Colibiogen® oder Regasinum® antiallergicum oder
- hämolysiertes EB (vgl. S. 268) oder
- aktiviertes EB (vgl. S. 269) plus 1 Amp. Apis Ho®.
- Oral: Colibiogen® Tr. 2× tgl. 1 TL voll einnehmen, weiterhin Apis Ho®., Belladonna Ho®, Psorinoheel Ho® aa 50.0, M.D.S.: 3× tgl. 20 Gtt.
- Äußerlich: Ledum® oder Tegarome® mehrfach auftragen.

Infizierte Insektenstiche:

- EB-Basistherapie (vgl. S. 266) plus Traumeel®, Belladonna Ho® oder aktiviertes EB (vgl. S. 269) an 3 aufeinanderfolgenden Tagen plus Traumeel® und Belladonna Ho® injizieren, evtl. noch 2 weitere Injektionen in dreitägigem Abstand.

▶ Enzymtherapie

Bei ausgeprägter Neigung zu lokalen Schwellungen Akutbehandlung mit hoch dosierter Gabe von Enzymkomplexen, z.B. Wobenzym® N 3× 5 – 10 Kps. über 1 – 2 Wo.; je nach Symptomatik dann niedriger.

▶ Homöopathie

Hier kommen insbesondere folgende zwei Mittel infrage:

▶ Ödematöse Schwellung, hellrote bis blasse Hautfarbe. Gefühl von brennender Hitze mit großer Berührungsempfindlichkeit der betroffenen Hautareale. Besserung durch Kälteanwendung.

- Apis mellifica D6, 3 – 4× tgl. 5 Tr.

▶ Pustelbildung nach Insektenstich mit Erythem.

- Ledum D6, 3 – 4× tgl. 5 Tr.

▶ Neuraltherapie

- Bei Bienen- oder Wespenstichen direkt nach dem Einstich die Stichstelle unterspritzen mit 1%igem Procain – lindert sofort den Schmerz und verhindert die Toxinausbreitung.
- Segmentbehandlung.

▶ Ordnungstherapie

Einen Patienten mit bekannter Insektengiftallergie darauf hinweisen, dass er bei Insektenstichen in die Schleimhäute und bei allgemein starken Reaktionen ärztliche Hilfe einholt. Wer an Insektengiftallergien leidet, sollte im Freien zu den entsprechenden Jahreszeiten stets ein Notfallmedikament bei sich führen und in der Handhabung aufgeklärt werden. Indikation zur Hyposensibilisierung prüfen.

Das kann der Patient selbst tun:

Vorbeugende Maßnahmen gegen Mückenstiche:

- Mückengitter vor den Fenstern.
- Versuchsweise Wattebäusche mit ätherischen Ölen, z.B. Zitrone, Nelke, Pfefferminze oder Zimt auf die Fensterbänke legen, auch Zweige von Zitronenmelisse, Thymian und Lavendel.
- Abends im Freien Haut möglichst bedeckt lassen.
- Abends in Räumen nur Licht einschalten, wenn die Fenster und Türen geschlossen sind.
- Hände, Gesicht und Füße mit Nelkenöl einreiben (jeweils 1 – 2 Tr.).
- In südlichen Ländern ggf. in Moskitonetzen schlafen.

Vorbeugende Maßnahmen gegen Wespen- und Bienenstiche für gefährdete Personen:

- Süßspeisen, Früchte und Getränke im Freien möglichst abdecken.
- In Anwesenheit von Wespen oder Bienen hektische Bewegungen vermeiden.
- Mülleimer, Abfallkörbe im Freien meiden.
- Vorsicht beim Obst- und Blumenpflücken, besonders bei Kontakt mit überreifen Früchten aufpassen.
- Im Garten und auf Rasenflächen nicht barfuß oder in offenen Schuhen gehen.
- Bei starkem Flug langärmelige Kleider, lange Hosen tragen.
- In der Nähe von Bienenstöcken oder Wespennestern stark riechende Kosmetika und Parfums vermeiden – können Bienen anziehen.
- Repellentien gegen Insekten schützen vor Bienen und Wespen nicht, Rauch vertreibt sie jedoch wie auch andere Insekten.
- Wenn Bienen oder Wespen sich auf die Haut setzen, diese seitlich abstreifen, nicht frontal erschlagen.
- Nach einem Stich möglichst den Stachel entfernen, diesen jedoch nur mit den Fingernägeln, nicht mit den Fingerbeeren anfassen (am besten mit einer Pinzette).

▶ Physikalische Therapien

Hydrotherapie:

- Als Erstmaßnahme kaltes fließendes Wasser über die Stichstelle laufen lassen. Ferner:
- ▶ Umschläge mit Arnika (1 TL Arnikatinktur auf 1 Glas Wasser)
- ▶ Heilerdeumschläge *(Carstens, 1992)*
- ▶ Umschläge mit essigsaurer Tonerde
- ▶ Eisauflagen *(Orfanos, 1995)*.

▶ Phytotherapie

Vorbeugend: Nelken-, Anis-, Fenchelöl.

Nach dem Stich:
- Venoplant® Gel mehrfach stündlich auftragen.
- Mit aufgeschnittener oder zerriebener Zwiebel oder mit Zitrone den Einstich einreiben.
- Stichstellen mit zerriebenen Efeublättern oder zerquetschtem Spitz- oder Breitwegerich betupfen.
- Starke Schwellungen: Arnikaumschläge aus Tct. Arnicae.

▶ Psychosomatik und Psychotherapie

Vgl. S. 97, Allergien.

6.2 Epizoonosen

Def.: Unter Epizoonosen versteht man durch Ektoparasiten (Skabiesmilben, Läuse, Flöhe, Trombidien, Zecken u.ä.) ausgelöste Erkrankungen der Haut.

Klinik und Diagnostik

Skabies: Zunächst starker Juckreiz, nachts verstärkt, ohne scheinbare Hautveränderungen. Gelegentlich feine, tunnelartige Gänge in der Haut, bevorzugt an Fingerzwischenräumen, Handgelenk, Genitalbereich und Oberschenkeln. Durch den Juckreiz viele Exkoriationen bis zur Ekzematisierung.
Nachweis durch klinisches Bild sowie durch direkten Nachweis von Milben in den Hautgängen.

Läuse (Pediculosis): Starker Juckreiz im Bereich des behaarten Kopfes (Kopfläuse, Pediculosis capitis) oder der Genitalhaare (Filzläuse, Pediculosis pubis). Bei Kleiderläusen (Pediculosis vestimentorum) Befall des gesamten Integumentes, v.a. Stamm. Bei stärkerem Befall erkennt man deutlich stecknadelkopfgroße, weißlich-glasige Nissen, welche entlang den Haarschäften zu Tausenden auftreten können. Auch Nachweis von ausgewachsenen Läusen in den Haaren meist möglich. Bei Kleiderläusen Nachweis nur in der Kleidung.

Flöhe (Pulicosis): Meist zahlreiche, gruppierte, kleine, rötliche Quaddeln mit winzigem roten Fleck in der Mitte (Bissstelle).

Laufmilben, Trombidien: Rötliche, juckende Papeln und Urtikae an Körperstellen mit eng anliegender Kleidung, z.B. Gürtelbereich, BH (Milben fallen von Bäumen herunter).

Zerkarien: Rötliche Flecken oder Urtikae, meist im Bereich der Beine, starker Juckreiz.

Zecken: Zeckenstiche bleiben meist unbemerkt; kleine, schwarze, stecknadelkopf- bis erbsgroße halbkugelförmige Zeckenkörper an der Haut. Bei größeren Zecken Stechapparat erkennbar.

Hakenwurmlarven: Gewundene oder lineare gerötete Gänge in der Haut, v.a. an Fußrücken, Fußsohlen. Klinische Diagnose.

Allgemeine Therapiegrundsätze

Skabies: Hexachlorcyclohexan (Jacutin®), Benzylbenzoat (Antiscabiosum® Mago), Permethrin. Kleidung für mind. 4 Tage aushängen. Ekzematöse Veränderungen gemäß Grundsätzen der Ekzemtherapie (vgl. S. 101) behandeln.

Läuse: Hexachlorcyclohexan (Jacutin®), Malathion (Organoderm® Lsg.), Pyrethrumderivate (Goldgeist® forte). Bei Kleiderläusen Kleidung entwesen.

Flohstiche: Symptomatische Behandlung der Stichstellen mit Lotio alba, Antihistaminikagel, bei stärkerer Entzündung steroidhaltige Externa. Kleidung evtl. mit Insektiziden einsprühen.

Laufmilben: Symptomatisch wie Flohstiche.

Zerkarien: Symptomatisch wie Flohstiche.
Zecken: Entfernung des Zeckenmaterials mit Pinzette, ggf. Stanzung in Lokalanästhesie; Hautdesinfektion.

Hakenwurmlarven: Lokal Thiabendazol Cr., Kryotherapie. Systemisch: Albendazol, Ivermectin, Mebendazol.

Übersicht

Erweiterte Therapie mit Naturheilverfahren

Möglichkeiten
Naturheilkundliche Verfahren können bei Epizoonosen allenfalls versuchsweise eingesetzt werden, v.a. Phytotherapie, Homöopathie. Sie stehen in ihrer Therapiesicherheit den chemisch-synthetischen Präparaten nach. Eine symptomatische Behandlung von z.B. sekundär ekzematisierter Haut ist jedoch gut möglich, z.B. mit Phytotherapie, physikalischer Therapie.

Grenzen
Bei fehlendem Ansprechen sollte bald ein Wechsel auf synthetische Therapeutika erfolgen, auch um eine weitere Ausbreitung des Befalls auf andere Personen zu verhindern.

▶ Ordnungstherapie

Der Befall mit Krätzemilben oder Läusen ist unter ungünstigen hygienischen Bedingungen häufiger. Dennoch sollte man die Erkrankungen nicht vorschnell mangelnder Hygiene zuschreiben. In größeren sozialen Gruppen und unter engen räumlichen Verhältnissen, z.B. in Kindergärten und Schulen, kommen immer wieder Massenerkrankungen vor, ohne dass die einzelnen eine mangelnde Hygiene betrieben haben.
Nicht nur den Betroffenen behandeln, sondern auch sein engeres soziales Umfeld überprüfen.

▶ Physikalische Therapien

Hydrotherapie: Bei Parasiten allgemein: Ansteigende Arm- und Fußbäder, Rosmarinbäder, heiße Rückenblitzgüsse, Fußbäder mit ätherischen Ölen (Kampfer, Nelken, Lavendel).

▶ Phytotherapie

Epizoonosen sind mit Phytotherapeutika i.d.R. nicht ausreichend behandelbar. Aus der Volksmedizin stammen zahlreiche Therapieansätze bei Wurmerkrankungen, die versucht werden können (vgl. S. 84).

6.3 Pediculosis

▶ Neuraltherapie

Lokale Behandlung von Entzündungen, evtl. i.v. Gabe bei Juckreiz.

▶ Ordnungstherapie

Nicht vergessen, andere Personen in gleicher Wohngemeinschaft mitzuuntersuchen und ggf. zu behandeln.

Das kann der Patient selbst tun:

- Gründliche Trennung von befallener und frischer Wäsche.
- Keine Benutzung gemeinsamer Wäsche und Kleidung durch mehrere Personen bis zur Ausheilung.
- Kinder vor Therapieende nicht in den Kindergarten oder in die Schule schicken.

▶ Physikalische Therapien

Als Nottherapie: Einreiben des Kopfes mit Petroleum oder 10%igem Naphthalin in Sesamöl. Entfernung der Nissen durch Haarwäsche mit 3 % Essigsäurelösung. Durch Essigsäure wird das Chitin aufgelöst, mit dem die Nissen am Haarschaft heften, dann Auskämmen mit »Läusekamm« (*Steigleder, 1987*).

▶ Weitere Behandlungsmöglichkeiten

Kopfläuse: Haare mit Essig waschen, eine halbe Stunde einwirken lassen, nachspülen und gut durchkämmen.

▶ Phytotherapie

Versuchsweise Sauerampferwurzeln 20 g auf 1 l kochendes Wasser, 15 min ziehen lassen, davon 3 Tassen tgl. trinken.

6.4 Skabies

▶ Mikrobiologische Therapie

Begleitende Maßnahme zur unspezifischen Abwehrsteigerung (insbes. bei Scabies norvegica) (vgl. S. 292).

▶ Neuraltherapie

Vgl. S. 81, Pediculosis.

▶ Ordnungstherapie

Nicht vergessen, andere Personen in gleicher Wohngemeinschaft mitzuuntersuchen und ggf. zu behandeln.

Das kann der Patient selbst tun:

- Gründliche Trennung von befallener und frischer Wäsche.
- Wäsche für mind. 5 Tage aushängen, damit Milben sicher beseitigt sind.
- Keine Benutzung gemeinsamer Wäsche und Kleidung durch mehrere Personen bis zur Ausheilung.
- Kinder vor Therapieende nicht in den Kindergarten oder in die Schule schicken.

▶ Physikalische Therapien

Hydrotherapie: Warmes Bad mit Seife (*Korting, 1989*). Teerbäder, Ölbäder gegen die Sekundärveränderungen (Pyodermien). Im Anschluss an die Jacutin®-Behandlung nach *Nolting (1986)* Bäder mit Zusätzen von Hopfen, Baldrian oder Melisse. Kneipp-Therapie günstig.

6.5 Intestinale Wurmerkrankungen

Die Behandlung von Wurmerkrankungen ist keine Domäne der Dermatologie. Dennoch kommt der Dermatologe gelegentlich in die Situation, durch Wurmbefall unterhaltene Dermatosen zu behandeln, etwa eine Urtikaria bei Askariasis oder einen Pruritus analis bei Oxyuriasis.
Aufgrund der besseren hygienischen Verhältnisse und der geringeren Verseuchung von Wasser und Lebensmitteln sind Wurmerkrankungen in der westlichen Welt seltener als noch vor 50 Jahren. Doch auch in Deutschland kommen immer noch Wurmerkrankungen vor, insbesondere bei Kindern und nach Auslandsaufenthalten.

Systematik. Am häufigsten zu finden sind Bandwürmer, Madenwürmer und Spulwürmer. Diese verursachen die folgenden Erkrankungen:

- Zestodenerkrankungen (**Bandwurmbefall**); hierzu zählen u.a.
  - Rinder- und Schweinebandwurm
  - Hundebandwurm
  - Fischbandwurm
- Oxyuriasis (**Madenwurmbefall**)
- Askariasis (**Spulwurmbefall**).

Pathophysiologie. Bandwürmer werden – je nach Wurmart – durch Verzehr von Schweine- oder Rindfleisch, Fisch, kopfgedüngtem Gemüse oder auch durch direkten Kontakt über Stuhl und Hände übertragen. Aufgrund der strengen Hygienerichtlinien bei der Fleisch- und Fischverwertung (z.B. Fleischbeschau) sind diese Bandwurmerkrankungen selten geworden. Lediglich der Hundebandwurm stellt immer noch eine Gefahr

dar, wenn besonders Kinder mit dem Kot von Hunden (auch Füchsen, Katzen) in Kontakt kommen.
In ähnlicher Weise wie bei den Bandwürmern werden auch die Maden- und Spulwürmer über Fäkalien und Kot mit anschließender oraler Aufnahme übertragen. Am häufigsten gibt es bei der kindlichen Madenwurmerkrankung eine direkte Reinfektion durch Kratzen am juckenden After und anschließendes Lecken an den Fingern.

Klinik und Diagnostik.
Bandwurmerkrankungen: Magen-/Darmbeschwerden, Appetitlosigkeit und Gewichtsabnahme (auch bei ausreichender Nahrungsaufnahme). Beim Schweinebandwurm und besonders beim Hundebandwurm kann es zum Befall innerer Organe wie Leber, Lunge kommen, was bei ungünstigen Verläufen zu gefährlichen Komplikationen führen kann. Mitunter finden sich Wurmteile auch als feine weißliche Fäden im Stuhl → Nachweis.

Madenwurmerkrankungen: Analer Juckreiz, besonders nachts. Komplizierte Verläufe treten nicht auf. Mitunter finden sich Wurmteile auch als feine weißliche Fäden im Stuhl → Nachweis.

Spulwurmerkrankungen können zu starkem Durchfall, Überblähung, Erbrechen führen. Während der Wanderung durch den Körper gelangen die Larven auch in die Lungen, wo sie Husten, Fieber und asthmaartige Beschwerden hervorrufen. Nachweis von Wurmanteilen und Wurmeiern im Stuhl.

Allgemeine Therapiegrundsätze. Spul- und Madenwürmer mit Pyrantel (Helmex®) oder Mebendazol (Vermox®), Bandwürmer mit Albendazol (Eskazole®), Niclosamid (Yomesan®) oder Praziquantel (Cesol®). In den selteneren Fällen eines Organbefalls durch z.B. Larven von Hundebandwürmern sind meist chirurgische Eingriffe nötig.
Wichtig: Hygienische Maßnahmen zur Vermeidung einer fäkaloralen Reinfektion.

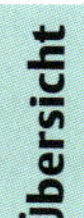

Erweiterte Therapie mit Naturheilverfahren

Möglichkeiten und Grenzen
Mit naturheilkundlichen Mitteln können besonders Madenwürmer versuchsweise behandelt werden (Phytotherapie, Homöopathie), was jedoch nicht immer erfolgreich ist. Bei fehlendem Ansprechen sollte auf eine herkömmliche anthelminthische Behandlung nicht verzichtet werden.

▶ Ernährungstherapie

In der Volksmedizin war es üblich, betont folgende Nahrungsmittel mit gewisser Wirkung gegen Würmer aufzunehmen: Rohkost jeder Art, besonders Möhren, Zwiebel, Brunnenkresse, Sellerie, Rettich, Fenchel, Knoblauch, Kohlrabi, Kürbis, ferner Säfte daraus. Diese stehen den modernen Anthelminthika in ihrer Wirkung sicherlich nach, sind jedoch als Nahrung ohne zusätzlichen Aufwand zuzuführen.

▶ Homöopathie

- Abrotanum D1, D2, schlechter Appetit oder Abmagerung bei Heißhunger (besonders Abnahme an den Beinen), bleiches, runzliges, hohläugiges Gesicht, kann den Kopf nicht vom Kissen heben, ständiger Wechsel von Diarrhö und Obstipation, kann vor Meteorismus kaum gehen.
- China D2 bei Askariden über längere Zeit anzuwenden.
- Cuprum oxidatum nigrum D12 bewährt u.a. bei Oxyuriasis.

Bei rezidivierendem intestinalem Befall zur Vorbeugung und Nachbehandlung:
- China D6 oder Okoubaka D3.

Dosierung bei jedem Mittel: 2 – 3× tgl. 1 Tbl.

▶ Mikrobiologische Therapie

Begleitende Maßnahme zur Aktivierung des darmschleimhautassoziierten Immunsystems (vgl. S. 292).

▶ Ordnungstherapie

Wichtige allgemeine Maßnahmen:

- Hygieneverhalten auch der Angehörigen prüfen:
  - ▶ Nach jedem Stuhlgang und vor jedem Essen gründlich die Hände waschen.
  - ▶ Haut im Afterbereich auch bei Juckreiz nicht direkt mit den Fingern anfassen, um Übertragung von Wurmeiern zu vermeiden.
- Haustiere und Mitbewohner untersuchen lassen.
- Vorbeugend kein Gemüse essen, das fäkaliengedüngt wurde.
- Naturheilkundliche Verfahren versuchsweise anwenden, bei Nichtbesserung rechtzeitig zu konventionellen Verfahren wechseln.

Das kann der Patient selbst tun:

- Kinder zum Händewaschen vor den Mahlzeiten, nach dem Spielen und nach Kontakt mit Tieren anleiten.
- Bei Spielen im Freien sollten Kindern von Arealen ferngehalten werden, auf denen Hunde- und Katzenkot zu finden ist.
- Wenn Hunde im Haus gehalten werden, regelmäßige Wurmkuren durchführen.
- Haustiere nur mit gekochten Schlachtabfällen füttern.
- Bei Reisen in südliche Länder Gemüse und Obst gründlich waschen, um ggf. Schmutzreste von fäkaliengedüngten Produkten zu entfernen.
- Bei Reisen in die Dritte Welt zuvor über die dortigen Gefahren durch Würmer u.a. Infektionskrankheiten informieren.

▶ Phytotherapie

Versuchsweise können die folgenden Pflanzen eingesetzt werden (Volksmedizin). Bei Therapieresistenz rechtzeitig andere Maßnahmen wählen.

Bandwurm:

- Wurmfarn (Aspidium filix-mas) als Extrakt: »Extract. Filicis mas. recent. 8,0, Sir. simplex 20,0« morgens nüchtern in 2 Port. einnehmen.
- Kürbis (Cucurbita) als Samen: »Sem. Cucurbitae non decort., conc., Electuar Sennae aa 150« morgens in 2 Port. einnehmen.

Madenwürmer:

- Knoblauch (Allium sativum), eine Zehe zerkleinern, mit ¼ l Wasser 10 min kochen, abkühlen lassen, als Bleibeklistier in den Darm, 1×/Wo., dazu tgl. Wurmtee.
- Bärenlauch (Allium ursinum) als Tee (Herba Allii ursini).
- Rainfarn (Tanacetum vulgare) als Teegemisch: Zu gleichen Teilen mischen: Herba Absinthii, Herba Tanaceti, Flor. Chamomillae, Fol. Sennae, davon tgl. abends 1 Tasse (bei Kindern oder darmempfindlichen Patienten die Dosis des abführenden Senna reduzieren!).

Zusätzlich bei Kindern:

- Mohrrübe (Daucus carota), morgens 1 Glas Saft oder 1 – 2 große Möhren.
- Afterjucken: Rp. Ol. Tanaceti 0,1, Ungt. molle ad 30,0 als Aftersalbe.

Spulwürmer:

- Wurmkrautöl (Ol. Chenopodii anthelminthice): Morgens nüchtern 1 Tr. des Öls pro Lebensjahr auf Zucker, 1 h später die gleiche Dosis, 2 h danach 1 – 2 EL Rizinusöl, wenn nach 3 h keine Entleerung erfolgt, erneut Rizinusöl. Das Prozedere frühestens nach 1 Wo. wiederholen (Achtung: Nur bei kräftigen Kindern, da starke Reizwirkung möglich!).

7. Nichtinfektiöse entzündliche Hauterkrankungen

Vgl. S. 217, Hautzustände, u. S. 221, Juckreiz.

▶ Akupunktur

Keine Publikationen zu den einzelnen dermatologischen Krankheitsbildern. Die Therapie erstreckt sich hier auf Begleiterscheinungen, die den Patienten belasten, z.B. den Juckreiz. Sie kann durch die relaxierende und psychisch harmonisierende Wirkung zur Besserung des Befindens und des Umgangs mit der Krankheit beitragen.

▶ Homöopathie

Der organotrope Therapieansatz zur Initial- und Intervalltherapie berücksichtigt die Morphologie; je nach Effloreszenzen sind die in anderen Kapiteln beschriebenen Homöopathika zu berücksichtigen. Empfehlenswert ist im Rahmen der Initialbehandlung auch Acidum formicicum sowie die Eigenblutnosode. Längerfristig ist jedoch eine personotrope Behandlung notwendig.

▶ Neuraltherapie

Allgemeines Vorgehen.

- Lokale Um- bzw. Unterspritzung entzündeter Areale.
- Segmentbehandlung:
  - ▶ Quaddelung im Dermatom.
  - ▶ Indirekte Grenzstranginjektion nach Mink entsprechend dem betroffenen Segment von C 4 bis L 5.
  - ▶ Injektion an sympathischen und parasympathischen Ganglien (z.B. G. sphenop., G. stellatum, G. impar, Grenzstrangganglien).
  - ▶ 1 ml i.v. Gabe des Lokalanästhetikums mit paravenöser Umflutung des sympathischen Venengeflechts von ca. 0,1 – 0,2 ml.
  - ▶ Störfeldsuche.

7.1 Lichen ruber planus

Def.: Knötchenflechte; juckende Haut- und Schleimhauterkrankung unklarer Ätiologie mit typischer Morphe.

Pathophysiologie. Unklare Genese; beobachtet wird vermehrtes Auftreten bei Hepatopathien, Auslösung auch durch Medikamente und unter Stresssituationen möglich.

Klinik. Multiple einzelstehende, z.T. konfluierende, rötliche, polygonale Papeln mit flacher, glänzender Oberfläche. Netzartige Zeichnung, auch auf der Wangenschleimhaut (Wickham-Phänomen). Prädilektion: Unterarmbeugen, viele Varianten am gesamten Integument möglich.

Diagnostik. Klinische Diagnose, im Zweifelsfall Histologie.

Allgemeine Therapiegrundsätze.
Äußerlich: Kortikosteroide.
Innerlich: Retinoide, kurzfristig Kortikosteroide, Versuch mit PUVA.

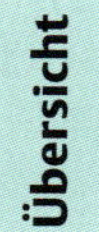

Erweiterte Therapie mit Naturheilverfahren

Möglichkeiten und Grenzen
Die Wirksamkeit der einzelnen Verfahren wurde bislang nicht systematisch untersucht. Anzunehmen ist, dass zumindest ein Teil der Patienten von einer Umstimmungsbehandlung, aber auch von konstitutioneller homöopathischer Behandlung oder von psychotherapeutischen Verfahren profitiert. Symptomatische Behandlung des Juckreizes mit Akupunktur, Phytotherapie und physikalischen Anwendungen erscheint aussichtsreich.

▶ Akupunktur

Die Therapie erstreckt sich hier auf die den Patienten belastenden Begleiterscheinungen wie z.B. den Juckreiz und kann durch die relaxierende und psychisch harmonisierende Wirkung zur Besserung des Befindens und des Umgangs mit der Krankheit beitragen.

▶ Ernährungstherapie

Vollwerternährung, ggf. Sonderdiät »biogene Amine« (vgl. S. 279).

▶ Heilfasten

Günstige Beeinflussung von Juckreiz und Abheilungstendenz.

▶ Homöopathie

Versuch mit konstitutioneller homöopathischer Behandlung sinnvoll.

▶ Mikrobiologische Therapie

Begleitende Maßnahme zur Modulation überschießender Immunreaktionen sowie zur Aktivierung des darmassoziierten Immunsys-tems (vgl. S. 292). Diagnostisch und therapeutisch die Darmflora beachten!

▶ Neuraltherapie

Störfelddiagnostik in Einzelfällen hilfreich.

▶ Ordnungstherapie

Bei einem Teil der Patienten mit Lichen ruber scheinen psychosoziale Faktoren oder »Stress« von Bedeutung zu sein (vgl. S. 299, 344).

▶ Physikalische Therapien

Hydrotherapie:
- Kühlende Umschläge mit 0,5%igem Menthol als Antipruriginosum (*Orfanos, 1995*).
- Teerbäder (juckreizlindernde und antientzündliche Wirkung *(Korting, 1989)*.
- Ölbäder bei Lichen ruber verrucosus *(Steigleder, 1992)*.

Phototherapie:
- Teerbäder in Verbindung mit UV-B- bzw. SUP-Bestrahlungen.
- PUVA-Therapie bzw. PUVA-Bäder *(Orfanos, 1995)*.
- Balneo-Phototherapie (vgl. S. 324).
- UV-Bestrahlung nach *Kimmig* und *Wiskemann (1968)*; auch vorsichtig große Heliotherapie *(Schulze, Jungmann, 1992)*.

Klimatherapie: Wirkt mit Heliotherapie zusammen gut *(Harnack, 1975)*.

▶ Phytotherapie

Durch Phytotherapeutika allein i.d.R. nicht ausreichend beeinflussbar.
Bei leichtem Verlauf versuchsweise:
- Dulcamara stipides (Bittersüßstengel) in: Cefabene® S., Tr.
- Cardiospermum in: Halicar® S.

Mäßiger Juckreiz:
- Ätherische Öle mit Kühleffekt oder schwach analgetischer Wirkung, besonders Kampfer (0,1 – 0,5 %), Thymol (0,5 – 2 %), Menthol (0,5 – 1 %) und Lavendel. Jeweils in Salben einmischen (z.B. Ungt. leniens) oder als Bäder. Fertigpräparat: Retterspitz® Gelee, bei Bedarf dünn auftragen.
- Kleiebäder weisen auch milde antipruriginöse Wirkungen auf (*Weitgasse, 1976; Johne, 1982*), z.B. Silvapin® Weizenkleieextrakt, Töpfer Teerkleiebad und Kinderbad.

Starker Juckreiz:
- Capsaicin (Pfefferschotenextrakt), zu Einzelheiten vgl. S. 89.

▶ Psychosomatik und Psychotherapie

Lichen ruber planus als psychosomatisches Krankheitsbild ist wiederholt diskutiert worden (*Veltmann, 1966; Irvine, 1990*). Statistisch gesichert ist lediglich der Zusammenhang mit

belastenden »life events« bei Patienten mit papulösem bzw. bullösem Lichen planus der Mundschleimhaut gegenüber anderen Lichen-planus-Formen und gegenüber Gesunden. Somatisierungsstörungen und depressive Verstimmungen sind nicht gehäuft anzutreffen (*Lowental, 1984*). Aus klinischer Erfahrung kann jedoch über etliche Fälle einer eindeutigen Koinzidenz akuter Belastungssituationen und der Eruption des Lichen planus berichtet werden. Auch das beschriebene Verschwinden der Effloreszenzen nach Biopsieentnahme aus einem Herd spricht für den Einfluss suggestiver Faktoren.
Der Juckreiz und das damit verbundene Kratzen stellen eine maßgebliche Belastung dar, die durch ein Anti-Kratz-Training (vgl. S. 110) beeinflusst werden kann.

7.2 Prurigo (acuta, simplex subacuta)

Def.: Stark juckende Hauterkrankung, deren Einzeleffloreszenz aus einer Papel oder Seropapel besteht und die, je nach zeitlichem Verlauf, in eine akute, subakute und chronische Form eingeteilt wird.
Sonderform: Prurigo nodularis Hyde.

Pathophysiologie. Die akute Form tritt vorwiegend bei Kleinkindern auf. Man vermutet heute als Ursache Insektenbisse oder -stiche, in deren Folge es, vermittelt durch immunologische Mechanismen, zu den typischen Hauteffloreszenzen kommt.
Dagegen tritt die chronische und die am häufigsten vorkommende subakute Form besonders bei Frauen im jungen und bei Männern im fortgeschrittenen Erwachsenenalter auf. Meist besteht bei den betroffenen Patienten eine atopische Diathese. Andere gehäuft assoziierte Erkrankungen sind Hepatopathien, Nephropathien, Diabetes mellitus und hämatologische Störungen. Auch bei diesen Formen vermutet man pathophysiologisch immunologische Mechanismen.

Klinik. Kennzeichnend sind kleine, etwa 0,5 – 1 cm große, stark juckende Seropapeln, die bei der subakuten Form bevorzugt symmetrisch an den Oberarmstreckseiten angeordnet sind. Charakteristisch für die Erkrankung ist das Sistieren des Juckreizes nach dem Aufkratzen der Seropapel, sodass häufig anstelle der Primäreffloreszenz kleine hämorrhagische Erosionen gefunden werden.

Allgemeine Therapiegrundsätze. Bei der akuten Form gibt man innerlich zur Juckreizstillung Antihistaminika, extern Antihistaminikagele und eventuell Zubereitungen mit Lokalanästhetika.
Bei der subakuten und chronischen Form steht zunächst eine allergologische und internistische Abklärung im Vordergrund. Symptomatisch helfen innerlich auch hier Antihistaminika, für kurze Zeit eventuell kombiniert mit Glukokortikosteroiden. Extern Teerpräparate, z.B. Pix lithanthracis oder Liquor carbonis detergens, und Lokalanästhetika in unterschiedlichen Konzentrationen und Grundlagen.

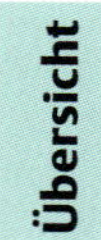

Erweiterte Therapie mit Naturheilverfahren

Möglichkeiten
Naturheilkundliche Verfahren können als umstimmende Maßnahmen zur Besserung des klinischen Bildes beitragen. Zum Teil besteht auch eine antipruriginöse Wirkung i.e.S.

▶ Akupunktur

Die Therapie erstreckt sich hier auf die den Patienten belastenden Begleiterscheinungen wie z.B. den Juckreiz und kann durch die relaxierende und psychisch harmonisierende Wirkung zur Besserung des Befindens und des Umgangs mit der Krankheit beitragen.

▶ Eigenbluttherapie

Prurigo simplex subacuta:

- EB-Basistherapie (vgl. S. 266) – in der Wirkung sehr beeindruckend, oder
- aktiviertes EB (vgl. S. 269) plus Acirufan® Amp.
- Auto-Sanguis-Stufentherapie nach Reckeweg (vgl. S. 270) mit Zusatz folgender Medikamente:

1. Stufe: Hepar suis Injeel, Coenzyme Kps., Ubichinon Kps.
2. Stufe: Psorinoheel, Cutis Kps.
3. Stufe: Cutis suis Injeel D200.
4. Stufe: Histamin D200 und Acidum formicicum D200.

- Oral: Phönixsche Entgiftungstherapie mit Phönix Solidago, Phönix Phönohepan, Phönix Antitox.

Prurigo acuta:

- EB-Basistherapie (vgl. S. 266) plus Zusatz von Sanukehl Pseu® D5 Sanum oder
- aktiviertes EB (vgl. S. 269).
- Oral: Phönixsche Entgiftungstherapie mit Phönix Solidago, Phönix Phönohepan, Phönix Antitox.

▶ Enzymtherapie

Bei Chronifizierung Versuch mit hoch dosierter Gabe von Enzymkomplexen, z.B. Wobenzym® N 3× 5 – 10 Kps. über 3 – 4 Wo., je nach Symptomatik in niedrigerer Dosis weiter.

▶ Ernährungstherapie

Vollwerternährung, Sonderdiät »biogene Amine«. Suchdiät I und II (vgl. S. 279) zur Identifizierung potenzieller Allergene oder Unverträglichkeitsreaktionen.

▶ Heilfasten

Günstige Beeinflußung von Juckreiz und Abheilungstendenz.

▶ Homöopathie

Bewährt hat sich die Eigenblutnosode sowie Acidum formicicum. Auf die klinische Diagnose hin kann auch Cardiospermum D3 (3× tgl. 5 Tr.) sowie Cardiospermum-Salbe appliziert werden.

▶ Mikrobiologische Therapie

Begleitende Maßnahme zur Modulation überschießender Immunreaktionen sowie zur Aktivierung des darmassoziierten Immunsys-tems (vgl. S. 292).
Diagnostisch und therapeutisch die Darmflora beachten!

▶ Neuraltherapie

Vgl. S. 85, Nichtinfektiöse entzündliche Hauterkrankungen, i.v. Gabe gegen Juckreiz (S. 221).

▶ Ordnungstherapie

Der Juckreiz bei der Prurigo kann die Patienten bis zur totalen Erschöpfung oder Verzweiflung quälen. Unabhängig vom sonstigen therapeutischen Vorgehen deshalb auf gute antipruriginöse Therapie achten.

▶ Physikalische Therapien

Hydrotherapie:

- Absteigende Bäder (Kleie, Teer, Schwefel, Eichenrinde und Schafgarbe, von 35 °C auf 32 °C, vgl. *Borchers et al. (1993)*.
- Kneipp-Güsse, feucht-kalte Wickel und Auflagen.
- Abreibungen mit Essigwasser oder 2%igem Mentholspiritus (*Braun-Falco, 1984*).

Klimatherapie: Verblüffende Erfolge an der Nordsee durch Sonnenbäder und Meerwasserbäder in der strahlungsreichen Jahreszeit (nach *Harnack, 1975*). Meeresklima wirkt bei Kindern fast immer günstig.

▶ Phytotherapie

Äußerlich:

Capsaicin S., z.B. Dolenon® oder rezeptiert, z.B. Rp.:
Capsaicin 0,01 (bis ca. 1),
Neribas® (Basis-)Salbe ad 100,0.
3× tgl. dünn auftragen.
Nach anfänglichem Brennen und verstärktem Juckreiz (den Patienten informieren!) meist gute antipruriginöse Wirkung. Konzentration nach Verträglichkeit steigern von 0,01 % auf 0,5 %. Nicht auf Erosionen und Exkoriationen auftragen.

▶ Psychosomatik und Psychotherapie

Für die symptomatische Behandlung der Prurigo simplex subacuta gilt das auf S. 344 zum Juckreiz-Kratz-Zirkel Gesagte.

7.3 Erythema nodosum

Def.: Dermatose, die durch schmerzhafte, meist symmetrisch an den Unterschenkelstreckseiten lokalisierte, lividrote Knoten gekennzeichnet ist.

Pathophysiologie. Das Erythema nodosum tritt besonders häufig im Zusammenhang mit Infektionen (bes. Streptokokkeninfekte, Yersiniose, Tuberkulose), einer Sarkoidose, chronisch entzündlichen Darmerkrankungen und mit Medikamenten (bes. Penicilline und Sulfonamide) auf. Auslöser ist dabei eine allergische Reaktion vom Immunkomplextyp, die sich in den Blutgefäßen des unteren Coriums abspielt und diese schädigt.

Klinik. Typisch ist das plötzliche Auftreten von roten, stark druckdolenten Knoten meist im Bereich der Unterschenkelstreckseiten, jedoch auch an den Oberarmen und am Stamm. Die anfangs roten Nodi durchlaufen innerhalb von Tagen bis Wochen alle Farbschattierungen eines Hämatoms. Meist treten parallel zu den Hauteffloreszenzen Fieber und Gelenkschmerzen auf. Frauen sind sehr viel häufiger betroffen als Männer.

Allgemeine Therapiegrundsätze. Zunächst sind die Behandlung möglicher Grunderkrankungen und körperliche Schonung notwendig. Lokal können zudem Chloraminumschläge oder heparinoidhaltige Externa eingesetzt werden. Bei starken Schmerzen ist auch die Gabe von nichtsteroidalen Antiphlogistika und nach Ausschluss einer infektallergischen Genese von Glukokortikosteroiden möglich.

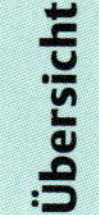

Erweiterte Therapie mit Naturheilverfahren

Möglichkeiten
Naturheilkundliche Verfahren dienen in erster Linie der Beschwerdelinderung, insbesondere von Schmerzen und lokalen Entzündungen.

Grenzen
Meist keine Einwirkungsmöglichkeit auf die zugrunde liegenden Grunderkrankungen.

▶ Enzymtherapie

Hoch dosierte Gabe von Enzymkomplexen als antiphlogistische Maßnahme sinnvoll, z.B. Wobenzym® N 3×5 – 10 Kps. über 2 – 3 Wo., je nach Symptomatik dann über weitere 2 – 8 Wo. niedriger dosiert.

▶ Ernährungstherapie

Vollwerternährung, Rohkost.

▶ Heilfasten

Entzündung und Schmerzen bilden sich rascher zurück.

▶ Homöopathie

Vgl. S. 85, Nichtinfektiöse entzündliche Hauterkrankungen, Notwendigkeit der individuellen Therapie.

▶ Mikrobiologische Therapie

Begleitende Maßnahme zur Modulation überschießender Immunreaktionen. Empfehlenswert: Präparate mit Stoffwechselprodukten von E. coli, da diese u.a. vermutlich die Freisetzung von Histamin hemmen (vgl. S. 294).

▶ Neuraltherapie

Vgl. S. 85, Nichtinfektiöse entzündliche Hauterkrankungen.

▶ Ordnungstherapie

Aufgrund der vielfältigen Entstehungsmöglichkeiten sind zur Abklärung oft sehr viele Untersuchungen nötig. Diese mit dem Patienten rechtzeitig besprechen.

▶ Physikalische Therapien

Hydrotherapie: Örtliche Kühlung mit feuchten Umschlägen, z.B. essigsaure Tonerde *(Korting, 1989)*, werden als angenehm empfunden.

Elektrotherapie: Kurzwellendurchflutungen (nach *Korting, 1989 und Steigleder, 1987*, mit gutem Erfolg).

▶ Phytotherapie

Äußerlich: Das Erythema nodosum wird äußerlich meist antientzündlich mit wirkstofffreien Umschlägen behandelt. Seltener werden pflanzliche Zusätze verwendet. Als Phytotherapeutika mit erwiesener antiphlogis-tischer Wirkung (*Wagner, 1986, 1987, 1989*) kämen als Salben oder in Umschlägen die ätherischen Öle der folgenden Pflanzen in Frage:

- Arnica montana, in: Arnika-Salbe Heel®, Arnica Kneipp® Salbe, auch rezeptiert als Arnikatinktur für Umschläge.
- Nelkenöl: 0,1 – 0,5 % in Salbengrundlage nach DAB10.
- Zimtöl: 1 – 2 % in Salbengrundlage nach DAB10.
- Rosmarinöl: Schwächere antiphlogistische Wirkung, aber manchmal besser verträglich.

Cave: Ätherische Öle vorsichtig dosieren, da in höherer Konz. hyperämisierend.
Fertigpräparate (enthalten u.a. Rosmarin- und Kampferöl, dünn applizieren): Cefarheumin® N S., Retterspitz® Quick S., Grüne Nervensalbe Dörr, Silvapin® Franzbranntwein mit ätherischen Ölen (für Umschläge).

Innerlich: Mittel der Wahl zur symptomatischen Therapie des E. nodosum sind systemische Antiphlogistika, besonders Salizylate. Die synthetischen Präparate (z.B. ASS) sollten im Allgemeinen bevorzugt werden, da sie besser standardisiert sind.

Möglich ist aber auch die Gabe pflanzlicher Salizylate, besonders aus Cortex salicis (Weidenrinde). Die Salizylinverbindungen dieser Pflanze werden in vivo im Darm hydrolytisch gespalten und dann in der Leber zu Salizylsäure oxidiert. Gegenüber synthetischer ASS soll ein Vorteil von Cortex salicis die geringe Wirkung auf die Thrombozytenaggregation sein (nach *Wagner, 1995*). Handelspräparat: Tamanybonsan 3 – 4× 1 – 2 Drg.

7.4 Erythema-exsudativum-multiforme-artige Erkrankungen

Def.: Akut auftretende Dermatose, durch typische kokardenförmige Einzeleffloreszenzen und häufigen Schleimhautbefall charakterisiert.

Pathophysiologie. Allergische Reaktion, hauptsächlich vom Immunkomplextyp, die sich bevorzugt in Blutgefäßen der oberen Lederhaut abspielt. Meist geht der akuten Exazerbation eine virale (bes. HSV) oder bakterielle (bes. Streptokokken) Infektion voraus. Jedoch können auch Medikamente und selten eine Neoplasie der direkte Auslöser sein. In einigen Fällen bleibt die Genese unklar.

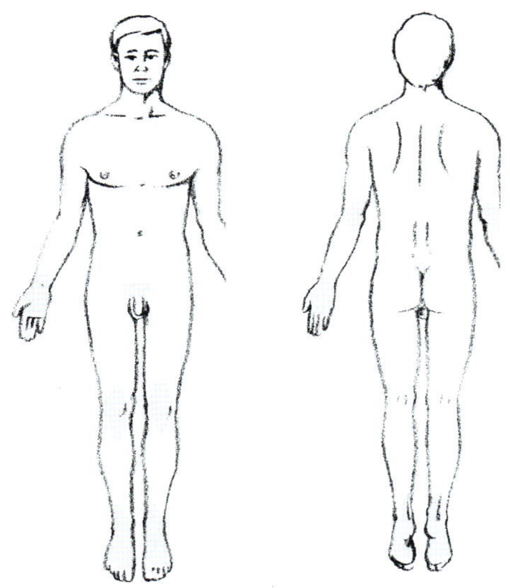

Abb. 4: Erythema exsudativum multiforme (n. Jung)

Klinik. Besonders im Bereich der distalen Extremitäten kommt es zur Eruption der für die Erkrankung typischen Kokarden. Diese sind aus einer zentral befindlichen Papel oder Blase und mehreren konzentrisch angeordneten, rötlichen Ringen aufgebaut. Der Schweregrad der Erkrankung ist sehr unterschiedlich. Bei der Majorform ist eine zum Teil ausgeprägte Schleimhautbeteiligung vorhanden, zusätzlich ist der Allgemeinzustand stark eingeschränkt (Maximalform ist das Stevens-Johnson-Syndrom). Die Minorform kann dagegen sehr diskret mit nur wenigen Einzeleffloreszenzen und ohne Schleimhautbeteiligung verlaufen.

Allgemeine Therapiegrundsätze. Zunächst ist die Klärung der Ursache für das Auftreten der Erkrankung und deren Sanierung notwendig. Daran kann sich eine interne Therapie mit Glukokortikosteroiden anschließen. Des Weiteren sind lokale desinfizierende Maßnahmen zur Verhinderung von Sekundärinfektionen indiziert.
Cave: Bei Befall der Konjunktiven kann es zu einer Symblepharonbildung kommen; deshalb ist ein ophthalmologisches Konsil obligat!

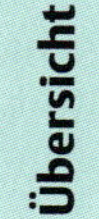

Übersicht

Erweiterte Therapie mit Naturheilverfahren

Möglichkeiten
Naturheilkundliche Verfahren dienen in erster Linie der Beschwerdelinderung, insbesondere der Schmerzen und lokalen Entzündungen.

Grenzen
Meist keine Einwirkungsmöglichkeit auf die zugrunde liegenden Grunderkrankungen, Verlauf kann i.d.R. nicht beeinflusst werden.

▶ Ernährungstherapie

Vollwerternährung, Sonderdiät »biogene Amine« (vgl. S. 279).

▶ Heilfasten

Schnellerer Rückgang der akut entzündlichen Phase.

▶ Homöopathie

Vgl. S. 85, Nichtinfektiöse entzündliche Hauterkrankungen, Notwendigkeit der individuellen Therapie.

▶ Mikrobiologische Therapie

Begleitende Maßnahme zur Modulation überschießender Immunreaktionen. Empfehlenswert: Präparate mit Soffwechselprodukten von E. coli, da diese u.a. vermutlich die Freisetzung von Histamin hemmen (vgl. S. 292).

▶ Neuraltherapie

Vgl. S. 85, Nichtinfektiöse entzündliche Hauterkrankungen.

▶ Physikalische Therapien

Hydrotherapie: Bei bullösen oder exsudativen Effloreszenzen kalte, feuchte Umschläge mit Wasser und auch Zusatz von Kamille und Arnika.

Klimatherapie: Nach *Hartung und Pürschel (1975)* kann durch klinische Klimatherapie an der Nordsee (Norderney) dem schubweisen Krankheitsverlauf Einhalt geboten werden.

▶ Phytotherapie

Erosive Läsionen (auch der Mundschleimhaut): Pinselung mit Myrrhentinktur und Kamillenspülungen *(Orfanos, 1995)*. Hamamelislösung.

8. Allergische Erkrankungen und atopischer Formenkreis

Vgl. S. 217, Hautzustände.
Vgl. S. 221, Juckreiz.

Def.: Allergien sind Überempfindlichkeitsreaktionen des Organismus auf körperfremde Substanzen. Sie können sich an der Haut, den Schleimhäuten und auch in anderen Organbereichen (z.B. Blut) äußern. Die entsprechenden Erkrankungen sind Kontaktekzeme, Urtikaria, Heuschnupfen, allergische Bindehautentzündung, allergisches Asthma bronchiale und (in schwersten Fällen) anaphylaktische Schocks.

Pathophysiologie. Das menschliche Immunsystem ist in der Lage, viele Millionen verschiedener körperfremder Antigene, darunter z.B. Bestandteile von Bakterien, Viren und Pilzen, als Eindringlinge zu erkennen, unschädlich zu machen und aus dem Körper zu entfernen. Normalerweise wird die Stärke der Abwehrreaktionen so begrenzt, dass nur der jeweilige Erreger vernichtet wird, jedoch kein Schaden für den Körper selbst entsteht und die Abwehrreaktion unmittelbar nach Entfernung des Eindringlings beendet wird. Auf harmlose Stoffe der Umwelt, die eigentlich keine Gefahr darstellen, z.B. Gräserpollen, reagiert das Immunsystem normalerweise nicht oder nur schwach; man spricht hier von einer Toleranz gegenüber diesen Stoffen. Bei einem Allergiker ist diese Fähigkeit des Immunsystems zur Toleranz vermindert oder aufgehoben, sodass auch gegen harmlose Substanzen, welche dem Körper eigentlich keinen Schaden zuführen würden, eine starke Abwehrreaktion des Immunsystems stattfindet.
Warum es zu dieser Umschaltung von Toleranz- auf Alarmreaktion kommt, ist im einzelnen noch nicht geklärt. Es scheint aber, dass Schadstoffe der Umwelt, z.B. Ruß und Schwefeldioxid, an der vermehrten Entstehung von Allergien beteiligt sind. Weiterhin trägt vermutlich eine übermäßige Hygiene im Kleinkindalter mit ungenügendem Kontakt zu Mikroorganismen und Parasiten zur höheren Allergierate bei. Ist die Rolle von Umweltschadstoffen und Hygiene bei der Allergieentstehung noch nicht ganz geklärt, so ist die Rolle der Vererbung unstrittig, denn die meisten Formen von Allergien kommen familiär gehäuft vor. Vererbt wird vermutlich eine allgemeine Neigung zu Allergien, denn diejenigen Menschen, welche von einer Allergie betroffen sind, z.B. vom Heuschnupfen, können auch andere Formen von atopischen Erkrankungen entwickeln, zum Beispiel Asthma oder atopische Dermatitis.
Als ein weiterer Faktor bei der Auslösung allergischer Reaktionen sind psychische Faktoren anzusehen. Eine Vielzahl von Untersuchungen hat gezeigt, dass der Schweregrad allergischer Reaktionen stark mit der psychischen Verfassung schwanken kann. Auch gibt es direkte Hinweise für die Auslösung von z.B. allergischem Asthma unter Stress einwirkung. Sogar die alleinige Vorstellung der Einwirkung von Allergenen kann bei manchen Allergikern Symptome hervorrufen.

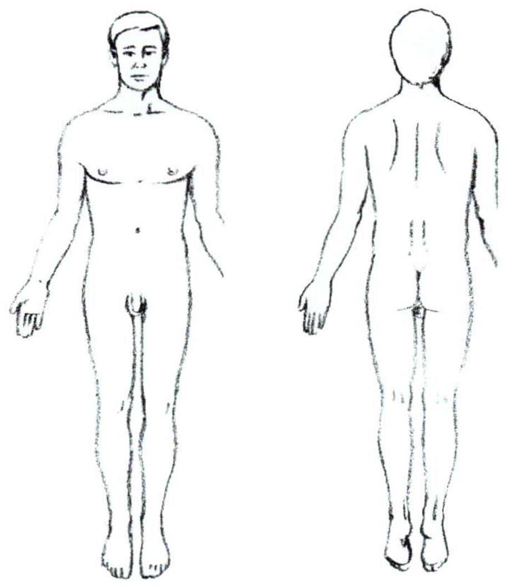

Abb. 5: Atopische Dermatitis (n. Jung)

Systematik. Allergien können in verschiedener Hinsicht gegliedert werden. Je nach dem Weg, den eine allergieauslösende Substanz nimmt, wird zwischen Kontaktallergien der Haut, Nahrungsmittelallergien (des Darmes), inhalativen Allergien (über die Atmung) und Medikamentenallergien unterschieden.
Eine weitere Einteilung berücksichtigt die Erscheinungsform der Allergie. Hier sind zu unterscheiden:

Kontaktallergien der Haut und Schleimhäute: Sie entwickeln sich nach direktem Allergenkontakt an der Haut. Zwischen dem ersten Hautkontakt und der Reaktion liegt charakteristischerweise ein zeitlicher Abstand von 24 – 72 h (Spättypreaktion). Kontaktallergien machen sich typischerweise durch Juckreiz, Hautrötungen, Schuppungen, in starken Fällen auch durch nässende Hautveränderungen und Blasenbildungen bemerkbar. Sie zeigen sich meist genau an den Hautstellen, wo das Kontaktallergen von außen eingewirkt hat. Allerdings besteht auch eine Tendenz zu Streureaktionen über den Einwirkungsort hinaus.
Die häufigen Kontaktallergene sind in Tab. 5 zusammengefasst.

Heuschnupfen (Rhinitis allergica): Entsteht oft saisonal, d.h. nur in bestimmten Phasen des Jahres, wenn Pollen von Bäumen, Gräsern, Kräutern oder Blumen fliegen. Symptome sind Juckreiz an der Nasenschleimhaut, gerötete Augen, Niesreiz und Fließschnupfen. Perenniale Beschwerden treten z.B. bei Allergien gegen Hausstaubmilben oder Tierhaare auf.

Allergisches Asthma bronchiale: Überempfindlichkeitsreaktionen der Bronchien, bei denen es zu einer Verengung der Atemwege mit nachfolgend erschwerter Atmung, besonders bei der Ausatmung, kommt. Das allergische Asthma kann durch eine Vielzahl von Substanzen ausgelöst werden, die über die Atemwege aufgenommen werden. Hierzu zählen z.B. Pollen, Tierhaare oder Schimmelpilze. Auch Medikamente und Nahrungs-

Tab. 5: Beispiele für häufige Kontaktallergene

Allergen	Herkunft (Beispiele)
Nickel	Modeschmuck, Jeansknopf, BH-Schnallen, Uhrarmbänder
Chromat	gegerbtes Leder, Zement (Maurer)
Duftstoffe	Kosmetika, Deos, Parfum, Zahnpasta, Rasierwasser
Salbeninhaltsstoffe	Salben, Cremes, Kosmetika
Lokalanästhetika	Betäubungsmittel, Lutschtabletten
Konservierungsstoffe	medizinische Lösungen, Augentropfen
Kolophonium	Harz von Nadelhölzern, Farben, Lacke
Phenylendiamin	dunkle Textilfarbe

mittel können bei oraler Aufnahme zu Asthma führen.

Allergische Bindehautentzündung (Conjunctivitis allergica): Sie entsteht meist ähnlich wie der Heuschnupfen und kann mit diesem auch kombiniert vorkommen (Rhinoconjunctivitis allergica). Symptome sind tränende Augen und gerötete, oft juckende oder brennende Konjunktiven.

Urtikaria: Sie kann, muss aber nicht durch allergische Einflüsse entstehen. Bei allergischer Ursache sind typische Auslöser Nahrungsmittel, Tierhaare und Medikamente. Typisch sind weißliche oder rötliche, kleine bis flächige Quaddeln an einzelnen Körperstellen oder an der gesamten Haut. An den Schleimhäuten können auch Schwellungen auftreten (v.a. Zunge, Lippen, Augenlider). In schweren Fällen kommt es zu Schluckbeschwerden, Atemnot und Kreislaufkollaps.

Atopische Dermatitis: Diese ist keine allergische Erkrankung im eigentlichen Sinne, denn nicht immer können Ekzemschübe mit der Einwirkung von Allergenen in Verbindung gebracht werden. Dennoch sind viele Patienten mit Neurodermitis gegen inhalative Allergene allergisch, z.B. gegen Hausstaub, Tierhaare oder Pollen. Auch verschlechtert sich die Haut bei vielen Neurodermitikern nach Einwirkung der Allergene. Zu klinischen Merkmalen vgl. S. 100.

Nahrungsmittelallergie: Allergien auf Nahrungsmittel machen sich oftmals durch Juckreiz, Hautausschläge, Schwellungen der Schleimhäute oder eine Nesselsucht bemerkbar. Doch kann es auch vorkommen, dass sich eine Nahrungsmittelallergie zuerst am Darm zeigt, z.B. durch Durchfall, Überblähung, Krämpfe oder Übelkeit. Diese Symptome werden oft zunächst fehlgedeutet als »verdorbener Magen«, Magen-Darm-Infekt oder Reizdarm. Umgekehrt können diese Erkrankungen und besonders ein Mangel an Verdauungsenzymen (z.B. bei Laktoseintoleranz) eine Nahrungsmittelallergie vortäuschen.

Diagnostik. Allergien zeichnen sich durch eine große Vielfalt an Symptomen und oftmals komplexe Zusammenhänge der Auslösung aus. Die Behandlung, besonders die Diagnostik, sollte von erfahrenen Allergologen eingeleitet werden.

Zur Diagnostik gehören:

- Sorgfältige Anamnese zur Findung möglicher Allergene und Auslöser:
  - Klinische Erscheinungen wann, wo, wie lange, wodurch schlimmer/besser?
  - Medikamente, externe Behandlung und Pflege.
  - Unverträglichkeit von Nahrungsmitteln, Textilien, Tierhaaren, Pflanzen.
  - Berufliche Kontakte zu Allergenen, Wechsel von Arbeitsplatz, Wohnung, Lebensgewohnheiten (z.B. Hobbys), Prothesenmaterial im Körper (inkl. Zahnfüllungen).
  - Begleiterkrankungen, toxische Vorbelastungen.
  - Familienanamnese bezüglich Allergien.
  - Psychische Belastungen.
- Ggf. kann das Führen eines Tagebuchs hilfreich sein, um Zusammenhänge der Allergieschübe mit beruflichen und privaten Tätigkeiten, Aufnahme von Nahrung und Medikamenten sowie sonstigen Ereignissen zu erkennen.
- Bestimmung allergologischer Werte im Blut, z.B. Ermittlung der allergieassoziierten spezifischen Antikörper (IgE).
- Hauttestungen: Epikutantestungen bei Verdacht auf Kontaktallergien, sonst Prick- und i.c. Testungen.

Übersicht

Erweiterte Therapie mit Naturheilverfahren

Möglichkeiten

Durch zahlreiche Verfahren kann die Hyperreagibilität des Immunsystems vermindert und das Ausmaß allergischer Reaktionen gemildert werden. Hierzu zählen Akupunktur, Eigenblutbehandlung, Ernährungstherapie, mikrobiologische Therapie, psychosomatische Therapie. Bei Störfeldbelastung kann auch die Neuraltherapie hilfreich sein.

Grenzen

Schwere akute allergische Reaktionen können mit naturheilkundlichen Mitteln i.d.R. nur unzureichend oder verzögert abgefangen werden. Hier müssen sofort notfallmedizinische Maßnahmen ergriffen werden.

▶ Akupunktur

Obwohl Ekzeme als scheinbare Hyperfunktion imponieren, betrachtet sie die TCM als Schwäche- oder Yin-Erkrankung. Deshalb werden tonisierende Stichtechniken eingesetzt und so wenig Nadeln wie möglich verwendet.

Bei der Neurodermitis kommen die gleichen Punkte wie bei der Ekzembehandlung zum Einsatz, allerdings wird hier die psychische Komponente stärker berücksichtigt.

Eine Heilung der atopischen Veranlagung durch die Akupunktur ist schon definitionsgemäß nicht möglich, aber das Intervall zwischen neurodermitischen Schüben kann verlängert und der Hautzustand möglichst lange steroidfrei stabil gehalten werden.

Zusätzlich ist der Einsatz von Moxa und Laser sinnvoll. Die Laserbehandlung bietet sich vor allem bei Kindern an; zusätzlich zu den Akupunkturpunkten kann man auch besonders stark betroffene Hautareale flächig bestrahlen *(Krauskopf, 1993)*.

Inwieweit Allergien effektiv mit Akupunktur therapiert werden können, ist noch umstritten und hängt sowohl von der Art der Allergie als auch von der Patientenpersönlichkeit ab. In Literatur *(Gerardi, 1983; Lau, 1975)* und eigener Erfahrung positiv bewertet werden z.B. die saisonale Rhinitis allergica. Angaben über die Behandlung allergischer Erscheinungen an der Haut liegen in der neueren Literatur nur aus China vor *(Lai, 1993)*.

Hauptpunkte bei **Allergien:** LG 20, Le 3.

OAP: 78 Allergiepunkt Erjian = PaM 10 (10 Nogier), 101 Lunge.

Allergiepunkte nach Kubiena, Meng, Petricek: KS 6, N 6, Le 9, MP 10, LG 13, Di 11 und 15 Moxa, MP 6.

▶ Ausleitende Verfahren

Aderlässe 100–150 ml alle 1 – 2 Wo. können als unterstützende Maßnahme bei Allergien verschiedener Art infrage kommen.

▶ Bach-Blütentherapie

Allergien gelten in der Erfahrungsmedizin als gute Indikation für die Bach-Blütenbehandlung, wenn Psychosomatik und Psychotherapie im Vordergrund stehen. Einsatz i.d.R. nur unterstützend zu anderen Maßnahmen.

▶ Bioelektronische Verfahren

Werden bei Allergien und Neurodermitis besonders häufig eingesetzt. Von Patientenseite kommen nicht selten positive Berichte über diese Therapien. Die klinische Erfahrung zeigt allerdings, dass die »Allergie«-Diagnostik bei der Bioresonanztherapie (BRT) und bei der Elektroakupunktur nach Voll (EAV) meist keine Korrelationen mit der herkömmlichen Allergiediagnostik mittels Hauttests, RAST und Expositionstestungen aufweist. Von »Allergietestungen« im herkömmlichen Sinn sollte hier deshalb nicht gesprochen werden. In den einzigen systematischen, kontrollierten Studien zeigte die Diagnostik mit BRT und EAV keine verlässlichen Resultate. Eine Klärung der Testphänomene bei BRT und EAV steht noch aus.

▶ Eigenbluttherapie

Gute Therapieschemata existieren für
- ▶ allergische Exantheme
- ▶ akute und chronische Urtikaria sowie
- ▶ Juckreiz verschieder Ursachen (vgl. S. 266).

▶ Enzymtherapie

Bei starken ekzematösen Entzündungen mit Schwellungen kann sich die hoch dosierte Gabe von Enzymkomplexen bewähren, z.B. Wobenzym® N 3× 5 – 10 Kps. über 2 – 3 Wo., je nach Symptomatik dann niedriger.

▶ Ernährungstherapie

● Vollwerternährung unter Berücksichtigung von individuellen Nahrungsmittelallergien, tiereiweißfreier Ernährung, Unverträglichkeiten von biogenen Aminen, Typ-IV-Allergien auf Nickel oder Perubalsam, Schimmelpilzallergien (vgl. S. 277).
Cave: Bei generalisierten Ekzemen, besonders bei der Erythrodermie, kann es zum erheblichen Eiweißverlust kommen. In diesen Fällen muss die Therapie mit einer eiweißreichen Vollwerternährung begonnen werden.
● In der Regel sollte eine Ekzemtherapie immer mit der Suchdiät Phase I und II eingeleitet werden (vgl. S 279). Bei gutem Ansprechen auf die Phase II der Suchdiät kann auch langfristig auf eine tiereiweißfreie Vollwerternährung übergegangen werden.
Cave: Eiweiß- und Vitaminmangel (vgl. S. 279).

▶ Heilfasten

Fördert die Linderung des Juckreizes und den Rückgang der Hauteffloreszenzen. Wichtig, um die Bedeutung der Nahrungsmittel für das Krankheitsbild zu klären.
Bei Erythrodermien günstig, aber Kontrolle des Gesamteiweißes erforderlich.

▶ Homöopathie

Einzelmittel: Wenn nicht anders angegeben, personotrop anwenden.

▶ Mikrobiologische Therapie

An der Auslösung allergischer Reaktionen sind oftmals auch Störungen der Darmflora beteiligt. Die mikrobiologische Therapie des Darmes hat sich hier als Basismaßnahme bewährt.

▶ Neuraltherapie

Bei allen ekzematösen und allergischen Hautaffektionen wird in der Neuraltherapie folgendes Vorgehen empfohlen:
- ● Lokale Um- bzw. Unterspritzung entzündeter Areale.
- ● Segmentbehandlung:
- ▶ Quaddelung im Dermatom.
- ▶ Indirekte Grenzstranginjektion nach Mink entsprechend dem betroffenen Segment von C 4 bis L 5.
- ▶ Injektion an sympathischen und parasympathischen Ganglien (z.B. G. sphenopal., G. stell., G. impar, Grenzstrangganglien).
- ● 1 ml i.v. Gabe des Lokalanästhetikums mit paravenöser Umflutung des sympathischen Venengeflechtes von ca. 0,1 – 0,2 ml.
- ● Störfeldbehandlung: Nasennebenhöhlen, gyn. Raum, Tonsillen, Zähne, Narben (Nabel!).

▶ Ordnungstherapie

Allgemeine Maßnahmen: Ebenso komplex wie die Diagnostik von Allergien ist die Therapie. Als allgemeine therapeutische Maßnahmen können sinnvoll sein:
● Symptomunterdrückende Therapieformen wenn möglich vermeiden bzw. vermindern (Kortikosteroide, Antibiotika, Antihistaminika).
● Toxine und Herdbelastungen ausleiten (ausleitende Verfahren, antihomotoxische Präparate, Neuralther., physikalische und Re-

flexther., Heilfasten, orthomolekulare Ther.).
- Umstimmende Maßnahmen zur Normalisierung der Immunlage (Eigenbluttther., Enzymther., Phytother., Homöopathie).

Das kann der Patient selbst tun:

- Auslösende Allergene meiden.
- Lebensführung und gestörte Beziehungen harmonisieren, chron. Stressoren abbauen.
- Abwehrbarrieren gegenüber potenziellen Allergen stärken:

▶ Haut: Angemessen pflegen, jedoch nicht überpflegen; vor Überbeanspruchung durch Waschmittel, Kosmetika, sonstige Chemikalien, UV-Licht schützen.

▶ Darm: Darmsymbiose verbessern, besonders nach Antibiotikatherapie, Ernährung verbessern, durch Fremdstoffe belastete Nahrung meiden, bei Nahrungsmittelallergien ggf. diagnostische Auslaßversuche, Rotationsdiäten.

▶ Atemwege: Prophylaxe bzw. Behandlung von Atemwegsinfektionen, auf Rauchen verzichten (auch passiv), belastete Luft meiden.

- Entspannungsverfahren:

▶ Autogenes Training: Bewährte adjuvante Maßnahme zur Verminderung von Juckreiz und Schwellungen wie auch zur Herabsetzung der inneren Spannung des Pat. Besonders bei Asthma und Nesselsucht sehr gut anwendbar.

▶ Progressive Muskelrelaxation nach Jacobson: Hilft ebenfalls beim Abbau innerer Unruhe und Anspannung.

▶ Yoga, Feldenkrais-Therapie.

▶ Orthomolekulare Therapie

Versuchsweise aufgrund guter klinischer Erfahrungen (ohne bislang ausreichende wisenschaftliche Wirkungsbelege) wahlweise oder kombiniert:

- Pantothensäure 100 – 1000 mg (an der Synthese körpereigener Cortisonhormone beteiligt).
- Ca^{2+} 1000 mg (hemmt Freisetzung juckreizvermittelnder Stoffe).
- Mg^{2+} 300 – 600 mg (leichte Hemmung juckreizvermittelnder Stoffe).
- Mangan 4 – 50 mg (hemmt Freisetzung juckreizvermittelnder Stoffe).
- Methionin 3×500 mg (hemmt Freisetzung juckreizvermittelnder Stoffe).
- Vitamin C, möglichst als Ca^{2+}-Ascorbat 4 – 12 g/d (1 – 3 TL), im akuten Schub zusätzlich 1 TL
- Vitamin A 10 000 – 25 000 I.E. (**Achtung:** In der Gravidität nicht mehr als 8000 I.E.!) oder Beta-Karotin 15 mg.

▶ Physikalische Therapien

Hydrotherapie: Saunabad, Reibebäder zur allgemeinen Senkung der Anspannung, ansteigende Teilbäder. Auch Ganzwaschungen und kalte Teilgüsse morgens. Gegen Juckreiz kühle bis lauwarme Bäder, juckreizstillende Badezusätze wie Kamille und Kleie, Umschläge mit Schwarztee.

Bewegungstherapie: Sport an frischer Luft, Wandern, Strandspaziergänge.

Phototherapie: Bei Hautbeteiligung UV-Bestrahlungen, Licht- und Luftbäder (**Cave:** Nicht bei Photoallergien!).

Balneotherapie: Klimakur im Hochgebirge oder an der See, bes. bei Inhalationsallergien.

▶ Phytotherapie

Bei Heuschnupfen: Pollinose S Kps. Ronneburg. Ekzeme, Neurodermitis: Siehe S. 109.

▶ Psychosomatik und Psychotherapie

Aus klinischer Erfahrung ist bekannt, dass das Ausmaß allergischer Reaktionen (auch Testreaktionen) durch psychische Einflüsse moduliert wird. Offenbar sind es besonders disponierte Personen, die z.B. bei oralen Provokationstestungen wiederholt auch auf Plazebogabe mit Haut-/Schleimhautsymptomen reagieren.

Experimentell konnte gezeigt werden, dass Hautreaktionen auf epikutane Allergene und Histamin durch Hypnose oder andere Suggestionen deutlich beeinflussbar waren *(Zachariae, 1989)*. Dies betrifft sowohl Soforttypreaktionen *(Black, 1963a; Hermanns, 1993)* wie auch Spättypreaktionen *(Black, 1963b)* und toxische Erscheinungen *(Ullman, 1947; Zachariae, 1994)*.

Während es zahlreiche Untersuchungen über Patienten mit Pseudoallergien (bes. zum »Öko-Syndrom« oder zur MCS, Multiple Chemical Sensitivities) sowie über die neuroimmunologischen Parallelen (Transmitterverhältnis) zwischen Allergie und Depression (*Marshall, 1993*) gibt, ist bislang wenig über die psychischen Folgen von allergischen Reaktionen, die im Fall einer Typ-I-Sofortreaktion immerhin einen lebensgefährlichen Charakter bekommen können, geforscht worden. *Sanger* publizierte *1969* einen Fallbericht zur Behandlung von Angst und Depression bei Allergiepatienten. *Schuckit (1983)* verwies auf die Zunahme psychologischer Symptome nach Auftreten einer Allergie und forderte, mit Hinweis auf die Schwächung des Immunsystems durch Angst u.a. Affekte, unterstützende Gesprächstherapie, Gesundheitserziehung und Verhaltenstherapie für Patienten mit Allergien. *Augustin et al. (1996)* zeigten, dass die Lebensqualität unter Allergien in sehr unterschiedlicher, krankheitsspezifischer Weise eingeschränkt ist. Starke Einschränkungen liegen vornehmlich bei Nahrungsmittelallergien und Urtikaria vor, geringere, punktuelle Einschränkungen bei Insektengiftallergien und praktisch keine Einschränkungen bei Medikamentenunverträglichkeiten.

Die neuere Forschung befasst sich in den letzten Jahren vermehrt mit dem Zusammenhang zwischen Angst und Depression und der Immunität. *1989* konnte *Church* die Interaktion von Neuropeptiden (Substanz P) mit menschlichen Mastzellen nachweisen. *1994* bestätigten *Pariante et al.* die Hypothese, dass die Aktivität des Immunsystems (gemessen mittels DTH-Hauttest) durch den affektiven Status (gemessen mittels BDI und STAI) beeinflusst wird.

In einer kontrollierten Studie von *Schmidt-Traub et al. (1995)* wurde ein »unerwartet hohes Vorkommen von leichten bis mittelschweren psychischen Störungen bei 50% von 100 Patienten mit IgE-vermittelter Allergie festgestellt«. Die Allergiepatienten zeigten nach dem DSM-III-R ein fünffach erhöhtes Risiko, eine behandlungsbedürftige Panikstörung mit oder ohne Agoraphobie zu entwickeln. Die Autoren fassen das Ergebnis der Studie wie folgt zusammen: »Die Resultate belegen eine sehr hohe Korrelation zwischen Panikstörung und Allergie und weisen auf eine psychoimmunologische Interaktion beider Störungen hin. Die eigentlichen Ursache-Wirkungs-Zusammenhänge bleiben noch unklar, werden jedoch hypothetisch diskutiert mit Konzentration auf vasomotorische Prozesse, Anaphylaxie, Stress, kognitiv-emotionale Prozesse und Lernprinzipien.«

Die Konditionierung als Prinzip der allergischen Sensibilisierung bestätigen auch *Albeck & Ring (1995):* Die Verknüpfung von »zunächst bedeutungslosen Reizen, Allergenen und kognitiven Wirkfaktoren sowie deren Sensibilisierungsphase des Allergikers zum einen und der Auftretenshäufigkeit und Stärke seiner daraufhin folgenden allergischen Reaktion zum anderen lassen sich lerntheoretisch erklären. Daraus ergibt sich die Forderung nach verhaltensmedizinischen Therapieansätzen.«

Die Indikation zur psychosozialen Betreuung ist bei ca. 40 – 70 % der Patienten mit Nahrungsmittelallergien, atopischer Dermatitis und Urtikaria gegeben, jedoch nur bei ca. 10 – 25 % der Patienten mit Insektengiftallergien und Medikamentenunverträglichkeit *(Augustin et al., 1996)*. Am stärksten zu motivieren sind die Patienten zu Schulungsmaßnahmen und Entspannungsverfahren, weniger zu Einzel- oder Gruppenpsychotherapie.

Neben verhaltensmedizinischen Maßnahmen kommen in der Allergiebehandlung auch suggestive Verfahren inkl. Hypnose *(Schubert, 1988)* infrage.

▶ Sauerstoff- und Ozontherapien

Zur »Umstimmung« bei Allergien verschiedener Genese kommen kleine und große Eigenbluttherapie sowie HOT infrage *(Rilling, 1990; Wolff, 1982)*.

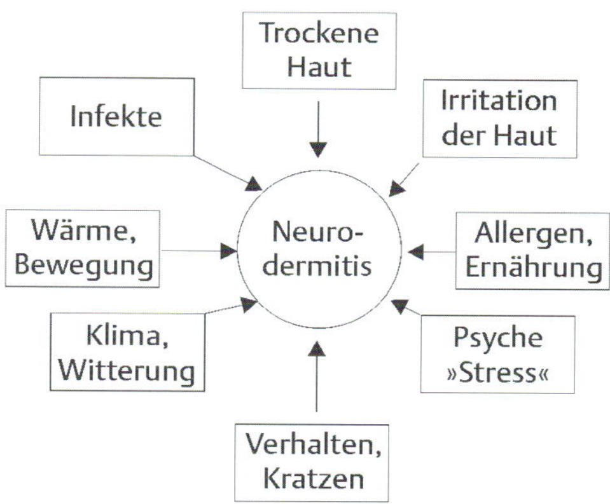

Abb. 6: Schematische Darstellung der vielfältigen Einflüsse auf die Neurodermitis.

8.1 Atopisches Ekzem (Neurodermitis, endogenes Ekzem, atopische Dermatitis)

Def.: Chronisch entzündliche Hauterkrankung, die mit sehr trockener Haut (in Schüben auch nässend-entzündeter Haut), starkem Juckreiz sowie häufig auch zusätzlichen Hautinfektionen durch Bakterien, Viren oder Pilze einhergeht. Sie verläuft meist chronisch oder in wiederholten Schüben und beginnt oft bereits in der frühen Kindheit oder in der Pubertät.

Systematik. Nicht selten tritt sie in Verbindung mit Heuschnupfen, allergischer Konjunktivitis oder allergischem Asthma auf. Diese Erkrankungen werden zusammen mit der Neurodermitis als »atopische Erkrankungen« (atopos = andersartig) bezeichnet. Andere Namen der Neurodermitis sind dementsprechend atopische Dermatitis, atopisches Ekzem. Ein weiterer Name, »endogenes Ekzem«, weist darauf hin, dass die Neurodermitis oft »von innen« zu kommen scheint, sich also nicht immer äußerliche Auslöser finden lassen.

Pathophysiologie. Wie bei vielen Hauterkrankungen spielen auch bei der Neurodermitis genetische Faktoren eine Rolle. Die Wahrscheinlichkeit einer späteren Neurodermitis ist z.B. bei Neugeborenen viel höher, wenn ein oder sogar beide Elternteile auch Neurodermitiker sind.

Als Auslösefaktoren eines Schubs kommen infrage: Allergische Reaktionen (z.B. Allergien auf Tierhaare, Pollen, Hausstaubmilben, Nahrungsmittel), Infektionen (z.B. Grippe) und vor allem psychische Belastungen (Abb. 6). Bei entsprechendem »Stress« kann sich innerhalb weniger Minuten starker Juckreiz einstellen, und nur Stunden später »blüht« die Haut.

In den zurückliegenden Jahrzehnten sind viele Hypothesen entwickelt worden, wie die Veranlagungsfaktoren zu einer Neurodermitis führen. So fand man bei Patienten mit Neurodermitis Defekte von Enzymen im Fettstoffwechsel, was eine verminderte Herstellung von immunregulierenden Produkten aus der Gamma-Linolensäure (einer ungesättigten Fettsäure) bedingt.

Auch Defekte in der Funktion von Immunzellen des Körpers wurden gefunden: Zum Teil sind diese überaktiviert und provozieren Entzündungen in der Haut, zum anderen aber sind sie nur unzureichend in der Lage,

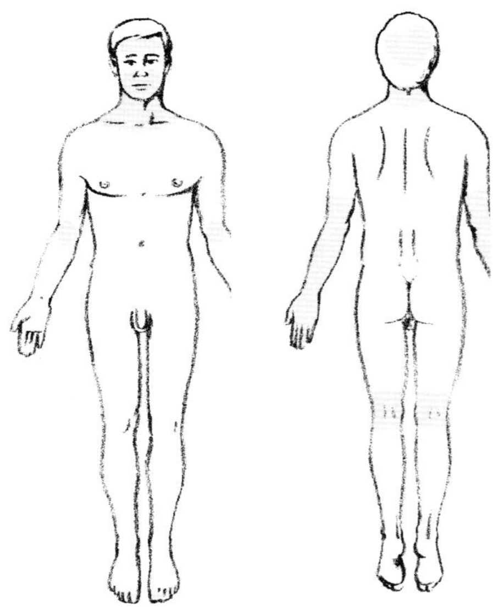

Abb. 7: Prädilektionsstellen der atopischen Dermatitis (n. Jung)

z.B. Bakterien, Viren und Pilze zu bekämpfen. Demgemäß finden sich bei vielen Patienten mit Neurodermitis Allergien, u.a. gegen Pollen, Tierhaare, Hausstaubmilben und Schimmelpilze. Diese Allergien können bei einem Teil der Patienten Schübe der Neurodermitis auslösen. Auf der anderen Seite kommen bakterielle Hautentzündungen, Warzen, Herpesinfektionen und hartnäckige Pilzinfektionen bei vielen Patienten mit Neurodermitis viel häufiger vor.

Als weiterer Auslösefaktor werden häufig Nahrungsmittel genannt. Doch ist es wiederum nur ein Teil der Patienten, bei denen Nahrungsmittelunverträglichkeiten sicher nachgewiesen wurden und bei denen eine entsprechende Nahrungsmittelumstellung zur Besserung der Neurodermitis führte.

Aus der psychoneuroimmunologischen Forschung kommt die Bestätigung der klinischen Beobachtung, dass psychische Stresszustände sich über Botenstoffe (sog. Neuropeptide) und Stresshormone auf das Entzündungsgeschehen in der Haut auswirken können.

Doch alle Theorien können jeweils nur einen Teil der Phänomene bei der Entstehung der Neurodermitis erklären.

Klinik. Ein atopisches Ekzem erkennt man oft schon an den Hautveränderungen, vor allem ausgetrockneter, vergröberter Haut, Rötungen und Kratzspuren. Typische Lokalisationen sind die Armbeugen und Kniekehlen, ferner Gesicht, Nacken und Hals. Auch Befall des ganzen Körpers kommt vor. Neben der trockenen Haut finden sich bei starken Entzündungen oft auch nässende oder sogar eiternde Stellen.

Das vom Patienten am stärksten erlebte Symptom ist fast immer der starke Juckreiz, welcher am gesamten Körper auftreten kann und meist durch Wärme noch stärker wird.

Auch wenn kein Neurodermitisschub vorliegt, erkennt man bei vielen Neurodermitikern typische Stigmata: Neigung zu trockener, rissiger Haut und trockenen Lippen, vergröberte Haut in den Beugebereichen, dunkle Augenränder, doppelte Lidfalten, gelichtete seitliche Augenbrauen und weißen Dermographismus.

Zu den typischen Merkmalen der Veranlagung gehört auch eine Überempfindlichkeit gegenüber Wolle (führt zu Juckreiz) und hellem Licht (Blendempfindlichkeit). Auch Allergien gegenüber Pollen, Hausstaubmilben, Tierhaaren und Nahrungsmitteln sind charakteristisch.

Diagnostik. Für die allergologische Anamnese sollte man sich Zeit nehmen. Der Einfluss psychosomatischer Faktoren auf die Neurodermitis sollte geprüft werden.

Im Rahmen der Diagnostik ist bei der Neurodermitis sorgfältig zu klären, welche individuellen Auslösefaktoren beim Patienten von Bedeutung sind. Neben einer gründlichen Befragung sind hierzu bei Unklarheiten auch Tagebuchaufzeichnungen durch den Patienten selbst sinnvoll.

Als diagnostische Maßnahmen werden neben der körperlichen Untersuchung Labortests durchgeführt, mit denen die Gesamtkonzentration der IgE-Antikörper wie auch

die Konzentration einzelner Allergene im RAST ermittelt werden können.
Wenn Verdachtsmomente bestehen, sollten durch Allergologen sachgerechte Allergietestungen durchgeführt werden. Hierzu zählt die sog. Prick-Testung, bei der die Haut am Unterarm leicht (praktisch schmerzlos) angeritzt und dann aus standardisierten Testfläschchen jeweils ein Tropfen der verdächtigen Allergene aufgetragen wird. Nach 20 min und nach 24 h werden die Teststellen abgelesen. Positive Reaktionen zeigen sich durch Rötungen oder Quaddelbildungen.
Bei Verdacht auf Nahrungsmittelallergien werden auch kontrollierte Provokationstestungen durchgeführt, d.h., die infrage kommenden Bestandteile werden in Kapselform oral aufgenommen, anschließend wird die Reaktion von Haut und Schleimhaut beobachtet.

Allgemeine Therapiegrundsätze. Die Behandlung sollte an die Stadien im Heilungsverlauf angepaßt werden. Unterschiedliche Maßnahmen im Verlauf weniger Wochen können hier notwendig sein. Bei fehlendem Therapieerfolg sollten Hintergrunderkrankungen und andere mögliche Therapiehindernisse nochmals hinterfragt werden.
Äußerlich: Schon bei gering entzündeter oder ausgetrockneter Haut werden Pflegesalben und -cremes empfohlen, um einer weiteren Schädigung der Haut vorzubeugen. Auch Ölbäder kommen zum Einsatz. Durch harnstoffhaltige Präparate wird der Feuchtigkeitsverlust der Haut verringert. Bei stärkeren Ekzemherden kommen häufig kortikosteroidhaltige Externa zum Einsatz. Im nichtakuten Stadium werden außerdem Teerpräparate verwendet.
Wie bei der Psoriasis kommt auch bei der Neurodermitis der UV-Therapie eine große Bedeutung zu. Diese wird in Form von Lampenbehandlungen oder als Klimatherapie im Hochgebirge oder an der See durchgeführt. Auch die Balneo-Phototherapie wird häufig eingesetzt.
Als vielversprechend haben sich neuere topische Immunsuppressiva (z.B. Tacrolimus) erwiesen.

Innerlich: Bei starken Schüben werden häufig über einen Zeitraum von wenigen Tagen bis Wochen Kortikosteroide innerlich gegeben. Gegen den Juckreiz setzt man Antihistaminika ein, die bei Neurodermitis allerdings oft nicht ausreichend wirksam sind.
Als neuere Entwicklungen werden versuchsweise Immunsuppressiva eingesetzt. Hierzu gehört das Ciclosporin A. Auch Zytokine wie Interferon gamma sind versuchsweise eingesetzt worden. Hier liegen allerdings noch nicht genügend Erfahrungen vor. Auch ist bei den neueren Entwicklungen das Nebenwirkungsspektrum noch nicht ausreichend geklärt.

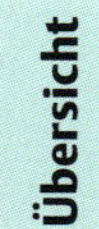

Erweiterte Therapie mit Naturheilverfahren

Möglichkeiten

Eine wichtige Funktion in der Behandlung der atopischen Dermatitis haben Ordnungstherapie und psychosomatische Betreuung. Durch eine gute Aufklärung der Patienten, eine verständnisvolle, aber rahmengebende Patientenführung sowie durch die Einbeziehung der persönlichen Lebensumstände des Patienten können der praktische Umgang mit der Krankheit verbessert sowie konkrete präventive Verhaltensmaßnahmen erlernt werden. Eine psychosomatische Wundversorgung ist bei den meisten Patienten mit atopischer Dermatitis zumindest phasenweise indiziert. Weiter gehende psychotherapeutische Maßnahmen, insbesondere kombinierte Schulungs- und Psychotherapiemaßnahmen haben sich auch in kontrollierten Studien als signifikant wirksam erwiesen.
Als symptomatische, unterstützende Maßnahmen, die allein meist nicht zur Behandlung des atopischen Ekzems ausreichen, ha-

ben sich insbesondere verschiedene Phytotherapeutika, physikalische Maßnahmen (Balneo- und Klimatherapie, Phototherapie, Hydrotherapie), die mikrobiologische Therapie, die Eigenbluttherapie sowie die Homöopathie bewährt. Versuchsweise können auch weitere Verfahren eingesetzt werden. Unerlässlich ist die ernährungstherapeutische Behandlung, ggf. kann auch das Heilfasten sinnvoll sein.

Grenzen
Die Grenzen der naturheilkundlichen Therapie liegen in schweren Verlaufsformen des atopischen Ekzems, besonders bei starker Superinfektion und einem Eccema herpeticatum. Hier sollte dringend dem konventionellen Verfahren Vorrang eingeräumt werden.

▶ Akupunktur

Vgl. S. 95, Einführung Allergische Erkrankungen und atopischer Formenkreis.
Die Einhaltung des von einigen Autoren, z.B. *Stiefvater (1973)*, geforderten Abstands der Akupunktursitzungen von mindestens zwei Monaten nach Steroidapplikation kann in der Praxis wohl kaum durchgehalten werden und ist unserer Erfahrung nach auch nicht so absolut zu sehen. Der Patient sollte aber über den eventuell verminderten Effekt der Akupunktur unter Steroideinfluss aufgeklärt sein.
Die Haut ist in der TCM den Meridianen Lunge und Dickdarm zugeordnet. Bei länger bestehenden Ekzemen ist demnach die Kombination aus Quellpunkt des betroffen Yin-Meridians Lunge (Lu 9) und Zustimmungspunkt des Blasenmeridians (B 13) sinnvoll.
Zusätzlich kann man den Punkt B 40 Ch (B 54 Bi) bluten lassen; dies soll einen antihistaminischen Effekt haben.
Cave: Ein Neurodermitisschub oder gar ein Eccema herpeticatum sollten schulmedizinisch behandelt werden.

Basisprogramm: H 3, B 40 (54 *n. Bischko*), Di 4, 11, M 36, MP 6.

- Passende Auswahl aus den sog. **Stoffwechselpunkten** *n. Bischko:*
B 40 chin./B 54 Bi, B 58, N 2, 6, Le 13, Di 2, 3, 4, 11, Lu 5, Dü 3.
- **Akute Ekzeme:** 3E 5, B 52 (B 47 *n. Bachmann und Bischko*).
- **Hand- und Fußekzeme:** Dü 3, 5, N 3, KS 7, B 58, 3E 5.
- **Nässende Ekzeme bei Neurodermitis:** B 52 (B 47 *n. Bachmann und Bischko*).
- **Chronische Ekzeme bei Neurodermitis:** Lu 9, B 13.
- **Mit starkem Juckreiz:** Le 5, B 13, Lu 7, MP 10.
- **Mit Begleitödem:** MP 9.
- **Gesichtsbereich:** Lu 5.
- **OAP:** Punkte auf der den Lokalisationen entsprechenden Reflexzone im Ohr. Zusätzlich nützlich: 101 Lunge, 29 Hinterkopf, 22 Endokrinium, 13 Nebenniere.

Durch diese Behandlung kann die allgemeine vegetative Erregtheit beeinflusst werden. Eine direkte Wirkung auf den Juckreiz ist nur schwer zu erzielen.

▶ Ausleitende Verfahren

Versuch mit Baunscheidt-Behandlung und/oder Kantharidenpflaster am Rücken bei bevorzugt lokalisiertem Auftreten der Ekzeme gerechtfertigt. Therapie nur auf intakter Haut sinnvoll.

▶ Bach-Blütentherapie

Die atopische Dermatitis gilt in der Erfahrungsmedizin als gute Indikation für die Bach-Blütenbehandlung, wenn psychosomatische Zusammenhänge im Vordergrund stehen. Einsatz i.d.R. nur unterstützend zu anderen Maßnahmen.

▶ Bioelektronische Verfahren

Werden bei Allergien und Neurodermitis besonders häufig eingesetzt. Von Patientenseite kommen nicht selten positive Berichte über diese Therapien. Die klinische Erfahrung zeigt allerdings, dass die »Allergie«-

Diagnostik bei der Bioresonanztherapie (BRT) und bei der Elektroakupunktur nach Voll (EAV) meist keine hohen Korrelationen mit der herkömmlichen Allergiediagnostik mittels Hauttests, RAST und Expositionstestungen aufweist. Von »Allergietestungen« im herkömmlichen Sinn sollte hier deshalb nicht gesprochen werden. Eine Klärung der Testphänomene bei BRT und EAV steht noch aus.

▶ Eigenbluttherapie

Bei Kindern:

- Anwendung von potenziertem EB (vgl. S. 268).
- Oral: Synerga® Lsg. 2× tgl. ½ – 1 TL v.d.E., Neythymun® oral 3× tgl. 5 – 10 Gtt.

Bei Erwachsenen:

- EB-Basistherapie (vgl. S. 266 modifiziert), wobei vor der Blutentnahme durch die liegende Kanüle in die Vene 1 Amp. Cistus canadensis Oligoplex appliziert wird. Ein kleiner Rest des mit Blut versetzten Präparates bleibt in der Spritze und wird nun mit einer Amp. Acirufan® gemischt, kräftig verschüttelt und s.c. injiziert.
- Aktiviertes EB (vgl. S. 269) plus Zusatz von Acirufan® Amp., in ansteigender Dosierung.
- Oral:
  - ▶ Synerga® Lsg. oder Gerner Mixtura Antiallergica®, 2× tgl. 1 gestrichenen TL langsam im Mund zergehen lassen.
  - ▶ Efamol® Kps., 4 Wo. 3× tgl. 3 Kps., ab 5. Wo. fortlaufend 3×2 Kps. In Verbindung mit Efamol® Kps. hat sich folgende Mischung bewährt:

Belladonna Ho Heel® 5 Amp., Galium Heel® 5 Amp., Entotoxin pur® 20.0, Ekzem entotoxin® 20.0, Neolin® 20.0, Dermathoxol® 30.0, M.D.S.: 1. Wo. 2-stdl. 8 Tr., ab 2. Wo. 3×20 Gtt. tgl. oder:

Psorinoheel® 5 Amp., Galium Heel® 5 Amp., Graphites Ho® 5 Amp., Schwef Heel® 30.0, Lymphdiaral® 20.0, M.D.S.: 3× tgl. 10 Gtt., ferner:

Herb. Verbenae, Herb. Violae tricol., Herb. Fumariae, Stip. Dulcamara aa ad 70.0, Frct. Foeniculi, Rad. Liquiritiae aa ad 100.0, M.f.spec. D.S.: 1 TL Infuss 2 Tassen tgl.

▶ Enzymtherapie

Wobenzym® N Kps. 3× 5 – 10 in Kombination mit Vitamin A und E kann als adjuvanter Therapieversuch für mehrere Wochen durchgeführt werden; je nach Symptomatik dann niedriger.

▶ Ernährungstherapie

Therapiegrundsätze wie bei allen Erkrankungen aus dem atopischen Formenkreis:

- Vollwerternährung unter Berücksichtigung von individuellen Nahrungsmittelallergien, tierisch-eiweißfreier Ernährung, Unverträglichkeiten von biogenen Aminen, Typ-IV-Allergien auf Nickel oder Perubalsam, Schimmelpilzallergien (vgl. S. 277ff.).

Cave: Bei generalisierten Ekzemen, besonders bei der Erythrodermie,s kann es zum erheblichen Eiweißverlust kommen. In diesen Fällen muss die Therapie mit einer eiweißreichen Vollwerternährung begonnen werden.

- In der Regel sollte eine Ekzemtherapie immer mit der Suchdiät Phase I und II (vgl. S. 278) eingeleitet werden. Bei gutem Ansprechen auf die Phase II der Suchdiät kann auch langfristig auf eine tierisch-eiweißfreie Vollwerternährung übergegangen werden

Cave: Eiweiß- und Vitaminmangel (vgl. S. 279).

- Ernährungstherapie der werdenden Mutter, des Säuglings und des Kleinkindes (vgl. S. 281). – Ernährungstherapie im Kindesalter: Die häufigsten Nahrungsmittelallergene im Kindesalter, welche sowohl ein atopisches Ekzem wie auch eine Urtikaria auslösen können: Hühnerei, Kuhmilch, Soja, Nüsse, Fisch, Weizenmehl *(Steigleder, 1993; Kasten, 1978; Müller, 1994; Schell, 1992).*

Neben Suchdiäten kann im Säuglings- und Kleinkindesalter auch eine Provokationstestung (in der Regel unter stationären Bedingungen) sinnvoll sein *(Kammerer, 1995; King, Wilson, 1991)*.

▶ Heilfasten

Oft Verbesserung möglich, besonders bei Patienten mit Nahrungsmittelallergien (vgl. S. 287). Häufig wird als Erstreaktion eine Verschlimmerung beobachtet. Dann trotzdem weiterfasten. In schweren Erkrankungsfällen sollte diese Behandlung unter stationären Bedingungen in einer Fachklinik durchgeführt werden.

▶ Homöopathie

Die genannten homöopathischen Arzneimittel eignen sich primär zur Initialtherapie; längerfristig muss mit sorgfältig gewählten personotropen Homöopathika behandelt werden. Bewährt haben sich die Eigenblut-nosode sowie Acidum formicicum, ebenso Cardiospermum-Salbe/Creme, um konventionelle Dermatotherapeutika einzusparen. Aus Gründen der besseren Übersicht werden die Homöopathika einer überwiegend trockenen Form resp. nassen Form des Ekzems zugeordnet.

● **Nässende Form:**

▶ Stark juckendes, nässendes Ekzem mit Krustenbildung; schleimig-eitrige Sekretion; auch Bläschenbildung. Verschlechterung durch Waschen und bei Bettwärme.

■ Daphne mezereum (Mezereum) D6
3× tgl. 5 Tr.

▶ Nässendes, schorfbildendes Ekzem, sehr übelriechend. Neigung zu blutenden Exkoriationen (»kratzt sich wund«).

■ Kreosotum D12
3 – 4× tgl. 5 Tr.

▶ Juckendes und nässendes Ekzem, insbesondere im Kopfbereich; auch Befall des Gehörgangs.

■ Nerium oleander (Oleander) D6
2 – 3× tgl. 5 Tr.

▶ Nässendes Ekzem, auch mit Bläschenbildung; generalisierter Juckreiz. Häufiges Begleitsymptom sind Entzündungen an Augen und Ohren.

■ Vinca minor D4
3× tgl. 5 Tr.

● **Trockene Form:**

▶ Rissige, trocken-spröde Haut; leicht verletzbare Haut durch Kratzen mit anschließendem Bluten.

Allgemein aufgesprungene Haut und Lippen; Obstipationsneigung.

■ Alumina D12
1 – 2× tgl. 1 Tbl.

▶ Anfänglich trocken-schrundiges, aber auch nässendes Ekzem; Lokalisation insbesondere an Haut und Schleimhäuten. Schmerzhafte Risse an den Fingerspitzen; schlechte Heilungstendenz.

■ Petroleum D12
1 – 2× tgl. 5 Tr.

▶ Trocken-krustiges Ekzem, tiefe Rissbildung mit deutlicher Verschlechterung durch Wasseranwendung. Eine typische Lokalisation ist die Hohlhand. Hepatogene Belastung.

■ Lycopodium D12
1 – 2× tgl. 1 Tbl.

▶ Anfangs übelriechendes, nässendes, gelblich gefärbtes Sekret; später trocken-krustiges Ekzem mit Zeichen der Lichenifikation, auch mit Rissbildung und weißlich-dicken Schuppen.

■ Graphites D6
2 – 3× tgl. 1 Tbl.

▶ Mikrobiologische Therapie

Das Immunsystem des Darms steht mit dem Immunsystem der Haut in einer gewissen Wechselwirkung. Stärkere Störungen der Darmflora (= Dysbiose) können sich nachteilig auf die Haut auswirken. Dies gilt besonders für Neurodermitis und Nesselsucht. Umgekehrt führt eine Behandlung der Darmflora mit mikrobiologischen Präparaten bei manchen Patienten zu einer Besserung der Hautsymptomatik. Das folgende mehrstufige Vorgehen ist bewährt gemäß Schema: Mikrobielle Diagnostik → Reduktion pathogener Keime → Stimulation der Verdauungsdrüsen → Verabreichung mikrobiologischer Präparate (vgl. S. 292).

- Begleitend durch alle Phasen auf eine stoffwechselfördernde Diät achten, ggf. auch eine spezielle Diät für die mikrobiologische Behandlung.

▶ Neuraltherapie

Vgl. S. 96, Allergische Erkrankungen und atopischer Formenkreis.
Bei Kindern Infiltration des Nabels als erste Störfeldnarbe (vgl. S. 294).

▶ Ordnungstherapie

Die Führung des Patienten mit atopischem Ekzem ist eine wichtige, aber oft schwierige Aufgabe. Hierzu zählt die geduldige Information des Patienten über Ursachen, Diagnostik, Therapie und Verlaufsformen seiner Erkrankung.
Die Neurodermitis ist zwar eine chronisch verlaufende Erkrankung, deren Veranlagung nicht zu beseitigen ist, doch lässt sich durch das eigene Verhalten Schüben durchaus vorbeugen. Neben einer moderaten Ernährung gehört hierzu das Meiden von Allergenen und Genussgiften sowie der Abbau von chronischen Stressfaktoren. Auch auf Störungen innerer Organe, v.a. Leber, Magen-/Darmorgane und Nieren, ist zu achten. Besonderer Wert ist auf geregelten Stuhlgang zu legen.
Bei jungen Menschen mit ausgeprägten Allergien auch die Berufswahl ansprechen und hier ggf. beraten.
Wie bei den meisten Hauterkrankungen hat das Beziehungsleben zu sich und anderen Auswirkungen auf die Hauterscheinungen. Auch wirken die Hauterscheinungen wiederum auf das Befinden zurück. Vorherrschendes Symptom des Neurodermitikers ist der Juckreiz. Durch das darauf folgende Kratzen beginnt ein Kreislauf von stärkerem Juckreiz und offener Haut, erneutem Kratzen usw. (sog. Juckreiz-Kratz-Zirkel). Aus psychologischer Sicht ist hier oft eine psychosomatische Beratung oder Therapie sinnvoll (vgl. S. 344).
Entspannungsverfahren: Das autogene Training vermag funktionelle Veränderungen an der Haut herbeizuführen sowie durch Kältesuggestionen Schmerz- oder Juckreize zu lindern. Insgesamt trägt es zu einer Herabsetzung der inneren Spannung des Patienten bei.
Auch die progressive Muskelrelaxation nach Jacobson kann als zusätzliche Maßnahme bei psychosomatisch bedingten Beschwerden zur Minderung von Anspannung und Unruhe hilfreich sein.

Das kann der Patient selbst tun:

- Für ausreichend Schlaf und Bewegung, viel frische Luft und Sonne sorgen.
- Ernährungshinweise beachten (vgl. S. 279). Am besten auf Vollwertkost umsteigen, d.h. Nahrung mit einem hohen Anteil an Frischkost, wenig Auszugsmehlen und -zucker, nur mäßig tierischem Eiweiß und vorwiegend naturbelassenen Produkten.
- Echte Nahrungsmittelallergien sind nur bei einem kleinen Teil der Neurodermitiker im Spiel (ca. 15 – 25 %). Nur in diesen Fällen sollten dauerhafte »Diäten« gehalten werden. Besser ist es, hier nur die wirklich verdächtigen Nahrungsmittel wegzulassen, als eine »Globaldiät« einzuhalten.
- Urlaub in klimatisch günstigen Gebieten durchführen (See, Hochgebirge).

▶ Orthomolekulare Therapie

Vitamin C (Ascorbinsäure): Hoch dosierte Gabe (50 – 75 mg/kg KG) über 3 Monate erwies sich bei Kindern und Jugendlichen mit atopischer Dermatitis gegenüber Plazebo wirksam in der Reduktion des klinischen Symptomscores (*Kline, 1989*). Weitere Untersuchungen fehlen, so dass die Gabe von Vitamin C nicht uneingeschränkt empfohlen werden kann.

Selen: Bei Patienten mit atopischem Ekzem und bei anderen Ekzemkranken waren die Konzentrationen der Gluthathionperoxidase im Blut erniedrigt *(Juhlin, 1982)*. Unklar ist, ob dies ein kausal relevantes oder ein Sekundärphänomen ist. Eine klinische Besserung unter Substitution von Selen ist bei der AD bislang nicht belegt.

Omega-3-Fettsäuren: Die Gabe von tgl. 1,8 g Eikosapentaensäure (EPA) in Form von Fischöl zeigte nach einer Studie von *Bjorneboe (1987)* gegenüber Plazebo eine signifikant verbesserte Symptomatik. Empfehlung: Versuchsweise 1 – 3 g EPA tgl. für 8 Wo. geben. Präparate (mg Omega-3-FS): Ameu® Kps. (175), Bilatin® Fischöl-Kps. (1000), Lachsöl Caelo (1 TL=1250). In Leinöl (Reformhaus) sind pro TL ca. 2500 mg Omega-3-FS enthalten.

Omega-6-Fettsäuren: Die verminderte Synthese von Gamma-Linolensäure (GLA) aus Linolsäure in der Pathogenese der AD wird immer wieder diskutiert. Nach dieser Theorie führt ein Mangel an GLA schließlich zu verminderter Synthese von Prostaglandin E_1 (PGE_1), dem eine antagonistische Wirkung gegenüber den proinflammatorisch wirksamen Arachidonsäure-Metaboliten wie PGD_1 oder den Leukotrienen nachgesagt wird. Demzufolge könnte eine Substitution von GLA die PGE_1-Spiegel erhöhen und somit der PGD_1- und leukotrienvermittelten Entzündung bei der AD entgegenwirken. Die klinischen Ergebnisse zur Substitution von GLA sind bislang allerdings widersprüchlich: Während in einem Teil der Studien gegen Plazebo *(Schalin-Karrila, 1987; Meigel, 1987; Bordoni, 1988; Wright, 1982)* bzw. gegen andere Präparate (Drugs Exp Clin 1987) signifikante Besserungen der AD-Symptomatik auftraten, fanden sich in anderen Studien keine Unterschiede zu den Kontrollen *(Bamford, 1985; Skogh, 1986)*. Langzeitstudien zeigten günstige Effekte *(Biagi, 1988)*.

Empfehlung: Eigene Untersuchungen zeigen, dass offenbar ein kleinerer Teil, nicht aber alle AD-Patienten, von der GLA-Substitution profitieren. Kinder sprechen häufiger an. Ein Therapieversuch erscheint daher durchaus angezeigt. Präparate in D: a) Nachtkerzensamenöl (Epogam® Kps. à 1 g): Kinder 2×1–2 Kps., Erwachsene 2×2–3 Kps. tgl., b) Borretschsamenöl (Quintesal®): Kinder 2×1–2 Kps., Erwachsene 2×2 Kps. tgl. Die Kapseln können für Kleinkinder auch eröffnet und der Nahrung beigemengt werden.

▶ Physikalische Therapien

I. Akutes Ekzem

Frisches, florides, akutes Ekzem, akuten Schub nach der Regel behandeln: »Je akuter das Ekzem, um so milder muss das Therapeutikum sein« und »feucht auf feucht«.

Hydrotherapie

Umschläge: Bei akutem, nässendem Ekzem nach *Korting (1989)* Umschläge mit kaltem abgekochten Wasser, die alle 5 min gewechselt werden müssen; *Kammerer (1995)*.
Nach *Körfgen (1977)* auch feuchte Umschläge mit physiolog. NaCl-Lösung, Kamillentee oder Malven- und Tormentilltee (75,0 und 25,0 g). Diese Umschläge fördern die Ausscheidung und Reinigung und sind durch den kühlenden Effekt entzündungswidrig.
Karl (1995) empfiehlt auch Umschläge mit Wasser und Zusatz von Malvenblütentee, Eichenrinde, Schachtelhalm, kalte Auflagen von Luvos-Heilerde oder Quarkwickel *(Milz, 1993)*.
Bei Verkrustungen infolge Austrocknung sind »fett-feuchte« Umschläge nach Auftragung von 5%iger Ichthyolvaseline zu empfehlen.
Auch *Beck (1992)* verwendet den Quarkwickel als Prinzip des fett-feuchten Verbandes bei akutem Ekzem, er bewirkt Kühlung und Rückfettung.

Bäder: Bei nässenden, akuten Ekzemen auch lauwarme Bäder. Bei Superinfektion Zusatz von Kaliumpermanganat (hellrote Farbe),

nach dem Bad Körper mit lauwarmem Wasser gut abspülen. Guter Badezusatz bei nässendem Ekzem ist auch Bolus alba 1 kg/ Vollbad. Teerbäder sind beim akuten Ekzem kontraindiziert wegen der erhöhten Teerresorption *(Pratzel, Schnizer, 1992). Pratzel (1992)* macht auch Eichenrindenbäder bei akutem, nässendem Ekzem und Kleiebäder. *Beck (1992)* empfiehlt auch das so genannte »Kleopatrabad« aus 0,2 l Milch und 1 EL Olivenöl als kurzes kühles Vollbad bei akutem Ekzem.
Flade (1994) spricht der »Dauerbrause« (je 30 min Vorder- und Rückseite des Körpers) eine Entgiftung über die Haut zu, besonders bei Belastung der Haut mit Umweltgiften.
In diesem Sinn verwendet *Runow (1994)* das »Besprühungsbad« bei Neurodermitis, ein Teil des Entgiftungsprogramms bei Schadstoffbelastung von Ekzempatienten. Bei akuten Fällen wird es tgl. verordnet. Bei Temperaturen über 40 °C wirkt dieses Bad immunsuppressiv, bei geringeren Temperaturen werden immunstimulierende lymphozytäre Reaktionen diskutiert.

Phototherapie: *Flade (1994)* hat sehr gute Erfahrungen mit Blaulicht gemacht. Es lindert die akute Rötung, Hitze und den Juckreiz; besonders die Kinder schlafen besser ein.
Beim akut exazerbierten, schweren atopischen Ekzem wurde die UVA1-Kaltlichttherapie entwickelt, bei der die Wärmestrahlung herausgefiltert wurde. Langwelliges UVA1-Licht (340 – 400 nm) wird verwendet. *Meffert (1994)* berichtet, dass durch 10 Expositionen in 12 Tagen $^2/_3$ der schweren Exazerbationen ohne Anwendung von Glukokortikoiden beherrscht werden. *Brehler et al. (1995)* konstatieren, dass die UVA1-Therapie der kombinierten UVA/UVB-Therapie signifikant überlegen ist.
Die extrakorporale Photopherese (vgl. S. 309) wird von *Prinz und Plewig (1995)* als wirksame Alternative bei schweren Verläufen des atopischen Ekzems angesehen.

II. Subakutes Ekzem

Hydrotherapie: Oft bewährt (z.B. nach *Braun-Falco, 1984; Pratzel, Schnizer, 1992; Herget, 1991*) sind entzündungshemmende Badezusätze (z.B. Haferstrohextrakt, Weizenkleie mit Ölzusätzen) bei der Anfangsbehandlung, später auch Teerbäder und Teer-Öl-Bäder. Für Kleinkinder wird das »Kleopatra-Bad« empfohlen *(Braun-Falco et al., 1984):* 0,2 l Milch und 1 EL Olivenöl als Emulsion ins Badewasser geben. **Cave:** Milchallergie!
Nach *Korting (1989)* ist bei trockener und fettarmer Haut die Badebehandlung eine Routinemaßnahme, d.h. oft und lange baden, jedoch danach ausgiebig rückfetten und reichlich trinken und schwitzen. Es werden als Badezusätze Kamillen-, Malven-, Schachtelhalm- oder Eichenrindenabkochungen sowie Sojaöl verwendet. Als reizmildernde Zusätze auch weißer Ton (Bolus alba), Maiskleie oder Weizenkleie und teerhaltige Zubereitungen.
Zu Wirkung, Badherstellung, Indikationen, Kontraindikationen, Temperatur, Dauer, Häufigkeit und Präparaten vgl. S. 305ff.

III. Chronisches Ekzem

Hydrotherapie

Bäder: Ölbäder, Ichthyolbäder, Teerbäder, Salz-Sole-Bäder (z.B. *Braun-Falco, 1984; Pratzel und Schnizer, 1992). Kasten (1978)* beschreibt sehr gute Behandlungsergebnisse mit teerhaltigen Meerwasserbädern bei chronischem Ekzem und Neurodermitis diffusa.
Kaliumpermanganat- und Schwefelbäder bei eitrigen, chronischen Ekzemen (z.B. *Körfgen, 1977).*
Karl (1995) empfiehlt bei chronischem Ekzem Weizenkleiebäder (hautreizmildernd), Haferstrohsitzbäder (bei Skrotumekzem und Pruritus vulvae), Kamille (antiphlogistische Wirkung), Zinnkraut-Teil- oder -Vollbäder (durch die Kieselsäure Hautgewebe verfestigend) und Eichenrindesitzbäder bei Analekzem (Gerbstoffwirkung).
Runow (1994) beschreibt gute Erfolge mit

dem Hyperthermie-Besprühungsbad zur Schadstoffeleminierung auch bei chronischer Neurodermitis (vgl. S. 305).

Allgemeine Kneipp-Therapie: *Nolting (1994)* empfiehlt die Kneipp-Therapie (morgendliche kalte Duschen mobilisieren das körpereigene Kortison) besonders auch zur Abhärtung *(Nolting, 1986):* ansteigende Bäder, Wechselbäder, kalte Bäder, kalte Güsse, Wasser- und Tautreten, Luftbäder, Sonnenbäder. Auch gute Erfahrungen mit Milch-Molke-Bädern und Ölbädern.

Saunabad: Das Saunabad, welches im akuten Ekzemschub eher kontraindiziert ist, kann beim chronischen Ekzem – je nach individueller Verträglichkeit – nützlich sein *(Körfgen, 1977; Steigleder, 1987; Zündorf, 1992).* Es kann als Erziehung der chronisch ekzematösen Haut zum Schwitzen angesehen werden; die trockene Hornschicht der Haut wird durchfeuchtet und damit geschmeidiger. Nach der Sauna muss geduscht werden *(Harnack, 1975).* Auch *Beck (1992)* sieht in der Sauna eine gute Trainingsmethode zur Normalisierung der dysregulierten Schweißsekretion des Atopikers. Er muss das Schwitzen oft erst lernen. Sauna ist auch ein gutes ausleitendes (»entschlackendes«) Verfahren und dient der Abhärtung gegen Infektanfälligkeit. Besonders wichtig sind der Kaltwasserreiz zum Abschluss und die folgende Nachtruhe.

Bewegungstherapie: Die Neurodermitis kann im Schub besonders bei Kindern dazu verleiten, körperliche Bewegung zu meiden, da das Schwitzen den Juckreiz zunächst verstärkt und stärkere Ekzeme auch den Bewegungsumfang einschränken (besonders an den Gelenken.) Dennoch sollte auf Sport an frischer Luft Wert gelegt werden und der natürliche Bewegungsdrang der Kinder gefördert werden, z.B. durch Aufenthalt und Sport am Strand (Nord- oder Ostsee). Regelmäßige sportliche Betätigung hilft beim Abbau innerlicher Spannungen und steigert das Körper- und Selbstwertgefühl.

Je chronischer das Ekzem, desto mehr aktive Mitarbeit ist notwendig: Atemgymnastik mit Lockerungsübungen, Sport (Volleyball, Tischtennis) an frischer Luft, Gruppengymnastik zur physischen und psychischen Aktivierung. Therapeutisch wichtig ist das Schwimmen. Gruppensport führt zur Verbesserung der kutanen Thermoregulation und der reaktiven Hyperämie im Heizleistungstest *(Hornstein, 1993)* und zur Verbesserung der neurovegetativen Dysregulation.

Massagetherapie: Massagen und Einölungen der Haut können bei Ekzemen hilfreich sein.
Mit manuellen Reflexzonenmassagen hat *Thomas (1994)* gute Erfolge bei Neurodermitis beschrieben.
Mehrere Autoren berichten, dass durch manuelle Lymphdrainage bei lokalen Lymphstauungen (= Lymphostase) Abschwellungen zu sehen sind. Auch *Schirmohammadi (1993)* empfiehlt Bindegewebsmassagen und manuelle Lymphdrainage.

Elektrotherapie: Durch galvanischen Strom (Elektrophorese) lassen sich Medikamente in den Körper einschleusen. Hydroelektrische Vollbäder (Stanger-Bäder) werden auch gelegentlich angewendet *(Borchers et al., 1993).*
Magnetfeldtherapie spricht bei Neurodermitis nach *Hanusch (1988)* besonders günstig an.

Phototherapie: *Elsner (1994)* verwendet UVA-Licht-Bestrahlungen für Hauttyp III und IV im Frühjahr und Spätherbst, 2-3×/Wo., dazwischen 2 Monate Pause.
Orfanos (1995) u.a. belegen die Wirksamkeit der Anwendung der selektiven UVB-Phototherapie (SUP), der UVB- + UVA-Therapie sowie »High dose«-UVA1-Therapie und PUVA bei exazerbierter atopischer Dermatitis. Auch Balneo-Phototherapie ist von günstiger Wirkung.

Klimatherapie (vgl. S. 331): Klimawechsel

bringt oft drastische Besserungen des chronischen Ekzems. Klinisch beeindruckend sind die Verläufe an der See. *Elsner (1994)* wie andere Autoren empfehlen Nordsee- und Seebäder, z.B. auf Sylt, Borkum und Norderney, wie auch Schiffsreisen auf hoher See mit Sonnen- und Luftbädern. *Harnack (1991)* berichtet, dass das seborrhoische Ekzem an der Nordsee in 95 % der Fälle ausheilt, die Neurodermitis nur in 89 % der Fälle. Das Maximum des Kurerfolgs liegt im Frühjahr und Herbst. Die Erfolgsrate von Kuren im Hochgebirge, besonders während des Aufenthalts bei ca. 1500 m (Davos und St. Moritz), ist ebenfalls hoch *(Blick, Matthesius, 1993)*. Auch Aufenthalte am Toten Meer können bei Neurodermitis – je nach individueller Verträglichkeit – günstig sein; es wirken die 26,3%ige Salzkonzentration, die besondere Salzzusammensetzung, das UV-Licht sowie der Milieuwechsel *(Orfanos, 1995; Seidl, 1993)*.

Die Auswahl des Klimagebiets sollte nach individueller Verträglichkeit und Ansprechen auf die Behandlung erfolgen.

▶ Phytotherapie

Äußerlich
Nässende Ekzeme:

● Tees mit adstringierender Wirkung:

- ▶ Schwarztee: 1 EL auf ½ l Wasser, 10 – 15 min ziehen lassen, nach Abkühlen als Auflage. Keine aromatisierten Tees verwenden.
- ▶ Eichenrinde (Cortex quercus): 2 EL auf ½ l Wasser, 15 min kochen, abseihen, abkühlen lassen, dann mehrfach tgl. als Auflage.
- ▶ Kamille (Chamomilla): 1 EL Blüten auf ½ l Wasser, nach Abkühlen als Auflage (kann die akut entzündete Haut reizen, deswegen eher in der Abklingphase zur Wundheilung).

● Stiefmütterchenkraut (Viola tricolor): 1 – 2 EL auf ½ l Wasser, 15 min ziehen lassen, nach Abkühlen direkt anwenden.

● Pflanzenextrakte in Schüttelmixturen, Lösungen und Pasten:

- ▶ Kamille: Rp. Extr. Chamomill. fluid. 2,0 in Lotio alba aquosa (Zinkoxidschüttelmixtur) ad 100,0 oder Rp. Extr. Chamomill. fluid. 1,0 in Pasta Zincii ad 100,0.
- ▶ Johanniskrautöl: Rp. Ol. Hyperici 2,0 in Pasta Zincii ad 100,0 (evtl. auch Kamille einmischen).
- ▶ Hamamelis: z. B. wässriges Destillat (Deskin® Lotio)

Trockene Ekzeme:

● Bittersüß(Solanum-dulcamara-)Extrakt in: Cefabene® Salbe, Dolexaderm® S.

● Cardiospermum halicabamum in: Halicar® Salbe/Creme.

● Kamillenextrakt (Flor. Chamomillae) in: Robugen® Kamillensalbe.

● Nachtkerzensamenöl 5 – 10 % in Salben, z.B. Laceran® Omega Fettsalbe. *Maas-Irslinger et al. (1995)* fanden, dass Nachtkerzensamenöl-Creme die Oberflächenstruktur der Haut bessert, die Hautfeuchtigkeit bei atopisch trockener Haut erhöht und der wirkstofffreien Basiscreme überlegen ist.

● Hamamelis in: Hametum® S., Deskin® Lipolotio.

Innerlich

● Basisbehandlung der Hautentzündung mit »Stoffwechseltees«, jeweils für 4 Wo.:

- ▶ Je 2 Teile der folgenden Pflanzen: Sennesblätter (Fol. Sennae), Kümmel (Fruct. Carvi) und Kamillenblüten (Flor. Chamomillae) mit 1 Teil Bittersüß (Stipit. Dulcamarae) vermischen, davon 2 TL auf ¼ l Wasser, 20 min ziehen lassen, 2× tgl. trinken.
- ▶ Je 2 Teile der folgenden Pflanzen: Bittersüß (Stipit. Dulcamarae), Brennnesselblätter (Herba Urticae), Löwenzahnwurzeln (Rad. Taraxaci), Sennesblätter (Fol. Sennae), Fenchel (Fruct. Foeniculi) und Sandsegge (Rhiz. Caricis) vermischen, davon 1–2 TL auf ¼ l Wasser, 10 min ziehen lassen, 2× tgl. trinken.

Achtung: Die Tees haben eine (erwünschte) abführende Wirkung!

● Stiefmütterchen (Viola tricolor) als Tee (Rp. Herba Violae tricolor 200,0).

- Walnuss (Juglans regia) als Tee (Folia Juglandis).
- Auch Stiefmütterchen und Walnusstee zu gleichen Teilen kombinieren; davon 2 TL auf ¼ l Wasser.
- Gamma-Linolensäure aus der Nachtkerze in: Epogam®, Efamol® 500 oder aus Borretschsamen in: Quintesal®.

In Therapiestudien wurde auch eine Teemischung aus chinesischen Kräutern als sehr wirksam beschrieben *(Sheehan, 1992a; Sheehan, 1992b; Atherton, 1992; Harper, 1994; Rustin, 1994; Sheehan, 1994; Latchman, 1995)*. Als Nebenwirkung wurden allerdings toxische Hepatitiden beschrieben *(Mostefa-Kara, 1992)*, sodass diese Behandlung erst nach ausreichender Klärung des Nebenwirkungsspektrums empfohlen werden kann.
Folgende Pflanzen wurden verwendet: Clematis armandii, Dictamnus dasycarpus, Glycyrrhiza uralensis, Ledebouriella saseloides, Lophatherum gracile, rehmannia glutinosa, Paeonia lactiflora, Potentilla chinesensis, Tribulus terrestris, Schizonepeta tenuifolia.

▶ Psychosomatik und Psychotherapie

In prospektiven Studien konnte zweifelsfrei gezeigt werden, dass Schübe des atopischen Ekzems durch eine psychische Belastungssituation ausgelöst werden können *(Gieler, 1993; Frey, 1992)*. Eine besondere Rolle in der Entstehung des Ekzems spielt der Juckreiz-Kratz-Zirkel (vgl. S. 344), in den ebenfalls emotionale Faktoren einfließen.

Unabhängig von den Auslösefaktoren des atopischen Ekzems sind die sekundären Belastungen durch die Erkrankung oft immens. Neben Problemen, die für Patienten durch das Vorliegen einer chronischen Hauterkrankung allgemein entstehen, kommt es bei atopischer Dermatitis zu psychischen Belas-tungen durch den Juckreiz und andere Hautsensationen sowie – je nach Lokalisation – durch die Einschränkung der sozialen Interaktion mit nachfolgendem sozialem Rückzug wegen der Sichtbarkeit der Hauterscheinungen *(Stangier, 1989; Gieler, 1991)*.

Im Hinblick auf eine Indikation zur Psychotherapie sollte der behandelnde Arzt sowohl auf das Vorliegen krankheits- bzw. schubauslösender Stressoren als auch auf die psychischen Auswirkungen der Hautaffektion i.S. von Problemen der Krankheitsbewältigung achten. Bei der Beurteilung der Krankheitsbewältigung sollte die Beeinträchtigung der Lebensqualität durch den Juckreiz-Kratz-Zirkel, durch negative Auswirkungen auf das soziale Umfeld sowie die erlebte Stigmatisierung und Einschränkung der Attraktivität berücksichtigt werden.

Nach einer Studie von *Gieler (1990)* sind ca. 20 % der Patienten mit endogenem Ekzem psychisch so stark beeinträchtigt, dass eine Psychotherapie indiziert ist. Bei diesen Patienten waren Prädiktoren einer erhöhten Belastung (früher Krankheitsbeginn, starker Juckreiz, überdurchschnittliche Häufigkeit belastender Lebensereignisse und Unzufriedenheit mit der eigenen Lebenssituation) gehäuft anzutreffen und können als Prädiktoren für eine Indikation zur Psychotherapie angesehen werden, wenn die topische Therapie unbefriedigende Ergebnisse zeigt.

Im Wesentlichen kommen bei der Behandlung der atopischen Dermatitis folgende Einzelverfahren *(Heberlein, 1984)* zur Anwendung:

- **Entspannungstherapie** allein (vgl. S. 364) oder in Kombination mit

- **verhaltenstherapeutischen Techniken** zur Unterbrechung des Juckreiz-Kratz-Zirkels *(Bödecker u. Bödecker, 1976)* mit dem Ziel der Reduktion des Kratzverhaltens (vgl. S. 348). Der Erfolg verhaltenstherapeutischer Maßnahmen ist inzwischen wiederholt belegt worden *(Melin, 1984; Cole, 1988; Noren und Melin, 1989; Niebel, 1990; Ehlers et al., 1995)*. Darüber hinaus bietet die Verhaltenstherapie die Möglichkeit, bei Schüben unmittelbar vorausgehenden Stressoren die Reiz-Reaktions-Kette zu unterbinden, wenn ein alternatives Verhaltensmuster erlernt wird.

● **Hypnotherapie** ebenfalls zur Reduktion des Kratzverhaltens. Es konnte experimentell verschiedentlich gezeigt werden, dass es durch Hypnose gelingt, den Juckreiz zu mildern bzw. zu blockieren *(Collison, 1972)*.

● **Elternberatung** bei Kindern mit AD *(Köhnlein et al., 1996)*. Bereits *1951* konnte *Williams* zeigen, dass die Beratung von Müttern sich auf den Krankheitsverlauf atopischer Kinder günstig auswirkt. Abb. 24 auf Seite 344 erklärt dies anhand des verhaltenstheoretischen Modells, bei dem das Kratzen des Kindes ein Verhalten darstellt, auf das die Mütter mit Aufmerksamkeit reagieren. Das Gewinnen von Aufmerksamkeit wirkt verstärkend auf das Kratzen des Kindes.

● **Psychoanalytische Therapie** (vgl. S. 345) ist wiederholt in Form von Einzelfallberichten als erfolgreich dargestellt worden *(Alexander, 1971; Thomä, 1980; Bräutigam und Christian, 1981)*. Durch die Technik der Übertragung–Gegenübertragung kann die spezifische Beziehungsdynamik bei AD-Patienten aufgedeckt und verändert werden. Dies ist v.a. bei vorhandenem Nähe-Distanz-Konflikt seitens des Patienten sinnvoll. Nicht selten geht dem Ausbruch eines neurodermitischen Schubs eine einschneidende Veränderung des sozialen Beziehungsgefüges des Patienten voraus.

● **Anxiolytische und antidepressive Therapie:** Gute Erfolge, besonders bei nächtlicher Unruhe, finden sich schon bei temporärer Gabe von zentral wirksamen Antihistaminika oder Neuroleptika mit sedierender Komponente, z.B. Promethazin (Atosil®) 10 – 20 Tr. zur Nacht, Chlorprothixen (Truxal®) Tbl. 2 – 3× 15 – 50 mg oder Hydroxyzin (Atarax®) Tbl. 0-0-0-1. Steht der nächtliche Juckreiz-Kratz-Zirkel im Vordergrund, so sind diese Maßnahmen als zeitlich beschränkte Basistherapie durchaus vertretbar.
Auch mit trizyklischen Antidepressiva konnte bei gegebener Indikation zahlreichen Patienten geholfen werden, z.B. Imipramin (Tofranil® u.a.; eher aufhellend), Trimipramin (Stangyl® u.a.), Amitriptylin (Saroten® u.a.; eher sedierend), Desipramin (Nortrilen® u.a.; eher antriebssteigernd). Ziel und Dauer der Medikamentengabe sollten mit dem Patienten gründlich besprochen werden.

▶ Reflextherapien

Reflexzonenmassage des Fußes:
● Betonte Behandlung der Hintergrundzonen Endokrinium, Solarplexus, Leber, Pankreas, Dünndarm, Milz, Nieren.
● Dosierung: Nach Verlauf, i.d.R. 2 – 3×/Wo. 20 – 25 min, 6 – 12 Sitzungen, ggf. mehrere Zyklen.

▶ Sauerstoff- und Ozontherapien

Zur »Umstimmung« bei Neurodermitis verschiedener Genese sollen kleine und große Eigenbluttherapie sowie HOT infrage kommen (vgl. S. 360), ferner äußerlich auf die Läsionen Ozonbegasung und -Olivenöl *(Rilling, 1990)*.

8.2 Urtikaria und Quincke-Ödem

Def.: Hauterkrankung, die durch flüchtige Ödeme im oberen Korium (Urtikaria) bzw. in der Subkutis (Quincke-Ödem) gekennzeichnet ist und klinisch durch Quaddeln bzw. Gesichts-, Lippen- und evtl. Schleimhautschwellungen imponiert.

Pathophysiologie. Durch unterschiedlichste Mechanismen (immunologisch, medikamentös, physikalisch u.a.) kommt es zu einer umschriebenen kutanen Freisetzung von Histamin und anderen vasoaktiven Stoffen. Diese bewirken eine Vasodilatation, eine Steigerung der Gefäßpermeabilität und die Vermittlung von Juckreiz.

Klinik. Besonders in den frühen Morgenstunden kommt es zum Auftreten unterschiedlich großer, kurzlebiger erythematöser (Vasodilatation), ödematöser (Steigerung der Gefäßpermeabilität) und stark juckender Quaddeln. Beim Quincke-Ödem kommt es evtl. zusätzlich oder auch isoliert zur Anschwellung von Schleimhäuten und Übergangsschleimhäuten; dies kann bis zur Verlegung der Atemwege (Larynxödem) mit akuter respiratorischer Insuffizienz führen. Man unterscheidet die akute Urtikaria mit einem Verlauf von weniger als 6 Wochen und einer hohen Spontanheilungsrate von der chronischen, die sich mit kontinuierlich oder rezidivierend auftretenden Schüben über Monate oder Jahre manifestiert.

Allgemeine Therapiegrundsätze. Die Urtikaria und das Quincke-Ödem sprechen gemäß der Pathophysiologie sehr gut auf die interne Applikation von Antihistaminika an. Lokal kommen hautberuhigende Externa wie z.B. Zinkschüttelmixtur zur Anwendung.
In schweren Fällen sind zusätzlich Glukokortikosteroide und akut evtl. auch Adrenalin indiziert. Unumgänglich ist eine sorgfältige Diagnostik, um Provokationsfaktoren zu erkennen und möglichst auszuschalten.

Möglichkeiten und Grenzen

Hohe Bedeutung in der Urtikariabehandlung haben nach entsprechender konventioneller Abklärung die Ernährungstherapie, mikrobiologische Therapie, Ordnungstherapie sowie die psychosomatischen Behandlungsansätze. Zur Fokusdiagnostik kann die Neuraltherapie hilfreich sein, ggf. auch andere Verfahren. Eine ausreichende akute Behandlung schwerer Urtikariaschübe ist mit naturheilkundlichen Methoden meist nicht möglich.

▶ Akupunktur

Die Erfolgsaussichten bei der Urtikaria werden von *Kubiena, Meng, Petricek (1991)* eher als gering, von *Schnorrenberger (1994)* jedoch als ausgezeichnet eingeschätzt. Eigene Erfahrungen zeigen bei der chronischen Form z.T. beachtliche Erfolge, sodass bei der mitunter frustranen Therapie gerade der chronischen Verlaufsformen eine Akupunkturbehandlung immer angezeigt ist. Zumindest besteht die begründete Hoffnung, dass etwaige Medikamente reduziert werden können.
Die Ursache der Urtikaria sieht die TCM darin, dass die Meridiane von pathogenem Qi angegriffen und geschädigt werden; enterale Auslöser führen darüber hinaus zu einer Disharmonie von Magen und Milz.
Therapiert wird vor allem über den Dickdarm- und Milz-Pankreas-Meridian mit sedierender Technik. Bei diesen Erkrankungen können die Nadeln bis zu einer Stunde in situ verbleiben.

Cave: Bei akuter Urtikaria ist wegen der Gefahr des anaphylaktischen Schocks und Dyspnoe meist eine übliche Notfallbehandlung indiziert!

Basisprogramm: B 40 (B 54 *n. Bischko*), Di 4 und 11, M 36, MP 6, LG 14.
OAP: 22 Endokrinium, 101 Lunge, 71 Urtikariabezirk.

- **Kälte-Urtikaria:** N 6, B 23 oder 47, 3E 5 *(Kubiena)*.

▶ Bach-Blütentherapie

Erfolge bei unterstützender Therapie von stressinduzierter oder -verstärkter Urtikaria werden berichtet.

▶ Bioelektronische Verfahren

Die Urtikaria gilt wie die atopische Dermatitis als wichtige Indikation der bioelektronischen Verfahren. Von Patientenseite kommen nicht selten positive Berichte über diese Therapien. Die klinische Erfahrung zeigt allerdings, dass die »Allergie«-Diagnostik bei der Bioresonanztherapie (BRT) und bei der Elektroakupunktur nach Voll (EAV) meist keine hohen Korrelationen mit der herkömmlichen Urtikaria- und Allergiediagnostik aufweist. Eine Klärung der Testphänomene bei BRT und EAV steht noch aus.

▶ Eigenbluttherapie

Bei Kindern:

- Potenziertes EB (vgl. S. 268), evtl. später in 14-tägigen Abständen 1×/Wo. C9 3 – 5 Gtt., um Rezidive zu vermeiden.

Bei Erwachsenen:

- EB-Basistherapie (vgl. S. 266), evtl. plus Allergie-Injektopas oder
- EB-Basistherapie plus Allergie-Injektopas oder Colibiogen® oder
- aktiviertes EB 1.Tg. 5,0 ml, 2. Tg. 5,0 ml, 3.Tg. 5,0 ml. ohne Zusätze oder
- hämolysiertes EB (vgl. S. 268).

▶ Enzymtherapie

Bei chronischem Verlauf nach Abklärung möglicher Trigger Versuch mit hoch dosierter Gabe von Enzymkomplexen, z.B. Wobenzym® N 3× 5 – 10 Kps. über 2 – 3 Wochen; je nach Symptomatik dann über mind. weitere 8 Wo. niedriger dosiert.

▶ Ernährungstherapie

Nahrungsmittel finden sich bei der Urtikaria seltener als Auslöser als zumeist angenommen: In einem großen Urtikariakollektiv waren 1,5 % der Patienten Nahrungsmittelallergiker, 6 % hatten eine Nahrungsmittelunverträglichkeit (*Schell, 1992*). Dennoch müssen Nahrungsmittelunverträglichkeiten stets ausgeschlossen werden:

- Suchdiät Phase I und II erforderlich.
- Bei Nachweis einer allergenen oder pseudoallergenen Reaktion Eliminationsdiät.
- Anschließend Vollwerternährung unter Berücksichtigung der gefundenen Allergene und/oder Unverträglichkeiten.
- Potenzielle Auslöser: Es kommen prinzipiell sehr viele Nahrungsmittel als Auslöser von Urtikaria und Quincke-Ödem in Betracht. Die häufigsten Nahrungsmittelallergene bei Urtikaria und Quincke-Ödem sind: Kuhmilch, Käse, Hühnerei, Nüsse, Gewürze, zahlreiche, besonders roh verzehrte Obstsorten, Sellerie, Tomaten, Fisch (besonders Salzwasserfische).
- Eine sehr gute Zusammenstellung von häufig allergieauslösenden und selten allergieauslösenden Nahrungsmitteln findet sich bei *Kuypers (1968)*. Zu Kreuzreaktionen mit inhalativen Allergenen vgl. S. 281.
- Besonders häufig findet sich bei einer inhalativen Allergie eine Kontakturtikaria im Bereich der Lippen und des Mundes auf rohe Obstsorten (orales Allergiesyndrom, *Ionescu, 1990*).
- Häufig wird die Urtikaria allerdings durch Nahrungsmittelfarbstoffe, Konservierungsstoffe, Antioxidanzien, Geschmacksverstärker und histaminreiche Kost ausgelöst (vgl. S. 281).
- Andere Verfahren zur Diagnostik und Therapie der Nahrungsmittelallergien bei: *Schirmohammadi, 1994 und 1995; Spiller, 1991; Stemmann, 1987; Ionescu, 1990.*

Cave: Wenn zur Sicherung der Diagnose Provokationstests durchgeführt werden sollen, müssen auf jeden Fall vorher Beta-Blocker abgesetzt werden, die diese bei einer Schocksymptomatik die Adrenalinwirkung blockieren (*Partsch et al., 1991*).

▶ Heilfasten

Sowohl zur Antigenelimination auch zur Umstimmung sinnvoll (vgl. S. 287).

▶ Homöopathie

▶ Quaddelbildung, ödematöse Schwellung; hellrote bis blasse Hautfarbe, Gefühl von brennender Hitze mit deutlicher Berührungsempfindlichkeit des betroffenen Hautareals. Besserung durch Kälteanwendung, bei Wärme deutliche Verschlechterung.

■ Apis mellifica D6
3 – 4× tgl. 5 Tr.

▶ Urtikaria und »Frieselbildung« bei fettiger oder sehr trockener Haut, vor allem an der Stirn-Haar-Grenze. Auslöser sind zumeist intensive Sonneneinstrahlung, Aufenthalt am Meer sowie Verzehr von Meeresfrüchten; Mallorca-Akne. Urtikaria durch Erkältung und Durchnässung als Folge von raschem Wetter- und Klimawechsel (von warm nach kalt).

■ Natrium chloratum D12
2× tgl. 1 Tbl.
Natrium chloratum D30
5 Globuli als Einmalgabe (bedarfsweise Wiederholung) Solanum dulcamara (Dulcamara) D6
3 – 4× tgl. 5 Tr.

▶ Urtikaria mit starkem Brennschmerz, Jucken bei deutlicher Wärmeverschlechterung.

■ Urtica urens D4
3 – 4× tgl. 5 Tr.

Besonders bewährt sich hier die Eigenblutnosode (vgl. S. 292, im Akutstadium als C5).

▶ Mikrobiologische Therapie

Parenterale (oder orale) Applikation eines Präparats mit E.-coli-Stoffwechselprodukten (vgl. S. 292).

▶ Neuraltherapie

- Lokale Behandlung.
- Segmentbehandlung:
  - ▶ Injektion an die Austrittspunkte der Nn. supraorbitales und Nn. infraorbitales,
  - ▶ Injektion an die Tonsillenpole oder Tonsillektomienarben,
  - ▶ Injektion an das Mastoid und AK-Punkt 3E 21,
  - ▶ Injektion an das G. sphenopal., G. stell.
- Störfeldbehandlung: Nasennebenhöhlen, Tonsillen, Zähne, Ohr, Narben.
- Quaddelung über Lymphabflussregionen (Schläfe, hinter Ohr, Kieferwinkel, M. sternocleidomastoideus).

▶ Ordnungstherapie

Nicht selten kommt es bei Patienten mit Urtikaria nur zu einem einzigen akuten Schub. Eine weiter gehende Abklärung ist dann meist nicht erforderlich; auch kann der Patient beruhigt werden. Bei anhaltenden Schüben kann sich ein Symptom-Tagebuch bewähren, das der Patient für einen abgesprochenen Zeitraum – z.B. 2 Wochen – führt. Hier werden mögliche Auslösefaktoren vom Patienten selbst beobachtet und notiert.

Gut fundierte Untersuchungen zeigen, dass Patienten mit rezidivierender Urtikaria oftmals erhebliche Belastungen durch die Erkrankung erleben und dass auch psychosoziale Faktoren zu Symptomverstärkung oder -auslösung führen. In diesen Fällen ist eine psychodermatologische Abklärung sinnvoll (vgl. S. 299).

▶ Orthomolekulare Therapie

Kalzium: Die Gabe von Kalzium oral (z.B. Calcium Sandoz® Brausetabl. 3×1) oder parenteral (z.B. Kalziumglukonat 10 % oder 20 % 1 Amp. i.v.) kann nach klinischer Erfahrung zu Symptombesserungen führen; prophylaktisch auch Kalziumascorbat Plv. 2× tgl. 1 TL in Wasser gelöst trinken.
Beta-Carotin: Wird z.B. mit 1 Kps. (15 mg) tgl. gegeben; Wirksamkeit nicht sicher belegt.
Ascorbinsäure: Versuchsweise Ascorbinsäurebad, 2 EL auf 1 Vollbad, nicht über 35 °C.

▶ Physikalische Therapien

Hydrotherapie:

- Auflagen (feucht-kalt), juckreizlindernd, antiödematös und antiphlogistisch mit 1 % Mentholspiritus (*Braun-Falco, 1984*), Kneippsche Güsse (*Harth, 1992*).

- Teil- und Vollbäder mit Kleie, Kamille und Schachtelhalm (*Pratzel, Schnizer, 1992*). Salzwasserbäder (1 gehäufter EL Salz/l Wasser) und Ölbäder nach Hauss und *Lamek (1986)*, auch Schwefelbäder (*Woeber, 1968*).

Phototherapie: Versuchsweise ansteigende Höhensonnenganzbestrahlungen (*Korting, 1989*). SUP bei chronisch-rezidivierender Urtikaria (*Much, 1994*), auch UVA1-Therapie. Insgesamt nur kasuistische Erfolge.

Klima-Heliotherapie: Sollte nicht am Ende der Therapie stehen (*Harnack, 1975*); es sind Besserungen bei 40 – 50 % der Fälle an der Ostseeküste und in Davos beschrieben. Während der Klimatherapie sollte versucht werden, die Kortikoidmedikation auszuschleichen.

▶ Phytotherapie

- Versuchsweise Tee:
Herb. Scabiosae arvensis c. rad.
Herb. Urticae urentis aa 25.0.
M.f.spec. D.S.: 1 TL auf ¼ l, als Aufguß, 5 min ziehen lassen, 3 Tassen tgl.

▶ Psychosomatik und Psychotherapie

Unter der Vielzahl von Auslösemechanismen, die bei der Urtikaria eine Rolle spielen können, stellen psychosoziale Faktoren – darunter im besonderen Stress und Depression – eine mögliche Bedingung dar (*Ring, 1988*). Wie hoch der Anteil der »psychosomatischen« Urtikariapatienten ist, ist noch unklar. Psychische Belastungen können jedoch in dieser Subgruppe einen Großteil der Symptombildungen erklären (75 % der Varianz) (*Schubert, 1993*). Dabei korrelierte die Quaddelbildung mit vorausgegangener und nachfolgender neg. oder auch pos. Stimmung (*Bahmer, 1993*). Kurzfristige Folgebelastungen der Urtikaria sind der Juckreiz (vgl. S. 111), der längerfristig zu Schlafstörungen führen kann, und die oft ergebnislose Suche nach auslösenden Ursachen (*Stangier, 1987*). Der Anteil psychischer Auffälligkeiten im Bereich Ängstlichkeit und Depression ist bei Patienten mit Urtikaria deutlich höher als bei Gesunden (*Fava, 1980; Lyketsos, 1981; Sperber, 1989; Hashiro, 1994; Badoux, 1994*). Insgesamt haben Patienten mit chronischer Urtikaria verschiedener Genese eher einen hohen Bedarf an psychosozialer Unterstützung und sind im Allgemeinen auch relativ therapiemotiviert (*Augustin, 1996*).

Bei der Behandlung von Urtikariapatienten sollte somit auf die psychische Belastung geachtet und ggf. eine psychosomatische Diagnostik eingeleitet werden.

8.3 Allergisches Kontaktekzem

Vgl. S. 92, Allergische Erkrankungen und atopischer Formenkreis.

Def.: Entzündung von Epidermis und Korium aufgrund einer zellvermittelten Allergie vom Spättyp, die sich in Form von Hautrötung, Auftreten von nässenden Vesikeln und starkem Juckreiz manifestiert.

Pathophysiologie. In einer ersten Sensibilisierungsphase kommt es zum Hautkontakt mit einem Allergen, das durch dendritische Zellen der Haut (Langerhans-Zellen) bestimmten T-Lymphozyten präsentiert wird. Diese dadurch sensibilisierten T-Lymphozyten gelangen über den Blutweg in die regionalen Lymphknoten und vermehren sich dort. Kommt es nun zu einem erneuten Kontakt mit demselben Allergen, sezernieren diese T-Lymphozyten hormonähnliche Stoffe, sog. Lymphokine, die in der Lage sind, Entzündungszellen anzulocken, mit dem Ziel, das Allergen zu eliminieren. Diese zweite Phase ist daher durch eine lokale Entzündungsreaktion der Haut gekennzeichnet, die aufgrund der Verteilung der sensibilisierten T-Lymphozyten mit dem Blutstrom auch in entfernte Areale streuen kann.

Klinik. Die Hautveränderungen im akuten Stadium sind gekennzeichnet durch eine entzündliche Rötung und erosive, eventuell auch nässende Hautveränderungen. Im *chronischen Stadium* bestimmen sekundäre Hauteffloreszenzen wie Hyperkeratosen, Lichenifikation und Rhagaden das klinische Bild. Beiden Stadien gemeinsam ist ein häufig kaum auszuhaltender, intensiver Juckreiz.

Allgemeine Therapiegrundsätze. Die individuell verantwortlichen Allergene sollten nach Möglichkeit eliminiert werden.
Sehr wirksam sind bei der Therapie der allergischen Kontaktekzeme sowohl extern als auch intern applizierte Glukokortikosteroide. Bei der externen Therapie ist auf die Auswahl der richtigen Grundlage entsprechend dem Akuitätsgrad der Entzündung zu achten. Im akuten Stadium sollten wenig fettende Externa wie z.B. Lotiones oder Cremes zur Anwendung kommen, im chronischen Stadium sind Salben oder Fettsalben zu verordnen, wobei in diesem Stadium auch teer- und ichthyolhaltige Externa sinnvoll sein können.
Eine interne Steroidtherapie sollte sich möglichst nur auf wenige Tage beschränken.

Möglichkeiten und Grenzen

Akute Kontaktekzeme bedürfen in der Regel nur einer symptomatischen Behandlung bis zum Abklingen der Effloreszenzen. Unter den naturheilkundlichen Verfahren kommen hier insbesondere physikalische Maßnahmen und die Phytotherapie infrage. Für chronifizierte Ekzeme gelten eher die Grundsätze wie bei der atopischen Dermatitis.

Starke Ekzemreaktionen bei akuter Kontaktdermatitis müssen ggf. mit Kortikosteroiden behandelt werden. Eine Nachbehandlung mit z.B. pflanzlichen Dermatika ist dann immer noch möglich.

▶ Akupunktur

Keine Angaben in den einschlägigen Lehrbüchern. Liao berichtet über 4 Fälle von Kontaktekzem auf »poison ivy«, einer in den USA recht häufigen Dermatitis. Durch die Akupunkturbehandlung besserte sich nicht nur der Juckreiz sehr schnell, es war auch eine deutliche Beschleunigung der Abheilung zu beobachten.

Gestochen werden lokale Punkte und gegen Pruritus wirksame Punkte: B 31, M 36, Le 8 oder 9, Lu 7.
OAP: 22 Endokrinium, 71 Urtikariabezirk, 101 Lunge.

▶ Bioelektronische Verfahren

Diese werden auch im Zusammenhang mit der Diagnostik von Kontaktallergien genannt. Eigene Studien sprechen gegen eine Übereinstimmung dieser Verfahren mit Epikutantestungen. Eine Klärung der Testphänomene bei BRT und EAV steht noch aus.

▶ Eigenbluttherapie

Bei Kindern:
- Potenziertes EB (vgl. S. 268), evtl. später in 14-tägigen Abständen 1×/Woche C9 3 – 5 Gtt., um Rezidive zu vermeiden.

Bei Erwachsenen:
- EB-Therapie (vgl. S. 266) plus Allergie-Injektopas oder Sanukehl Pseu® D5 oder
- EB-Therapie plus Allergie-Injektopas oder Sanukehl Pseu® D5 oder
- aktiviertes EB (vgl. S. 269) plus Allergie-Injektopas oder Sanukehl Pseu® D5.
- Oral:
  - ▶ Phönixsche Entgiftungstherapie mit Phönix Solidago, Phönix Phönohepan, Phönix Antitox.
  - ▶ Aralia Phcp 4× tgl. 8 Globuli.
  - ▶ Juckreiz: Cistus canad. Oligoplex, 5× tgl. 20 Gtt. mit Flüssigkeit einnehmen.

▶ Enzymtherapie

Bei starken entzündlichen Schwellungen Versuch mit z.B. Wobenzym® N 3× 5 – 10 Kps.

▶ Ernährungstherapie

Zur Stabilisierung des Abwehrsystems Vollwerternährung, Sonderdiät »biogene Amine«. Bei Nickelsulfatallergie und bei Perubalsamallergien kann eine nickel- bzw. perubalsamarme Ernährung versucht werden (vgl. S. 280).
Bei Latexkontaktallergien sind Kreuzreaktionen mit Banane, Avocado und Marone beschrieben (*Braun et al., 1989*).

▶ Heilfasten

Mindert rasch den Juckreiz und fördert die Ausheilung.

▶ Homöopathie

Je nach Hautsymptomatik sind die auf S. 104 genannten Homöopathika zu berücksichtigen; es empfiehlt sich in jedem Fall eine Eigenblutnosode (vgl. S. 290) sowie bei chronischen Verläufen die Applikation von Acidum formicicum. Zur Initialbehandlung können empfohlen werden:

▶ Rötung und Überwärmung der Haut mit hoch akuter Entzündungssymptomatik. Ödematöse Schwellung, Bildung von Quaddeln; hellrote bis blasse Hautfarbe. Gefühl von brennender Hitze mit großer Berührungsempfindlichkeit der betroffenen Hautfläche. Besserung durch Kälteanwendung.

■ Atropa belladonna (Belladonna) D6
anfangs bis stdl. 3 Tr.
Apis mellifica D6
3 – 4× tgl. 5 Tr.

Erysipelartige Schwellung mit Bildung von kleineren Bläschen. Geröteter Hof, wässrig-seröser Inhalt; Brennschmerzen. Verschlechterung durch Kälte und Wasseranwendung.

■ Rhus toxicodendron D12
2 – 3× tgl. 5 Tr.

▶ Mikrobiologische Therapie

Begleitende Maßnahme zur Modulation überschießender Immunreaktionen (vgl. S. 292).

▶ Neuraltherapie

Lokale Behandlung, Segmentbehandlung.

▶ Ordnungstherapie

Viele Menschen weisen in Epikutantestungen Kontaktsensibilisierungen auf, ohne hierzu bislang eine klinische Symptomatik zu haben. Dies unterstreicht die Wichtigkeit der Aufklärung über Art und Häufigkeit von Kontaktsensibilisierungen sowie Karenzmöglichkeiten zur Vermeidung einer klinischen Manifestation. Bei jungen Menschen mit ausgeprägten Kontaktallergien auch die Berufswahl ansprechen und hier ggf. beraten.

▶ Physikalische Therapien

Hydrotherapie: Vgl. S. 106, Atopisches Ekzem. Kneipp-Therapie, Ölbäder (*Hauss, Lamek, 1986*).

Phototherapie: Experimentell lässt sich die kontaktallergische Reaktion durch UV-Bestrahlung unterdrücken. Bei generalisierten und persistierenden Ekzemreaktionen hat sich die UV-Bestrahlung jedoch nicht als wirksam erwiesen (*Knop, 1995*). SUP können möglicherweise die Reagibilität beruflich strapazierter Haut reduzieren (*Orfanos, 1995*).

Balneotherapie: Seebäder haben günstige Wirkung auf die chronisch entzündete Haut (*Woeber, 1968*).

▶ Phytotherapie

Zur grundsätzlichen Therapie vgl. S. 335f.
Ferner als Tee: Herb. Scabiosae arvensis c. rad. und Herb. Urticae urentis aa 25.0.
M.f.spec. D.S.: 1 TL auf ¼ l als Aufguss, 5 min ziehen lassen, 3 Tassen tgl.

▶ Sauerstoff- und Ozontherapien

Äußerlich auf die Läsionen kommen Ozonbegasung und -Olivenöl (vgl. S. 354) infrage (*Rilling, 1990*).

8.4 Toxisches Kontaktekzem

Def.: Das toxische Kontaktekzem ist gekennzeichnet durch eine direkte, nicht immunologisch vermittelte Hautschädigung, die im Gegensatz zum allergischen Kontaktekzem jedes Individuum bei Kontakt mit der Noxe gleichermaßen betrifft. Streureaktionen gibt es i.d.R. keine.

Pathophysiologie. Verschiedenste aggressive Substanzen, z.B. Laugen, Säuren, Lösungsmittel, aber auch Strahlen, bewirken am Ort ihrer Einwirkung eine direkte Entzündung. Eine Sonderform ist das kumulativ-toxische Kontaktekzem; dieses entsteht durch weniger aggressive Substanzen, die über längere Zeit auf das Integument einwirken. Am häufigsten findet man dieses Krankheitsbild bei Personen, die ständig der Einwirkung von Wasser und anderen Irritantien, z.B. Reinigungsmitteln ausgesetzt sind.

Klinik. Die klinischen Manifestationen unterscheiden sich bis auf das Fehlen von Streureaktionen und gelegentlich von Juckreiz nicht von denen des allergischen Kontaktekzems.

Allgemeine Therapiegrundsätze. Glukokortikoidhaltige Externa in der akuten Phase, danach pflegende Salben und Cremes.
Bei der Sonderform des kumulativ-toxischen Kontaktekzems sind therapeutisch eine konsequente Expositionsprophylaxe, z.B. durch das Tragen von Handschuhen bei der Arbeit, und eine intensive Hautpflege notwendig.

Möglichkeiten und Grenzen

Toxische Kontaktekzeme bedürfen in der Regel nur einer symptomatischen Behandlung bis zum Abklingen der Effloreszenzen. Unter den naturheilkundlichen Verfahren kommen hier insbesondere physikalische Maßnahmen und die Phytotherapie infrage. Für chronifizierte Ekzeme gelten eher die Grundsätze wie bei der atopischen Dermatitis.

Starke Ekzemreaktionen bei akuter Kontaktdermatitis müssen ggf. mit Kortikosteroiden behandelt werden. Eine Nachbehandlung mit z.B. pflanzlichen Dermatika ist dann immer noch möglich.

▶ Eigenbluttherapie

- Oral: Phönixsche Entgiftungstherapie mit Phönix Solidago, Phönix Phönohepan, Phönix Antitox.
- Ferner Gaben von Selen, Zink (durch Labor abklären lassen).
- Anschließend EB-Basistherapie (vgl. S. 266) plus Injectio dermatica Fides und Injectio gastro-hepatica Fides oder
- aktiviertes EB (vgl. S. 269) plus Injectio dermatica Fides und Injectio gastro-hepatica Fides.

▶ Enzymtherapie

Bei starken entzündlichen Schwellungen Versuch mit z.B. Wobenzym® N 3× 5 – 10 Kps.

▶ Ernährungstherapie

In schweren Fällen zur Stabilisierung des Abwehrsystems Vollwerternährung. Bei großflächigen Reaktionen (z.B. ausgedehnte Dermatitis solaris) verstärkt Eiweißkost (**Cave:** Patienten mit Niereninsuffizienz!).

▶ Heilfasten

Mindert rasch den Juckreiz und fördert die Ausheilung.

▶ Homöopathie

Vgl. auf S. 117 die unter Allergisches Kontaktekzem genannten Homöopathika.

▶ Mikrobiologische Therapie

Begleitende Maßnahme zur Modulation überschießender Immunreaktionen (vgl. S. 292).

▶ Neuraltherapie

Lokale Unterspritzung, Segmentbehandlung (vgl. S. 295).

▶ Physikalische Therapien

Hydrotherapie: Feuchte, kalte Umschläge mit Arnika oder Kamille (*Nolting, 1986*) und Kneipp-Therapie (vgl. S. 306) sind günstig.

▶ Phytotherapie

Grundsätzliche Therapie wie bei atopischem Ekzem (vgl. S. 109).

▶ Sauerstoff- und Ozontherapien

Vgl. S. 118, Allergisches Kontaktekzem.

8.5 Photodermatosen

Def.: Zu den Photodermatosen gehören:

1. Die **polymorphe Lichtdermatose**, gekennzeichnet durch papulöse bzw. papulovesikulöse Hautveränderungen, die bei der ersten Sonnenexposition im Frühjahr stets in der gleichen Ausprägung wiederkehren.
2. Die **phototoxischen Reaktionen**, bei denen durch Kontakt mit Pflanzenextrakten oder photosensibilisierenden Medikamenten und anschließende UVA-Bestrahlung eine Hautentzündung hervorgerufen wird.
3. Die **photoallergischen Reaktionen**, die seltene Sonderformen einer allergischen Spättypreaktion darstellen.

Pathophysiologie.
Bei der **polymorphen Lichtdermatose** ist die Pathophysiologie noch weitgehend ungeklärt. Es wird vermutet, dass durch die Sonnenbestrahlung Hitzeschockproteine entstehen, die als Antigene fungieren und eine zellvermittelte Immunreaktion vom verzögerten Typ einleiten.

Phototoxische Reaktionen werden auch Wiesengräserdermatitis oder Berloque-Dermatitis genannt. Bei dieser Photodermatose bewirken lokale (z.B. Psoralene, Bergamotte, Sellerie) oder selten auch systemische (z.B. 8-Methoxypsoralen, Tetrazykline, Phenothiazine) Photosensibilisatoren eine erhöhte Lichtempfindlichkeit der Haut durch Absorption von Lichtenergie.

Bei den **photoallergischen Reaktionen**, die zu den zellvermittelten Spättypreaktionen gerechnet werden, ist Lichtenergie für die Kopplung eines kleinmolekularen Haptens an ein Trägerprotein notwendig, damit ein Vollantigen entsteht und eine nachfolgende Typ-IV-Reaktion eingeleitet werden kann.

Klinik. Bei der polymorphen Lichtdermatose kommt es Stunden bis Tage nach einer intensiven Sonnenexposition (meist im Frühjahr) zum Auftreten von papulösen, plaqueartigen oder auch papulovesikulösen Hauteffloreszenzen, begleitet von Juckreiz. Diese sind bei dem Betroffenen stets monomorph. Bei den phototoxischen Reaktionen stehen Erytheme im Vordergrund, welche die Kontaktstellen von den jeweiligen Pflanzen mit der Haut nachzeichnen. Photoallergische Reaktionen sind dagegen durch ein starkes Ödem, Papulovesikeln und ein eher diskretes Erythem gekennzeichnet.

Allgemeine Therapiegrundsätze. Lichtschutzmittel bzw. Vermeidung von Sonnenexposition können im Allgemeinen eine Eruption der polymorphen Lichtdermatose verhindern. Vorbeugend kommt auch ein so genanntes UV-Hardening in Betracht, bei dem vor der sonnenreichen Jahreszeit Ganzkörperbestrahlungen mit UV-A und/oder -B durchgeführt werden. Eventuell provozierte leichte Schübe der Erkrankung können durch externe Glukokortikosteroide erfolgreich therapiert werden. Letztere Behandlung ist auch bei phototoxischen Rektionen angezeigt. Zur Vermeidung von photoallergischen Reaktionen ist die Elimination der betreffenden Photoallergene notwendig. Ist es bereits zu einer akuten Exazerbation der Erkrankung gekommen, sollte Wochen bis Monate eine konsequente Vermeidung von Sonnenexposition erfolgen bzw. ein starkes Sonnenschutzmittel eingesetzt werden.

Möglichkeiten und Grenzen

Naturheilkundliche Maßnahmen beschränken sich meistens auf die symptomatische Behandlung akuter Effloreszenzen. Eine grundlegende Minderung der Lichtempfindlichkeit bei polymorpher Lichtdermatose und bei photoallergischen Reaktionen kann meist nicht erreicht werden.

▶ Ernährungstherapie

Vollwerternährung unter Berücksichtigung von Photosensibilisatoren in der Vollwertkost (*Steigleder, 1987*).

▶ Heilfasten

Mindert rasch den Juckreiz und fördert die Ausheilung.

▶ Homöopathie

▶ Bläschen und Pusteln mit Juckreiz; allgemein reduzierter Hautturgor. Nebenbefund: Spröde und brüchige Nägel.

- Acidum hydrofloricum D12
  2× tgl. 5 Tr.

▶ Papulöses oder urtikarielles Exanthem; die Effloreszenzen können sehr formenreich sein. Bläschenartiges Exanthem mit Neigung zu Pustelbildung, typischerweise an Haut-Haar-Grenze. Charakteristischer Hinweis ist eine atopische Belastung mit Verschlechterung der Hautsymptomatik am Meer und nachfolgender Besserung.

- Hypericum perforatum D6
  2 – 3× tgl. 5 Tr.
  Natrium chloratum D12
  2× tgl. 1 Tbl.

▶ Exanthem, auch nässend, mit Bildung von Papeln und Pusteln; urtikarielles Exanthem. Prämenstruelle Verschlechterung; Regelanomalien. Ausgeprägt venöse Belastung (Venopathie).

- Pulsatilla pratensis D12
  2× tgl. 5 Tr.

Praxisbewährt ist die Eigenblutnosode sowie zur längerfristigen Behandlung Acidum formicicum im Intervall.

▶ Mikrobiologische Therapie

Bei allergischer Genese als begleitende Maßnahme zur Modulation überschießender Immunreaktionen (vgl. S. 292).

▶ Neuraltherapie

Lokale Behandlung, Segmentbehandlung, Störfeldsuche.

▶ Physikalische Therapien

Phototherapie: Versuch der »UV-Hardening«, d.h. Gewöhnung an das UV-Licht, durch gezielte, wohldosierte Exposition. 6-wöchiger Behandlungszeitraum mit 3 – 4 Bestrahlungen pro Woche. Möglich und bewährt haben sich UVA- oder kombinierte UVA/UVB-Bestrahlung. Klassische PUVA-Therapie bei Erfolglosigkeit der anderen Verfahren (*Orfanos, 1995*).

9. Weitere Ekzemerkrankungen

Neben den bereits erwähnten Ekzemformen (den toxischen bzw. allergischen Kontaktekzemen und dem atopischen Ekzem) existieren einige weitere Ekzemtypen, darunter nummuläres Ekzem (siehe unten), seborrhoisches Ekzem (vgl. S. 124) und dyshidrosiformes Ekzem (vgl. S. 128).

▶ Homöopathie

Auch nummuläres, seborrhoisches und dyshidrosiformes Ekzem sind Indikationen für die homöopathische Behandlung.

▶ Neuraltherapie

Bei den ekzematösen Hauterkrankungen ist als unterstützende Maßnahme das folgende, individuell modifizierbare Vorgehen üblich:

- Lokale Um- bzw. Unterspritzung des infizierten Gebiets vom Rand her.
- Injektion an bzw. in zu- und abführende Gefäße.
- Segmentbehandlung.
- Störfeldbehandlung: Einbeziehung von Verbindungen über segmentale Zugehörigkeit, Akupunkturmeridiane und Somatotopien (bes. Nabel, Tonsillen, Nasennebenhöhlen, gyn. Raum, Prostata, Narben).
- I.v. Gabe kombiniert mit Eigenbluttherapie.

▶ Sauerstoff- und Ozontherapien

Zur »Umstimmung« bei Ekzemen verschiedener Genese kommen kleine und große Eigenbluttherapie sowie HOT infrage (vgl. S. 360), ferner äußerlich auf die Läsionen Ozonbegasung und Olivenöl (*Rilling, 1990*).

9.1 Nummuläres Ekzem

Def.: Münzförmige, scharf begrenzte und häufig nässende ekzematöse Herde.

Pathophysiologie. Ungeklärt. Mikrobielle Besiedlung als Ursache wurde verworfen, da offenbar eher Sekundärinfektion. Gelegentlich, jedoch nicht immer, Fokusgeschehen.

Klinik. Prädilektionsstellen sind die Unterschenkel und der obere Rücken. Hier treten zunächst sehr kleine, erythematöse, mit Papulovesikeln besetzte Herde auf. Diese vergrößern sich innerhalb von wenigen Tagen, die Vesikel platzen, und es entstehen münzförmige, häufig mit gelblichen Krusten belegte, juckende Hautveränderungen. Der Verlauf der Erkrankung erstreckt sich häufig über Monate und Jahre.

Allgemeine Therapiegrundsätze. Die Therapie erfolgt extern mit adstringierenden, entzündungshemmenden Farbstoffen, z.B. Gentianaviolett oder Brillantgrün. Glukokortikoide in einer Cremegrundlage, evtl. auch okklusiv appliziert, können ebenfalls hilfreich sein. Bei schwerem Verlauf kann eine systemische Behandlung mit Glukokortikosteroiden in mittlerer Dosierung notwendig werden.

Möglichkeiten und Grenzen

Die symptomatische Behandlung nummulärer Ekzeme mit pflanzlichen Externa ist oft hilfreich. Hydrotherapeutische Maßnahmen können unterstützend eingesetzt werden. Zwar gibt es für die Eigenblutbehandlung keine kontrollierten Studien, nach ersten klinischen Beobachtungsstudien sprechen jedoch zahlreiche Pat. positiv auf diese an.

Auch Ernährungstherapie und Heilfasten können im Einzelfall zur Beschwerdebesserung beitragen.

▶ Akupunktur

Keine kausale Therapie. Allerdings erscheint eine symptomatische Behandlung zur Stillung des Juckreizes sinnvoll.

Gestochen werden lokale und gegen Pruritus wirksame Punkte (vgl. S. 221): B 31, M 36, Le 8 oder 9, Lu 7.
OAP: 22 Endokrinium, 71 Urtikariabezirk, 101 Lunge. Es können auch stattdessen Punkte der jeweiligen Körperprojektion gegeben werden.

▶ Eigenbluttherapie

Bei Kindern:
- Potenziertes EB (vgl. S. 268).

Bei Erwachsenen:
- Wenn erforderlich, Sanierung bakterieller Foci im HNO-Bereich durch Sanumtherapie: Utilin »S« stark Kps., montags und freitags 1 h v.d. Frühstück den Kapselinhalt in Rachenraum streuen, Notakehl® D5 Tr. und Pefrakehl® D5 Tr. im tgl. Wechsel 1× tgl. 3 – 5 Gtt. in jedes Nasenloch geben. Nach 4 Wo. werden Notakehl und Pefrakehl für weitere 4 Wo. durch Mucokehl® D5 Tr. und Nigersan® D5 Tr. ersetzt.
- EB-Basistherapie (vgl. S. 266).
- Sehr wirkungsvolle Hilfe durch Auto-Sanguis-Stufentherapie nach Reckeweg (vgl. S. 270) mit Zusatz folgender Medikamente:
1. Stufe: Hepar suis-Injeel®, Coenzyme Kps.®, Ubichinon® Kps.
2. Stufe: Psorinoheel, Cutis Kps.
3. Stufe: Cutis suis Injeel D200.
4. Stufe: Histamin D200 und Acidum formicicum D200 oder
- aktiviertes EB (vgl. S. 269).
- Oral: Cefabene® Tr. oder Tbl. oder
- Mischung n. Angerer: Cefasept® und Cefabene® aa ad 100.0, M.D.S.: 3× tgl. 30 Gtt. mit Flüssigkeit einnehmen.
- Phönixsche Entgiftungstherapie mit Phönix Solidago, Phönix Phönohepan, Phönix Antitox.
- Ferner Gaben von Selen, Zink (durch Labor abklären lassen).

▶ Enzymtherapie

Bei Therapieresistenz gegen externe Maßnahmen Versuch mit hoch dosierter Gabe von Enzymkomplexen in Ergänzung zu weiteren umstimmenden Maßnahmen, z.B. Wobenzym® N 3× 5 – 10 Kps. über 2 – 3 Wo.; je nach Symptomatik dann über weitere 4 – 8 Wo. niedriger dosiert.

▶ Ernährungstherapie

Das nummuläre Ekzem ist im Allgemeinen keine durch Nahrungsmittel induzierte Erkrankung. Es können jedoch Nahrungsmittelallergien zu einer Verschlechterung von Juckreiz und Ekzemen führen.
- Basis der Ernährung: Vollwerternährung unter Berücksichtigung von individuellen Nahrungsmittelallergien. **Cave:** Bei generalisierten Ekzemen, besonders bei der Erythrodermie, kann es zum erheblichen Eiweißverlust kommen. In diesen Fällen muss die Therapie mit einer eiweißreichen Vollwerternährung begonnen werden!
- In der Regel sollte eine Ekzemtherapie immer mit der Suchdiät Phase I und II eingeleitet werden. Bei gutem Ansprechen auf die Phase II der Suchdiät kann auch langfristig auf eine tiereiweißfreie Vollwerternährung übergegangen werden.

Cave: Eiweiß- und Vitaminmangel (vgl. S. 279)!

▶ Heilfasten

Fördert die Linderung des Juckreizes und den Rückgang der Hauteffloreszenzen. Wichtig, um die Bedeutung der Nahrungsmittel für das Krankheitsbild zu klären.

▶ Homöopathie

▶ Trockene Haut, auch mehlartige Schuppenbildung oder schleimig-eitrige Sekretionen. Allgemein eher pastöser Habitus mit schlaffer Haut. Neigung zu Atemwegskatarrhen mit Lymphadenopathie.

■ Calcium carbonicum D12
2× tgl. 1 Tbl.

▶ Häufig ringförmige, meist sehr trockene Exantheme, auch mit Schuppen und Krusten besetzt. Deutliche Verschlechterung durch

Wasser und im Winter. Oftmals hormonelle Dysfunktion. Vorwiegend an den Streckseiten lokalisierte, anfangs nässende, später stark schuppende und juckende Exantheme; oft auch Brennschmerzen. Allgemein schmutzig wirkende Haut.

■ Sepia D12
2× tgl. 5 Tr.

Sepia D30
1 – 2×/Wo. 5 Globuli
Sulfur D12
1× tgl. 1 Tbl.
(Reaktion beobachten!)

Zusätzlich empfehlen sich die Eigenblutnosode (vgl. S. 290) sowie im Intervall Acidum formicicum; als Externum Cardiospermum-Salbe.

▶ Mikrobiologische Therapie

Unterstützende Therapie zur Modulation der Immunreaktivität. Günstige Beeinflussung des meist beeinträchtigten darmassoziierten Immunsystems (vgl. S. 292f., Diagnostik: Bestimmung des fäkalen IgA im Stuhl) und damit Stabilisierung der Barrierefunktion des Darms (Verminderung der Allergenaufnahme).
Wichtig ist daneben v.a. auch die diagnostische und therapeutische Berücksichtigung der Darmfloraverhältnisse!

▶ Neuraltherapie

Störfeldsuche (vgl. S. 297).

▶ Physikalische Therapien

Hydrotherapie: Unterstützend Kneipp-Therapie in Form von kalten Güssen, kalten Teilbädern und Wickeln (*Nolting, 1986*). Bei Impetiginisierung Rosmarinbäder und Kamille-Öl-Bäder.

● Trockene Ekzeme: Ölbäder (*Braun-Falco, 1984; Pratzel, Schnizer, 1992*), auch Salz- und Solebäder.

Phototherapie: SUP-Therapie (vgl. S. 323).

▶ Phytotherapie

Äußerlich:
Nässende Ekzeme:

● Tees mit adstringierender Wirkung:
- ▶ Schwarztee: 1 EL auf ½ l Wasser, 10 – 15 min ziehen lassen, nach Abkühlen als Auflage. Keine aromatisierten Tees verwenden.
- ▶ Eichenrinde (Cortex quercus): 2 EL auf ½ l Wasser, 15 min kochen, abseihen, abkühlen lassen, dann mehrfach tgl. als Auflage.
- ▶ Kamille (Chamomilla): 1 EL Blüten auf ½ l Wasser, nach Abkühlen als Auflage (kann die akut entzündete Haut reizen, deswegen eher in der Abklingphase zur Wundheilung).

● Stiefmütterchenkraut (Viola tricolor): 1 – 2 EL auf ½ l Wasser, 15 min ziehen lassen, nach Abkühlen direkt anwenden.

● Pflanzenextrakte in Schüttelmixturen und Pasten:
- ▶ Kamille: Rp. Extr. Chamomill. fluid. 2,0 in Lotio alba aquosa (Zinkoxidschüttelmixtur) ad 100,0 oder Rp. Extr. Chamomill. fluid. 1,0 in Pasta Zincii ad 100,0.
- ▶ Johanniskrautöl: Rp. Ol. Hyperici 2,0 in Pasta Zincii ad 100,0 (evtl. auch Kamille einmischen).
- ▶ Hamamelis: z.B. wässriges Destillat (Deskin® Lotio)

Trockene Ekzeme:

● Bittersüß-(Solanum dulcamara-)Extrakt in: Cefabene® Salbe.

● Cardiospermum halicabamum in: Halicar® Salbe.

● Kamillen-Extrakt (Flor. Chamomillae) in: Robugen® Kamillensalbe.

● Nachtkerzensamenöl 5 – 10 % in Salben, z.B. Laceran® Omega Fettsalbe. *Maas-Irslinger et al. (1995)* fanden, dass Nachtkerzensamenöl-Creme die Oberflächenstruktur der Haut bessert, die Hautfeuchtigkeit bei atopisch trockener Haut erhöht und der wirkstofffreien Basiscreme überlegen ist.

● Hamamelis: Hametum® S; Deskin® Lipolotio.

Innerlich:

- Basisbehandlung der Hautentzündung mit »Stoffwechseltees«, jeweils für 4 Wo.:
  - Je 2 Teile der folgenden Pflanzen: Sennesblätter (Fol. Sennae), Kümmel (Fruct. Carvi) und Kamillenblüten (Flor. Chamomillae) mit 1 Teil Bittersüß (Stipit. Dulcamarae) vermischen, davon 2 TL auf ¼ l Wasser, 20 min ziehen lassen, 2× tgl. trinken.
  - Je 2 Teile der folgenden Pflanzen: Bittersüß (Stipit. Dulcamarae), Brennnesselblätter (Herba Urticae), Löwenzahnwurzeln (Rad. Taraxaci), Sennesblätter (Fol. Sennae), Fenchel (Fruct. Foeniculi) und Sandsegge (Rhiz. Caricis) vermischen, davon 1 – 2 TL auf ¼ l Wasser, 10 min ziehen lassen, 2× tgl. trinken.

Achtung: Die Tees haben eine (erwünschte) abführende Wirkung!

- **Stiefmütterchen** (Viola tricolor) als Tee (Rp. Herbae Violae tricolor 200,0).
- **Walnuss** (Juglans regia) als Tee (Folia Juglandis).
- Auch Stiefmütterchen und Walnusstee zu gleichen Teilen kombinieren; davon 2 TL auf ¼ l Wasser.

▶ Psychosomatik und Psychotherapie

Aus psychosomatischer Sicht ist den Ekzemerkrankungen des nichtatopischen Formenkreises wenig Aufmerksamkeit zugekommen. Lediglich *Obermayer und Borelli (1955)* weisen darauf hin, dass bei dem nummulären Ekzem die gleiche psychische Beteiligung wie bei dem atopischen Ekzem angenommen werden kann (vgl. S. 100). Schwebe (1974) charakterisiert Patienten mit nummulärem Ekzem in ihrer Persönlichkeit als auffällig, bleibt jedoch den Nachweis schuldig, dass diese Auffälligkeiten nicht Folge der Erkrankung sind.

9.2 Seborrhoisches Ekzem

Def.: Chronische Dermatitis der seborrhoischen Hautareale in Form von feinlamellär schuppenden Erythemen.

Pathophysiologie. Ungeklärt.

Systematik. Unterschieden wird die seborrhoische Dermatitis des Säuglings von der erwachsenen Form.

Klinik. Prädilektionsstellen dieser Dermatose sind die Nasolabialfalten, die Augenbrauen- und die Sternalregion. Hier kommt es rezidivierend, besonders in der sonnenarmen Jahreszeit und unter psychischer Belastung, zu diskret juckenden, squamösen Erythemen. Häufig tritt parallel eine starke Kopfschuppung auf.

Allgemeine Therapiegrundsätze. Die Behandlung erfolgt mit antimykotikahaltigen Shampoos und Cremes. Kortikosteroide helfen meist vorübergehend, sollten aber nicht als Dauertherapie verwendet werden. Adjuvant kann eine UVA-Bestrahlung zur Besserung führen.

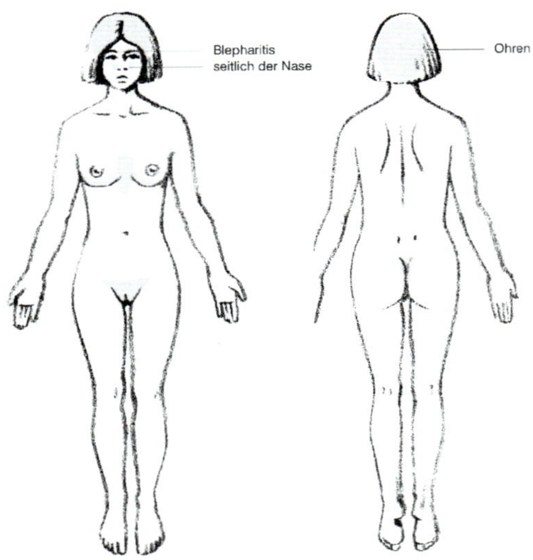

Abb. 8: Seborrhoische Dermatitis (n. Jung)

Möglichkeiten und Grenzen
Ordnungstherapeutische, psychosomatische sowie physikalische Maßnahmen können deutlich zur Beschwerdeminderung beitragen. In Einzelfällen wurden auch gute Erfolge mit Ernährungstherapie, Homöopathie und Eigenblutbehandlung berichtet.

▶ Akupunktur

Keine kausale Therapie beschrieben. Allerdings erscheint eine symptomatische Behandlung zur Stillung des Juckreizes sinnvoll. Zusätzlich kann die immunmodulatorische Wirkung der Akupunktur ausgenutzt werden.
Man sticht eine passende Auswahl aus den sog. **Stoffwechselpunkten n. *Bischko*:** B 40 (B 54 Bi.), B 58, N 2, 6, Le 13, Di 2, 3, 4, 11, Lu 5, Dü 3.
Lokale Punkte und gegen Pruritus wirksame Punkte: B 31, M 36, Le 8 oder 9, Lu 7.
OAP: 22 Endokrinium, 71 Urtikariabezirk, 101 Lunge. Es können auch stattdessen Punkte der jeweiligen Körperprojektion gegeben werden.

▶ Eigenbluttherapie

Bei Kindern:
- Potenziertes EB (vgl. S. 268).

Bei Erwachsenen:
- Bei zusätzlicher Mykose zunächst Sanumtherapie einsetzen:
  - ▶ 1. Tg. Mischinjektion i.m.: Mucokehl® D5 Sanum plus Utilin® schwach Sanum plus Ubichinon® Kps. Heel.
  - ▶ 3 – 4 Tage nach der ersten Injektion Mischinjektion i.m.: Utilin® stark Sanum plus Recarcin® schwach Sanum plus Ubichinon® Kps. Heel.
  - ▶ 14 Tage später nach der zweiten Injektion: Mischinjektion i.m.: Recarcin® stark Sanum plus Utilin® stark Sanum plus Ubichinon® Kps. Heel.
  - ▶ Oral: Albicansan® D4 Kps. 2× tgl. 1 Kps.
  - ▶ Rektal: Albicansan® D3 Supp., v.d. Schlafengehen 1 Supp. einführen.
- Nach antimykotischer Therapie mit EB-Basistherapie beginnen.
- EB-Therapie (vgl. S. 266).
- Bei sehr hartnäckigem Ekzem EB-Basistherapie oder
- aktiviertes EB (vgl. S. 269) plus Injectio dermatica Fides und Injectio gastro-hepatica Fides oder
- Auto-Sanguis-Stufentherapie nach Reckeweg (vgl. S. 270) mit Zusatz folgender Medikamente:

1. Stufe: Hepar suis-Injeel®, Coenzyme Kps.®, Ubichinon Kps.
2 Stufe: Psorinoheel, Cutis Kps.
3. Stufe: Cutis suis Injeel D200.
4. Stufe: Histamin D200 und Acidum formicicum D200.

- **Oral**: Phönix Antitox 3× tgl. 5 – 10 Gtt. (einschleichende Dosierung), Calcium carbonicum Phcp 4× tgl. 8 Glob. oder Calcium sulfuratum Phcp 4× tgl. 8 Glob., evtl. Zinksubstitution.
- **Lokal**: Stibium Phcp Salbe mehrfach tgl. dünn auftragen oder als Mischung:

Stibium Phcp 100.0,
Penaten Creme 50.0,
▶ M.ft. ungt. D.S.: mehrfach tgl. dünn auftragen,
oder
Urea pura 2.5,
Sulfur praecipitatus 1.0,
Traumeel® S Salbe ad 50.0,
▶ M.ft. ungt. D.S.: mehrfach tgl. dünn auftragen.

▶ Ernährungstherapie

Das seborrhoische Ekzem ist im Allgemeinen keine durch Nahrungsmittel induzierte Erkrankung. Im Einzelfall können jedoch Nahrungsmittelallergien und gastrointestinale Unverträglichkeiten zu einer Verschlechterung von Juckreiz und Ekzemen führen.
- Vollwerternährung unter Berücksichtigung von individuellen Nahrungsmittelallergien.

Cave: Bei generalisierten Ekzemen, besonders bei der Erythrodermie, kann es zum erheblichen Eiweißverlust kommen! In diesen Fällen muss die Therapie mit einer eiweißreichen Vollwerternährung begonnen werden.

- In der Regel sollte eine Ekzemtherapie immer mit der Suchdiät Phase I und II (vgl. S. 278) eingeleitet werden. Bei gutem Ansprechen auf die Phase II der Suchdiät kann auch langfristig auf eine tiereiweißfreie Vollwerternährung übergegangen werden.

Cave: Eiweiß- und Vitaminmangel (vgl. S. 279)!

▶ Heilfasten

Fördert die Linderung des Juckreizes und den Rückgang der Hauteffloreszenzen. Wichtig, um die Bedeutung der Nahrungsmittel für das Krankheitsbild zu klären.

▶ Homöopathie

▶ Trocken-schuppige Haut bei leichter Hautrötung; Befall der Kopfhaut. Anamnestisch Milchschorf, atopischer Formenkreis und chronisch rezidivierende Atemwegskatarrhe. Adipöser Typus.

■ Calcium carbonicum D12
2× tgl. 1 Tbl.

▶ Eher fettige Haut, großporig, unrein mit Eiterungsneigung und übelriechender Sekretion; auch Befall der Kopfhaut. Adynamischer Typ.

■ Graphites D12 2× tgl. 1 Tbl.

▶ Haut-Haar-Grenze besonders betroffen, fettige und gleichzeitig sehr trockene Hautpartien. Anfängliche Verschlechterung, v.a. am Meer und in der Sonne.

■ Natrium chloratum D12 2× tgl. 1 Tbl.

▶ Allgemein sehr unreine Haut mit Neigung zu Eiterungsprozessen; auffallende Unverträglichkeit von Wasseranwendungen. Überwiegend sehr fettige Haut, auch mit Neigung zu Komedonenbildung; multiple Warzen. Anamnestisch bestehen chronisch-rezidivierende Schleimhautkatarrhe der Atemwege und der ableitenden Harnwege.

■ Sulfur D12
1× tgl. 1 Tbl.
(Reaktion beobachten!)
Thuja occidentalis D12 2× tgl. 5 Tr.

Bewährt hat sich hier die Eigenblutnosode (vgl. S. 290), im Intervall Acidum formicicum. Als Externum empfiehlt sich Cardiospermum-Salbe bei entzündlicher Haut mit Juckreiz, Mahonia-aquifolium-Salbe bei trocken-schuppender Haut.

▶ Mikrobiologische Therapie

Unterstützende Therapie zur Modulation der Immunreaktivität. Günstige Beeinflussung des meist beeinträchtigten darmassoziierten Immunsystems (vgl. S. 292, Diagnostik: Bestimmung des fäkalen IgA im Stuhl) und damit Stabilisierung der Barrierefunktion des Darms, u.a. Verminderung der Allergenaufnahme).
Wichtig ist daneben v.a. auch die diagnostische und therapeutische Berücksichtigung der Darmfloraverhältnisse!

▶ Neuraltherapie

Vgl. S. 120, Weitere Ekzemerkrankungen.

▶ Ordnungstherapie

Das seborrhoische Ekzem zeigt oft eine Verbindung zu »Stress«-Faktoren und einer entsprechenden Lebensweise (vgl. S. 299, 344).

Das kann der Patient selbst tun:

- Für ausreichend Schlaf und Bewegung, viel frische Luft und Sonne sorgen.
- Ernährungshinweise beachten (vgl. S. 284). Am besten auf Vollwertkost (vgl. S. 277) umsteigen, d.h. Nahrung mit einem hohen Anteil an Frischkost, wenig Auszugsmehlen und -zucker, nur mäßig tierischem Eiweiß und vorwiegend naturbelassenen Produkten.

- Umgang mit Stressoren üben.
- Urlaub in klimatisch günstigen Gebieten durchführen (See, Hochgebirge).

▶ Orthomolekulare Therapie

- Vitamin B_6: Medikamenteninduzierter Pyridoxinmangel führt zu Seborrhö im Gesichtsbereich. Topische Anwendung einer pyridoxinhaltigen Salbe kann diesen Effekt offenbar hemmen, während systemische Applikation keinen günstigen Effekt hat *(Schreiner, 1952b)*. Die Therapie der Seborrhoea sicca mit pyridoxinhaltigen Externa in einer Konzentration von ca. 5 % wurde mehrfach in Studien untersucht *(Schreiner, 1952 b; Effersoe, 1954; Schreiner, 1952a)*, hat sich aber nicht durchgesetzt.
- Folsäure: Offenbar günstige Effekte auf die Seborrhö *(Callaghan, 1967)*. Dosierung: Kinder 2,5 mg, Erwachsene bis 10 mg tgl.
- Lithiumsuccinat: Lithiumsuccinat 8% in Kombination mit Vitamin E (DL-Alpha-Tokopherol) und Zinksulfat (0,05 %) in Lanolinsalbe zeigte in plazebokontrollierter Studie günstige Effekte auf seborrhoisches Ekzem (*Boyle, 1986*). In Deutschland wenig gebräuchlich. Muss rezeptiert werden.

▶ Physikalische Therapien

Hydrotherapie: Günstig sind kalte Güsse, Teilbäder und Wickel sowie Bäder mit Rosmarinzusatz *(Nolting, 1986)*. Meerwasserbäder und Ölbäder empfiehlt *Körfgen (1977)*. Solebäder nach *Pratzel und Schnizer (1992)*, 3 – 30 g Salz/l Badewasser (Tab. 6). Nach dem Bad Duschen, dann nachfettende Maß-

Tab. 6: Badezusätze und Lösungen für Umschläge in der Ekzemtherapie

Präparat	Wirkung	Indikation	Anwendung	Cave:
Eichenrinde (Cortex quercus)	Adstringierend antiekzematös leicht antiseptisch	Nässenden Ekzeme, Ulcus cruris	• Dekokt: für Umschläge 4 EL auf 1 l Wasser, kalt ansätzen, aufkochen, 30 Min. ziehen lassen • ca. 8 EL in gleicher Weise auf 1 Vollbad	verfärbt Wäsche und Wanne
Kamille (Flos chamomillae)	Antiphlogistisch leicht antiseptisch	Nässende Ekzeme, Erosionen und Wunden, Stauungsekzem	• 3 EL Kamillenblüten auf 1 l Wasser, als Tee zubereiten 20 Min. ziehen lassen oder: • 50–100 ml ethanol. Kamillenextrakt pro Vollbad	sehr selten allergische Reaktionen
Lavendel	Sedativ, hyperämisierend	Pruritus	• ca. 10 EL Lavendelblüten pro Vollbad; vorher mit 1 l kochendem Wasser aufgießen, 20 Min. ziehen lassen	bei Atopikern evtl. irritativ, selten allergisierend
Tote-Meer-Salz	Antiekzematös	Ekzeme, vor allem atopisches Ekzem	• in Vollbädern ca. 1–3 % Lösung • auch in Verbindung mit UV-Therapie • für Umschläge auch höher	bei empfindlicher Haut irritativ
Weizenkleie	Antiekzematös, antipruriginös	Juckende Ekzeme	• ca. 100 ml Weizenkleie-Extrakt pro Vollbad	

nahmen und innerhalb von 2 Std. UVB-Bestrahlung (= SUP). Mit Schwefelzusätzen zurückhalten.
Bäder mit Weizenkleie oder Haferstrohextrakt (Silvapin) haben sich nach *Braun-Falco (1984)* und *Hauss, Lamek (1986)* bewährt. Ölbäder *(Pratzel, Schnizer, 1992)* können zu fettend sein.

Phototherapie: *Elsner (1994)* berichtet über gute Ergebnisse mit PUVA-Therapie, *Orfanos (1995)* mit Teerbädern und UVB- oder PUVA-Therapie.

Klima-Heliotherapie: Bei hartnäckigen, ambulant therapieresistenten und rezidivfreudigen Fällen wünschenswert. Ostsee ist nur im Frühjahr und Sommer geeignet, Nordsee das ganze Jahr über. Bei (seltener) UV-Empfindlichkeit auf strahlungsarme Jahreszeit ausweichen *(Harnack, 1975)*. Auch andere Klimazonen können sich unspezifisch durch Einwirkung von Sonne, Luft und Ruhe positiv auf das seborrhoische Ekzem auswirken.

Cave: Unter starker Sonneneinwirkung sind (selten) auch Verschlechterungen möglich (UV- und Wärmewirkung)!

▶ Phytotherapie

Innerlich:

- Einschränkung der Schweiß- und Talgsekretion möglich durch Salbei (Salvysat® 3 – 4× 1 Drg.).
- Cefabene® Tr., Tbl. oder
- Mischung n. Angerer: Cefasept® und Cefabene® aa ad 100.0, M.D.S.: 3× tgl. 30 Gtt. mit Flüssigkeit einnehmen.

Äußerlich: Zu Grundsätzen vgl. S. 123, Nummuläres Ekzem.

▶ Psychosomatik und Psychotherapie

Das seborrhoische Ekzem des Erwachsenen zählt zu den Hauterkrankungen, bei denen im hohen Maß emotionale Faktoren zu einer Exazerbation oder Verschlimmerung führen *(Nadelson, 1987)*. Der Zeitraum zwischen Stressereignis und erstem Erscheinen von Erythemen im Nasolabialbereich kann wenige Minuten betragen.

Dementsprechend gehört zur Behandlung des seborrhoischen Ekzems die Klärung des Stressanteils an der Auslösung und die Aufklärung des Patienten über diese Zusammenhänge. Maßnahmen der Stressreduktion können häufig schon zur Besserung des Befunds beitragen.

9.3 Dyshidrosiformes Ekzem

Def.: Meist palmar, plantar oder lateral an den Fingern auftretendes Ekzem aus serösen Bläschen.

Pathophysiologie.
a) »Idiopathisch«: Es kann auf dem Boden einer genuinen Dyshidrosis, d.h. genetisch bedingten intraepidermalen, spongiotischen Bläschenbildung entstehen. Diese wird auch als Variante der atopischen Dermatitis angesehen.
b) Sekundär: Spezielle Hautreaktion im Rahmen der folgenden Grunderkrankungen: Kontaktallergie, kumulativ-toxisches Kontaktekzem, Id-Reaktion.

Klinik. Sagokornartige seröse Vesikeln, die stark jucken und nach dem Aufplatzen collerette-artige Schuppungen hinterlassen. Als Minimalform Dyshidrosis lamellosa sicca ohne Bläschenbildung.

Diagnostik. Klinische Diagnose. Als Hintergrunduntersuchungen mikrobiol. Abstriche, Allergiediagnostik gemäß anamnestischem Verdacht.

Allgemeine Therapiegrundsätze. Im akuten Schub feuchte Umschläge, adstringierende Zusätze, Farbstoffe. Potente Kortikosteroide extern oder ggf. systemisch. Lokale PUVA-Bäder.

Möglichkeiten und Grenzen

Insgesamt schwierige Therapie. Trotz vieler Behandlungsversuche gibt es immer wieder frustrane Verläufe. Physikalische Maßnahmen (Hydrotherapie, Phototherapie, Iontophorese) sowie Ernährungstherapie und Akupunktur können symptomatisch hilfreich sein. Auch neuraltherapeutische Störfeldsuche und mikrobiologische Therapie sollten ggf. miteinbezogen werden. Nach gut belegten Studien ist der Einfluss psychosomatischer Faktoren auf dyshidrosiforme Handekzeme hoch – stets an diese Zusammenhänge denken.

▶ Akupunktur

Keine kausale Therapie. Allerdings erscheint eine symptomatische Behandlung zur Stillung des Juckreizes sinnvoll.
Gestochen werden lokale Punkte und gegen Pruritus wirksame Punkte: B 31, M 36, Le 8 oder 9, Lu 7.
OAP: 22 Endokrinium, 71 Urtikariabezirk, 101 Lunge. Es können auch stattdessen Punkte der jeweiligen Körperprojektion gegeben werden.

▶ Enzymtherapie

Bei Therapieresistenz gegen externe Maßnahmen Versuch mit hoch dosierter Gabe von Enzymkomplexen in Ergänzung zu weiteren umstimmenden Maßnahmen, z.B. Wobenzym® N 3× 5 – 10 Kps. über 2 – 3 Wo.; je nach Symptomatik dann über weitere 4 – 8 Wo. niedriger dosiert.

▶ Ernährungstherapie

Das dyshidrotische Ekzem ist im Allgemeinen keine durch Nahrungsmittel induzierte Erkrankung. Es können jedoch Nahrungsmittelallergien zu einer Verschlechterung von Juckreiz und Ekzemen führen.

- Basis der Ernährung: Vollwerternährung unter Berücksichtigung von individuellen Nahrungsmittelallergien.
- In der Regel sollte eine Ekzemtherapie immer mit der Suchdiät Phase I und II (vgl. S. 280) eingeleitet werden. Bei gutem Ansprechen auf die Phase II der Suchdiät kann auch langfristig auf eine tiereiweißfreie Vollwerternährung übergegangen werden

▶ Heilfasten

Fördert die Linderung des Juckreizes und den Rückgang der Hauteffloreszenzen. Auch zur Einleitung einer umstimmenden Therapie hilfreich.

▶ Homöopathie

Vgl. S. 104, Atopisches Ekzem.
Vgl. S. 117, Allergisches Kontaktekzem.
Vgl. S. 119, Toxisches Kontaktekzem.

▶ Mikrobiologische Therapie

Unterstützende Therapie zur Modulation der Immunreaktivität. Günstige Beeinflussung des meist beeinträchtigten darmassoziierten Immunsystems (Diagnostik: Bestimmung des fäkalen IgA im Stuhl) und damit Stabilisierung der Barrierefunktion des Darms, u.a. Verminderung der Allergenaufnahme).
Wichtig ist daneben v.a. auch die diagnostische und therapeutische Berücksichtigung der Darmfloraverhältnisse!

▶ Neuraltherapie

Störfeldsuche (vgl. S. 296f).

▶ Physikalische Therapien

Hydrotherapie: Unterstützend Kneipp-Therapie in Form von kalten Güssen, kalten Teilbädern und Wickeln (*Nolting, 1986*). Bei Impetiginisierung Rosmarinbäder und Kamille-Öl-Bäder.
Trockene Ekzeme: Ölbäder (*Braun-Falco, 1984; Pratzel, Schnizer, 1992*), auch Salz- und Solebäder.

Phototherapie: SUP-Therapie (vgl. S. 323).

▶ Phytotherapie

Zu Grundsätzen vgl. S. 123, Nummuläres Ekzem.

▶ Psychosomatik und Psychotherapie

Das dyshidrotische Ekzem zählt zu den Hauterkrankungen, bei denen im hohen Maße emotionale Faktoren zu einer Exazerbation oder Verschlimmerung führen (*Nadelson, 1987*). Eine psychosomatische Fachabklärung sollte bei chronischen, therapieresistenten Verläufen grundsätzlich erfolgen, auch wenn auf den ersten Blick keine eindeutigen psychischen Mitfaktoren auffallen.
In der Behandlung sind vorwiegend verhaltensmedizinische Verfahren angewendet worden. Die Kontrolle verschiedener autonomer Funktionen kann durch Biofeedback erlernt werden. Versuche zur Modulation der Hautleitfähigkeit durch erlernte Kontrolle wurden von verschiedener Seite bei Patienten mit dyshidrotischem Ekzem erprobt. Die Erfolge des Biofeedbacktrainings sind unterschiedlich zu bewerten; ein wichtiger Faktor dabei scheint die Compliance und Konsequenz beim Erlernen der Technik zu sein (*Miller, 1974*).

10. Akneartige Hauterkrankungen

10.1 Acne vulgaris

Def.: Entzündliche Hauterkrankung vornehmlich des Gesicht- und Halsbereichs, die mit Mitessern (= Komedonen), rötlichen Papeln und eitrigen Pusteln einhergeht. Sie kommt häufig vor und tritt bei beiden Geschlechtern typischerweise in der Pubertät auf. Gelegentlich kann sie jedoch auch in späteren Lebensphasen entstehen oder über die Pubertät hinaus vorhanden bleiben.
Systematik. Die Akne gehört zu den Erkrankungen des »seborrhoischen Formenkreises«. Neben der typischen Acne vulgaris gibt es Sonderformen, die bis zu schwersten Entzündungen mit Fieber, gestörtem Allgemeinbefinden und späteren tiefen Vernarbungen reichen (Acne fulminans). Eine weitere Sonderform ist die nervöse »Aufkratzakne« (Acne excoriée des jeunes filles), bei der winzige Pickelchen erst durch Kratzen und Manipulieren zu deutlich sichtbaren Entzündungen führen. Diese Erkrankung wird den psychisch entstandenen Hauterkrankungen zugeordnet.

Pathophysiologie. Ausgangspunkt der Akne sind verstopfte Talgdrüsengänge in der Haut, die bei zu starkem Talgfluss (= Seborrhö) entstehen. Zu Talgstaus kommt es auch dann, wenn Hautschuppen die Gänge verlegen. Die sichtbaren Verstopfungen – auch Mitesser oder Komedonen genannt – können sich abakteriell durch freie Fettsäuren entzünden, was zu schmerzhaften Knötchen und Pusteln führt. In der Folge kommen auch bakterielle Infektionen vor. Die Auslösefaktoren der Akne sind vielfältig: Über eine verstärkte Seborrhö wirken männliche und z.T. auch weibliche Geschlechtshormone verstärkend auf die Akne. Dies spielt in der Pubertät und in der Schwangerschaft eine Rolle, ferner bei manchen medikamentös ausgelösten Akneformen. Entscheidend sind nicht nur die tatsächlichen Hormonmengen im Körper, sondern auch die veranlagungsbedingten Reaktionen der Haut auf Hormonschwankungen.
Auch jodhaltige Medikamente und Nahrungsmittel können eine Akne fördern, ebenso B-Vitamine (z.B. in Hefepräparaten, Multivitaminsäften und Vitamintabletten). Weiterhin kann der Kontakt mit Berufsstoffen, besonders Öl, Teer, Chlorprodukten und Detergenzien, und auch Körperpflegemitteln die Akne provozieren. Im Bereich der Ernährung sind es außer den genannten B-Vitaminen und jodhaltigen Speisen zu fette, zu scharfe und zu kohlehydratreiche Speisen, die eine Akne begünstigen. Schließlich scheinen auch psychische Faktoren deutlich auf die Akne einzuwirken.

Klinik. Die Diagnose einer Akne ist wahrscheinlich, wenn

- sich im Bereich von Gesicht, Hals, Kopfhaut oder Rücken einzelne entzündliche Papeln oder eitrige Pusteln bei gleichzeitiger Anwesenheit von Mitessern finden und
- das Erkrankungsalter in der Pubertät oder in den frühen Erwachsenenjahren liegt.

Allgemeine Therapiegrundsätze. Voraussetzung für eine erfolgreiche Therapie ist die Beseitigung von Auslösefaktoren, z.B. Medikamenten, die eine Akne provozieren. Erst dann ist eine weitere Behandlung aussichtsreich.

Äußerlich: Zur Behandlung der Komedonen werden heiße Wäschen mit Syndets und abschleifenden Pasten verwendet. Die Wäschen erfolgen durch Abwaschen mit heißem Wasser, heiße Dampfbäder oder Auflagen mit heißen feuchten Tüchern. Gegen die bereits entzündeten und bakteriell infizierten Akneveränderungen gibt es Benzoylperoxid (z.B. Aknefug-oxid, Sanoxit® Gel), welches die Haut schält und entfettet, ferner schwefelhaltige Mittel (z.B. Schwefel-Diasporal® Cr.) gegen die Entzündung. Antibiotische Lösungen und Salben (z.B. Zineryt® Lsg., Clinesfar® Gel) werden gegen die bakterielle Besiedlung eingesetzt. Auch Vitamin-A-haltige Cremes mit einem schälenden und entfettenden Effekt kommen zum Einsatz (z.B. Epi-Aberel® Cr.).

Einen heilenden Effekt hat oft die UV- oder Sonnentherapie der Aknebereiche.

Innerlich: Zur Behandlung der Aknebakterien werden häufig auch innerlich anzuwendende Antibiotika verschrieben (z.B. Tetrazykline). Bei Frauen auch Kontrazeptiva (»Pille«) mit einer speziellen Wirkung gegen männliche Hormone (sog. Antiandrogene). Diese wie auch die »normale« Pille verbessern oft den Hautzustand, können jedoch auch eine gegenteilige Wirkung haben. Als besonders starkes Medikament wird in schweren Fällen ein Vitamin-A-Abkömmling gegeben, das Isotretinoin (Roaccutan®). Dieses zeigt von allen Mitteln die stärkste und nachhaltigste Wirkung, hat allerdings auch ernst zu nehmende Risiken.

Übersicht

Erweiterte Therapie mit Naturheilverfahren

Möglichkeiten

Naturheilkundliche Verfahren einzeln oder in Kombination sind in der Aknetherapie oft sehr wirkungsvoll. Hierzu zählen: Akupunktur, Homöopathie, Eigenblutbehandlung, orthomolekulare Medizin, physikalische Therapien und Phytotherapie. Bei bestimmten Formen können auch mikrobiologische Therapie und Neuraltherapie sowie psychotherapeutische Maßnahmen sinnvoll sein.

Grenzen

Nicht immer gelingt es, den Eruptionsdruck der Akne komplett zu senken. Schwere Formen der Acne conglobata und Acne fulminans sollten primär konventionell unter Einbeziehung von Naturheilverfahren behandelt werden.

▶ Akupunktur

Bei der Therapie der Akne ist vor allem die Lokalisation wichtig. Diese bestimmt sowohl die Auswahl der Lokal- als auch der Fernpunkte. Zusätzlich können die Akneeffloreszenzen mit einem Softlaser der Leistung 2 mW flächenhaft bestrahlt werden. Dabei beträgt die Bestrahlungszeit 2 min/cm^2.

Basisprogramm: Lu 5, Di 4, KG 9.

- Passende Auswahl aus den sog. **Stoffwechselpunkten n. *Bischko*:** B 40 chin./B 54 Bi, B 58, N 2, 6, Le 13, Di 2, 3, 4, 11, Lu 5, Dü 3.
- **Akne im Lippenbereich:** M 45.
- **Akne im Nasenbereich:** ZP 3 (Yin Tang, PdM).
- **Akne am Rücken:** B 62.

- **Acne inversa, Achselhöhle:** G 38, 40, KS 1.

Cave: Bei erfolglosem Therapieversuch ist Acne inversa (Achselhöhlen und inguinal) Operationsindikation.

- **Acne mit Juckreiz:** B 13, Di 11.
- **Acne mit starker Eiterung:** 3E 5.
- **OAP:** Punkte auf der den Lokalisationen entsprechenden Reflexzone im Ohr. Zusätzlich nützlich 101 Lunge, 22 Endokrinium, 13 Nebenniere.

▶ Ausleitende Verfahren

Die Entgiftungsbehandlung wird gefördert durch ein Kantharidenpflaster im Nacken bzw. an der oberen BWS bei Gesichtsakne. Im Anschluss daran oder auch primär kann eine Baunscheidt-Behandlung großflächig vom Nacken bis zur unteren LWS durchgeführt werden. Die Behandlung, vor allem mit dem Baunscheidt-Verfahren ist nach einigen Monaten zu wiederholen. Als Regulationstherapie an Füllegelosen ist eine blutige Schröpftherapie durchzuführen.

▶ Bach-Blütentherapie

Die Akne gilt in der Erfahrungsmedizin als gute Indikation für die Bach-Blütenbehandlung, wenn psychosomatische Zusammenhänge im Vordergrund stehen. Einsatz i.d.R. nur unterstützend zu anderen Maßnahmen.

▶ Eigenbluttherapie

Günstig zur Behandlung entzündlicher Prozesse und Eiterungen. Wird meist in Kombination mit anderen Naturheilverfahren eingesetzt, wenn einfachere Maßnahmen nicht greifen. Die native Eigenblutgabe (ohne Zusätze) reicht meist nicht aus.

- EB-Basistherapie (vgl. S. 266) plus Cefasulfon® oder Lophakomp Graphites®. Wöchentlich 1× Sanukehl Staph® D5 Sanum i.m. oder
- aktiviertes EB (vgl. S. 269) unter Hinzufügung von jeweils 1 Amp. Cefasulfon® oder Lophakomp Graphites®.
- Wöchentlich 1× Sanukehl Staph® D5 Sanum i.m.
- Oral:
  - ▶ Phönixsche Entgiftungstherapie mit Phönix Solidago, Phönix Phönohepan, Phönix Antitox.
  - ▶ 10 Tage lang: Sulfur oplx Tbl. 3× tgl. 1 Tbl. oder Sulfur colloid D6–D4 Tbl. 3× tgl. 1 Tbl., Euphorbium Oligoplex Tr. 3× tgl. 15 Gtt. oder Ichthyolum dil. D2 3× tgl. 5 Gtt., Faex med. sicc. 0,5 – 10.0 n.d.E. oder Levurinetten 2× tgl. 12 Stück über 3 Mon.

▶ Enzymtherapie

Bei schweren Verläufen (A. conglobata und A. fulminans) zusätzlich hochdosierte Gabe von Enzymkomplexen in Ergänzung zu weiteren Maßnahmen, z.B. Wobenzym® N 3× 5 – 10 Kps. über 2 – 3 Wo.; je nach Symptomatik dann über mind. weitere 8 Wo. niedriger.

▶ Ernährungstherapie

Die pathogenetisch so wichtige Talgproduktion wird durch die Ernährung kaum beeinflusst *(Krüger, 1992; Gil et al., 1987)*. Trotzdem ist die Vollwerternährung zu empfehlen, da sie den sekundären Entzündungserscheinungen vorbeugen kann. Nicht selten geben Patienten an, dass sie auf einzelne Nahrungsmittel wie pflanzliche Öle, Gewürze, scharfe Käsesorten und Nüsse *(Kaschel, 1990)* mit einer Verschlechterung der Akne reagieren. Hier kann eine individuelle, kontrollierte Kosteingrenzung sinnvoll sein.

Cave: Hefe und andere Vitamin-B-reiche Nahrungsmittel *(Braun-Falco, 1976)* sowie jodreiche Nahrungsmittel *(Hitch, 1967)* können die Akne verschlechtern!
Nahrungsmittelallergien als Trigger einer Acne vulgaris kommen bestenfalls kasuistisch vor; in größeren Untersuchungen zeigten sich keine überdurchschnittlichen Häufungen von Nahrungsmittelallergien bei Aknepatienten. Auch Eliminationsdiäten zeigten keine Wirkungen *(Wüthrich, 1978)*.

▶ Heilfasten

Bei hartnäckiger Akne sinnvoll: Unter dem Fasten kommt es zur einer Senkung der Talgdrüsenproduktion von ca. 40 % (*Krüger, 1992*). In den ersten Fastentagen kann es zunächst zu einer Zunahme der Akneeffloreszenzen kommen.

▶ Homöopathie

▶ Unreines Hautbild, seborrhoisch, sehr stark mit Komedonen durchsetzt; Pustelbildung. Stark schuppende Hautareale.

■ Mahonia aquifolium (Berberis aquifolium) D2 2 – 3× tgl. 5 Tr. (Rubisan als Externum)

▶ Seborrhoisches Hautbild mit zahlreichen Komedonen, zur Eiterung neigende, vergrößerte Talgknoten. Nagelveränderungen; Schweißneigung. Prämenstruelle Verschlechterung der Symptomatik. Seborrhö; auffällige Warzenbildung, die sich als weich, bräunlich und erhaben beschreiben lassen. Charakteristisch ist die Neigung zu chronisch rezidivierenden Infekten der Atemwege und der ableitenden Harnwege.

■ Selenium D12 ,1 – 2× tgl. 1 Tbl.
Selenium D30, 1 – 2×/Wo. 5 Globuli
Thuja occidentalis D12, 2× tgl. 5 Tr.
Thuja occidentalis D30, 1 – 2×/Wo. 5 Globuli

▶ Komedonen und Pusteln vor allem an der Stirn-Haar-Grenze; eher Mischhaut; auch bei Mallorca-Akne. Deutliche Verschlechterung durch Aufenthalt am Meer und in der Sonne, danach Besserung der Haut.

■ Natrium chloratum D12, 2× tgl. 1 Tbl. Natrium chloratum D30, 1 – 2×/Wo. 5 Globuli

▶ Komedonen, Papeln und Pusteln; derbe, zur Abkapselung neigende Akneknoten, Furunkel. Häufiges Begleitsymptom ist eine Obstipation. Allgemein unreine, großporige, schmutzig wirkende Haut.

■ Sulfur jodatum D6, 2× tgl. 1 Tbl.

Zusätzlich sollte die Eigenblutnosode (vgl. S. 290) angewendet werden.

▶ Mikrobiologische Therapie

Durch die mikrobiologische Therapie können Entzündungsvorgänge an der Haut im allgemeinen günstig beeinflusst werden. Als zusätzliche Maßnahme kann die mikrobiologische Therapie daher sinnvoll sein, wenn andere Maßnahmen nicht greifen oder wenn gleichzeitig auch Magen-Darm-Beschwerden vorliegen, die durch eine Darmdysbiose bedingt sein könnten.

▶ Neuraltherapie

Bei den Hauterkrankungen des Akne-Formenkreises ist als unterstützende Maßnahme das folgende, individuell modifizierbare Vorgehen üblich:

- Lokale Um- bzw. Unterspritzung betroffener Herde vom Rand her.
- Injektion an bzw. in zu- und abführende Gefäße.
- Segmentbehandlung.
- Störfeldbehandlung: Einbeziehung von Verbindungen über segmentale Zugehörigkeit, Akupunkturmeridiane und Somatotopien. Hier v.a. Tonsillen, gyn. Raum, Schilddrüse.
- I.v. Gabe kombiniert mit Eigenbluttherapie und Ozontherapie.

▶ Ordnungstherapie

Die Akne ist in ihrem Verlauf auch von Lebensführung und -gewohnheiten abhängig. Viele Menschen reagieren auf »Stress« und Hektik mit Hormonschwankungen und Seborrhö, was wiederum die Akne begünstigt. Manche Patienten können auch direkt angeben, dass ihre Akne unter »Streß« stärker wird.

Nervosität und Gewohnheit führen leicht zum Kratzen oder Drücken an den Aknestellen. Dadurch wird der Hautzustand meist weiter verschlechtert. Im Extremfall kann eine Akne auch allein durch das Kratzen unterhalten sein (sog. »nervöse Akne«, Acne excoriée des jeunes filles, vgl. S. 136).

Alle Verfahren, die dem Abbau von körperlichen und seelischen Anspannungen dienen, können zur Verminderung der Seborrhö hilfreich sein. In diesen Fällen bieten sich z.B. das autogene Training und die Muskelrelaxation nach Jacobson an. Sie tragen bei starker Akne auch zum verbesserten Umgang mit der veränderten Haut bei. Zur Durchführung vgl. S. 364.

Das kann der Patient selbst tun:

- Ausreichend Schlaf und Bewegung.
- Tgl. frische Luft und Sonne.
- Ernährung auf Vollwertkost umstellen.
- Speisen gründlich kauen, Nahrung in Ruhe einnehmen.
- Abbau chronischer Stressfaktoren.
- Vom Kratzen und Quetschen der Mitesser und Pickel absehen.

▶ Orthomolekulare Therapie

Vitamin A: Kann in sehr hohen Dosen (> 300 000 IU tgl.) zu deutlichen Besserungen führen *(Rollman, 1985; Kligman, 1981)*. **Cave:** Schwangerschaft, Retinopathie. Vorteil gegenüber Isotretinoin (Roaccutan®) ist fraglich.

Selen und Vitamin E: Bei pustulöser Akne und Patienten mit niedrigen Konzentrationen der Glutathionperoxidase in den Erythrozyten zeigt die kombinierte Selen-/Vitamin-E-Substitution (200 µg Selen plus 10 mg Vitamin E für 6 – 12 Wo.) gute Besserungen (*Michaelsson, 1984*).

Zink: Nach einigen Untersuchungen bei Patienten mit Akne im Serum vermindert *(Pohit, 1985; Amer, 1982)*. Unter Gabe von tgl. 400 – 600 mg Zinksulfat gab es in mehreren Studien Hinweise auf bessere Heilungsraten gegenüber Plazebo *(Hillström, 1977; Verma, 1980; Liden, 1980; Weimar, 1978)*. Gegen Oxytetrazyklin 750 mg tgl. zeigte sich die Gabe von tgl. 135 mg Zinksulfat gleich wirksam (jeweils 70 % Besserungen, *Michaelsson, 1977)*. Die Akne (papulo-)pustulosa spricht offenbar besser auf Zink an als die Acne comedonica *(Liden, 1980)*. Demgegenüber fanden sich in anderen Studien keine signifikanten Besserungen unter Zinksubstitution *(Weissman, 1977; Orris, 1978)*.

Empfehlung: Versuchsweise tgl. 400 mg Zinksulfat (z.B. Zinkit®) Drg. oder entsprechende Mengen Zinkorotat (z.B. Zinkorotat®) für 6 Wochen; bei deutlicher Besserung bis zur Abheilung fortführen, sonst Abbruch.

▶ Physikalische Therapien

Hydrotherapie: Ziel ist die Hautpflege und Verbesserung der Hautdurchblutung bei »spastischer Blässe«.
Sinnvoll ist eine langfristige Therapie mit Hydrotherapie, Bewegungsübungen an frischer Luft, Sonnenbädern und Saunabesuchen *(Nolting, 1986)*. Kneipp-Therapie im Sinn einer »Umstimmungstherapie« und »Abhärtung« der Haut und des Gesamtorganismus. Kneipp-Therapie kann Erfolge dauerhaft machen, z.B. kalter Gesichtsguss 1 – 2× tgl. und feucht-kalte Abreibungen im nicht entzündeten Hautbereich mit einem Leinentuch, evtl. mit geringem Essigzusatz *(Harth, 1992)*. 1 – 3× tgl. Kamillen- oder Salbei-Gesichtsdampfbäder erweichen die Haut, die Follikel erweitern sich, anschließend ist eine bessere lokale Hautbehandlung möglich *(Harth, 1992)*. Harth empfiehlt auch Auflagen von Heu- oder heißen Leinsamensäckchen. Bei Ekzemneigung Auflagen mit Magerquark oder Heilerde.

Auch Dampfdusche für Rücken und Brust sowie künstliche Schwefelbäder *(Woeber, 1968)* haben gute Wirkung: Schwefel wirkt keratolytisch und antibakteriell, Balneum Hermal mit Schwefel, S-Bad Dr. Klopfer.
Vollbäder mit Kleie und Haferstroh. Weiterhin Sole-Salz-Bäder, Kneipp-Milch-Molke-Bad, Abschluss mit kaltem Guss.

Cave: Öl- und Teerbäder sind bei Akne kontraindiziert, da Symptomverstärkung möglich!

Bewegungstherapie: Bewegung an frischer Luft als tgl. Programm, Gymnastik und Sport sehr vorteilhaft *(Harth, 1992)*, fördern Hautdurchblutung und »Entschlackung«.

Massagetherapie: Trockenbürstungen, Vibrationsmassagen und manuelle Lymphdrainage sind von guter Wirkung, vgl. S. 314.

Phototherapie: Heliotherapie-Sonnenbäder, Licht- und Luftbäder sind generell zu empfehlen.
UVB- + SUP-Bestrahlung *(Orfanos, 1995)* kommen in hoher Dosierung zu Schälkuren, zur Anregung der Hautdurchblutung und zur unspezifischen Umstimmung infrage. Auch Balneo-Phototherapie.
Nach *Meffert (1994)* war die UV-Therapie der Akne aus der Mode gekommen. Es wird jetzt mit großen Dosen an kurzwelligem sichtbarem Licht bestrahlt. Wirkort sind die Porphyrine im Propionibacterium acnes. Diese werden durch Hochdruckstrahler vom Blaulichttyp photodynamisch in der Haut inaktiviert. Dadurch werden Akne und Talgfluss (Seborrhö) um 25 % gebessert. Zu Orangelichttherapie (*Eichotherm*) vgl. S. 320.

Klimatherapie: Von guter Wirkung sind Seebäder: Nordsee besser als Ostsee, besonders geeignet Adriaküste und Schwarzes Meer *(Harnack, 1975)*. Auch Aufenthalte im Hochgebirge über 1400 m *(Woeber, 1968)* können hilfreich sein.

▶ Physikalische Therapien bei Seborrhö

Hydrotherapie: Eine Beruhigung der erhöhten Talg- und Schweißdrüsenausscheidung lässt sich manchmal erzielen durch:

- Warme Umschläge mit Eichenrinde.
- Bäder mit Eichenrinde oder Fichtennadelextrakt (Wassertemperatur 37 °C, Badedauer 15 min).

Lichttherapie: Sonnen- und Luftbäder, Höhensonnenbestrahlung.

▶ Phytotherapie

Äußerlich: Schweiß- und entzündungshemmende Wirkungen haben tgl. Waschungen mit:

- Kamillentee (auch als Dampfbad).
- Silvapin® Weizenkleieextrakt.
- Hametum® Extrakt oder Calendulaextrakt zum Abtupfen.
- Teemischungen, z.B.:
  ▶ Kamille, Thymian (je 3 Teile), Salbei, Rosmarin und Ackerschachtelhalm (je 2 Teile).
  ▶ Ackerschachtelhalm, Kamille, Rosmarin, Thymian (je 4 Teile), Holunder, Malve, Tormentill (je 2 Teile).
  Zubereitung: Jeweils 1 EL auf ¼ l heißes Wasser, 10 min ziehen lassen; Baumwolltuch oder Taschentuch in lauwarmem Tee tränken, 10 min auf die Aknestellen legen.
- Nach der Reinigung: Echinacea- oder Hamamelis-S. dünn auftragen.

Innerlich: Stoffwechselwirksame Tees fördern die Entschlackung und Entgiftung. Sie können unterstützend hilfreich sein, z.B.:

- Löwenzahntee.
- Brennesseltee.
- Schachtelhalmtee.
- Teemischungen, z.B.:
  ▶ Löwenzahn, Stiefmütterchen, Fenchel und Anis zu gleichen Teilen.
  ▶ Stiefmütterchen (2 Teile), Arnikablüten, Hirtentäschelkraut, Holunderblüten (je 1 Teil).
  Zubereitung: Jeweils 1 EL auf ¼ l heißes Wasser, 10 min ziehen lassen, 2× tgl. 1 Tasse.
- Fertigtees:z.B. Blutreinigungstees von Hevert oder Folkerts (enthalten u.a. Fenchel, Brennnessel, Walnuss- und Birkenblätter).

Teemischungen am besten im Abstand von mehreren Tagen abwechseln.
Agnus castus in: Agnolyt® 1× tgl. 40 – 60 Tr.

▶ Psychosomatik und Psychotherapie

Acne vulgaris: Die Acne vulgaris entsteht infolge einer Diskrepanz zwischen Sexual-

hormonen bzw. der Sexualhormonwirkung, die mit oder ohne psychische Belastung ausgelöst werden kann (*Amann, 1984*). Psychische Einflüsse scheinen u.a. über die unter Stress verstärkte Seborrhö sowie die höhere Produktion von Androgenen bedingt zu sein. Liegen psychische Auslösefaktoren im Einzelfall vor, so kann man von einer psychosomatischen Erkrankung ausgehen. Wird eine Akne durch eine hormonale Diskrepanz ohne psychische Belastungen verursacht, so sollte bei der Behandlung dennoch auf mögliche psychische Folgebelastungen geachtet werden. Da die Akne überwiegend den Gesichtsbereich betrifft, besitzt sie einen hohen Entstellungswert und hat häufig negative Auswirkungen auf die sozialen Kontakte des Patienten (*Augustin, 1995*). Dies gilt umso mehr, als sie meist in der Pubertät oder Postpubertät auftritt, einer entscheidenden Individuationsphase, in der das Selbstwertgefühl des Einzelnen stärker von außerfamiliären Resonanzen abhängig ist. *Welp et al. (1990)* berichten in einer kontrollierten Studie an männlichen Aknepatienten von gegenüber einer gesunden Kontrollgruppe signifikant geringerer Selbstsicherheit, mangelndem Vertrauen in den eigenen Körper und einer klinisch relevanten Differenz zwischen Selbst- und Idealselbstbild. Reaktive depressive Verstimmungen konnten bei Aknepatienten signifikant häufiger als bei einer gesunden Stichprobe festgestellt werden (*Bosse u. Hünecke, 1978*). *Gloor et al. (1978)* konnten zeigen, dass die Ressentiments der Mitmenschen und die beruflichen Folgen einen Großteil des Krankheitswertes ausmachen (*Bosse et al., 1978*).
Die Motivierung zu psychisch entlastenden Gesprächen ist bei einer Beeinträchtigung des psychischen Wohlbefindens häufig indiziert. Bei einer psychisch bedingten Akne können die Belastungen, die aus der Akne resultieren, diese verstärken, so dass ein Circulus vitiosus entsteht, der zu depressiven Verstimmungen führen kann. Gleiches gilt für eine ursprünglich somatische Akne, wenn diese zu einer starken psychischen Belastung wird (*Amann, 1984*). Die mehrfach belegte günstige Wirkung von Psychotherapie (*Amann, 1975*) auf Akne läßt sich dabei durch die Normalisierung einer depressiven Stimmungslage und die Beseitigung von Ängsten und Spannungen erklären. *Hughes et al. (1983)* belegten darüber hinaus die positive Wirkung von Biofeedback- und anderen Entspannungsverfahren in einer kontrollierten Studie. Die Verminderung der Akne war in der Versuchsgruppe signifikant höher als in der Kontrollgruppe.

Acne excoriée des jeunes filles: Diese Form der Akne zeichnet sich durch ein geringes (wenn überhaupt vorhandenes) Vorkommen von Komedonen u.a. Akneeffloreszenzen aus. Im Vordergrund steht der Drang dieser meist jungen Patientinnen, kleinste Unebenheiten der Haut aufzukratzen. In der Folge kommt es zu Exkoriationen, Superinfektionen, narbigen Abheilungen und Fehlpigmentierungen, welche in ihrer Summe das eigentliche Bild der A.e. ausmachen. Pathopsychologisch stellt die Erkrankung eine neurotische Störung dar, die auch zu den Artefakterkrankungen gezählt wird.
Eine psychosomatische Behandlung ist fast immer angezeigt und sollte fachtherapeutisch sein. Die zusätzliche Anwendung psychopharmakologischer Maßnahmen kann die Therapie unterstützen, sollte jedoch nicht als alleinige Maßnahme eingesetzt werden (Fixierung auf Medikament, fehlende Kausalität).

▶ Sauerstoff- und Ozontherapien

In schweren Fällen Versuch mit kleiner Eigenbluttherapie sowie HOT (vgl. S. 360) *(Wolff, 1982)*.

▶ Weitere Behandlungsmöglichkeiten

Die topische Gabe von Azelainsäure (Skinoren® Cr.), einem Produkt aus Pityrosporum ovale, ist in der Behandlung der Acne papulo-pustulosa gegenüber Plazebo signifikant wirksam *(Norris, 1987)* und besser verträglich als andere Aknepräparate wie Benzoylperoxid, Retinoidsäure, orale Tetrazykline (*Norris, 1987; Bladon, 1986*). Dosierung: 2× tgl. dünn auftragen, für mind. 6 Wo. anwenden.

10.2 Rosazea

Def.: Gesichtsdermatose, die durch livide Erytheme, Teleangiektasien, Papeln und Pusteln gekennzeichnet ist. Durch eine diffuse Talgdrüsen- und Bindegewebshyperplasie können sich als Maximalform Phyme wie z.B. das Rhinophym entwickeln.

Pathophysiologie. Mögliche Provokation der Erkrankung durch Sonnenlicht, Kaffee und Alkohol, durch Kälte- und Wärmeeinflüsse; die eigentliche Pathogenese ist ungeklärt. Eine Theorie geht von einer abnormen Weitstellung kleiner Arterien im Gesichtsbereich aus. Wegen des gehäuften Vorkommens von Demodex-Milben in den Follikeln wurden auch diese als Mitverursacher diskutiert. Die Demodikose ist aber eine eigenständige Erkrankung.

Klinik. Die klinischen Manifestationen einer Rosazea lassen sich in mehrere Stadien einteilen:

1. Stadium: Zunächst entstehen durch die genannten Provokationsfaktoren hauptsächlich zentrofazial lokalisierte, flüchtige Erytheme, die mit dem Fortschreiten der Erkrankung immer dauerhafter bestehen bleiben und schließlich persistieren. Zusätzlich bilden sich Teleangiektasien, welche, wie auch die Erytheme, im Bereich von Nase und Wangen lokalisiert sind.

2. Stadium: In diesem Stadium treten entzündliche Papeln und Papulopusteln auf. Im Gegensatz zur Acne vulgaris fehlen hier jedoch die Komedonen.

3. Stadium: Aus den Papeln entwickeln sich größere, entzündliche Knoten. Durch eine Talgdrüsenhyperplasie entstehen entstellende Phyme, z.B. Rhinophym (Nase), Gnathophym (Kinn) oder Otophym (Ohr).

Allgemeine Therapiegrundsätze. Gute Behandlungsergebnisse werden mit der systemischen Applikation von Tetrazyklinen erreicht. Für die schweren Verlaufsformen sind Vitamin-A-Säure-Derivate, z.B. Isotretinoin, indiziert. Die interne Therapie kann extern durch Metronidazol in verschiedenen Cremegrundlagen unterstützt werden, bei ausgeprägter Demodex-Follikulitis evtl. auch mit Lindan oder Benzylbenzoat. Wegen der bekannten Sonnenprovokation der Dermatose ist ein konsequenter Lichtschutz erforderlich.

Die Phyme können operativ mit dem Skalpell oder Laser abgetragen werden.

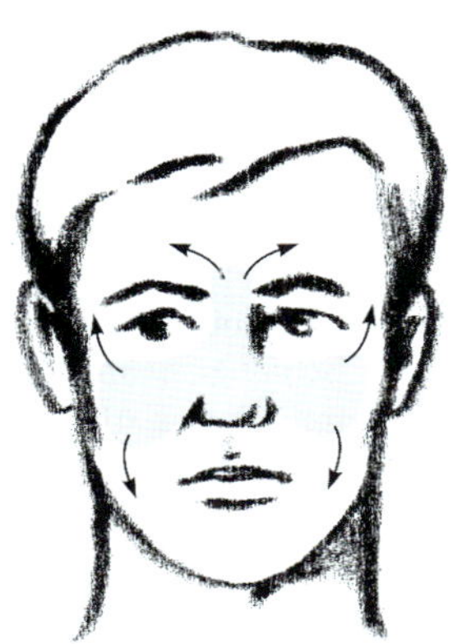

Abb. 9: Rosazea (n. Jung)

Übersicht

Erweiterte Therapie mit Naturheilverfahren

Möglichkeiten

Die Rosazea kann durch eine kombinierte naturheilkundliche Behandlung aus Ernährungsmaßnahmen, evtl. Heilfasten, Homöopathie, mikrobiologischer Therapie, physikalischen Maßnahmen und psychotherapeutischen Mitteln oft erstaunlich verbessert werden.

Grenzen

Das 3. Stadium, insbesondere das Rhinophym, ist mit naturheilkundlichen Methoden kaum besserbar.

▶ Akupunktur

Die Rosazea ist in der Literatur noch nicht als Indikation beschrieben, allerdings scheinen die Behandlungserfolge recht gut, besonders wenn der Laser eingesetzt wird (persönliche Mitteilungen).

▶ Eigenbluttherapie

- EB-Basistherapie (vgl. S. 266) plus Horvitrigon Horvi®, gleichzeitig auf die andere Gesäßseite 1 Amp. Horvi-Latromactan-Reintoxin® i.m. oder
- aktiviertes EB (vgl. S. 269) unter Hinzufügung von jeweils 1 Amp. Horvirtigon Horvi®, gleichzeitig auf die andere Gesäßseite 1 Amp. Horvi-Latromactan-Reintoxin® i.m. oder
- hämolysiertes EB (vgl. S. 268).
- Oral:
  - ▶ Horvi-Crotalus Reintoxin® 3× tgl. 6 Gtt.
  - ▶ Phönix Antitox mit einschleichender Dosierung beginnen.
  - ▶ Legalon® liquid 3× tgl. 1 ML.

▶ Enzymtherapie

Keine Therapie der ersten Wahl. Bei Therapieresistenzgegen sonstige Maßnahmen Versuch mit hoch dosierter Gabe von Enzymkomplexen, z.B. Wobenzym® N 3× 5–10 Kps. über 2 – 3 Wo.; je nach Symptomatik dann über mind. weitere 8 Wo. niedriger dosiert.

▶ Ernährungstherapie

Als Kofaktoren der Rosacea werden immer wieder gastrointestinale Unverträglichkeiten genannt, was offenbar jedoch nicht generell zutrifft. Die verstärkte Talgproduktion wird durch die Ernährung wie bei der Akne kaum beeinflusst *(Krüger, 1992; Gil et al., 1987)*. Trotzdem ist eine Vollwerternährung zu empfehlen, da sie den sekundären Entzündungserscheinungen vorbeugen kann. Auch ist eine individuelle Kosteingrenzung sinnvoll, wenn einzelne Nahrungsmittel zu Verschlechterungen führen. Gewürze werden häufig nicht gut vertragen.

Zusätzlich zur Vollwerternährung sollte Sonderdiät »biogene Amine« (vgl. S. 279) beachtet werden.

▶ Heilfasten

Bei hartnäckiger Rosazea sinnvoll: Unter dem Fasten kommt es zur einer Senkung der Talg-drüsenproduktion von 40 % *(Krüger, 1992)*.

▶ Homöopathie

▶ Eher symmetrische Lokalisation, rötlich-violette Farbe; Teleangiektasien.

- Arnica montana D12, 2× tgl. 5 Tr.

▶ Vollblütiger, stämmiger Typus mit Hypertonieneigung.

- Arnica montana D30, 1 – 2×/Wo. 5 Globuli

▶ Gerötetes Gesicht, Neigung zu Papel- und Pustelbildung, auch keratotisches Hautbild.

- Aurum metallicum D6, D12 1 – 2× tgl. 1 Tbl.

▶ Rhinophym, auch bei Mitbeteiligung der Augen, übelriechende Sekretionen. Habitus apoplecticus.

- Aurum metallicum D30, 1 – 2×/Wo. 5 Globuli

▶ Bläulich-rote Gesichtsfarbe, zyanotisch. Rhinophym; Alkoholabusus.

- Lachesis mutus D12, 1 – 2× tgl. 1 Tbl.

▶ Pektanginöse Beschwerden; klimakterisches Syndrom. Unverträglichkeit von Wärme und enganliegender Kleidung.

- Lachesis mutus D30, 1 – 2×/Wo. 5 Globuli

▶ Blaurote, fleckige Hautverfärbung; Neigung zu Frostschäden. Schlanke Statur trotz reichlichem Appetit; Lymphadenopathie.

- Artemisia abrotanum (Abrotanum) D2 2 – 3× tgl. 5 Tr.

Die Eigenblut-Nosode (vgl. S. 290) sollte als Basisbehandlung durchgeführt werden, situativ auch Acidum formicicum im Intervall. Als Externum empfiehlt sich Artemisia-abrotanum-Salbe.

▶ Mikrobiologische Therapie

Unterstützende Therapie zur Modulation der Immunreaktivität. Günstige Beeinflussung des meist beeinträchtigten darmassoziierten Immunsystems (vgl. S. 292, Diagnostik: Bestimmung des fäkalen IgA im Stuhl) und damit Stabilisierung der Barrierefunktion des Darms (u.a. Verminderung der Allergenaufnahme).
Wichtig ist daneben v.a. auch die diagnostische und therapeutische Berücksichtigung der Darmfloraverhältnisse!

▶ Neuraltherapie

Vgl. S. 121, Weitere Ekzemerkrankungen.

▶ Ordnungstherapie

Neben der Akne ist auch die Rosazea eine Erkrankung, die unter Stresseinfluß stärker werden kann. Daneben sind auch gastrointestinale und hormonale Einflüsse zu berücksichtigen.
Bei einem Teil der Patienten ist ein deutlicher Leidensdruck durch die Erkrankung und die Stigmatisierung (»Säufernase«) gegeben, besonders bei Frauen.

Das kann der Patient selbst tun:

- Ausreichend Schlaf und Bewegung.
- Tgl. frische Luft (**Achtung:** Sonne kann zu Verschlechterung führen!).
- Ernährung auf Vollwertkost umstellen.
- Speisen gründlich kauen, Nahrung in Ruhe einnehmen.
- Abbau chronischer Stressfaktoren.

▶ Physikalische Therapien

Hydrotherapie: Auch hier ist die Kneipp-Therapie mit Bädern unter Rosmarinzusatz, Wechselbädern, kalten Bädern und Güssen hilfreich *(Nolting, 1986)*. Von fraglicher Bedeutung sind Ölbäder *(Pratzel, Schnizer, 1992)*, die zu stark rückfetten können.

Massagetherapie: Bewährt haben sich spezielle Massagetechniken nach Sobye, Schumachers-Brendler (zitiert von *Korting, 1989*): Die befallenen Hautstellen werden mit kreisenden Bewegungen der Fingerspitzen (= »Rotationsmassage« nach *Orfanos, 1995*) über der Subkutis mit wechselndem Druck und Richtungswechsel verschoben. Patienten können die Technik selbst erlernen und durchführen. Tägliche Behandlungen beseitigen nach Wochen die maskenartige Gesichtshaut; auch die Erytheme können sich offenbar zurückbilden *(Wiedemann, 1991)*.

Helio-Klimatherapie: Kein besonderer Nutzen. Bei guter Mitarbeit des Patienten lässt sich die Rosazea auch am Heimatort erfolgreich behandeln. Intensive Sonnenexposition ist möglichst zu vermeiden *(Harnack, 1975)*.

▶ Psychosomatik und Psychotherapie

Über den Anteil psychosomatischer Faktoren bei der Rosazea liegen wenige Arbeiten vor. Zwei Untersuchungen zu Persönlichkeitseigenschaften und Variablen zum psychischen Befinden *(Puchalski, 1983, 1986)* weisen darauf hin, dass Patienten mit Rosazea emotional unbeständiger und ängstlicher bei niedrigerer Frustrationstoleranz im Vergleich zu Patienten mit anderen Hauterkrankungen (Lichen ruber planus, Alopecia areata) sind. Situationsbezogen weisen sie höhere Angstwerte auf, die mit einem erhöhten Katecholaminspiegel korrelieren. Es ist denkbar, dass im Zusammenhang mit einem höheren endokrinen »Stress«-Niveau bei entsprechender Disposition die Durchblutung und die Talgproduktion im Gesichtsbereich vermehrt sind. Diesen psychoendokrinologischen Zusammenhang bei der Rosazea gilt es als Hypothese weiter zu untersuchen. Tiefenpsychologisch wird der isolierten Affektion der Nase als Korrelat der Sexualität (Phallussymbol) eine Bedeutung beigemessen, die nur im

Einzelfall bewertet werden kann. Auf Angstzustände bei einzelnen Patienten kann verhaltenstherapeutisch und mit Hilfe von Entspannungsverfahren reagiert werden. Psychotherapeutische Behandlung ist auch bei starkem Entstellungsempfinden indiziert.

▶ Sauerstoff- und Ozontherapien

Vgl. S. 136, Acne vulgaris.

10.3 Periorale Dermatitis

Def.: Entzündliche Gesichtsdermatose, die vorwiegend perioral lokalisiert ist und hauptsächlich bei Frauen im jüngeren Alter auftritt. Die Einzeleffloreszenzen sind kleine erythematöse Papeln und Papulopusteln.

Pathophysiologie. Die pathophysiologischen Zusammenhänge sind bisher ungeklärt. Häufig geht jedoch einer perioralen Dermatits der unkontrollierte Gebrauch von steroidhaltigen Externa voraus. Bekannt ist auch eine Provokation durch Sonnenlicht. Bei der mikrobiologischen Diagnostik findet man meist fusiforme Stäbchen.

Klinik. In der Perioralregion entstehen unter Aussparung eines schmalen erscheinungsfreien Randsaums um die Lippen kleinste erythematöse Papeln und Mikropusteln. Diese breiten sich mit Fortdauer der Erkrankung auf das gesamte Gesicht aus. Häufig lässt sich anamnestisch ein Steroidabusus wegen einer banalen anderen Hautveränderung eruieren. Häufig klagen die Patienten über ein unangenehmes Spannungsgefühl.

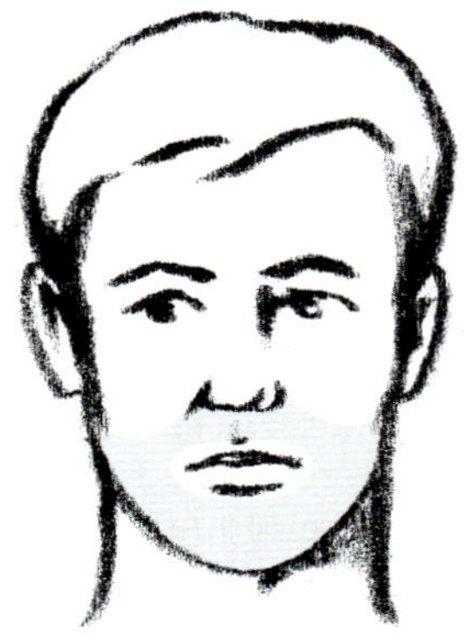

Abb. 10: Periorale Dermatitis (n. Jung)

Allgemeine Therapiegrundsätze. Absolut kontraindiziert sind steroidhaltige Externa! Wichtig für einen Therapieerfolg ist außerdem die vollständige Abstinenz von jeglichen Cremes und Salben, was häufig ein Complianceproblem darstellt. Zur Hautreinigung sollte nur lauwarmes Wasser benutzt werden. Bei schweren Verlaufsformen kann ein Therapieversuch mit Tetrazyklinen und Isotretinoin unternommen werden.

Möglichkeiten und Grenzen

Die ordnungstherapeutische Patientenführung sowie ggf. unterstützende psychotherapeutische Maßnahmen sind wichtige Eckpfeiler der Behandlung. Andere Verfahren wie Akupunktur, Ernährungstherapie und Heilfasten können im Einzelfalle von zusätzlichem Vorteil sein.

▶ Akupunktur

Die periorale Dermatitis ist in der Literatur noch nicht als Indikation beschrieben, allerdings scheinen die Behandlungserfolge recht gut, besonders wenn der Laser eingesetzt wird (persönliche Mitteilungen).

▶ Ernährungstherapie

Die Rolle der Ernährung sollte bei der perioralen Dermatitis nicht überschätzt werden. Unverträglichkeiten von Nahrungsmitteln sind selten. Zu empfehlen ist eine Vollwerternährung. Eine individuelle Kosteingrenzung ist sinnvoll, wenn einzelne Nahrungsmittel zu Verschlechterungen führen.

▶ Heilfasten

Besserungen von perioralen Dermatitiden unter Fasten nach *Buchinger* wurden berichtet (persönliche Mitteilung).

▶ Homöopathie

▶ Trocken-entzündete Haut oder übelriechende, gelblich gefärbte Sekretion; Neigung zur Krustenbildung. Adynamischer, phlegmatischer Typ.

■ Graphites D12 1 – 2× tgl. 1 Tbl.
Graphites D30 1 – 2×/Wo. 5 Globuli

▶ Häufig entzündete Haut, auch mit Sekretion, die als scharf und salzig empfunden wird; schuppendes Erythem bei trockener Haut. Psychosomatische Stigmatisierung (psychisches Trauma). Beeinflussung der Hautsymptomatik durch Aufenthalt am Meer und in der Sonne.

■ Natrium chloratum D12 1 – 2× tgl. 1 Tbl.
Natrium chloratum D30 1 – 2×/Wo. 5 Globuli

▶ Herpetiformes Exanthem, auch papulös bei meist trockener Haut oder aber seborrhoisches Hautbild mit Pusteln. Übelriechende Schweißsekretion. Zustand nach Hysterektomie; perimenopausale Symptomatik.

■ Sepia D12, 1 – 2× tgl. 1 Tbl.
Sepia D30, 1 – 2×/Wo. 5 Globuli

Bewährt hat sich hier die Eigenblutnosode (vgl. S. 290), im Intervall Acidum formicicum. Zur externen Behandlung kann wie unter Akne (vgl. S. 131) beschrieben vorgegangen werden.

▶ Mikrobiologische Therapie

Unterstützende Therapie zur Modulation der Immunreaktivität. Günstige Beeinflussung des meist beeinträchtigten darmassoziierten Immunsystems (vgl. S. 292, Diagnostik: Bestimmung des fäkalen IgA) und damit Stabilisierung der Barrierefunktion des Darms (u.a. Verminderung der Allergenaufnahme). Wichtig ist daneben v.a. auch die diagnostische und therapeutische Berücksichtigung der Darmfloraverhältnisse.

▶ Neuraltherapie

Störfeldbehandlung (Magen, Darm), Segmentbehandlung (vgl. S. 295).

▶ Ordnungstherapie

Die periorale Dermatitis entsteht häufig auf dem Boden einer übermäßigen Fettung und kosmetischen Beanspruchung des Gesichts. Sie ist nach Steroidgebrauch meist noch problematischer. Der Teufelskreis von Überpflege der Haut und nachfolgend stärkerer Dermatitis kann jedoch oft nur bei konsequenter psychologischer Führung des Patienten unter wochenlanger Externakarenz durchbrochen werden. Auf die vorübergehenden Folgen (starke Trockenheit, Schuppungen, rauhe, spannende und brennende Haut) der Karenz ist hinzuweisen. Wenn diese Maßnahme für mehrere Wochen durchgehalten wird, sehen die Patienten meist selbst die Besserung des Hautbefundes und gewöhnen sich an die sparsame Hautpflege.
Das häufig zu beobachtende starke Verlangen der Patienten (meist Patientinnen) nach Salben oder gar Steroiden trägt Merkmale der Sucht, sodass buchstäblich von einer Externaentziehungskur gesprochen werden kann. In schwer wiegenden Fällen können unterstützende Gespräche, Entspannungsverfahren und verhaltensmedizinische Anweisungen (z.B. Schmieren in steigenden Abständen nur jeden 2., 3., 4. Tag usw.) hilfreich sein.

▶ Physikalische Therapien

Therapie ähnlich Rosazea (vgl. S. 139).

Hydrotherapie: Als lokale Behandlung i.S. der Kneipp-Therapie feuchte Umschläge mit kaltem schwarzen Tee oder Zusätze von Eichenrinde, Arnika und Kamille (*Nolting, 1986*).
Gute eigene Erfahrungen mit Regenbrausen und Fächerduschen zur Anregung der Hautdurchblutung und als vegetativ ausgleichende Behandlung.

Massagetherapie: Klassische Massagen von Schulter und Nacken.

11. Erythemato-squamöse und hyperkeratotische Hauterkrankungen

Hierzu werden an dieser Stelle die Psoriasis vulgaris, die Gruppe der Parapsoriasiserkrankungen und die palmoplantaren Hyperkeratosen gezählt.

11.1 Psoriasis

Def.: Die Psoriasis ist eine chronische, oft in Schüben verlaufende, entzündliche Hauterkrankung, die mit starker Schuppenbildung und Rötungen an typischen Körperstellen einhergeht.

Pathophysiologie. Wie viele Hauterkrankungen entsteht die Psoriasis auf dem Boden einer erblichen Veranlagung, d.h. sie kommt oftmals familiär gehäuft vor. Manche Patienten haben an einzelnen Stellen permanent Schuppungen, ohne dass eine Veränderung durch äußere Einflüsse erkennbar ist. Andere erleiden die Schuppenflechte in Schüben und sind außerhalb der Schübe erscheinungsfrei.

Als Auslösefaktoren eines Schubs kommen infrage: Infektionen (z.B. Grippe, Mandelentzündungen, vereiterte Zähne), innere Erkrankungen (besonders Leberstörungen), fettreiche Ernährung, Fettsucht, übermäßiger Alkoholgenuss und Alkoholismus, zahlreiche Medikamente und psychische Stressereignisse.

Klinik. Typischerweise tritt die Schuppenflechte an den Streckseiten der Ellenbogen, an den Knien, am tiefen Rücken und Gesäß, hinter den Ohren sowie am behaarten Kopf auf. Bei manchen Formen der Schuppenflechte sind die Veränderungen pünktchen- oder münzförmig, bei anderen über größere

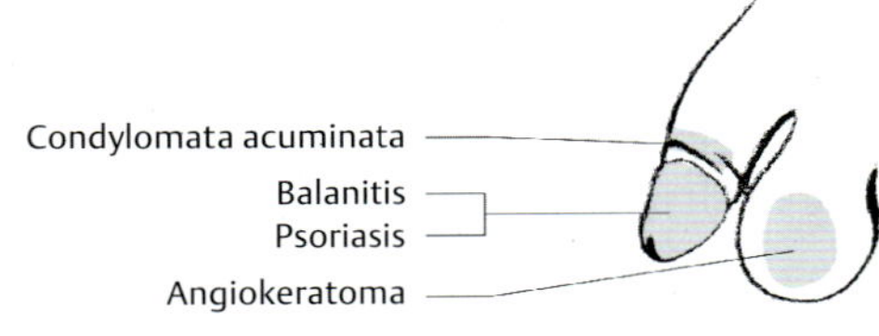

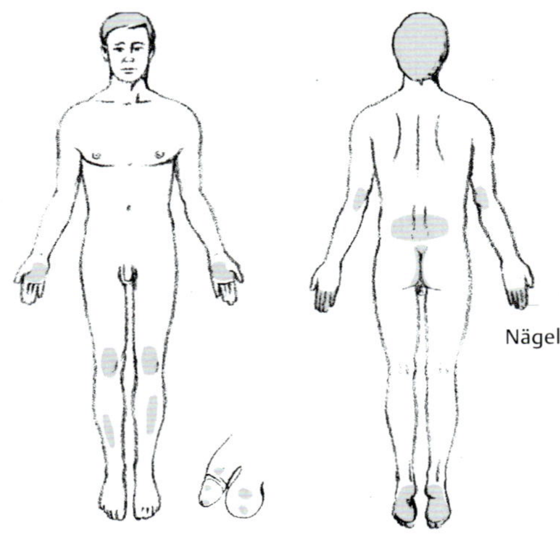

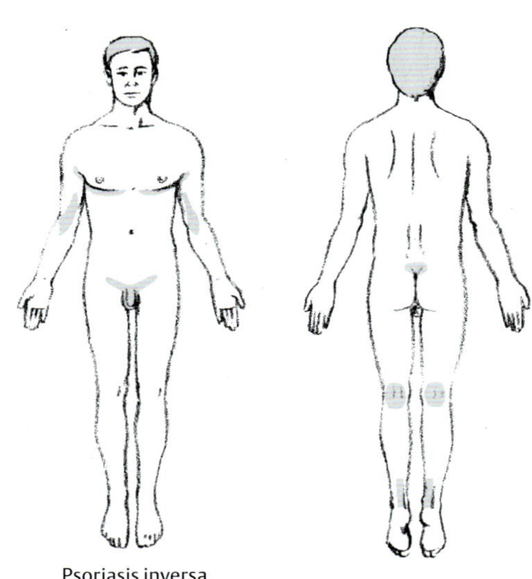

Abb. 11: Psoriasis vulgaris, Prädeliktionsstellen (n. Jung)

Flächen ausgedehnt. Die unbehandelte Haut ist meist vergröbert, sie schuppt weißlich und ist unter den Schuppen rötlich entzündet. Die Kopfhaut ist größerflächig mit weißlichen Schuppen besetzt.
Auch die Fingernägel können verändert sein in Form von Furchungen, Tüpfeln, gelblichen Flecken und Wachstumsstörungen.
Bei Sonderformen der Schuppenflechte kann es auch zu alleinigem Befall z.B. der Handinnenflächen und Fußsohlen mit sterilen Pusteln oder auch zu generalisierter Erythrodermie kommen.
Ein Teil der Patienten mit Schuppenflechte leidet auch unter Psoriasis arthropathica. Sie ist von rheumatischen Gelenkentzündungen zu unterscheiden.

Diagnostik. Vor Therapie sollte eine sichere Diagnose gestellt werden, da untypische Formen der Schuppenflechte mit anderen Erkrankungen verwechselt werden können. Weiterhin muss die große Zahl der möglichen Auslöser geprüft werden. Erst dann ist mit der Behandlung zu beginnen, welche an die Stadien im Heilungsverlauf angepasst werden sollte.
Bei fehlendem Therapieerfolg sollten Hintergrunderkrankungen und andere mögliche Therapiehindernisse nochmals hinterfragt werden.

Allgemeine Therapiegrundsätze. Die konventionelle Therapie der Schuppenflechte richtet sich sowohl gegen übermäßige Schuppenbildung als auch gegen die Entzündung in der Haut.

Äußerlich: Zur Abschuppung werden meist fette salizylsäurehaltige Salben verwendet, manchmal auch harnstoffhaltige Präparate. Einen antientzündlichen Effekt haben teerhaltige Präparate sowie das Dithranol (Cignolin®). Auch Vitaminanaloga (Calcipotriol, Tacalcitol) sind gegen die Entzündung wirksam. Vielfach werden auch Kortikosteroide eingesetzt, die zwar meist Abhilfe schaffen, jedoch nach Absetzen oft wieder zu Rückfällen führen können.
Eine wichtige Therapie ist die UV-Bestrahlung, welche bei den meisten Patienten gut wirksam ist. Durch Zufügen von photosensibilisierenden Medikamenten kann die Wirksamkeit – allerdings auch die UV-Belastung der Haut – noch gesteigert werden.

Innerlich: Eine innerliche Behandlung der Schuppenflechte wird allgemein nur bei hartnäckigen Formen durchgeführt. Je nach Typ der Erkrankung kommen hier Vitamin-A-Präparate (Neotigason®), Kortikosteroide und Immunsuppressiva (v.a. Ciclosporin A, Methotrexat, Fumarsäureester) infrage. Allen Präparaten ist gemeinsam, dass sie nicht nur die epidermale Hyperproliferation mindern, sondern auch die Entzündung in der Haut unterdrücken – und damit das Immunsystem insgesamt betreffen. Risiko und Nutzen sollten deswegen kritisch abgewogen werden.

Übersicht

Erweiterte Therapie mit Naturheilverfahren

Möglichkeiten

Die Therapie der Psoriasis mit naturheilkundlichen Mitteln kann sehr wirkungsvoll sein, allerdings gibt es kein Verfahren, bei dem nicht auch eine größere Zahl refraktärer Verläufe zu finden wäre. Unter den bei der Psoriasis hilfreichen Therapieverfahren werden besonders häufig eingesetzt: ordnungstherapeutische Maßnahmen, Ernährungstherapie und Heilfasten, Neuraltherapie (Störfelddiagnostik), physikalische Therapien (bes. Balneo-Photo- und Klimatherapie), Phytotherapie und psychosomatische Verfahren. Gelegentlich erfolgreich sind auch Akupunktur, ausleitende Verfahren, Eigenbluttherapie, Homöopathie und Sauerstoff-/Ozontherapie.

Praktisch alle Verfahren können (und sollten) miteinander oder mit konventionellen Verfahren kombiniert werden.

Grenzen

Keines der nachstehenden Verfahren ist stets zuverlässig wirksam. Das therapeutische Vorgehen bedarf einer individuellen Steuerung, sodass keine »Standardstrategien« genannt werden können.

▶ Akupunktur

Die Akupunkturerfolge bei der Psoriasis werden in der Literatur uneinheitlich bewertet. Während *Goldschmidt (1981)* einen positiven Effekt nur bei den Begleitsymptomen wie Juckreiz feststellte, berichtet *Liao (1992)* über ausgezeichnete Erfolge. Wir verwenden die Akupunktur nicht im akuten Schub, sondern nur zur Verlängerung der freien Intervalle. Ein Köbner-Phänomen, also die Auslösung von Psoriasiseffloreszenzen durch die Hautreizung bei Nadelung, braucht man bei den gering traumatisierenden Einmal-Körpernadeln nicht zu fürchten. Allerdings sollte eine Akupunkturtherapie nicht in labilen Stadien der Erkrankung begonnen werden, da es dadurch zu akuten Exazerbationen kommen kann.

Befallene Hautareale können flächenhaft mit Laser bestrahlt werden. Die Psoriasisbehandlung ist meist langwierig, und es sind mind. 10–15 Sitzungen erforderlich, manchmal auch eine Wiederholung des ganzen Zyklus. Punkte: Punkte des betroffenen Areals. LG 20, Di 11, Lu 5 und 7, MP 6 und 10, M 36, N 3. Kubiena, Meng, Petricek empfehlen N 2, B40 (B 54 n. *Bachmann u. Bischko*), B 65, M 36.

▶ Ausleitende Verfahren

Versuch mit Baunscheidt-Behandlung und/oder Kantharidenpflaster am Rücken bei bevorzugt lokalisiertem Auftreten der Ekzeme. Therapie nur auf intakter Haut sinnvoll.

▶ Bach-Blütentherapie

Einsatz als unterstützende Maßnahme möglich, wenn psychosomatische Zusammenhänge im Vordergrund stehen. Als alleinige Therapie unzureichend.

▶ Bioelektronische Verfahren

Besonders die Elektroakupunktur nach Voll (EAV), aber auch die Bioresonanztherapie (BRT) werden zur Herddiagnostik bei kleinfleckiger Psoriasis eingesetzt. Eine beweisende Klärung der Testphänomene bei BRT und EAV steht noch aus.

▶ Eigenbluttherapie

Zum Teil sehr gute Resultate mit verschiedenen Formen der Eigenbluttherapie möglich, allerdings manchmal auch keinerlei Verbesserung. Infrage kommen z.B. folgende Maßnahmen:

- EB-Basistherapie (vgl. S. 266) plus 1 Amp. Elhapsorin® plus 1 Amp. Formidium® D 12 oder Cefasulfon® oder Cupridium® oder
- EB-Basistherapie oder
- aktiviertes EB (vgl. S. 269) unter Hinzufügung von 1 Amp. Elhapsorin® plus 1 Amp. Formidium® D 12 oder Cefasulfon® oder Cupridium® oder Acidum formicicum D12 oder
- Eigenblutkombination mit Thym-Uvocal®, besonders bei Arthritis psoriatica.
- EB bei Kindern (vgl. S. 268).

▶ Enzymtherapie

Wird gelegentlich zusätzlich zu anderen Maßnahmen eingesetzt. Bei stark entzündlichen Formen der Schuppenflechte wahrscheinlich am aussichtsreichsten.

▶ Ernährungstherapie

Basistherapie: Vollwerternährung. Häufig liegt eine deutliche Überernährung mit Adipositas vor. Schon allein die reduzierte Kalorienzufuhr kann die Krankheitsakuität bremsen. Rohkost sehr empfehlenswert. Auch

die Kombination aus Fasten und vegetarischer Ernährung erwies sich unter Studienbedingungen als erfolgreich *(Lithell, 1983)*.
Eine besondere Bedeutung kommt bei der Unterhaltung der Psoriasis dem Alkoholabusus zu *Poikolainen, 1990; Monk, 1986*).

▶ Heilfasten

Unter längerem Fasten kann sich die Erkrankung völlig zurückbilden *(Jung, 1989)*. Besonders gut sprechen übergewichtige, zu Bluthochdruck und Stoffwechselstörungen neigende Patienten an.
Nach der Fastentherapie sollte eine Ernährungsumstellung auf Vollwertkost (s. zuvor) vorgenommen werden.

▶ Homöopathie

Die Schuppenflechte ist eine chronische, sehr komplexe Erkrankung, die möglichst individuell und konstitutionell behandelt werden sollte (vgl. S. 289).
Besonders in akuten Phasen können jedoch auch symptomorientierte Mittel indiziert sein.

Mittel mit starkem Bezug zur Psoriasis (Auswahl):

▶ Psoriasiforme Plaques, eher purpurfarben, mit bevorzugter Lokalisation an Armen und Beinen.

- Corallium rubrum D4, 2× tgl. 1 Tbl.

▶ Sehr starke Schuppenbildung und auch Verkrustung bei insgesamt sehr trockenem Hautbild.

- Hydrocotyle asiatica D3, 2 – 3× tgl. 5 Tr.

▶ Typische entzündlich-schuppende Herde, vor allem auch im Gesicht und in behaarten Bereichen. Anamnestisch kann eine Belastung der Nieren bestehen.

- Mahonia aquifolium D2, 2 – 3× tgl. 5 Tr.

▶ Entzündliche Papeln mit starkem Juckreiz; Schuppenbildung. Die menstruationsbedingte Verschlechterung der Plaques ist ein weiterer Hinweis.

- Sarsaparilla D6, 2× tgl. 5 Tr.

▶ Zur Initialtherapie bei langjähriger Lokalbehandlung vor allem mit Kortikoiden.

- Sulfur D12, 1× tgl. 1 Tbl.

▶ Allgemein schmutzig wirkendes Hautbild bei Neigung zu Entzündungen. Hepatopathie.

- Sulfur D30, 1 – 2×/Wo. 5 Globuli (Reaktion beobachten!)

▶ Zur Basisbehandlung auch in Verbindung mit Eigenblut. Besonders charakteristisch ist die stark gerötete Haut mit Brennschmerz. Allgemeine Verschlechterung durch Feuchte und Nässe.

- Acidum formicicum D12
1 – 2×/Wo. 1 Amp. i.v.
oder 1 – 2× tgl. 5 Tr.
Acidum formicicum D200
1 Amp. i.v., je nach Reaktion wiederholen.

Hinweis: Zur externen Behandlung eignet sich insbesondere Mahonia-aquifolium-Salbe oder Creme (Rubisan®).
Als adjuvante Therapie ggf. sinnvoll zur Umstimmung, jedoch bislang keine kontrollierten Studien.

▶ Neuraltherapie

Lokale Unterspritzung des Primärherdes, G. stell., Störfeldsuche, i.v. Gabe im Wechsel re./li (vgl. S. 295ff.).

▶ Ordnungstherapie

Die Schuppenflechte ist zwar eine chronisch verlaufende Erkrankung, deren Veranlagung nicht zu beseitigen ist, doch lässt sich – zumindest bei einem Teil der Patienten – durch das eigene Verhalten Schüben durchaus vorbeugen. Neben einer moderaten Ernährung gehören hierzu das Meiden von Genussgiften, besonders Alkohol, und der Abbau von chronischen Stressfaktoren.

Als allgemeine Maßnahmen gilt es, die Stoffwechsel- und Ausscheidungsfunktionen des Körpers zu unterstützen, z.B. durch pflanzliche Präparate, physikalische Maßnahmen oder Fastentherapie.

Wie bei den meisten Hauterkrankungen hat das Beziehungsleben zu sich und anderen Auswirkungen auf die Hauterscheinungen. Umgekehrt können die Hauterscheinungen zu Belastungen des Selbstgefühls, des Beziehungslebens und auch im Berufsleben führen. Vom Typ her verbergen viele Patienten mit Schuppenflechte ihre emotionale Betroffenheit hinter einem »Schuppenpanzer« und zeigen sich nach außen unberührt und fröhlich. Eine psychosomatische Beratung oder Therapie kann dennoch sinnvoll sein, wenn der Betroffene hierzu motiviert ist und eine Bearbeitung seiner meist doch bestehenden Probleme zulässt (vgl. S. 353). Entspannungsverfahren wie autogenes Training oder progressive Muskelrelaxation können angezeigt sein.

Das kann der Patient selbst tun:

- Für ausreichend Schlaf und Bewegung, viel frische Luft und Sonne sorgen.
- Zu fette, zu süße und zu scharfe Speisen vermeiden. Am besten auf Vollwertkost (vgl. S. 279) umsteigen.
- Alkohol- und Nikotinkonsum reduzieren.
- Gewicht im Normbereich halten, ggf. Gewichtsreduktion.

▶ Orthomolekulare Therapie

● **Vitamin A:** Wird gelegentlich als Psoriasistherapeutikum propagiert. Zwar finden sich im Serum von Psoriasispatienten erniedrigte Vitamin-A-Spiegel (*Majewski, 1989*), doch ist dieses Phänomen bislang in seiner Bedeutung nicht geklärt. Fundierte Daten zur Wirksamkeit einer Vitamin-A-Substitution bei der Psoriasis liegen jedoch noch nicht vor. Eine Therapie mit Vitamin A kann daher – im Gegensatz zur Behandlung mit Etretinat oder Isotretinoin bei schweren Formen – nicht empfohlen werden.

● **Vitamin D:** Calcipotriol- und tacalcitolhaltige Salben (Psorcutan®, Daivonex®, Curatoderm®) haben inzwischen einen festen Platz in der topischen Psoriasistherapie. Ihre Wirksamkeit ist gut belegt; Nebenwirkungen betreffen vornehmlich die Haut (Rötungen). Dos.: 1 – 2× tgl. dünn auftragen; nicht bei pustulöser Psoriasis und an empfindlichen Hautpartien; bei großflächiger Anwendung Kalzium im Serum kontrollieren.

● **Zink:** Obwohl Patienten mit Psoriasis niedrigere Zinkkonzentrationen in der Haut *(Michaelsson, 1990)* und in den Leukozyten *(Wasik, 1985; Leung, 1990)* aufweisen, zeigten sich in einer Therapiestudie mit 3×50 mg Zink (Zinksulfat) keine klinischen Effekte, sondern lediglich reduzierte Chemotaxis der Neutrophilen im Blut *(Lethovici, 1990)*. Der Wert einer Zinksubstitution bei Psoriasis erscheint daher bislang fraglich.

● **Selen:** Trotz erniedrigter Selenwerte im Serum von Psoriatikern *(Michaelsson, 1989)* scheint die orale Selengabe keine Wirkung zu haben *(Fairris, 1989)*. Dies könnte in der fehlenden Anreicherung in der Haut begründet sein, denn die topische Gabe von Selendisulfid (z.B. in Selsun® Shampoo, Ellsurex® Paste) zeigte gute Wirkungen, besonders bei Psoriasis der Kopfhaut, Psoriasis inversa sowie Psoriasisformen, bei denen der Juckreiz im Vordergrund steht *(Broglund, 1987)*.

● **Fumarsäureester:** Die Fumarsäure(ester)-Therapie der Psoriasis wurde von Schwekendiek und Schäfer in den 60er Jahren entwikkelt *(Schöpf u. Augustin, 1997)*. Da die Fumarsäure eine natürliche Säure des Zitratzyklus ist, wurde die Behandlung mit Fumarsäureestern anfangs oft den »Naturheilverfahren« zugerechnet. Inzwischen weiß man, dass die beiden meistverwendeten, zur besseren Resorption veresterten Substanzen, Fumarsäuremonoethylester und Fumarsäurediethylester, nicht nur deutliche antiproliferative Wirkungen auf die Psoriasis haben *(Nugteren-Huying et al., 1990; Altmeyer, 1994)*, sondern u.a. auch zu Leukopenien, besonders Lymphopenien *(Nieboer, 1989; Kolbach, 1992)*, sowie zu Tubulusschäden an der Niere führen können *(Roodnat, 1989; Dalhoff, 1990)*. Einige Wirkeigenschaften legen nahe, die Fumarsäureester als zytostatikaähnliche Substanzen anzusehen. Dementsprechend gehört die Fumarsäureester-Therapie in die Hände des erfahrenen Facharztes (Übersichtsarbeiten bei *Schöpf u. Augustin, 1997; Altmeyer, 1997*).

Cave: Auch bei topischer Anwendung kann es (u.a. wegen der schlecht steuerbaren Resorption) zu gravierenden Nebenwirkungen kommen *(Dubiel, Happle, 1972; Dalhoff et al., 1990; Stühlinger et al., 1990; Dücker et al. 1990)*.

▶ Physikalische Therapien

Hydrotherapie:

- Bäder:

»Kleine« Hydrotherapie nach *Krauß (1990b)*.
Schmierseifenbäder nach *Korting (1989)* mit 100 – 200 g Schmierseife für ein Vollbad – zum Abweichen der Schuppen, dann Hautbürstungen im Bad.
Nolting (1986) empfiehlt bei Juckreiz Milch-Molke-Weizenkleie-Bäder.
Pratzel und Schnizer (1992) verwenden bei Psoriasis bromidhaltige Bäder, Ölbäder u. *(Orfanos, 1995)*.
Cave: Ölbäder sind kontraindiziert bei frischer Psoriasis pustulosa!
Salz-Sole-Bäder wegen der entschuppenden Wirkung, Schwefel- und Schwefelwasserstoff-Bäder *(Woeber, 1968)* (auch besonders bei der Psoriasis arthropathica) und Teerbäder (besonders bei der eruptiv-exanthematischen Form) *(Braun-Falco, 1984)*.
Schubert (1991) sah wie andere Autoren gute Wirkungen bei der Photo-Soletherapie und sieht darin den Effekt des »Auswaschens« von Entzündungsmediatoren.
Auch *Ständer (1978)* führte erfolgreich die Thermal-Sole-Phototherapie durch; 84 % der Patienten waren nach 24 Tagen erscheinungsfrei. *Gruner et al. (1990)* sehen die Ursache der positiven Wirkung des Salzes des Toten Meeres (= Tomesa-Therapie) in einer definierten pharmakologischen Wirkung der Salze auf die Zellen der Haut, u.a. eine Verminderung nachweisbarer ATPase-positiver epidermaler Langerhans-Zellen.

- Sauna: *Krauß (1990)* beschreibt gute Erfolge mit der Sauna bei Psoriasis. *Harth (1992)* sieht in der Sauna eine gute Förderung von Durchblutung und Transpiration.

Auch gute eigene Erfolge bei Psoriasispatienten mit der kombinierten Anwendung von Sauna, Sonnen- und Luftbädern und Fasten (nach Buchinger).

Bewegungstherapie: Sportliche Betätigung an frischer Luft und Sonne ist als allgemeine Maßnahme zu empfehlen.

Ultraschalltherapie: Wirkt günstig bei der Psoriasis arthropathica.

Phototherapie: Mit der Heliotherapie (= natürliche Sonnenbestrahlung) werden allgemein gute Wirkungen bei der Psoriasis erzielt, ebenso mit SUP *(Orfanos, 1995)*. *Linser (1988)* weist aber darauf hin, dass Sonnenstrahlen im Stadium incrementi und in der Eruptionsphase der Psoriasis zu Exazerbationen führen können und daher zu vermeiden sind (vgl. S. 325).
Weiterhin werden PUVA, PUVA-Bad- und Re-PUVA-Behandlung mit Erfolg eingesetzt *(Orfanos, 1995; Wolff, 1985)*.
Die Re-PUVA-Behandlung ist die Kombination von PUVA mit oralen Retinoiden (natürlich vorkommend als Vitamin A und Vitamin-A-Säure), 1,0 mg/kg KG/Tag über 10 Tage. Dann PUVA 4×/Wo. und Retinoiddosis auf 0,5 mg/kg KG/Tag reduzieren. Nach dem klinischen Erfolg (nach ca. 20 – 25 Bestrahlungen) über ca. 6 Wo. PUVA 1 – 2×/Wo. und Retinoid 0,3 – 0,5 mg/kg KG/Tag über 3 Mon. fortsetzen. Diese Therapie ist bis heute eine der wirksamsten antipsoriatischen Maßnahmen, die zur Verfügung stehen; auch für

schwerste Formen und die arthropathische Psoriasis. Patienten mit folgenden Merkmalen müssen ausgeschlossen werden:

- Leberschäden
- Einschränkung der Nierenfunktion
- Fettstoffwechselstörungen (z.B. Cholesterinerhöhungen)
- Diabetes mellitus
- Schwangere
- **Vorsicht** bei Vorbehandlung mit Methotrexat!

Braun-Falco (1984) sieht folgende Psoriasisformen für die PUVA-Therapie indiziert:

- Therapieresistente Formen größerer Ausdehnung
- Psoriatische Erythrodermie
- Psoriasis pustulosa generalisata
- Psoriasis pustulosa palmoplantaris.

Schaarschmidt et al. (1985) berichten über zufriedenstellende Ergebnisse mit UVA/UVB-Bestrahlung bei eruptiv-exanthematischen Psoriasisformen. Bei schweren Psoriasisformen weniger als 50 % Heilung.

Heute wird mehr die selektive UVB-Phototherapie (SUP), 304–314 nm, durchgeführt *(Meffert, 1992; Wiskemann, 1984). Orfanos (1995)* und *Lehmann (1995)* berichten über gute Ergebnisse mit einer neuen Schmalband-UVB-Bestrahlung (Emissionsmaximum um 311 nm), die eine Besserung bei über 80 % der Psoriasispatienten brachte und mit der Breitband-UVB-Therapie vergleichbar ist. Die erfolgreiche Kombination von UV-Bestrahlungen und Solebädern (Photo-Soletherapie) nach 4–6 Wo. Behandlung beschreiben zahlreiche Autoren, u.a. *Ständer (1992), Gruner et al. (1990).*

Gute Wirkungen sahen *Buntrock et al. (1993)* mit der ambulanten Badeanwendung des Salzes des Toten Meeres und UV-Bestrahlungen.

Über Erfolge mit Orangelichtbestrahlungen (vgl. S. 322) wird ebenfalls berichtet.

Cave: Alle UV-Behandlungen sollten nur unter fachgerechter ärztlicher Aufsicht erfolgen!

Klima-Heliotherapie: *Woeber (1968)* beschreibt, dass die Licht-, Luft- und Seebäderbehandlung vergleichbar gute Erfolge hat wie die PUVA-Therapie. Als Klimatherapieorte kommen infrage: Ostsee, Nordsee, Mittelmeer, Schwarzes Meer, Totes Meer, Kanarische Inseln (= Thalasso-Heliotherapie), auch Mittelgebirge und Hochalpen (z.B. Davos) (vgl. S. 332f.).

Harnack (1975) führt unterschiedliche Kurergebnisse bei Psoriasis an, was sicher an der unterschiedlichen Auswahl der Patienten liegt. Nicht jedes Stadium der Psoriasis ist für Klima-Heliotherapie geeignet: Geeignet ist das Stadium decrementi aller nicht exsudativen Formen (Psoriasis gyrata und geographica). Relativ kontraindiziert ist die Kurbehandlung bei Psoriasis guttata bzw. punctata, weil diese meist durch Fokusgeschehen getriggert sind und zunächst eine Herdsanierung durchgeführt werden sollte.

Weitere relative Kontraindikationen für eine UV-Therapie sind das Stadium incrementi, alle exsudativen Phasen und die Psoriasis pustulosa *(Linser, 1988)*. Weiterhin gehören zu den Kontraindikationen die inversen Typen (in Achselhöhlen, an Extremitätenbeugeseiten und Intertrigines).

Balneotherapie: Zur Balneo-Phototherapie und Photo-Soletherapie vgl. S. 331.

Schröder, Lühr und Evers (1975) berichten über die Balneotherapie der Psoriasis mit Schwefelwasser und Schwefelmoor in Bad Nenndorf an 246 Patienten: Kein sicherer therapeutischer Effekt bei Kurende und 3 – 5 Wo. danach. Eine echte Indikation für die Balneotherapie mit Schwefel liegt nicht vor.

▶ Phytotherapie

Äußerlich:

- Mahonia aquifolium: Offenbar gute Wirksamkeit bei leichter bis mittelschwerer chron.-stationärer Psoriasis; gute Verträglichkeit (Augustin, 1996). Dos.: Mind. 3× tgl. dünn auftragen. Mit salizylathaltiger Salbe

(z.B. 5 % Acid. salicyl. in Vas. alb.) kombinierbar.
Dauernde Hautpflege nötig. Einölungen mit Leinöl und Zusatz von 1 – 2%igem Johanniskrautöl.

- Capsaicin: Wird gelegentlich bei chron.-stationärer Psoriasis eingesetzt. Gegenüber Plazebo zeigte sich bei topischer Anwendung eine signifikant bessere Wirksamkeit *(Bernstein, 1986)*. Wegen der möglichen Hautreizungen und besserer vorhandener Präparate empfiehlt sich eine Behandlung mit capsaicinhaltigen Salben nur bei Nichtansprechen der sonstigen Therapie oder bei sehr hartnäckigem Juckreiz. Zur Dosierung vgl. S. 66.
- Aloe vera: Selten angewendet, erwies sich aber in kontrollierter Studie dem Plazeboarm überlegen *(Syed, 1996)*.

Innerlich:

- Sarsaparilla in: Sarsapsor® Bürger Tbl. Wirksamkeit noch nicht ausreichend belegt.
- Basisbehandlung der Hautentzündung mit »Stoffwechseltees«, jeweils für 4 Wo.:

▶ Je 2 EL der folgenden Pflanzen: Sennesblätter (Fol. Sennae), Kümmel (Fruct. Carvi) und Kamillenblüten (Flor. Chamomillae) mit 1 EL Bittersüß (Stipit. Dulcamarae) vermischen, davon 2 TL auf ¼ l Wasser, 20 min ziehen lassen, 2× tgl. trinken.

▶ Je 2 EL der folgenden Pflanzen: Bittersüß (Stipit. Dulcamarae), Brennnesselblätter (Herba Urticae), Löwenzahnwurzeln (Rad. Taraxaci), Sennesblätter (Fol. Sennae), Fenchel (Fruct. Foeniculi) und Sandsegge (Rhiz. Caricis) vermischen, davon 1 – 2 TL auf ¼ l Wasser, 10 min ziehen lassen, 2× tgl. trinken.

- Silybum marianum: In der Erfahrungsmedizin wird gelegentlich über die Psoriasistherapie mit Silybum marianum (Mariendistel) bei leberbelasteten Psoriatikern berichtet. Silymarin, ein Gemisch verschiedener Flavonderivate wie Silybinin, Silychristin u.a., hat offenbar einen protektiven bzw. membranstabilisierenden Effekt auf Hepatozyten und wird z.B. bei Vergiftungen mit Knollenblätterpilztoxinen verwendet, ferner bei sonstigen toxischen und chron.-entzündlichen Lebererkrankungen. Inwieweit sich dies günstig auf die Psoriasis von Patienten mit alkoholischer Hepatopathie auswirkt, ist nicht klar.

Präparate: Carduus-monoplant® Drg., Esberigal® N Tbl., Heplant® Tbl., Legalon® Drg., Kps., Pascohepan® Tr. Dos.: Entsprechend 200 – 400 mg Silymarin (Silybin).
Tee: 2 TL gequetschte Droge mit ¼ l heißem Wasser 15 min ziehen lassen, 3×1 Tasse tgl.

▶ Psychosomatik und Psychotherapie

Nach der Neurodermitis ist die Psoriasis in psychosomatischer Hinsicht am besten untersucht. Auch wenn zeitreihenanalytische Untersuchungen zum Einfluss emotionaler Faktoren auf die Exazerbation fehlen, liegen zahlreiche Studien vor, welche die Theorie einer psychosomatisch mitbedingten Psoriasis unterstützen *(Al'Abadie, 1994; Gaston, 1987, 1991; Gupta, 1989; Farber, 1990)*. Neben den klinischen Studien sprechen auch psychoneuroendokrinologische und -immunologische Befunde für die Mitbeteiligung psychischer Faktoren *(Polenghi, 1989; Eedy, 1991; Arnetz, 1985; Harvima, 1993)*.
In somatopsychischer Hinsicht scheint es bei Psoriasispatienten zu spezifischen Problemen bei der Krankheitsbewältigung zu kommen. Nach einer Untersuchung von *Jobling (1976)* sind die größten Belastungen die Schwierigkeit, soziale Kontakte aufzubauen, starke Schamgefühle und ein geringes Selbstbewusstsein. Ein Großteil der Patienten leidet unter der gesellschaftlichen Stigmatisierung, die mit einer objektiv unbegründeten Angst vor Ansteckung zusammenhängt und Psoriatikern das Leben in der Öffentlichkeit (Unzugänglichkeit bestimmter Berufszweige, Besuch von Schwimmbad, Friseur usw.) erschwert *(Falke, 1982)*. *Gieler et al. (1986)* konnten zeigen, dass Psoriasispatienten im Vergleich zu einem gesunden Vergleichskollektiv sich deutlich negativ resonant, d.h. unattraktiv, unbeliebt, missachtet, in der Arbeit kritisiert, nicht durchsetzungsfähig und an schö-

nem Aussehen desinteressiert einschätzen. Darüber hinaus zeigten sie sich als deutlich verschlossener und distanzierter. Der Hautbefund kann i.d.S. als »Schuppenpanzer« *(Gieler, 1986)* gesehen werden, der einen Ambivalenzkonflikt zwischen Wunsch nach Angenommensein und Angst vor Ablehnung reguliert. Das körperliche Symptom schützt dabei vor Enttäuschung und bestätigt die negativen Selbstkonzepte, indem es ein Signal setzt, das eine Distanznahme bedeutet. Bzgl. Bewältigungsstrategien zeigte *Harrison (1994)*, dass Psoriasispatienten zwar nicht mehr objektive Belastungen als andere Menschen haben, diese jedoch als belastender erleben. Im Zusammenhang mit einem geringeren Umfang an Bewältigungskapazitäten kommt es gehäuft zu depressiven Verstimmungen, Ängsten und mangelndem Selbstvertrauen.
Psychotherapeutische Interventionen können i.R. der Krankheitsverarbeitung sinnvoll sein. Da der Krankheitsausbruch meist erst nach der Adoleszenzphase liegt, kann man davon ausgehen, dass die Persönlichkeitsentwicklung in den frühen Phasen vom Krankheitsgeschehen nicht beeinflusst ist und eine tiefenpsychologische Therapie meist nicht (im Zusammenhang mit der Psoriasis) indiziert ist. Zur Krankheitsbewältigung können gesprächspsychotherapeutische Angebote hilfreich sein, zum Umgang mit Ängsten und Selbstwertproblemen verhaltenstherapeutische Verfahren, besonders auch in Gruppen *(Bremer-Schulte, 1985; de Korte, 1982)*. Weitere verbreitete Maßnahmen sind Entspannungstechniken inkl. Biofeedback, Meditation *(Hughes, 1981; Gaston, 1989, 1988/89; Winchell, 1988; Epstein, 1980)* und Verhaltenstherapie *(Waxman, 1973)* und Hypnose *(Boncz, 1990)*.
Der Psoriasisbund und der Psoriatikerbund sind zwei bundesweit verbreitete Selbsthilfeorganisationen, die jeweils eine Zeitschrift für Psoriatiker herausgeben und Selbsthilfegruppen aufbauen. Selbsthilfegruppen haben gegenüber professioneller Psychotherapie den Vorteil, dass die Mitglieder meist Betroffene mit verschiedenem Erfahrungshintergrund sind, die sich gegenseitig Hilfestellung leisten können.

11.2 Parapsoriasis-Erkrankungen

Def.: Der Begriff der Parapsoriasis wurde 1902 von Brocq eingeführt. Er wollte damit eine Gruppe von Hauterkrankungen zusammenfassen, die Ähnlichkeit zur Psoriasis aufweisen, jedoch klar von ihr abzugrenzen sind.
Heute zählen zu dieser Gruppe die Pityriasis lichenoides chronica, die Pityriasis lichenoides et varioliformis acuta und die Parapsoriasis en plaques, die wiederum in einen klein- und einen großfleckigen Typ unterteilt wird.
Ihnen allen gemeinsam ist der erythematosquamöse Charakter der Einzeleffloreszenz. Sie unterscheiden sich jedoch deutlich in ihrem Verlauf und dem Gesamtbild voneinander.

Pathophysiologie. Die genaue Pathophysiologie ist ungeklärt. Man vermutet, dass den beiden Formen der Pityriasis lichenoides eine infektallergisch bedingte kutane Vaskulitis zugrunde liegt. Bei der großfleckigen Form der Parapsoriasis en plaques wird häufig nach einer Latenz von 5 – 10 Jahren ein Übergang in ein kutanes T-Zell-Lymphom beobachtet. Daher wird diese Form von einigen Autoren als prämykotisches Stadium einer Mycosis fungoides angesehen.

Klinik. Die Pityriasis lichenoides chronica ist gekennzeichnet durch ein in Schüben wiederkehrendes, sich über Monate erstreckendes Exanthem. Die Einzeleffloreszenz besteht aus linsengroßen, scharf begrenzten, erythematösen Papeln, die von einer parakeratotischen Schuppung bedeckt sind. Bei der akuten Verlaufsform schmerzen diese Effloreszenzen und zeigen zudem hämorrhagische Nekrosen. Die Hautveränderungen bei der Parapsoriasis en plaques sind entlang der Spalthautlinien, besonders häufig am lateralen Thorax, angeordnet, sind erbs- bis handtellergroß, erythematös und zeigen eine feinlamelläre Schuppung.

Allgemeine Therapiegrundsätze. Die beiden Formen der Pityriasis lichenoides und die kleinfleckige Form der Parapsoriasis en plaques sprechen häufig sehr gut auf eine systemische Antibiose mit einem Breitspektrumantibiotikum an, eventuell kann diese auch mit einem kurzzeitigen Steroidstoß kombiniert werden. Zusätzlich werden UV-Ganzkörperbestrahlungen, eine orale Photochemotherapie bzw. eine PUVA-Bad-Therapie empfohlen.

Die großfleckige Form der Parapsoriasis en plaques sollte, wie das Initialstadium einer Mycosis fungoides, mit einer systemischen Photochemotherapie behandelt werden.

Übersicht

Erweiterte Therapie mit Naturheilverfahren

Möglichkeiten

Hydrotherapie, Heilfasten und Ernährungstherapie sind z.T. adjuvant sehr hilfreich.

Grenzen

Besonders bei Parapsoriasis en plaques wenig Beeinflussungsmöglichkeit auf den Verlauf.

Alle Regulationstherapien können versuchsweise eingesetzt werden, allerdings ist die Wirksamkeit unsicher. Balneo-, Klima- und phototherapeutische Maßnahmen erscheinen noch am aussichtsreichsten. Auch sind bakterielle Herde (Tonsillen, Nasennebenhöhlen, Zähne) als Triggerfaktoren beschrieben, so dass eine oral-therapeutische Fokusdiagnostik erwogen werden sollte.

▶ Eigenbluttherapie

- EB-Basistherapie (vgl. S. 266) plus Cefasulfon® Amp. oder Acirufan® Amp. unter Zwischenschaltung von 1×/Wo. 1 Amp. Sanukehl Myc® D5 i.m. oder
- EB-Basistherapie oder
- aktiviertes EB (vgl. S. 269) plus 1 Amp. Cefasulfon® oder Acirufan® Amp. oder Thymuvocal® Amp. unter Zwischenschaltung von 1×/Wo. 1 Amp. Sanukehl Myc® D5 i.m.
- Empfehlenswert ist zu Beginn der Behandlung die Applikation von Vitamin C als Infusion. Auch zur Behebung bestehender Therapieblockaden ist die Applikation v. Vitamin-C-Infusionen zweckmäßig.
- Bei Therapieresistenz evtl. auch zunächst Sanumtherapie einsetzen:

1. Tg. Mischinjektion i.m.: Mucokehl® D5 Sanum plus Utilin® schwach Sanum plus Ubichinon® Kps. Heel.

3 – 4 Tage nach Erstinjektion Mischinjektion i.m.: Utilin® stark Sanum plus Recarcin® schwach Sanum plus Ubichinon® Kps. Heel.

14 Tage später nach der zweiten Injektion: Mischinjektion i.m.: Recarcin® stark Sanum plus Utilin® stark Sanum plus Ubichinon® Kps. Heel.

- Oral: Phönixsche Entgiftungstherapie mit Phönix Solidago, Phönix Phönohepan, Phönix Antitox.

Ferner Lebertherapie mit Legalon® liquid.

Bad: APS® Balneum oder Schwefelbad Dr. Klopfer®.

▶ Ernährungstherapie

Bei der Parapsoriasis guttata und der Parapsoriasis lichenoides Abschwächung der Hauteffloreszenzen unter Vollwerternährung möglich. Parapsoriasis en plaques durch Ernährung kaum beeinflussbar.

▶ Heilfasten

Verminderung der akut entzündlichen Hautveränderungen bei Parapsoriasis acuta und lichenoides möglich. Keine Erfahrungen bei Parapsoriasis en plaques.

▶ Homöopathie

Entsprechend der Symptomatik behandeln (vgl. S. 289).

▶ Mikrobiologische Therapie

Unterstützende Therapie zur Modulation der Immunreaktivität. Günstige Beeinflussung

des meist beeinträchtigten darmassoziierten Immunsystems (Diagnostik: Bestimmung des fäkalen IgA im Stuhl) und damit Stabilisierung der Barrierefunktion des Darms (u.a. Verminderung der Allergenaufnahme) (vgl. S. 279).
Wichtig ist daneben v.a. auch die diagnostische und therapeutische Berücksichtigung der Darmfloraverhältnisse.

▶ Neuraltherapie

Vgl. S. 145, Psoriasis.

▶ Ordnungstherapie

Die meisten der Parapsoriasisformen zeigen einen chronifizierten, aber harmlosen Verlauf; bei der großflächigen Form der Parapsoriasis en plaques sind auch Übergänge in ein kutanes T-Zell-Lymphom (Mycosis fungoides) möglich. Die Aufklärung des Patienten über seine Prognose ist für alle Formen wichtig. In Fällen unklarer Dignität Patienten regelmäßig zur Kontrolle einbestellen.

▶ Physikalische Therapien

Hydrotherapie: Vermeidung von Kältereizen bei der Parakeratosis variegata *(Unna, Santi, Pollitzer) bei Korting (1989). Nolting (1986)* empfiehlt Melissenbäder und bei Juckreiz Weizenkleie-Milch-Molke-Bäder.

Phototherapie: Systemische PUVA (oder Re-PUVA) hat guten therapeutischen Effekt bei Pityriasis lichenoides chronica und bei Parapsoriasis en plaques (Brocq) *(Orfanos, 1995)*. Günstig wirken möglicherweise auch Heliotherapie bzw. UVB.

Klimatherapie: Hat folgende Wirkungen auf die einzelnen Formen der Parapsoriasisgruppe (nach *Harnack, 1975*):

- Parapsoriasis guttata (chronische Form): Gutes Ansprechen auf künstliche und natürliche UV-Strahlen, häufig Abheilung mit Leukoderm. Nordseeklima hat günstigen Einfluß.
- Parapsoriasis lichenoides: Heliotherapie hat günstige Wirkung.
- Paraopsoriasis en plaques: Klimatherapie hat große Bedeutung. Intensive Insolation erbrachte eindrucksvolle Remissionen (bis 80 % Besserungen bzw. Abheilungen sind beschrieben). Auch nach *Braun-Falco (1984)* haben sich Sonne und Meer bewährt.

▶ Phytotherapie

Versuchsweise Echinacea-S., Halicar® S. oder Rubisan® S.

11.3 Palmoplantare Hyperkeratosen

Definition: Große Gruppe von Verhornungsstörungen der Handteller und Fußsohlen.

Pathophysiologie. Häufig stellen die palmoplantaren Hyperkeratosen Genodermatosen dar. Sie können aber auch als Begleitsymptom generalisierter Dermatosen (Psoriasis, Lichen ruber) auftreten oder Zeichen einer Paraneoplasie sein. Des Weiteren ist an infektiöse (Mykosen, Verrucae vulgares, Lues II) und toxische Ursachen (Arsen, Gold), sowie hormonelle (Hypothyreose und Klimakterium) und trophische Störungen (Lymphödem) zu denken.

Klinik. Kleinfleckige bis großflächig konfluierende Hyperkeratosen mit teilweise tiefer Rhagadenbildung und bräunlicher Verfärbung an Palmae und Plantae.

Allgemeine Therapiegrundsätze. Die palmoplantaren Hyperkeratosen werden symptomatisch mit salizylsäure- bzw. harnstoffhaltigen Externa in fetter Grundlage therapiert. In manchen Fällen kommt auch die mechanische Entfernung der Keratosen mit einem Hornhauthobel in Betracht. Vereinzelt sind orale Retinoide indiziert wie z.B. bei der Psoriasis.

Möglichkeiten und Grenzen
Die Therapiemöglichkeiten mit naturheilkundlichen Mitteln sind sehr begrenzt.

▶ Ernährungstherapie

Vollwerternährung, besonders wenn Übergewicht vorliegt.

▶ Heilfasten

Besserung der Beschwerden an den Füßen durch Gewichtsreduktion. Die Abnahme der Verhornung unter dem Heilfasten scheint nur gering zu sein.

▶ Homöopathie

Entsprechend der Symptomatik behandeln (vgl. S. 291).

▶ Neuraltherapie

Lokale Behandlung, Segmentbehandlung, Störfeldbehandlung, Gefäßinjektionen: A. brachialis, A. femoralis.

▶ Ordnungstherapie

Bei ausgeprägten palmaren Keratosen können z.T. Tätigkeiten des täglichen Lebens oder im Beruf nur erschwert verrichtet werden. Bei chronischen Verläufen deswegen auch an Maßnahmen der Resozialisierung denken.
Wegen der Sichtbarkeit und Berührbarkeit palmarer Keratosen tendieren manche Patienten zu einem sozialen Rückzug. In diesem Fall kann eine psychologische Beratung hilfreich sein.

▶ Orthomolekulare Therapie

Vitamin A: Aufgrund der z.T. guten Therapieerfahrungen mit oralen Retinoiden kommen versuchsweise auch hochdosierte Gaben von Vitamin A infrage. Kontrollierte Studien liegen hierzu jedoch nicht vor.

▶ Physikalische Therapien

Hydrotherapie: Zur Desinfektion und Keratolyse »Aqua-SUP« (*Hunziker et al., 1987*).
Nach *Braun-Falco (1984)* sind Bäder mit 1 – 3 % Kochsalz und Badeöl sowie Seebäder nützlich.

12. Bullöse Dermatosen

Def.: Hauterkrankungen, die primär mit Blasenbildung einhergehen.
Systematik: Man unterscheidet hereditäre Blasenbildung (z.B. Epidermolysis bullosa) von nichthereditären. Letztere können durch Autoimmunreaktionen (Pemphigusgruppe) oder durch toxische Schädigungen (physikalische oder chemische Einwirkungen) entstehen, ferner bei viralen, bakteriellen oder mykotischen Infektionen, bei inneren Erkrankungen (bes. Diabetes mellitus und Porphyrien) als Arzneireaktionen (Erythema exsudativum multiforme) und in der Schwangerschaft (Herpes gestationis).
DD der Blasenbildung, s. S. 19.

Pathophysiologie: Durch Autoantikörper oder durch die einwirkende Noxe kommt es zu einer Ablösung der Zellverbindungen in der Epidermis oder im Bereich der Basalmembran (Akantholyse). Hierdurch wie auch durch zugrunde gehende Keratinozyten folgt eine epidermale Spaltbildung (Spongiose) mit flüssigkeitsgefüllten Hohlräumen. Die Äthiopathogenese der Pemphiguserkrankung ist unklar (vgl. Autoimmunerkrankungen, S. 158).

Klinik: Vgl. Pemphigus-Gruppe S. 154, infektbedingte Blasenbildungen S. 19, Kontaktdermatitis, Erythema exsudativum multiforme S. 90.

▶ Akupunktur

Keine eindeutig wirksamen Punkte bekannt. Bei Autoimmungenese können versuchsweise immunstimulierende Punkte genadelt werden. Es besteht allerdings immer die Gefahr, dass im Rahmen der sog. Erstverschlimmerung die Erkrankung exazerbiert.

Als immunstimulierende Punkte haben sich nach Rogers, zitiert bei Büssing, im Tiermodell folgende Punkte herausgestellt:
Di 4 und 11, M 36, G 39, MP 6, B 11, 20, 23 bis 28, KG 12, LG 14 (LG 13 n. *Bachmann u. Bischko*).

▶ Enzymtherapie

Bei schweren, chronischen Verläufen Versuch mit hoch dosierter Gabe von Enzymkomplexen in Ergänzung zu immunsupprimierenden Maßnahmen, z.B. Wobenzym® N 3× 5 – 10 Kps. über 2 – 6 Wo.; je nach Symptomatik dann über mind. weitere 8 Wo. niedriger dosiert.

▶ Homöopathie

Der organotrope Therapieansatz zur Initial- und Intervalltherapie berücksichtigt die Morphologie. In jedem Fall sollten eine Eigenblutnosode (vgl. S. 290) als Basisbehandlung sowie im Intervall Acidum formicicum gegeben werden.

▶ Kleinblasige Entzündung mit gelbem Sekret bei auffallender Neigung zu Nekrotisierung.

- Euphorbium D6, 3 – 4× tgl. 5 Globuli

▶ Erysipelartige Schwellung mit Bildung von kleineren Bläschen. Geröteter Hof, wässrig-seröser Inhalt; Brennschmerz. Verschlechterung durch Kälte- und Wasseranwendung.

- Rhus toxicodendron D12, 3× tgl. 5 Tr.

▶ Erythem mit Bildung von größeren Blasen und Übergang zu Pustelbildung. Besserung durch Kälteanwendung.

- Lytta vesicatoria (Cantharis) D6
  3– 4× tgl. 5 Tr.

▶ Neuraltherapie

Bei den bullösen Hauterkrankungen unterschiedlicher Genese ist als unterstützende Maßnahme das folgende individuell modifizierbare Vorgehen üblich:

- Lokale Um- bzw. Unterspritzung der betroffenen Herde vom Rand her.
- Injektion an bzw. in zu- und abführende Gefäße.
- Segmentbehandlung.
- Störfeldbehandlung: Einbeziehung von Verbindungen über segmentale Zugehörigkeit, Akupunkturmeridiane und Somatotopien.

▶ Ordnungstherapie

Wichtig ist neben der Akutbehandlung unter Berücksichtigung des internistischen Status auch die Ursachensuche, insbesondere nach Tumoren.

Rezidivierende bullöse Dermatosen aus der Pemphigusgruppe können das Allgemeinbefinden und die Lebensqualität erheblich einschränken. Auch ist bei berufstätigen Menschen unter Umständen die Erwerbsfähigkeit gefährdet. Zu psychologischen Aspekten vgl. S. 299, 344.

▶ Phytotherapie

Symptomatische Behandlung der Erosionen, Krusten und Superinfektionen (vgl. S. 335).

12.1 Pemphigus vulgaris

Def.: Bullöse Dermatose, bei der es durch Autoantikörper gegen desmosomale Proteine in der oberen Epidermis von Haut und Schleimhäuten zur Akantholyse mit nachfolgender schlaffer Blasenbildung kommt.

Pathophysiologie. Die Pathophysiologie des Pemphigus vulgaris ist ungeklärt. Er gehört zu der Gruppe der Autoimmunerkrankungen und ist in seltenen Fällen mit anderen autoimmunologischen Erkrankungen, z.B. einer Myasthenia gravis oder einer perniziösen Anämie, assoziiert. Bei Prädisposition können verschiedene Medikamente zu einer Provokation der Erkrankung führen.

Klinik. Häufig beginnt die Erkrankung unscheinbar. Auf gesunder Haut entstehen plötzlich kleine, schlaffe Blasen mit klarem Inhalt. Diese sind zu Beginn in etwa der Hälfte der Fälle an der Mundschleimhaut lokalisiert. Bedingt durch die dünne Blasendecke platzen die Blasen sehr schnell, und es entleert sich ein seröses Exsudat. In der Folge entstehen Erosionen, die verkrusten. Durch Konfluenz einzelner Herde können großflächige Hautdefekte entstehen, die an eine Verbrennung erinnern. Die Abheilung der einzelnen Erosionen beginnt zentral und erfolgt ohne Hinterlassung von Narben. Selten können auch die Genitalschleimhäute befallen sein.

Allgemeine Therapiegrundsätze. Die Behandlung erfolgt mit Glukokortikosteroiden in hoher Dosierung, wobei meist eine Kombination mit anderen Immunsuppressiva wie z.B. Azathioprin notwendig ist. Extern ist eine desinfizierende Therapie z.B. mit Farbstoffen (z.B. 0,5 % Eosin wässrig) notwendig, um Sekundärinfektionen zu verhindern.

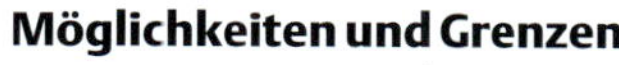

Möglichkeiten und Grenzen

Siehe S. 160.

▶ Akupunktur

Vgl. S. 153, Einführung Bullöse Dermatosen.

▶ Enzymtherapie

Vgl. S. 154, Einführung Bullöse Dermatosen.

▶ Ernährungstherapie

Vollwerternährung als adjuvante Therapie empfehlenswert. Die häufige Beteiligung der Mundschleimhaut macht es nötig, dass die Vollwertkost stark zerkleinert wird und keine scharfen Nahrungsmittel enthält.

Cave: Durch starke Exsudation und durch die medikamentöse Therapie kann ein Eiweißmangel vorliegen. Daher kann es gerade in der Anfangsbehandlung der Erkrankung notwendig sein, vermehrt tierisches Eiweiß in Form von Milch und Ei zuzuführen. Bei einem gut eingestellten Pemphigus vulgaris sollte eine tiereiweißfreie Vollwertkost versucht werden. Eigene Erfahrungen fehlen dazu aber.

▶ Heilfasten

In der akuten Phase nicht indiziert. Zur Rezidivprophylaxe empfehlenswert.

▶ Homöopathie

Vgl. S. 154, Übersicht Bullöse Dermatosen.

▶ Mikrobiologische Therapie

Als adjuvante Therapie häufig sinnvoll zur unspezifischen Abwehrsteigerung (vgl. S. 292), allerdings liegen keine kontrollierten Studien für diese Indikation vor.

▶ Ordnungstherapie

In schweren Fällen Flüssigkeitsbilanzierung und Monitoring. Häusliche Pflegemöglichkeit klären (vgl. S. 299).

▶ Physikalische Therapien

Hydrotherapie: Symptomatisch Bäder mit desinfizierenden Zusätzen wie Kaliumpermanganat, Eichenrinde, Schachtelhalm *(Korting, 1989)*. *Nolting (1986)* empfiehlt Bäder mit Heublumen- oder Milch-Molke-Zusatz. Bei Mundschleimhautläsionen Kamillespülungen und 3 % H_2O_2 *(Orfanos, 1995)*.

Phototherapie: Extrakorporale Photopherese mit UVA, 1×/Mon., ein neues Therapieverfahren bei therapierefraktären Patienten und Patienten mit Diabetes und Osteoporose, bei denen keine jahrelange Kortikosteroidtherapie durchgeführt werden kann *(Orfanos, 1995)*.

Klimatherapie: Vereinzelte positive Wirkungen beschreibt *Harnack (1975)*, insbesondere Thalassotherapie und Hochgebirgsaufenthalt.

▶ Phytotherapie

Vgl. S. 154, Einführung Bullöse Dermatosen. Vgl. auch S. 194, Stomatitis.

▶ Psychosomatik und Psychotherapie

Die Rolle von schwerer Angst bei der Auslösung von Pemphigus vulgaris wurde zum ersten Mal von *Brenner et al. (1984)* beschrieben. Ein neuerer Fallbericht liegt von *Tamir et al. (1994)* vor, die psychogenen Faktoren einen Modulationseffekt bei bestehender genetischer Disposition zuschreiben. Die Autoren berichten insbesondere über gute Erfolge mit Anxiolytika.

12.2 Bullöses Pemphigoid

Def.: Bullöse Dermatose aufgrund immunologisch bedingter subepidermaler Spaltbildung.

Pathophysiologie. Strukturen im Bereich der Basalmembran fungieren als Antigene. Antikörper reagieren mit diesen, und durch eine folgende Komplementaktivierung kommt es zur Auflösung interzellulärer Haftstrukturen und Blasenbildung. Assoziiert ist diese Erkrankung häufig mit anderen Autoimmunerkrankungen, sie tritt aber auch als Paraneoplasie und im Zusammenhang mit der Einnahme von Medikamenten auf.

Klinik. Die Blasen entstehen häufig auf erythematösen Hautveränderungen, ihr Inhalt ist im Gegensatz zum Pemphigus vulgaris blutig tingiert, da durch die tiefer liegende Spaltebene Gefäße der oberen Lederhaut arrodiert werden können. Die Schleimhäute sind nur ausnahmsweise betroffen. Da die Blasendecke viel dicker und damit auch widerstandsfähiger ist als beim Pemphigus vulgaris, entstehen sehr viel seltener großflächige nässende Erosionen.

Allgemeine Therapiegrundsätze. Grundsätzlich sollte eine Tumorsuche erfolgen. Ein Zusammenhang mit eingenommenen Medikamenten ist auszuschließen. Die systemische Gabe von Glukokortikosteroiden in mittlerer Dosierung ist meist erfolgreich. Nur in seltenen therapieresistenten Fällen müssen zusätzlich andere Immunsuppressiva verordnet werden. Lokal erfolgt eine desinfizierende Behandlung mit Farbstoffen.

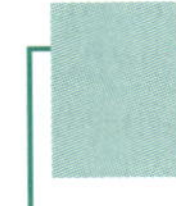

Möglichkeiten und Grenzen
Siehe S. 160.

▶ Akupunktur

Vgl. S. 153, Einführung Bullöse Dermatosen.

▶ Enzymtherapie

Vgl. S. 154, Einführung Bullöse Dermatosen.

▶ Ernährungstherapie

Vgl. S. 155, Pemphigus vulgaris.

▶ Heilfasten

Vgl. S. 155, Pemphigus vulgaris.

▶ Homöopathie

Vgl. S. 154, Übersicht Bullöse Dermatosen.

▶ Mikrobiologische Therapie

Als adjuvante Therapie häufig sinnvoll zur unspezifischen Abwehrsteigerung (vgl. S. 292), allerdings liegen keine kontrollierten Studien für diese Indikation vor.

▶ Neuraltherapie

Vgl. S. 154, Bullöse Dermatosen.

▶ Physikalische Therapien

Nach Abtragen der Blasen sind Bäder mit antiseptischen Zusätzen zu empfehlen (*Braun-Falco, 1984*).

12.3 Dermatitis herpetiformis Duhring

Def.: Die Dermatitis herpetiformis Duhring ist eine chronisch-rezidivierende Erkrankung mit herpetiform angeordneten Bläschen und brennendem Juckreiz. Häufig besteht gleichzeitig eine glutensensitive Enteropathie. Charakteristisch sind lineare IgA-Ablagerungen entlang der dermalen Papillenspitzen.

Pathophysiologie. Ungeklärt.

Klinik. Die Erkrankung beginnt häufig mit schmerzhaft brennenden erythematösen Plaques. In der Folge entsteht ein polymorphes Bild aus herpetiform angeordneten Bläschen, Urticae, Papeln und hämorrhagischen Krusten. Prädilektionsstellen sind die proximalen Extremitätenabschnitte, das Abdomen und die Glutäalregion. Die Schleimhäute sind in der Regel nicht betroffen. Bei 80 – 90 % der Patienten besteht gleichzeitig eine Enteropathie mit häufigen Durchfällen und einer Steatorrhö. Die Erkrankung verläuft in der Regel über viele Jahre, in denen sich Krankheitsschübe mit erscheinungsfreien Intervallen abwechseln.

Allgemeine Therapiegrundsätze. Die Therapie erfolgt mit Diaminodiphenylsulfon (DADPS) und im akuten Schub eventuell mit Glukokortikosteroiden. Auf eine strikt glutenfreie Ernährung ist zu achten. Bei der externen Therapie kommen juckreizstillende Zubereitungen wie z.B. Liquor Carbonis detergens oder Polidocanol in Zinkschüttelmixtur zur Anwendung.

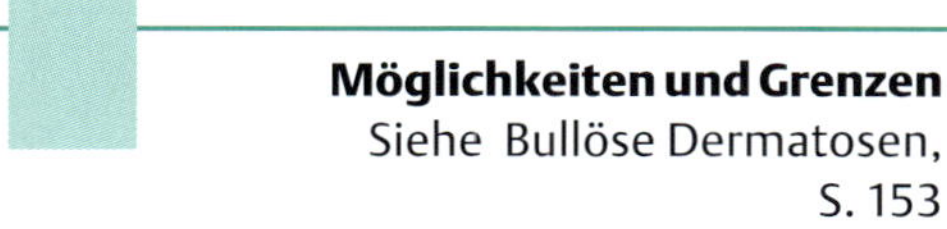

Möglichkeiten und Grenzen
Siehe Bullöse Dermatosen, S. 153

▶ Akupunktur

Vgl. S. 153, Einführung Bullöse Dermatosen.

▶ Enzymtherapie

Vgl. S. 154, Einführung Bullöse Dermatosen.

▶ Ernährungstherapie

Vollwerternährung mit Sonderdiät »glutensensitive Erkrankungen« *(Heyer, 1986)* (vgl. S. 281). Besserung der Erkrankung auch unter einem Aminosäurengemisch beschrieben *(Kortenacker, 1990)*.

▶ Heilfasten

Besserung von Juckreiz, Rückgang der akut entzündlichen Hautveränderungen.

▶ Homöopathie

Vgl. S. 154, Übersicht Bullöse Dermatosen.

▶ Mikrobiologische Therapie

Als adjuvante Therapie häufig sinnvoll zur unspezifischen Abwehrsteigerung (vgl. S. 292), allerdings liegen keine kontrollierten Studien für diese Indikation vor.

▶ Neuraltherapie

Segmentbehandlung, Störfeldsuche (vgl. S. 295).

▶ Physikalische Therapien

Hydrotherapie: Täglich Baden mit desinfizierenden (z.B. Kaliumpermanganat) und adstringierenden (Eichenrinde, Tannin) sowie antipruriginösen Zusätzen (Ölbad, Ichthyol) *(Korting, 1989)*.
Teerbäder nach *Braun-Falco (1984)*. Maisstärke-Vollbäder und Milch-Molke-Bad bei Juckreiz *(Nolting, 1986)*.
Klimatherapie: Nach *Harnack (1975)* ist eine jährliche Klimabehandlung günstig (Ostsee und Schwarzes Meer), um die Dauertherapie mit DADPS wegen der häufigen Nebenwirkungen zu unterbrechen oder besser zu beenden. Der Sommer ist zu bevorzugen. Besserungen von 40 – 70 % sind beschrieben worden.

Cave: Keine Jodwässer oder Jodquellen, keine Berührung mit Seetang wegen möglicher Jodüberempfindlichkeit (vgl. *Korting, 1989*)!

▶ Phytotherapie

Vgl. S. 154, Einleitung Bullöse Dermatosen.

13. Autoimmunerkrankungen und andere Systemerkrankungen

Die Autoimmunerkrankungen sind eine heterogene Gruppe von Krankheiten, die sich bevorzugt in Hauterscheinungen, Muskel- und Gelenkbeschwerden und der Beteiligung innerer Organe äußern. Die dermatologisch wichtigsten sind der Lupus erythematodes, die Sklerodermie und die Dermatomyositis.

13.1 Allgemeine Behandlung von Autoimmunerkrankungen

▶ Akupunktur

Vgl. S. 153, Einführung Bullöse Dermatosen.

▶ Enzymtherapie

Hoch dosierte Gaben von Enzymkomplexen können die entzündliche Aktivität von Autoimmunerkrankungen, z.B. Lupus erythematodes, Dermatomyositis, offenbar mindern, z.B. Wobenzym® N 3× 5 – 10 Kps. über 2 – 3 Wochen; je nach Symptomatik dann über mind. weitere 8 Wo. niedriger dosiert.

▶ Ernährungstherapie

Vollwerternährung – am besten tiereiweißfrei – bis zur eindeutigen Besserung der Beschwerden, dann vorsichtig tierisches Eiweiß zugeben.
Cave: Eiweißmangel, Vitaminmangel (Labor, intensive Ernährungsberatung erforderlich)!

▶ Heilfasten

Sehr gute Indikation, besonders bei beginnender progressiver Sklerodermie.

▶ Homöopathie

Hier ist ausschließlich eine streng individuelle Homöopathie möglich, wobei die Eigenblutnosode (vgl. S. 290) sowie im Intervall Acidum formicicum grundsätzlich empfohlen werden können.

▶ Mikrobiologische Therapie

Als adjuvante Therapie häufig sinnvoll zur unspezifischen Abwehrsteigerung (vgl. S. 292), allerdings liegen keine kontrollierten Studien für diese Indikation vor.

▶ Neuraltherapie

Störfeldbehandlung, G. cervicale superius, Hypophyse über Keilbeinhöhleninjektion, i.v. Gabe.

▶ Ordnungstherapie

Unter den Kollagenosen kann insbesondere der systemische Lupus erythematodes mit depressiver oder sogar psychotischer Symptomatik einhergehen. Aufgrund der Schwere vieler Krankheitsbilder und dem z.T. progressiven Verlauf stets an eine psychosoziale Mitbetreuung denken (vgl. S. 299, 344).

Das kann der Patient selbst tun

- Gesundheitstraining: Hydrotherapeutische und physiotherapeutische Elemente – Anregung des Kreislaufs und der Hautfunktion.
- Vollwertige Ernährung.
- Ordnung des Alltags.
- Körperpflege (richtiges Atmen, Bewegung an frischer Luft, Gymnastik, Sonne, Bäder, Sauna, Massage).
- Stressabbau (Meditation, Tiefenentspannung, Yoga, Massage, Bäder, Gymnastik, Tanz-Musik-Therapie, Maltherapie).

▶ Physikalische Therapien

(Vgl. *Wolfstädter, 1995*)

Sport- und Bewegungstherapie: Bewegungstherapie – dient der Anregung körpereigener Funktionen sowie dem Aufbau krankheitszentrierter Übungen. Wichtig vor allem bei Erkrankungen, die mit Einschränkungen von Muskelfunktionen und Bewegungsausmaßen einhergehen.

- »Mildes« Bewegungstraining = milde Immunstimulation.

Cave: Starkes Ausdauertraining hat immunsuppressive Wirkung!

- Bewegungstraining 2 – 3×/Wo. für 30 – 40 min, es muss Spass machen.
- Gut dosiertes Krafttraining zum Aufhalten des Verlustes der sogenannten Magermasse (lean body mass).
- Leistung an Krankheitszustand anpassen.
- Kräftiges Atmen zur Pneumonieprophylaxe.
- Beim Training tiefes Atmen und Schwitzen wichtig.

13.2 Lupus erythematodes, systemisch und diskoid

Def.: Der Lupus erythematodes ist eine Multisystemerkrankung, der eine gestörte Immunantwort gegen körpereigene Zellantigene zugrunde liegt. Man unterscheidet eine chronisch-diskoide Form mit ausschließlicher Hautbeteiligung von einer systemischen, bei der neben der Haut auch andere Organe betroffen sind.

Pathophysiologie. Die Pathophysiologie ist letztendlich ungeklärt. Man vermutet, dass bei genetisch prädisponierten Personen durch exogene Einflüsse wie z.B. UV-Exposition oder Medikamenteneinnahme Zellnekrosen unter dem Bild der Apoptose entstehen, intrazelluläre Proteine damit dem Immunsys-tem zugänglich werden und in der Folge Antikörper gegen diese Proteine gebildet werden, die wiederum noch intakte Zellen schädigen können.

Klinik. Die klinischen Erscheinungen setzen sich aus den Kriterien zusammen, die das American College of Rheumatology 1982 zusammengestellt hat. Die wichtigsten sind dabei ein Schmetterlingserythem und diskoide atrophische Plaques im Gesicht, eine erhöhte Photosensibilität, orale Schleimhautulzerationen, Polyarthritiden, Pleuritits, Perikarditis, eine Nierenschädigung mit vermehrter Eiweißausscheidung und hämatologische Veränderungen wie z.B. Anämie und Thrombozytopenie.
Das Allgemeinbefinden ist bei Patienten mit systemischer Beteiligung stark eingeschränkt.

Allgemeine Therapiegrundsätze. Die diskoide Form des Lupus erythematodes kann im Allgemeinen erfolgreich mit Chloroquin behandelt werden, evtl. kombiniert mit einer externen Glukokortikosteroidbehandlung.
Bei der systemischen Form werden nichtsteroidale Antiphlogistika, Chloroquin, Glukokortikosteroide und bei schweren Verläufen auch andere Immunsuppressiva gegeben. Eine extrakorporale Photopherese oder Plasmapherese kann in einzelnen Fällen indiziert sein.

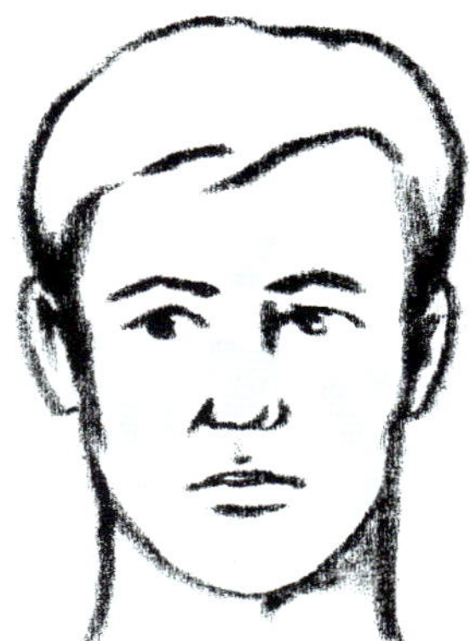

Abb. 12: Diskoider Lupus erythematodes (DLE) n. Jung

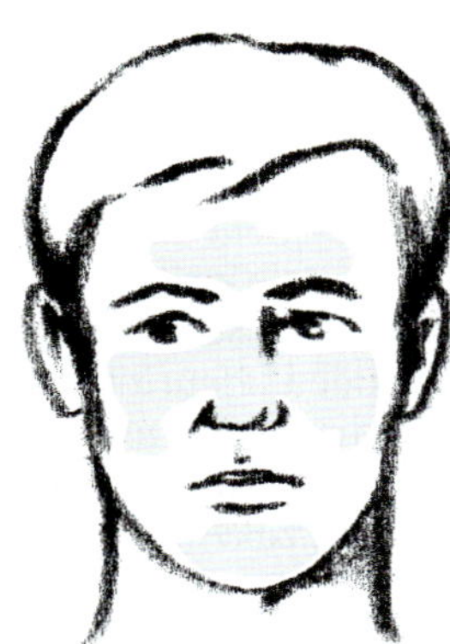

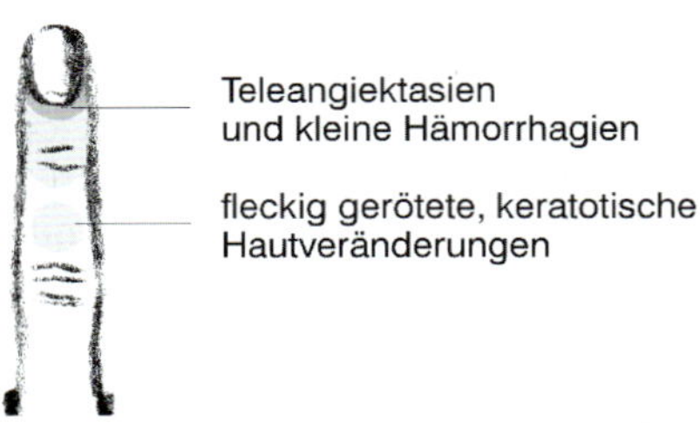

Abb. 13: Systhemischer Lupus erythematodes (SLE) n. Jung

Möglichkeiten und Grenzen

Naturheilkundliche Maßnahmen können meistens nur unterstützend zu den konventionellen Therapien eingesetzt werden. Wichtig ist die ordnungstherapeutische Patientenführung sowie die Berücksichtigung psychosomatischer Wechselwirkungen, insbesondere die sekundäre Belastung durch die Erkrankung. Eine sichere Behandlung mit naturheilkundlichen Methoden ist bei den Autoimmunerkrankungen praktisch nicht möglich.

▶ Enzymtherapie

Vgl. S. 158, Allgemeine Behandlung von Autoimmunerkrankungen.

▶ Ernährungstherapie

Vollwerternährung – am besten tiereiweißfrei – bis zur eindeutigen Besserung der Beschwerden, dann vorsichtig tierisches Eiweiß zugeben.
Cave: Eiweißmangel, Vitaminmangel (Labor, intensive Ernährungsberatung erforderlich)!

▶ Heilfasten

Versuchsweise angezeigt.

▶ Homöopathie

Hier ist ausschließlich eine streng individuelle Homöopathie möglich, wobei die Eigenblutnosode (vgl. S. 290) sowie im Intervall Acidum formicicum grundsätzlich empfohlen werden können.

▶ Mikrobiologische Therapie

Als adjuvante Therapie häufig sinnvoll zur unspezifischen Abwehrsteigerung, allerdings liegen keine kontrollierten Studien für diese Indikation vor.

▶ Neuraltherapie

Segmentbehandlung, Störfeldsuche.

▶ Ordnungstherapie

Der Krankheitsverlauf beim systemischen Lupus erythematodes (SLE) ist nicht immer beherrschbar. Auch können die Nebenwirkungen bei chronischer Einnahme von Immunsuppressiva (auf die oft nicht verzichtet werden kann) den Zustand des Patienten verschlechtern. Hierzu zählt auch die steroidinduzierte Depression bei ohnehin bestehender depressiver Symptomatik vieler Patienten mit SLE. Eine gute Führung des Patienten mit regelmäßigen Kontrollen ist daher geboten (vgl. S. 299).

▶ Physikalische Therapien

Cave: Kälte, Sonnenbestrahlungen, körperliche und seelische Belastungen wirken sich negativ aus *(Steigleder, 1987; Korting, 1989; Braun-Falco, 1984)*!

Hydrotherapie: Kneipp-Therapie als Adjuvans *(Nolting, 1986)*.

Phototherapie: *Serfling et al. (1995)* berichten über günstige Wirkungen mit UVA1-Kaltlichtbehandlung. *Nürnberg et al. (1995)* sahen bei Patienten mit vernarbendem, diskoidem LE Abheilung nach Behandlung mit Argonlaser.

Helio-Klimatherapie: Sonnenlicht kann zu akuter Exazerbation führen, daher Kontraindikation *(Harnack, 1975)*.

▶ Phytotherapie

Größere Erfahrungen bei Lupus erythematodes sind nur aus China publiziert worden. Hier fanden sich in mehreren Therapiestudien gute Besserungen, besonders mit Tripterygium Wilfordii Hook und Artemisia apiacea *(Qin, 1983 u. 1988; Wang, 1989; Yuan, 1989; Zhuang, 1982)*. Die Behandlung war sowohl bei systemischem als auch bei chronisch diskoidem Lupus erfolgreich.

▶ Psychosomatik und Psychotherapie

Zu den ARA-Kriterien (ARA = American Rheumatism Association) des Lupus erythematodes gehören psychiatrische Symptome wie Depressivität und Verminderung kognitiver Funktionen *(Hay, 1994; Carbotte, 1986)*. Deren Genese ist bislang unklar, sie scheinen aber nicht allein reaktiv auf die Erkrankung bedingt zu sein. Weitere Belastungen ergeben sich sekundär durch die Stigmatisierung, besonders bei Gesichtsbeteilung, sowie durch den chronischen, bei systemischer Form auch vital bedrohlichen Verlauf. Allerdings wurden in manchen Studien nur mäßiggradige Einschränkungen der Lebensqualität gefunden *(Burckhardt, 1993)*. Zum Vorgehen bei V.a. psychosomatische Mitbeteiligung vgl. S. 347ff.

13.3 Sklerodermie, zirkumskripte und systemische

Def.: Die Sklerodermie ist eine chronische Systemerkrankung, die vorwiegend das Bindegewebe betrifft. Sie kann auf die Haut beschränkt bleiben (zirkumskripte Form, Morphea) oder zusätzlich auch innere Organe befallen (systemische Form). Einer ersten ödematös-entzündlichen Phase schließt sich die zweite, sklerotische an.

Pathophysiologie. Vgl. Lupus erythematodes.

Klinik. Die zirkumskripte Sklerodermie beginnt mit einer fleckförmigen, entzündlichen Rötung, die sich zentrifugal ausbreitet. Im Zentrum dieser primären Hautveränderung bildet sich nach Tagen bis Wochen eine derbe atrophische Platte, die in einigen Fällen jahrelang bestehen bleibt, sich in anderen spontan zurückbildet.

Bei der systemischen Form zeigen sich die Hautsymptome zunächst meist an den Fingern, es kommt zu einem Raynaud-Syndrom, d.h. einer Minderdurchblutung der distalen Akren, die bis hin zu sog. Rattenbissnekrosen führt. Durch die Sklerose entstehen eine mimische Starre des Gesichts und der für die Erkrankung typische Tabaksbeutelmund. Die häufigsten Organmanifestationen sind eine sklerotische Wandstarre des Ösophagus mit Dysphagie, eine Lungenfibrose und eine diffuse Vernarbung des Herzmuskels.

Allgemeine Therapiegrundsätze. Therapieversuche bei der zirkumskripten Sklerodermie bestehen in Penizillininfusionen und der lokalen Applikation von milden Glukokortikosteroiden. Hoch dosierte UVA1-Bestrahlungen und PUVA-Bäder sind gelegentlich erfolgreich.

Bei der systemischen Form versucht man, die Mikrozirkulation durch die Gabe von

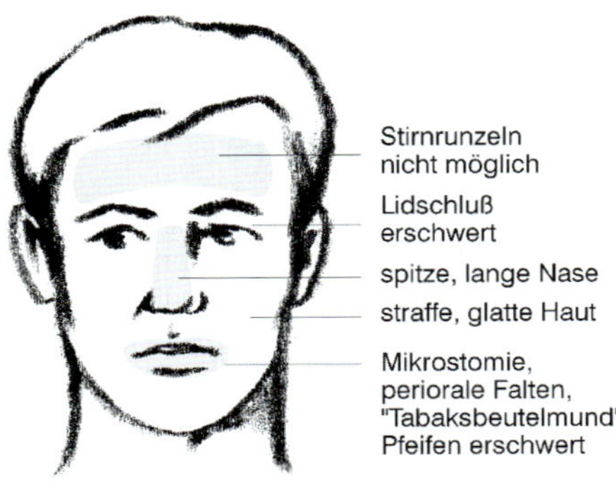

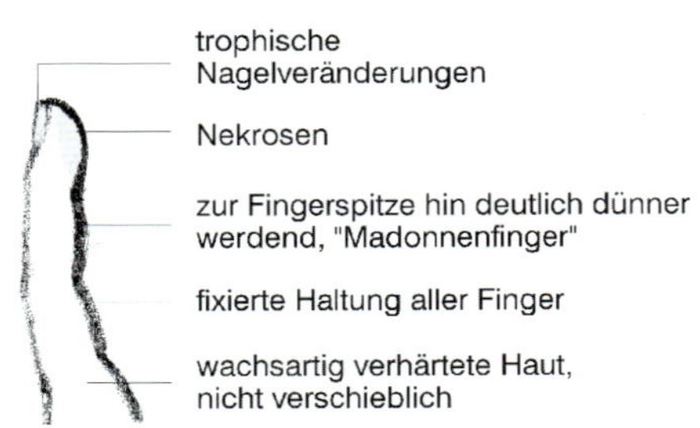

Abb. 14: Sklerodermie n. Jung

Kalziumantagonisten und anderen durchblutungsfördernden Medikamenten zu verbessern, außerdem werden antientzündliche und immunsuppressive Medikamente eingesetzt. Durch die Gabe von D-Penicillamin versucht man (wie auch beim Penizillin), die fehlregulierte Kollagensynthese positiv zu beeinflussen.

Möglichkeiten und Grenzen

Naturheilkundliche Maßnahmen können meistens nur unterstützend zu den konventionellen Therapien eingesetzt werden. Wichtig ist die ordnungstherapeutische Patientenführung sowie die Berücksichtigung psychosomatischer Wechselwirkungen, insbesondere die sekundäre Belastung durch die Erkrankung. Eine sichere Behandlung mit naturheilkundlichen Methoden ist bei den Autoimmunerkrankungen praktisch nicht möglich.

▶ Enzymtherapie

Vgl. S. 158, Allgemeine Behandlung von Autoimmunerkrankungen.

▶ Ernährungstherapie

Vollwerternährung – am besten tiereiweißfrei – bis zur eindeutigen Besserung der Beschwerden, dann vorsichtig tierisches Eiweiß zugeben.

Cave: Eiweißmangel, Vitaminmangel (Labor, intensive Ernährungsberatung erforderlich)!

Cave: In kachektischen Spätstadien der Erkrankung ist eine eiweißreiche Vollwerternährung erforderlich. Bei Schluckbeschwerden muss für eine gut zerkleinerte Kost Sorge getragen werden.

▶ Heilfasten

Sehr gute Indikation, besonders bei beginnender progressiver Sklerodermie. In Spätstadien der Erkrankung ist Fasten meist kontraindiziert.

▶ Homöopathie

Hier ist ausschließlich eine streng individuelle Homöopathie möglich, wobei die Eigenblutnosode (vgl. S. 290) sowie im Intervall Acidum formicicum grundsätzlich empfohlen werden können.

▶ Mikrobiologische Therapie

Als adjuvante Therapie häufig sinnvoll zur unspezifischen Abwehrsteigerung (vgl. S. 290), allerdings liegen keine kontrollierten Studien für diese Indikation vor.

▶ Neuraltherapie

Vgl. S. 295, Gefäßinjektionen i.a., i.v., Segmentbehandlung als Sympathikusblockade, Störfeldsuche.

▶ Ordnungstherapie

Bei systemischer Sklerodermie können das Allgemeinbefinden, die Funktionen in Alltag und Beruf sowie allgemein die Lebensqualität erheblich einschränkt sein. Auch ist bei berufstätigen Menschen unter Umständen die Erwerbsfähigkeit gefährdet. Deswegen rechtzeitig an Umschulungen, Resozialisierungsmaßnahmen und auch an die spätere Versorgung denken.
Zu psychologischen Aspekten vgl. S. 299, 344ff.

▶ Physikalische Therapien

(Ausführliche Bearbeitung und Literatur: *Bühring, Meffert und Budde, 1991.*)

Physiotherapie: Basisbehandlung, bei der zirkumskripten Form ist eine regelmäßige Behandlung 3 – 4×/Wo. notwendig *(Orfanos, 1995)*. Ziele der Behandlung:

- Erweichung lokaler Hautverhärtungen.
- Anregung der peripheren Durchblutung.
- Kleine Extremitätengelenke beweglich halten.

Hydro-Thermotherapie *(Wiedemann, 1991)*: Günstig sind Teilbäder mit aktiven Bewegungsübungen der kleinen Gelenke. Mit Wassertemperatur von 34 – 35 °C beginnen und langsam auf 37 °C steigern.
Cave: Höhere Temperaturen führen zum O_2-Mangel wegen der sklerosierten Gefäße!
Orfanos (1995) empfiehlt CO_2-Bäder, Badedauer 15 min, tgl. 1–2 ×.

Auch *Werner und Lohmann (1991)* sprechen den Kohlensäurebädern eine positive Beeinflussung der pathologisch veränderten Mikrozirkulation zu: Intensive Hautrötung als Zeichen von Mehrdurchblutung ohne thermischen Reiz. Unter CO_2-Bädern normalisiert sich die erheblich gesteigerte Vasomotion, besonders im frühen Erkrankungsstadium.
Nach *Nolting (1986)* wirkt unterstützend vorsichtige Hydrotherapie mit warmen Bädern und Zusatz von Rosmarin, Wacholder oder Heublumenextrakten. Ölbäder empfehlen *Hildebrand und Göhring (1984)*.
Brenke und Brenke (1991) geben an, dass sich bei manchen Patienten nach der Sauna die Durchblutung der Akren und die Beweglichkeit der Gelenke bessert und sich das vegetative Nervensystem stabilisiert. Kontraindiziert sei die Sauna bei ausgeprägter viszeraler Beteiligung und im ödematosen Stadium.
Fricke (1990) beschreibt gute Wirkungen bei der Ganzkörperkryotherapie.

Bewegungstherapie: Krankengymnastik ist die wichtigste Behandlung und Basis für dauerhaften Erfolg (*Werner u. Lohmann, 1991*). Die tägliche Einzelgymnastik vermindert die Kontrakturneigung in Schulter-, Ellenbogen- und Handgelenken und insbesondere die Verkürzung der Beugesehnen und den bindegewebigen Umbau der Gelenkkapseln mit Schrumpfung und Behinderung der Sehnengleitfähigkeit. Die Patienten sollen zu Hause täglich Aufwärmgymnastik sowie wiederholt Dehn- und Kräftigungsübungen durchführen.
Cave: Die Schmerzgrenze darf niemals überschritten werden!
Wichtig ist auch Anwendung der manuellen Therapie zur Verbesserung der Gleitfähigkeit der Gelenke. Verbesserung der Mundöffnung durch manuelle Therapie am Kiefergelenk und vorherige manuelle Lymphdrainage.
Bewegungstherapie im Wasser bei 30 – 35 °C ist sehr zu empfehlen, besonders in natürlichen Heilquellen (z.B. Solewasser, Natriumchloridwässer, Kohlensäurewasser). Solebäder wirken antiödematös.
Vorteilhaft sind auch Techniken der PNF nach *Hillenbrand und Göhring (1984)*. Atemtherapie ist wichtig bei Vorliegen einer zusätzlichen Lungenfibrose (*auch Orfanos, 1995*).

Massagetherapie: Klassische Massagen sind günstig bei Schmerzen und Muskelverspannungen im Schulter-Nacken-Bereich und bei Kopfschmerzen. Sie sollten mit vielen dehnenden Griffen und Hautverschiebungen durchgeführt werden, ferner mit Bürstungen mit weicher Bürste oder mit Schwamm nach *Hillenbrand und Göhring (1984)*.

Unterwasserdruckstrahlmassagen bei größeren betroffenen Flächen des Rumpfes. *Orfanos (1995)* empfiehlt im sklerotischen Stadium Bindegewebsmassagen und manuelle Lymphdrainagen beim ödematösen Stadium. Nach anderen Autoren sind aber die klinischen Erfolge der klassischen Massage eher enttäuschend *(Werner u. Lohmann, 1991)*.
Eine der wirksamsten physikalischen Methoden bei der Sklerodermiebehandlung ist die manuelle Lymphdrainage. Sie ist besonders erfolgreich bei den akuten, mit ödematösen Schwellungen verlaufenden Formen *(Werner u. Lohmann, 1991)*. Aber auch bei fortgeschrittenen Fällen mit Sklerosierung im Vordergrund wird die Beweglichkeit der Gelenke verbessert, diffuse Schmerzen werden günstig beeinflusst.
Cave: Bei Indurationen und Hautschrumpfungen verbieten sich die Bandagierungen!
Technik: Extremitätenbehandlung beginnt zentral im Bereich der axillären Lymphknoten (= zentrale Vorarbeit) und schreitet von proximal nach distal fort. Bewegungen in den Gelenken und Traktionen der Fingergelenke ergänzen die manuelle Lymphdrainage. Die Gesichtsbehandlung wird begonnen mit Anregung der Halslymphknoten, submentalen und submandibulären Lymphknoten. »Grimassieren« beübt die Gesichtsmuskulatur. Atemgymnastik fördert den Lymphfluss in den Truncus und Ductus thoracicus. Häufigkeit: Anfangs tgl., später unter ambulanten Bedingungen 2 – 3×/Wo.

Elektrotherapie: Iontophorese mit 1 – 3%igem Kalium jodatum und Natrium jodatum und Hyaluronidase sensibel schwellig, tgl. 10 – 15 min, 6 – 12×. Hiermit werden erweichende Medikamente in umschriebene Sklerodermieherde eingeschleust (vgl. *Wiedemann, 1991; Woeber, 1968*). Kurzwelle und Mikrowelle bewirkten nach *Woeber (1968)* anhaltende bis passagere Besserungen bei der umschriebenen und progressiven Sklerodermie.

Ultraschall: *Orfanos (1995)* empfiehlt einen Ultraschallversuch mit Phonophorese (Kortikosteroidcreme als Ankopplungsmittel). Ultraschallwirkung: *Korting (1989)* erwähnt Ultraschall als das Mittel der Wahl; die Vibration lockert die Sklerodermieherde auf. Verwendet wird Gleich- und Impulsschall, 0,5 – 2 W/cm^2, Dauer: 3 – 5 min (subaqual 10 – 15 min) als Serie: tgl., 6 – 12× (*Wiedemann, 1991*). Von anderen Autoren wird die Wirksamkeit der Ultraschalltherapie infrage gestellt (*Werner u. Lohmann, 1991*).

Kombinierte physikalische Therapien: Als Beispiel das physikalisch-balneologische Behandlungskonzept der Fachklinik für Rheumatologie in Bad Bentheim (*nach Werner u. Lohmann, 1991*). Dieses enthält:
- Tgl. Lymphdrainage.
- Tgl. Einzelgymnastik im Trockenen und im Thermalbad.
- Schwefelmineralbäder.
- Knet- und Greifübungen im Schwefelmoor.
- Schwefelmooranwendungen an der Haut (Ausnutzung von Huminsäure-Vorstufen auf die Haut).

Phototherapie: UVA-Therapie wenden Chlebarow und Pratzel (1995) als unterstützende Therapie an. *Röcken et al. (1995)* fanden gute Besserungen mit PUVA-Bad-Therapie bei der zirkumskripten Sklerodermie. Die extrakorporale Photopherese setzten *Ramaker et al. (1995)* erfolgreich bei 9 Patienten mit Sklerodermie ein.

Klimatherapie: Versuchsweise anzuwenden im Rahmen einer gezielten Polypragmasie bei diesem ätiologisch unklaren Krankheitsbild (*Harnack, 1975*), keine eindeutigen Studien.

▶ Psychosomatik und Psychotherapie

Nur wenige Studien haben die Psychosomatik der Sklerodermie untersucht. Unter den

Symptombelastungen sind besonders die Raynaud-Symptomatik und die Schmerzwahrnehmung hervorzuheben, die auch einer psychologischen Beeinflussung unterliegen (*Scholz, 1989; Freedman, 1983; Martinez, 1992*) und mittels Entspannungsverfahren und Hypnose günstig zu beeinflussen sind.

Durch den chronifizierten Verlauf ergeben sich besonders bei der progressiven systemischen Sklerodermie z.T. erhebliche psychosoziale Belastungen, u.a. hinsichtlich Arbeitsfähigkeit, Funktionsfähigkeit im Alltag und Basisversorgung. Neben der Einschaltung sozialdienstlicher Hilfe können auch Selbsthilfegruppen für den Patienten entlastend sein.

13.4 Dermatomyositis

Def.: Entzündliche Systemerkrankung, die neben der Haut und der Skelettmuskulatur auch innere Organe betreffen kann. Oft tritt die Dermatomyositis im Zusammenhang mit Malignomen auf.

Pathophysiologie. Vgl. Lupus erythematodes.

Klinik. Im Gesicht und im Dekolletébereich entstehen die für die Erkrankung typischen unscharf begrenzten Erytheme. An den Fingerrücken bilden sich periunguale Teleangiektasien, und am übrigen Integument finden sich diffus verteilte atrophische Plaques. Neben den Hautsymptomen sind eine progrediente schmerzhafte Muskelschwäche der proximalen Extremitätenmuskulatur, eine Glomerulonephritis und eine Herzmuskelentzündung typisch.

Allgemeine Therapiegrundsätze. Da die Dermatomyositis häufig mit einem malignen Tumor assoziiert ist, muss zunächst eine internistische Durchuntersuchung erfolgen. Mit der erfolgreichen Therapie eines eventuell vorhandenen Tumors heilt die Erkrankung in der Regel ab, bei einem Rezidiv tritt sie erneut in Erscheinung. Therapeutische Möglichkeiten beschränken sich auf Glukokortikosteroide in mittlerer Dosierung und andere immunsuppressive Medikamente.

Möglichkeiten und Grenzen
Naturheilkundliche Maßnahmen können meistens nur unterstützend zu den konventionellen Therapien eingesetzt werden. Wichtig ist die ordnungstherapeutische Patientenführung sowie die Berücksichtigung psychosomatischer Wechselwirkungen, insbesondere die sekundäre Belastung durch die Erkrankung. Eine sichere Behandlung mit naturheilkundlichen Methoden ist bei den Autoimmunerkrankungen praktisch nicht möglich.

▶ Enzymtherapie

Vgl. S. 158, Allgemeine Behandlung von Autoimmunerkrankungen.

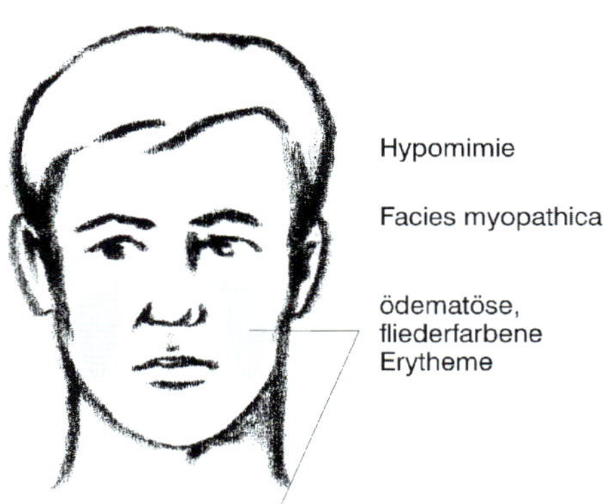

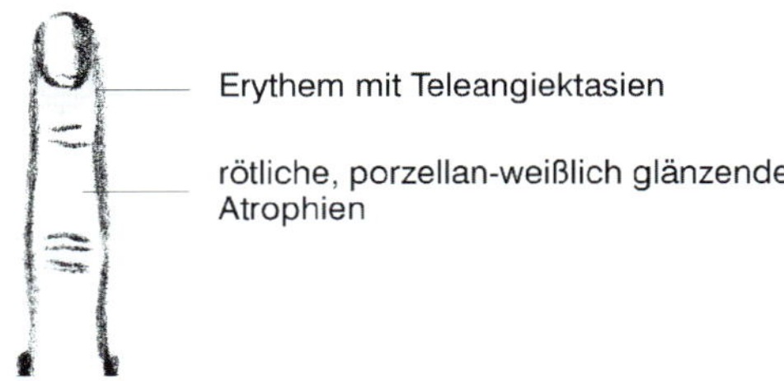

Abb. 15: Dermatomyositis (n. Jung)

▶ Ernährungstherapie

In der Akutphase der Erkrankung eiweißreiche Vollwerternährung. Zur Rezidivprophylaxe tiereiweißfreie Vollwerternährung.
Cave: Eiweißmangel, Vitaminmangel (Labor, intensive Ernährungsberatung erforderlich)!

▶ Heilfasten

In der Akutphase kontraindiziert. Zur Rezidivprophylaxe empfehlenswert.

▶ Homöopathie

Hier ist ausschließlich eine streng individuelle Homöopathie möglich, wobei die Eigenblutnosode (vgl. S. 290) sowie im Intervall Acidum formicicum grundsätzlich empfohlen werden können.

▶ Mikrobiologische Therapie

Als adjuvante Therapie häufig sinnvoll zur unspezifischen Abwehrsteigerung, allerdings liegen keine kontrollierten Studien für diese Indikation vor.

▶ Neuraltherapie

Störfeldbehandlung, Ganglienbehandlung als Segmentbehandlung (vgl. S. 395).

▶ Physikalische Therapien

Hydro-Thermotherapie: *Nolting (1986)* empfiehlt Kneipp-Therapie. *Korting (1989)* empfiehlt Zurückhaltung mit Unterwassermassagen wegen der Möglichkeit von Schubaktivierungen.

Bewegungstherapie: Niedrig dosierte aktive Bewegungsübungen sind sinnvoll (= verhindern Kontrakturen). *Weimann (1989)* empfiehlt:

- In der akuten Phase: Ruhigstellung, Kontrakturprophylaxe mit Dehnlagerungen und vorsichtigem passivem Durchbewegen der Gelenke.
- In der Abklingphase der Entzündung: Aktive Koordinationsbewegungen.
- Nach Abklingen der Entzündung: Statische und dynamische Übungen.
- Training der Atemmuskulatur, um einer respiratorischen Insuffizienz vorzubeugen *(Orfanos, 1995)*.

Elektrotherapie: Ultraschallbehandlungen zur Schmerzbehandlung *(Borchers et al., 1993)*.

Phototherapie: Extrakorporale Photopherese oder Plasmapherese als Ultima ratio bei schweren therapierefraktären Einzelfällen *(Orfanos, 1995)*.

Klimatherapie: Eher kontraindiziert; *Harnack (1975)* sieht die Dermatomyositis sogar als obligate Kontraindikation an.

13.5 Immunvaskulitis

Def.: Durch eine allergische Reaktion vom Immunkomplextyp kommt es zu einer Entzündung der kleinen und mittleren Gefäße mit der Folge von petechialen Exanthemen.

Pathophysiologie. Die allergische Vaskulitis wird in der Mehrzahl der Fälle durch medikamentöse und bakterielle Antigene ausgelöst. Antigene und körpereigene Antikörper verbinden sich zu Immunkomplexen, diese wiederum präzipitieren in den Gefäßwänden und sind die Ursache für deren Schädigung.
Klinik. Häufig geht dem akuten Beginn der Erkrankung ein Infekt der oberen Luftwege voraus. Die Effloreszenzen bestehen aus Petechien, d.h. mit dem Glasspatel nicht wegdrückbaren Erythemen, die exanthematisch über das gesamte Integument verteilt sein können. Die Hauptlokalisation ist jedoch an den Unterschenkeln. Man unterscheidet je nach Ausprägung eine hämorrhagische von einer nekrotischen und von einer nodulären Verlaufsform. Typisch sind neben den Hautveränderungen auch Arthralgien und Fieber. Magen-Darm-Blutungen, -Koliken und Nierenschädigungen sind ebenfalls möglich.

Allgemeine Therapiegrundsätze. Bettruhe und die Sanierung eines eventuell vorhandenen Infekts gehören zu den ersten Maßnahmen. Zusätzlich therapiert man mit einem kurzzeitigen Steroidstoß in mittlerer Dosierung.

Möglichkeiten und Grenzen

Naturheilkundliche Maßnahmen können meistens nur unterstützend zu den konventionellen Therapien eingesetzt werden. Wichtig ist die ordnungstherapeutische Patientenführung sowie die Berücksichtigung psychosomatischer Wechselwirkungen, insbesondere die sekundäre Belastung durch die Erkrankung. Eine sichere Behandlung mit naturheilkundlichen Methoden ist bei den Autoimmunerkrankungen praktisch nicht möglich.

▶ Enzymtherapie

Vgl. S. 158, Allgemeine Behandlung.

▶ Ernährungstherapie

- Nahrungsmittelallergien vom Typ III als Auslöser einer Immunvaskulitis sind selten *(Eisenmann et. al. 1988; Walzl, 1993; Zuberbier, Czarnetzki, 1992).*
- Empfohlen wird: Suchdiät I und II zur Identifizierung von Allergenen oder Unverträglichkeitsreaktionen, Sonderdiät »biogene Amine«, später Übergang auf tiereiweißfreie Vollwerternährung (vgl. S. 279).

Cave: Eiweißmangel, Vitaminmangel (Labor, intensive Ernährungsberatung erforderlich)!

- Folgende Nahrungsmittelallergene (Typ-III-Reaktion) wurden in einer großen Studie gefunden: Kuhmilch, Hühnerei, Weizen, Schweinefleisch, Fische, schwarze Johannisbeeren, Nüsse *(Zuberbier, Czarnetzki, 1992).*

Wegen der häufigen abdominellen Mitbeteiligung sollte auf stark blähende Nahrungsmittel verzichtet werden.

▶ Heilfasten

Wichtige Indikation. Die akut entzündlichen Hautveränderungen bilden sich schneller zurück.

▶ Homöopathie

Hier ist ausschließlich eine streng individuelle Homöopathie möglich, wobei die Eigenblutnosode (vgl. S. 290) sowie im Intervall Acidum formicicum grundsätzlich empfohlen werden können.

▶ Mikrobiologische Therapie

Als adjuvante Therapie häufig sinnvoll zur unspezifischen Abwehrsteigerung (vgl. S. 292), allerdings liegen keine kontrollierten Studien für diese Indikation vor.

▶ Neuraltherapie

Lokale Behandlung, Segmentbehandlung, Störfeldbehandlung (vgl. S. 295).

▶ Physikalische Therapien

Hydrotherapie: Feuchte Umschläge bei nässenden und ulzerösen Formen (vgl. *Orfanos, 1995*).

13.6 Panarteriitis nodosa

Def.: Die Panarteriitis nodosa (P.n.) ist eine Systemerkrankung, welche die kleinen und mittleren Arterien betrifft. Histologisch stellt sie sich als granulomatöse und nekrotisierende Angiitis dar. Die Haut ist in ungefähr einem Drittel der Fälle betroffen.

Pathophysiologie. Ungeklärt.

Klinik. Die P.n. zeigt ein polymorphes Erscheinungsbild. Häufig finden sich schmerzhafte Knoten, die über den Gelenken, meist der unteren Extremitäten, lokalisiert sind und gelegentlich exulzerieren können. Weiterhin findet man generalisierte Exantheme, purpuriforme und durch Befall der akralen Blutgefäße auch gangränöse Veränderungen. Die vielfach beschriebenen subkutanen Knötchen entlang der Arterien treten eher selten auf. Häufig gehen die Hautveränderungen mit Befindlichkeitsstörungen wie Abgeschlagenheit, Fieber, Myalgien und Arthralgien einher. Ein Befall von inneren Organen, z.B. der Niere und des Herzens, kann zu einem komplizierten Verlauf führen.

Allgemeine Therapiegrundsätze. Die Behandlung erfolgt mit Glukokortikosteroiden in mittlerer bis hoher Dosierung, nicht selten ist die gleichzeitige Gabe von Immunsuppressiva notwendig. Nichtsteroidale Antiphlogistika haben dagegen vielfach nur einen geringen Nutzen.

Möglichkeiten und Grenzen
Bei Panarteriitis nodosa bestehen Einwirkungsmöglichkeiten auf den Verlauf.

▶ Enzymtherapie

Vgl. S. 158, Allgemeine Behandlung von Autoimmunerkrankungen.

▶ Ernährungstherapie

Vollwerternährung, tiereiweißfrei.
Cave: Eiweißmangel, Vitaminmangel (Labor, intensive Ernährungsberatung!

▶ Heilfasten

Fasten fördert den Entschluss, das Rauchen aufzugeben. Außerdem kann das Intimaödem verringert werden.

▶ Homöopathie

Hier ist ausschließlich eine streng individuelle Homöopathie möglich, wobei die Eigenblutnosode (vgl. S. 290) sowie im Intervall Acidum formicicum grundsätzlich empfohlen werden können.

▶ Mikrobiologische Therapie

Als adjuvante Therapie häufig sinnvoll zur unspezifischen Abwehrsteigerung (vgl. S. 292), allerdings liegen keine kontrollierten Studien für diese Indikation vor.

▶ Neuraltherapie

Vgl. S. 167, Immunvaskulitis.

▶ Ordnungstherapie

Vgl. S. 158, Allgemeine Behandlung von Autoimmunerkrankungen.

▶ Physikalische Therapien

Phototherapie: Extrakorporale Photopherese oder Plasmapherese in schweren Fällen (*Orfanos, 1995*).

13.7 Pyoderma gangraenosum

Def.: Das Pyoderma gangraenosum ist gekennzeichnet durch eine schmierig belegte, schmerzhafte Hautgangrän ohne mikrobielle Genese. Eine Sonderform stellt die postoperative Gangrän Cullen dar.

Pathophysiologie. Die Pathophysiogie ist weitgehend ungeklärt, von einigen Autoren wird sie zur Gruppe der Autoimmunerkrankungen gerechnet. Auffällig ist die Assoziation zu chronisch entzündlichen Darmerkrankungen und zur rheumatoiden Arthritis in einem Teil der Fälle. Oft entstehen die Ulzerationen posttraumatisch, besonders postoperativ.

Klinik. Vielfach an den Unterschenkeln, jedoch auch in anderen Lokalisationen entstehen einzelne Pusteln ohne erkennbare Ursache. Diese vergrößern sich, konfluieren und zerfallen schließlich nekrotisch. Die Folge ist ein schmerzhaftes, schmierig belegtes Ulkus, das typischerweise keine pathologische bakterielle Besiedelung zeigt.

Allgemeine Therapiegrundsätze. Therapieversuche mit Glukokortikosteroiden, Immunsuppressiva und Immunmodulatoren zeigen keinen sicheren Erfolg.

Übersicht

Erweiterte Therapie mit Naturheilverfahren

Möglichkeiten

Schwierige Therapie – allenfalls unterstützende Wundbehandlung mit Enzym- und Phytotherapie, Ozonbehandlung

Grenzen

Keines der nachstehenden Verfahren kann in der Regel den Verlauf ohne konventionelle Immunsuppressiva beeinflussen.

Nur sehr begrenzte Erfolgsaussichten, beschrieben wurden einzelne Besserung unter Ozonbehandlung äußerlich sowie über hyperbare Sauerstofftherapie.

▶ Enzymtherapie

Versuch mit hoch dosierten Enzympräparaten, z.B. Wobenzym® 3×10 Drg. über 4 Wo. Zu anderen Präparaten vgl. S. 273.

▶ Ernährungstherapie

Vollwerternährung, tiereiweißfrei.
Cave: Eiweißmangel, Vitaminmangel (Labor, intensive Ernährungsberatung erforderlich)!

▶ Heilfasten

Bislang keine eigenen Erfahrungen, keine Erfahrungen aus der Literatur. Ggf. versuchsweise durchführen, wenn Allgemeinzustand des Patienten dies zulässt.

▶ Homöopathie

Hier ist ausschließlich eine streng individuelle Homöopathie möglich, wobei die Eigenblutnosode (vgl. S. 290) sowie im Intervall Acidum formicicum grundsätzlich empfohlen werden können.

▶ Mikrobiologische Therapie

Als adjuvante Therapie häufig sinnvoll zur unspezifischen Abwehrsteigerung (vgl. S. 292), allerdings liegen keine kontrollierten Studien für diese Indikation vor.

▶ Neuraltherapie

Lokale Behandlung, Segmentbehandlung, Störfeldbehandlung.

▶ Ordnungstherapie

An die Diagnostik bezüglich möglicher verursachender Grundkrankheiten denken (z.B. M. Crohn, rheumatoide Arthritis).
Nicht selten kommt es zu protrahierten Verläufen, die eine längerfristige immunsuppressive Behandlung erfordern. Hier kommt es auf eine gute Führung des Patienten an – diesen ausführlich über den möglichen Verlauf informieren, Compliance besprechen.

▶ Phytotherapie

Symptomatische Wundtherapie (vgl. S. 335).

▶ Sauerstoff- und Ozontherapien

Versuch äußerlich auf die Läsionen mit Ozonbegasung und -Olivenöl (vgl. S. 360), ferner hyperbare Sauerstofftherapie.

13.8 Sarkoidose

Def.: Die Sarkoidose ist eine granulomatöse Systemerkrankung unklarer Genese, die fast jedes Organ betreffen kann. Das Hautorgan wird in ungefähr einem Drittel der Fälle befallen.

Pathophysiologie. Ungeklärt.

Klinik. Die Hauterscheinungen bei der Sarkoidose zeigen eine große Polymorphie. Ihnen allen gemeinsam ist jedoch der lupoide

Aspekt mit einer apfelgeleeartigen Eigenfarbe bei der Diaskopie, d.h. unter Glasspateldruck. Am häufigsten findet man ein Erythema nodosum, meist im Bereich der Unterschenkelstreckseiten. Weitere Hautveränderungen bestehen aus großen lividroten Knoten, kleinknotig disseminiert angeordneten papulösen Effloreszenzen und derben gyrierten erythematösen Herden. Typischerweise treten die beschriebenen Veränderungen auch im Bereich von alten Narben auf.
Je nach Verlauf der Erkrankung unterscheidet man eine akute von einer chronischen Form. Die akute Form tritt nur sehr selten auf, sie besteht aus der Trias Erythema nodosum, bihiläre Lymphadenopathie und Arthritis. Die chronische Sarkoidose manifestiert sich neben der Haut besonders an der Lunge, dem Nervensystem, den Knochen und den Augen, es kann jedoch auch jedes andere Organ befallen sein. Allgemeinsymptome wie Gewichtsverlust, Müdigkeit und Abgeschlagenheit treten begleitend auf.

Allgemeine Therapiegrundsätze. Die Sarkoidose zeigt eine hohe Spontanheilungsrate; diese Tatsache sollte man sich vor jeder therapeutischen Intervention klarmachen. Indikationen zu einem Therapieversuch mit systemischen Glukokortikosteroiden sind z.B. eine sich verschlechternde Lungenfunktion, eine Beteiligung von Augen, ZNS und Myokard. Lokal kann eine intraläsionale Injektion von Glukokortikosteroiden eine Besserung herbeiführen.

Möglichkeiten und Grenzen

Alle Regulationsverahren können versuchsweise eingesetzt werden, insgesamt jedoch keine hohen Erfolgsaussichten.

▶ Ernährungstherapie

Vollwerternährung.

▶ Heilfasten

Begünstigt das Einschmelzen der Hautinfiltrate.

▶ Homöopathie

Hier ist ausschließlich eine streng individuelle Homöopathie möglich, wobei die Eigenblutnosode (vgl. S. 290) sowie im Intervall Acidum formicicum grundsätzlich empfohlen werden können.

▶ Mikrobiologische Therapie

Als adjuvante Therapie häufig sinnvoll zur unspezifischen Abwehrsteigerung (vgl. S. 292), allerdings liegen keine kontrollierten Studien für diese Indikation vor.

▶ Neuraltherapie

Segmentbehandlung der betroffenen Organe, Störfeldbehandlung.

▶ Ordnungstherapie

Die Prognose ergibt sich aus der Organbeteiligung – diese mit dem Patienten besprechen und ihn bei fortgeschrittenem Stadium für die immunsuppressive Dauertherapie motivieren. Remissionen unter naturheilkundlicher Therapie sind in fortgeschrittenen Stadien eher unwahrscheinlich; deshalb mit Prognosen hierüber zurückhaltend sein.

13.9 Xanthome

Def.: Xanthome bestehen aus Lipideinlagerungen in der Haut. Vielfach liegt eine Störung des Fettstoffwechsels in Form einer Hyperlipoproteinämie vor.

Pathophysiologie. Bei Erhöhung der Konzentration der Lipoproteine im Serum treten diese durch die Blutgefäße in das umgebende Gewebe über. Hier werden sie von Makrophagen phagozytiert, die sich durch die exzessive Lipidaufnahme in vielkernige

Schaumriesenzellen umwandeln. Durch eine Ansammlung solcher Riesenzellen entsteht das makroskopisch sichtbare Xanthom.
Xanthome können auch ohne Hyperlipoproteinämie als Ausdruck einer lokalen Fettstoffwechselstörung auftreten.

Klinik. Morphologie und Entwicklung der Xanthome sind vielfältig. Sie können fast unbemerkt entstehen und sich langsam vergrößern, aber auch akut auftreten und zu nicht nur kosmetisch störenden Hautveränderungen führen. Man unterscheidet flache, kaum palpable Lipideinlagerungen, die sich vornehmlich am Rumpf und in der Periorbitalregion finden, von eruptiven, hauptsächlich das Gesäß und die Extremitätenstreckseiten befallenden, gelblich entzündlichen Papeln und Knoten. Eine Sonderform stellen die Xanthome im Bereich von Sehnen, besonders der Achillessehnen und der Fingerstrecksehnen, dar. Diese können zu Behinderungen des Bewegungsablaufs führen.
Beim Auftreten von planen Xanthomen muss man an eine mögliche Assoziation mit malignen Lymphomen und Leukämien denken.

Allgemeine Therapiegrundsätze. Treten die Xanthome im Rahmen einer Hyperlipoproteinämie auf, muss diese durch adäquate Maßnahmen wie Diät und Lipidsenker behandelt werden. Durch die Normalisierung des Lipoproteinspiegels können die Veränderungen teilweise zum Verschwinden gebracht werden. Darüber hinaus können sie operativ entfernt werden. Zudem ist beim Vorliegen von planen Xanthomen die Abklärung einer malignen Grunderkrankung notwendig.

▶ Ernährungstherapie

Vollwerternährung, Fett reduziert.

▶ Heilfasten

Unter dem Heilfasten normalisieren sich die erhöhten Lipoproteinfraktionen *(Fahrner 1991, Lützner 1993).*

▶ Mikrobiologische Therapie

Als adjuvante Therapie häufig sinnvoll zur unspezifischen Abwehrsteigerung (vgl. S. 292), allerdings liegen keine kontrollierten Studien für diese Indikation vor.

14. Benigne Tumoren der Haut

Es existiert eine Vielzahl von benignen Hauttumoren. In diesem Rahmen sollen die Nävuszellnävi und die seborrhoischen Keratosen besprochen werden, die in der Praxis am häufigsten auftreten.

▶ Ordnungstherapie

Viele benigne Hauttumoren lassen sich aufgrund des makroskopischen Befundes problemlos erkennen. Dennoch sollte in Zweifelsfällen stets eine Biopsie oder eine Exzision mit anschließender obligater Histologie erfolgen. Der Patient sollte zwar für die operative Maßnahme motiviert, ansonsten aber eher beruhigt werden.
Auch bei der Operation benigner Tumoren beachten, dass der Patient unter erheblicher Operations-, Karzinom- und Entstellungsangst stehen kann. Deswegen stets gründlich aufklären (vgl. S. 299).

14.1 Nävuszellnävi

Def.: Nävuszellnävi setzen sich aus Nävuszellen zusammen. Diese sind eng mit den Melanozyten verwandt, haben jedoch die bei diesen bekannten Zellausläufer, mit denen das Melaninpigment an umgebende Keratinozyten abgegeben wird, verloren.

Pathophysiologie. Nävuszellen entstammen der embryonalen Neuralleiste, wandern in die Epidermis ein, vermehren sich und bilden Nävuszellnester. Sie haben die Tendenz, im Lauf des Lebens in die Dermis »abzutropfen«. Somit unterscheidet man epidermale, epidermodermale und dermale NZN, je nach der Hauptlokalisation der Nävuszellen. Diese Unterscheidung ist sinnvoll, da sich aus den epidermodermalen NZN ein malignes Melanom entwickeln kann.

Klinik. Die NZN haben keine typischen Prädilektionsstellen, sie können an jeder beliebigen Stelle des Integuments und der Schleimhäute bzw. Übergangsschleimhäute auftreten. Sie variieren hinsichtlich Pigmentierung und Größe, können flach oder auch papulös sein.

Allgemeine Therapiegrundsätze. Da etwa 60 % der malignen Melanome aus Nävuszellnävi entstehen, sollte die Indikation zur operativen Entfernung bei starker und unregelmäßiger Pigmentierung, bei rascher Größenzunahme, bei unscharfer Randbegrenzung, bei Juckreiz und Blutung großzügig gestellt werden. Sind diese Auffälligkeiten nicht vorhanden, werden sie häufig aus kosmetischer Indikation entfernt. In jedem Fall muss eine histologische Untersuchung zum Ausschluss eines MM erfolgen.

Übersicht

Erweiterte Therapie mit Naturheilverfahren

Anders als zuweilen propagiert, sind Therapieversuche an suspekten Nävi mit nichtoperativen Maßnahmen nicht sinnvoll, sondern eher riskant. Der Patient sollte darüber aufgeklärt werden, dass suspekte Nävi zur Gewinnung histologischer Informationen stets zu exzidieren sind, während Laser- oder elektrokauterische Abtragungen nicht infrage kommen.

Die homöopathische Behandlung bei Patienten mit Nävi hat nicht das Ziel, auffällige Pigmentmale zu beseitigen, sondern die Nävi in das Konstitutionsbild einzubeziehen.

▶ Homöopathie

▶ Nävi, Hämangiome, bei Kindern mit großem Appetit und schlanker Statur besonders bewährt.

- Artemisia abrotanum (Abrotanum) D2
  2 – 3× tgl. 5 Tr. oder 5 Globuli

▶ Nävi und Hämangiome. Allgemeine Bindegewebsschwäche, Überstreckbarkeit der Gelenke.

- Calcium fluoratum D6, D12, 2× tgl. 1 Tbl.

▶ Hämangiome, Nävi; lichtempfindliche Haut. Auffallende Neigung zu Nasenbluten und Bildung von Spontanhämatomen. Eher schlanke Statur.

- Phosphorus D12
  1 – 2× tgl. 5 Tr. oder 5 Globuli
  Phosphorus D30
  1 – 2×/Wo. 5 Globuli

▶ Psychosomatik und Psychotherapie

Nävuszellnävi (NZN) können bei großer Ausdehnung und sichtbarer Lokalisation zu Stigmatisierungserleben führen. Auf der anderen Seite tragen sichtbare Nävi auch zum individuellen Körperbild bei, sodass Exzisionen nicht immer gewünscht sind. Im Zweifelsfalle gilt die medizinische Indikation zur Exzision.

Die Exzision von Nävi in Lokalanästhesie ist trotz ihrer Harmlosigkeit meist mit erheblichen psychovegetativen Reaktionen verbunden, z.B. erhöhte Kreislauffunktion, gesteigerte Kortisolwerte, vermehrte Ängstlichkeit und veränderte T-Zell-Subpopulationen (*Augustin in Brähler, 1996*). Hier können einfache Maßnahmen wie sorgfältige präoperative Aufklärung, Atemübungen, Musikbegleitung oder Entspannungsübungen zur Entlastung des Patienten beitragen.

14.2 Seborrhoische Keratosen

Def.: Seborrhoische Keratosen sind hellbraune bis schwarze umschriebene Verdickungen der epidermalen Hornschicht. Sie treten vor allem mit zunehmendem Alter auf, weshalb sie auch Alterswarzen genannt werden. Sie sind ausnahmslos gutartig.

Pathophysiologie. Ungeklärt.

Klinik. Die seborrhoischen Keratosen kommen in unterschiedlicher Zahl und Größe bei fast jedem Menschen vor. Sie zeigen keine Prädilektionsstellen, sind scharf begrenzt, über das Hautniveau erhaben und hellbraun bis schwarz pigmentiert. Ihre Oberfläche ist gepunzt und fühlt sich fettig an.

Allgemeine Therapiegrundsätze. Bei Bedarf können die Warzen durch Kürettage mit dem scharfen Löffel in Lokalanästhesie entfernt werden.

> **Möglichkeiten und Grenzen**
> Wegen der einfachen konventionellen Behandlungsmöglichkeiten gibt es selten Anlass zu naturheilkundlich ergänzten Maßnahmen.

▶ Homöopathie

▶ Schuppende, atrophische Haut mit dunkel-schwärzlichen Warzen, oft auch brennend-juckende Empfindung.

- Acidum arsenicosum (Arsenicum album) D12, 1 – 2× tgl. 5 Tr.
  Acidum arsenicosum D30
  1 – 2×/Wo. 5 Globuli

▶ Dunkle Warzen, auch gezackt aussehend, bei eher dunklem Teint. Häufig besteht eine Hepatopathie; ekzematöse Belastung.

- Lycopodium D12, 1 – 2× tgl. 1 Tbl.
  Lycopodium D30, 1 – 2×/Wo. 5 Globuli

▶ Multiple Warzen, auch dunkle Alterswarzen; Seborrhö, verdicktes Hautprofil (Orangenhaut). Neigung zu rezidivierenden Infekten.

- Thuja occidentalis D12, 1 – 2× tgl. 5 Tr.
  Thuja occidentalis D30,
  1 – 2×/Wo. 5 Globuli

▶ Neuraltherapie

Lokale Segmentbehandlung, Störfeldbehandlung.

▶ Ordnungstherapie

Seborrhoische Warzen stellen aus medizinischer Sicht in erster Linie ein kosmetisches Problem dar. Trotz der Harmlosigkeit der Effloreszenzen bestehen oft profunde Tumorängste, besonders bei pigmentierten seborrhoischen Keratosen.

15. Maligne Tumoren der Haut

Def.: Zu den malignen Tumoren der Haut zählen das Spinaliom und das maligne Melanom. Beide wachsen lokal destruierend und können lymphogen und hämatogen metastasieren. Das Basaliom gehört ebenfalls in diese Gruppe, wird allerdings als semimaligner Tumor bezeichnet, da es in der Regel nicht metastasiert.

Pathophysiologie.

- Das **Spinaliom** entsteht in einem mehrstufigen Prozess. Karzinogene Noxen wie z.B. UV-Licht und Röntgenbestrahlung führen in einzelnen Hornzellen über somatische Mutationen zur malignen Transformation der Zellen. Über bislang unbekannte Prozesse können sich einzelne dieser entarteten Zellen zu einem Karzinom entwickeln. Chronisch-entzündliche und -degenerative Haut-

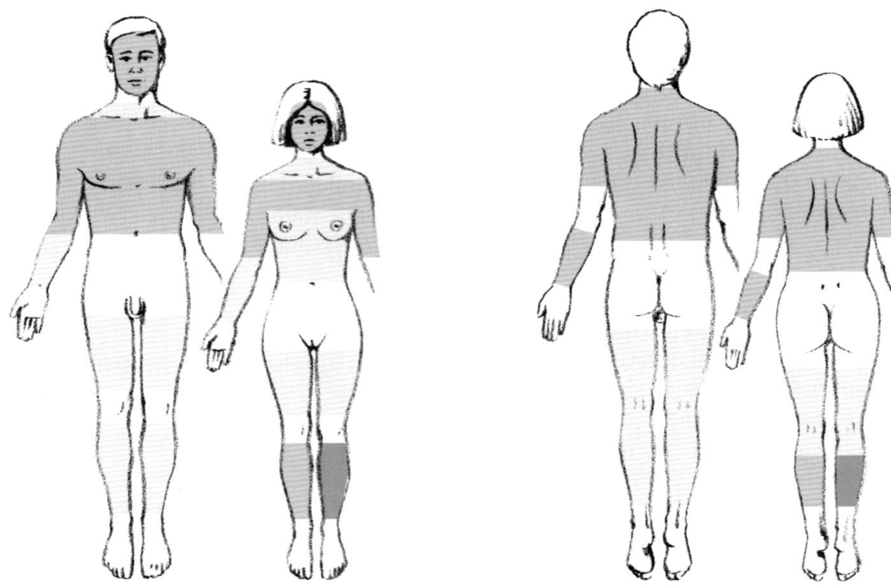

Abb. 16: Melanomverteilung und -häufigkeit (n. Jung)

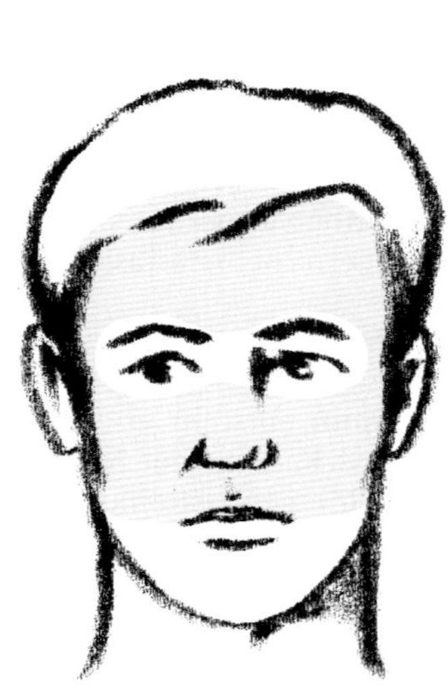

Abb. 17: Basaliomverteilung (n. Jung)

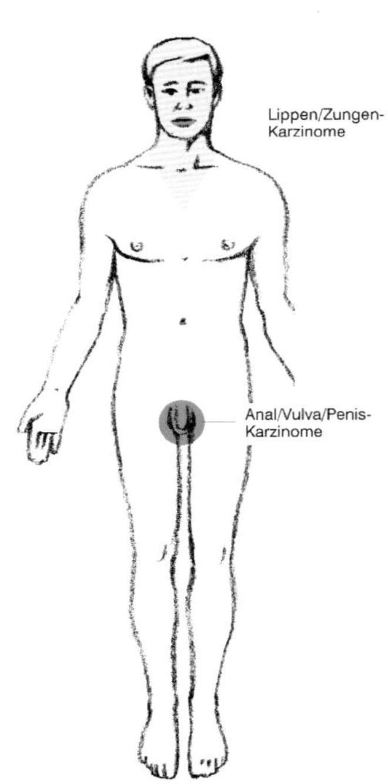

Abb. 18: Spinaliomverteilung (n. Jung)

veränderungen wie z.B. ein Ulcus cruris sind ebenfalls prädisponiert, ein Spinaliom zu entwickeln.

● Das **Basaliom** entsteht aus maligne entarteten basalen Epithelzellen. Diese basalen Epithelzellen verlieren normalerweise im Lauf ihrer Differenzierung zum Keratinozyten die Fähigkeit zur Zellteilung. Durch karzinogene Noxen, z.B. Arsenbelastung und insbesondere auch Sonnenexposition, bleibt den betreffenden Epithelzellen die Fähigkeit zur mitotischen Zellteilung erhalten. Hieraus kann sich langsam im Verlauf von Jahren ein solider bösartiger Tumor entwickeln.

● Die Pathogenese des **malignen Melanoms** ist bis heute weitgehend ungeklärt. Man vermutet ebenfalls eine Induktion durch UV-Licht, die jedoch bisher experimentell nur für das Lentigo-maligna-Melanom nachgewiesen werden konnte.

Klinik.

● Das **Spinaliom** ist der mit Abstand häufigste Tumor der Schleimhäute und Übergangsschleimhäute. Er manifestiert sich meist bei Personen im höheren Alter. Spinaliome entwickeln sich aus hautfarbenen keratotisch-sklerotischen Plaques, die lange Zeit vom Patienten beobachtet werden und keine Regressionstendenz zeigen. Mit zunehmender Dauer neigen diese Präkanzerosen zu entzündlichen Veränderungen und zur Größenzunahme. Am häufigsten betroffen sind die sonnenexponierten Areale des Gesichts. Im Bereich der Schleimhäute stellen sich die Spinaliome als Penis-, Vulva-, Anal- und Lippenkarzinome dar.

● **Basaliome** finden sich fast ausschließlich – mit Ausnahme der Rumpfhautbasaliome – im Bereich der zentralen Gesichtsanteile. Sie entwickeln sich aus derben hautfarbenen Papeln, die im Lauf der Zeit an Größe zunehmen und einen perlschnurartigen, mit Teleangiektasien durchsetzten Randwall bilden. Basaliome neigen zur Exulzeration und werden dann als Ulcus rodens bzw. in der Maximalform als Ulcus terebrans bezeichnet. In diesen Stadien werden häufig Knorpel und Knochen angegriffen, was zu starken Verstümmelungen führt.

● Beim **malignen Melanom** unterscheidet man mehrere Typen. Mit ca. 70 % ist das superfiziell spreitende maligne Melanom am häufigsten. Es ist bevorzugt an Brust und Rücken lokalisiert und imponiert makroskopisch als unterschiedlich stark pigmentierter, gyrierter flacher Tumor. Ebenfalls recht häufig ist das noduläre maligne Melanom, das besonders häufig bei jungen Patienten vertreten ist und ebenfalls bevorzugt an Brust und Rücken auftritt. Es imponiert als erhabener, häufig schwarz pigmentierter Tumor. Die Prognose hängt besonders von der Eindringtiefe in mm ab. Von allen Melanomtypen hat das noduläre die schlechteste Prognose.

Weitere Formen sind das Lentigo-maligna-Melanom, das sich aus einer vorbestehenden Lentigo maligna entwickelt, das akrolentiginöse maligne Melanom (bevorzugte Lokalisation im Bereich der Akren und Schleimhäute) und das amelanotische maligne Melanom, dem die Fähigkeit zur Pigmentbildung fehlt.

Allgemeine Therapiegrundsätze. Für alle der besprochenen Malignome gilt, dass sie möglichst frühzeitig im Gesunden exzidiert werden müssen. Je nach Eindringtiefe werden im Allgemeinen bestimmte Sicherheitsabstände eingehalten. Beim malignen Melanom erfolgt je nach Stadium zusätzlich eine adjuvante oder palliative Chemotherapie, bei Metastasen evtl. auch Radiatio.

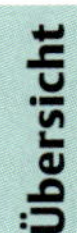

Erweiterte Therapie mit Naturheilverfahren

Möglichkeiten

Der Stellenwert der naturheilkundlichen Therapie bei Malignomen der Haut liegt in der unterstützenden Anregung des Immunsystems sowie in der Behandlung sekundärer Beschwerden durch die Tumorerkrankung und durch die konventionelle Therapie (OP, Radiatio, Chemotherapie).

Grenzen

Die Wahrscheinlichkeit, dass im Körper noch vorhandene Tumorreste, ob als Primärtumor oder Metastasen, durch naturheilkundliche Maßnahmen restlos beseitigt werden, ist sehr gering. Von einer alleinigen naturheilkundlichen Therapie bei Hauttumoren ist daher dringend abzuraten.

▶ Akupunktur

Als Basistherapie bei bösartigen Tumoren nicht geeignet, da diese nicht kausal behandelbar sind. Allerdings kann bei noch nicht vollständig ausgeprägter Reaktionsstarre auch der Tumorschmerz auf eine Akupunkturbehandlung ansprechen. In solchen Fällen einen Versuch mit den allgemeinen Schmerzpunkten unternehmen.

▶ Ausleitende Verfahren

Als zusätzliche Maßnahmen zur Immunstimulation einsetzbar, insbesondere das Baunscheidt-Verfahren und das Kanthariden-pflaster.

▶ Eigenbluttherapie

Allgemeine Abwehrsteigerung:
Eigenblutbehandlung mit Hämoaktivator: Aktiv. EB + Juv 110 Amp. Phönix in ansteigender Dosierung, zunächst 2, später 3 – 5 Amp., oder Thym-Uvocal® 1 – 2 Amp.

▶ Enzymtherapie

Enzympräparate aktivieren u.a. das Abwehrsystem. Auch sollen sie die Nebenwirkungen von Strahlen- und Chemotherapie mindern. Vermutet wird auch, dass Enzymkomplexe durch Abbau von Oberflächenmolekülen auf Tumorzellen zur besseren Erkennung von Tumorantigenen durch Immunzellen beitragen. Beispiele ihres Einsatzes:

- Patienten mit gesicherten Metastasen: Wobe-Mugos® E 3×4 Tbl. tgl., ggf. mit Thymus kombinieren (z.B. Thymus Mucos® 2×1 Tbl.).
- Metastasenprophylaxe: Intervalltherapie mit Wobe-Mugos® E. 1×1 Tbl. tgl. für eine Wo., dann 3 Wo. Pause.
- Kombination mit Mistelpräparaten: Wobe-Mugos® E 3×2 Tbl. tgl.
- Während Strahlen- oder Chemotherapie: Wobe-Mugos® 3× 1 – 2 Tbl. tgl.

Zu weiteren Präparaten vgl. S. 275.

▶ Ernährungstherapie

Eine nachweislich gegen jeden Tumor wirksame spezielle »Ernährung gegen Krebs« gibt es nicht. Die Ernährung des Patienten sollte dem Stadium der Malignomerkrankung angepasst sein. Als Basis: Vollwertkost. Bei kachektischen Patienten im Finalstadium: Kost je nach Verträglichkeit. Zuführen hoch kalorischer Nahrung und Vitaminsubstitution, wenn nötig.

▶ Heilfasten

In fortgeschrittenen Malignomstadien gilt das Heilfasten als kontraindiziert: Frühestens 6 Monate nach Operation, Bestrahlung oder Chemotherapie anwenden, sofern kein Hinweis auf Rezidiv oder Metastase vorliegt.

▶ Homöopathie

Homöopathika haben hierbei nur adjuvanten Stellenwert, insbesondere im Rahmen der postoperativen Behandlung sowie zur

Minimierung unerwünschter Wirkungen der konventionellen Therapie.

▶ Extrem unruhiger Patient mit deutlich reduziertem EZ und AZ; Todesangst. Starke Schmerzzustände mit nächtlicher Verschlechterung.

■ Acidum arsenicosum (Arsenicum album) D12, 2× tgl. 5 Tr.
Acidum arsenicosum D30
1 – 2×/Wo. 5 Globuli

▶ Unerträgliches Brennen und Jucken der Haut; blutende Exkoriationen. Anamnestisch langjährige therapieresistente Hauterkrankungen.

■ Kalium arsenicosum D6, 2× tgl. 1 Tbl.
Kalium arsenicosum D30
1 – 2×/Wo. 5 Globuli

▶ Bei starken Blutungen, blutigen Sekreten, karzinomatösen und ulzerösen Prozessen; übelriechende und dünnflüssige Sekrete.

■ Kreosotum D6, 3 – 4× tgl. 5 Tr.
Hinweis:
Evtl. im Wechsel mit Hamamelis D3.
Bellis perennis als Externum bei exulzerierenden, stinkenden Hautprozessen (1:10 mit Wasser verdünnt und als getränkte Mullkompresse auflegen).

▶ Bei kachektischen Karzinompatienten als Roborans (Versuch!). Entzündliche Läsionender Schleimhäute nach Radio- und Chemotherapie.

■ Hydrastis canadensis D3, 3× tgl. 5 Tr.
Hinweis: Im tgl. Wechsel mit Thuja occidentalis D4, 3× tgl. 5 Tr.

▶ Bei Zustand nach Radiotherapie zur Besserung des Allgemeinzustandes.

■ Cadmium sulfuricum D12, 2× tgl. 1 Tbl.

▶ Folgen von Röntgenbestrahlung, insbesondere Strahlungsschäden der Haut sowie Lymphödeme.

■ Acidum hydrofluoricum D12, 2× tgl. 5 Tr.

▶ Bei Knochenschmerzen infolge von Metastasen.

■ Strontium carbonicum D12,
1 – 2× tgl. 1 Tbl.

▶ Zur Anregung des Leberstoffwechsels im Sinne der »Entlastung und Toxinausscheidung« unter Chemotherapie.

■ Lophophytum leandri (Flor de piedra) D6
2 – 3× tgl. 1 Tbl.

▶ Übelkeit und Brechreiz infolge von Zytostatikatherapie.

■ Strychnos nux vomica (Nux vomica) D4
3 – 4× tgl. 1 Tbl.

Hinweis: Bewährt auch im Wechsel mit Apomorphinum-D3-Tbl.

▶ Mikrobiologische Therapie

Begleitmaßnahme zur Aktivierung des Immunsystems. Vorsichtige, individuelle Dosierung erforderlich (vgl. S. 292).

▶ Neuraltherapie

Bei den Tumorerkrankungen der Haut ist als unterstützende Maßnahme das folgende, individuell modifizierbare Vorgehen üblich:

- Lokale Um- bzw. Unterspritzung der betroffenen Herde vom Rand her.
- Injektion an bzw. in zu- und abführende Gefäße.
- Segmentbehandlung.
- Störfeldbehandlung: Einbeziehung von Verbindungen über segmentale Zugehörigkeit, Akupunkturmeridiane und Somatotopien.

Ferner als unterstützende Maßnahme in der Schmerztherapie einsetzbar.

▶ Ordnungstherapie

Die Entartung körpereigener Zellen ist das Ergebnis einer komplexen Kette von Ereignissen. Sie umfaßt u.a. äußerliche Schädigungen des Körpers und eine Überforderung der Abwehr- und Reparaturmechanismen, beides begünstigt oder herausgefordert durch die besondere Lebenssituation des Menschen.
In keinem Erkrankungsbereich ist eine ganzheitliche, umfassende Behandlung wichtiger als bei der Therapie von Malignomen.

Hierzu gehört – unter Abwägung aller Risiken – die Entfernung von Tumorgewebe, im gleichen Maße aber auch die prä- und postoperative Entlastung des Körpers von Störfeldern (z.B. chronisch entzündeten Mandeln) und toxischen Belastungen (z.B. Quecksilber) sowie eine aktive Immunstimulation. Der kombinierte Einsatz mehrerer Verfahren sollte hier nicht als Ausdruck einer Ratlosigkeit verstanden werden, er wird vielmehr den komplexen Entstehungsmechanismen von Tumoren gerecht.

Auf seelisch-geistiger Ebene können zahlreiche naturheilkundliche Verfahren dem Patienten helfen, sein Verhältnis zu sich und seiner Umwelt neu zu ordnen. Zu den wichtigen Bereichen, die einer Klärung bedürfen und zur besseren Krankheitsbewältigung beitragen, gehören: Negative Lebensereignisse und Verluste in der Vergangenheit, Verleugnungstendenz, Beziehungskonflikte und Ängste in der Gegenwart, Lebensziele und Pläne für die Zukunft.

Zum Teil unabhängig von der tatsächlichen Prognose weisen manche Patienten mit Hautkrebs erhöhte psychische Belastungen und Einschränkungen der Lebensqualität auf. Diese sollten im Sinn einer verbesserten (und auch prognostisch günstigen) Krankheitsbewältigung aufgegriffen werden.
Zu achten ist auch auf die Meidung von Genussgiften, welche die Immunabwehr schwächen, besonders Alkohol und Nikotin in größeren Mengen.

Nachsorge: In Abhängigkeit von der Malignität des malignen Hauttumors und seinen biologischen Eigenschaften sind nach der Operation Nachsorgeuntersuchungen indiziert. Hierfür wurden von einer Arbeitsgruppe der Deutschen Dermatologischen Gesellschaft Richtlinien geschaffen. Die Teilnahme an den regelmäßigen Kontrollen dient nicht nur der Tertiärprävention, sondern auch der Beruhigung und psychosozialen Führung des Patienten.

Das kann der Patient selbst tun:

- Die angebotenen Vor- und Nachsorgeuntersuchungen regelmäßig wahrnehmen. Für das maligne Melanom gibt es hier bundesweite Vorsorgeprogramme und einheitliche Nachsorgeschemata.
- Als allgemein wichtige Maßnahmen bei einer Krebserkrankung sind vorteilhaft: ausreichend Schlaf und Bewegung, viel frische Luft und Sonne, moderates Essen, Abbau chronischer Stressfaktoren.
- Die Hilfe professioneller Helfer und Berater in Anspruch nehmen, z.B. neben den Ärzten auch von Psychologen oder Seelsorgern.
- Trotzdem aber nicht die Verantwortung für die eigene Gesundheit aus der Hand geben, sondern mit Ärzten und anderen Therapeuten einen gemeinsamen Plan für das Vorgehen nach der Operation entwickeln.
- Sich mit eigenen Ängsten und Nöten an nahestehende Personen wenden, anstatt sie für sich zu behalten.
- Autogenes Training oder progressive Muskelrelaxation: Wird mit Erfolg u.a. im Rahmen einer psychotherapeutischen Behandlung zum Abbau von Spannungen und Ängsten eingesetzt.

▶ Orthomolekulare Therapie

Allgemein bei Malignomen (in Tagesdosen): Selen 50 – 200 µg, Vitamin C 1 – 5 oder sogar –10 g, Vitamin E 200 – 800 mg als Antioxidanzien und Radikalfänger, Zink 10 – 25 mg außerdem als Immunstimulans. Zu Einzelheiten vgl. S. 301.
Strahlentherapie: Eine Wo. vorher mit tgl. 3×1 EL Bierhefe beginnen (soll bessere Verträglichkeit bewirken).

▶ Physikalische Therapien

Unspezifische Allgemeinbehandlung zur Konditionierung und Verbesserung der allgemeinen Abwehrlage:

Hydrotherapie: Hydrotherapeutische Reizserien mit Kneipp-Kur, Körperbürstungen und Sauna.

Balneotherapie: Reizserien mit Badekur, Reizklima (Meer- u. Seebäder), feuchte ¾-Packung.

Bewegungstherapie: Spaziergänge und Bewegung an frischer Luft, Atemtherapie, evtl. Sauerstoff-Mehrschritt-Therapie. In der Nachbehandlung vorsichtig dosierte Sporttherapie, Radfahren an frischer Luft, Schwimmen.

Massagetherapie: Körpertrockenbürstungen, Bindegewebsmassage, Reflexzonentherapie. Ziel: Abhärtung und Erreichen einer normalen Spannungslage (= Eutonie) des Vegetativums.

Kommt auch zur Behandlung von Operationsfolgen infrage, z.B. Narbenkontrakturen (Bindegewebsmassage, Unterwassermassage) oder Lymphödeme (manuelle Lymphdrainage).

Phototherapie: Mäßiges Sonnenbaden, zuviel wirkt immunschwächend.

Thermotherapie: Eine unspezifische, adjuvante Maßnahme ist die Hyperthermiebehandlung, bei der dem Körper von außen gezielt partiell oder systemisch Wärme zugeführt wird (*Hager, 1990*).

▶ Phytotherapie

Zahlreiche Zytostatika wurden aus Pflanzen extrahiert, z.B. Vincristin und Vinblastin aus Vinca rosea (einem Hundsgiftgewächs), Colchicin aus Colchicum autumnale (Herbstzeitlose). In diesen Fällen sind die synthetischen Präparate vorzuziehen.
Insgesamt haben die pflanzlichen Präparate nur einen adjuvanten Stellenwert in der Malignombehandlung. Sie ersetzen keine notwendigen operativen oder strahlen-/chemotherapeutischen Maßnahmen.

- Mistel (Viscum album) als Krebsmittel in: Helixor A/-M/-P, Iscador® M/-P/-Qu, Plenosol N®, Vysorel® A/-M/-P, verbessert nachweislich die unspezifische Immunabwehr in vitro und im Tiermodell (*Hajto, 1986, 1989, 1990; Wagner, 1986*). Die Ergebnisse klinischer Studien sind uneinheitlich. Eine EORTC-Studie zur Therapie des malignen Melanoms erbrachte keinen statistisch signifikanten Vorteil der Misteltherapie (mündliche Information). Dies widerspricht nicht den kasuistisch immer wieder berichteten Remissionen unter Misteltherapie, legt aber grundsätzlich eine vorsichtige Deutung von Remissionen nahe, da Spontanremissionen nicht sicher auszuschließen sind.
Anwendung: S.c. Injektionen nach individuellen, auch präparateabhängigen Schemata.
- Eibe (Taxus brevifolia): Aus der Rinde wird Taxol gewonnen, ein Diterpenester mit nachgewiesenen antiproliferativen Effekten (*Silchenmeyer, 1991*). In die Therapie gynäkologischer Tumoren bereits eingeführt. Wurde versuchsweise auch beim MM eingesetzt. Anwendung: Alle 3 Wochen 175 mg/m^2 KO über 3 h infundieren.

Weitere Pflanzen mit antitumoraler Wirkung:
- Gelbwurz (Curcuma xanthorriza): Alte asiatische Heilpflanze. In jüngster Zeit wurden ihre antitumoralen Wirkungen in vitro und in vivo beschrieben (*Kuttan, 1985; Huang, 1988; Kuttan, 1987; Bertram, 1991*). Ausreichende therapeutische Erfahrungen liegen jedoch noch nicht vor.
- Podophyllum: Podophyllotoxin hat nachweislich antiproliferative und immunstimulierende Eigenschaften (*Zheng, 1987*), hat sich jedoch in der Krebstherapie nicht bewährt. Verbliebene Indikation sind Condylomata acuminata.
- Pflanzliche Flavonoide: Stoffgruppe aus grünen Pflanzen (z.B. Zwiebelschale, Birkenblätter, Kamille, grüner Tee). Einzelne Stoffe dieser Gruppe waren in vitro und im Tierexperiment antikarzinogen und antimutagen, insbesondere Quercetin, sein Glykosid Rutin und Flavonessigsäure (*Bertram, 1991*). Genügend klinische Daten fehlen bislang, so

dass die Melanombehandlung mit diesen Substanzen bislang nicht empfehlenswert ist.

Weitere Präparate mit immunstimulierender, jedoch nicht eindeutig antitumoraler Wirkung:

- Sonnenhut (Echinacea purpurea oder angustifolia) als Tee (Hevert-Echinacea® Tee), in: Echinacin® Madaus Liqu./Capsetten®, Echinacea-ratiopharm® Tbl., Pascotox® 100 Tbl./Tr./forte-Injektopas.
- Komb.-Präp.: Esberitox® N Tr., Lymphozil® K/forte E Tbl., Tonsilgon® N Tr./Drg.
- Rote Bete (Beta vulgaris) ist umstritten, Zytostatika und Radiatio sollen besser vertragen werden, 1 l Saft tgl., 2 – 3 Mon. lang.

▶ Psychosomatik und Psychotherapie

Eine Tumorinduktion ausschließlich durch psychische Faktoren wird inzwischen nicht mehr ernsthaft diskutiert. Eine kausale Mitbeteiligung psychischer Einflüsse bei der Tumorentstehung wird aber durch viele Studien nahegelegt, wenn auch bislang nicht in methodisch zweifelsfreier Form. Immerhin konnte in Tierexperimenten modellhaft gezeigt werden, dass extreme Stressreize zu einem signifikant erhöhten späteren Tumorrisiko führten, sofern weitere Tumorinduktoren einwirkten (*LaBarba, 1970; Sklar, 1981*). Im humanen System gibt es auch zahlreiche Belege für eine psychisch bedingte Verschlechterung von antikanzerogenen Mechanismen, z.B. dem DNA-Repair (*Kiecolt-Glaser, 1985*, Übersicht in *Schulz, 1991*). Auch finden sich in vielen Studien Hinweise auf außergewöhnliche Life events (*Sklar, 1981; Bahnson, 1986*), die allerdings durchweg retrospektiv-katamnestisch erhoben wurden. Die methodisch schwierigeren prospektiven Untersuchungen in größerem Umfang stehen noch aus.

Der Verlauf einer bereits etablierten Tumorerkrankung hängt neben den biologischen Eigenschaften des Tumors wiederum entscheidend von der Abwehrleistung des Organismus ab. Die Wahrscheinlichkeit einer Rezidivierung oder Metastasierung scheint in Phasen immunologischer Kompromittierung erhöht zu sein.

Im experimentellen Bereich konnte gezeigt werden, dass auch psychische Stressoren einzelne für die Tumorabwehr als relevant geltende Immunfunktionen signifikant hemmten. Hierzu zählen die Anzahl der T-Zellen und ihrer Subpopulationen im Blut (*Schleifer, 1984; Dorian, 1985; Baker, 1984*), die NK-Zell-Aktivität (NKCA) (*Kiecolt-Glaser, 1984a* und *b*; *Locke, 1984*) sowie die Induzierbarkeit der Proliferation peripherer T-Zellen durch Mitogene (*Dorian, 1982; Linn, 1982*).

Diese psychoimmunologischen Befunde werden durch klinische Beobachtungen unterstützt, nach denen psychische Faktoren den klinischen und immunologischen Verlauf von Malignomerkrankungen beeinflussen (*Greer, 1979*), insbesondere durch die soziale Unterstützung (*Baron, 1990*).

Auch psychosomatische Faktoren können bei Entstehung und Verlauf speziell des malignen Melanoms nach *Levy (1989)* eine Rolle spielen. So kann z.B. eine inadäquate soziale Unterstützung zu erfolglosem Coping, Hilflosigkeit und Depression führen. Hieraus droht eine Beeinträchtigung von Immunfunktionen, die sich negativ auf den Tumorabwehr- und Heilungsprozess auswirkt. Auch *Rogentine et al. (1979)* und *Temoshok et al. (1985a und b)* zeigten, dass die Prognose des malignen Melanoms in ihrer Beobachtungsgruppe signifikant durch psychologische Faktoren mitbestimmt wurde.

Jedes Malignom wirkt sich spätestens nach Bekanntwerden der Diagnose auf das psychische Befinden des Patienten aus. Die Reaktion darauf ist jedoch interindividuell sehr unterschiedlich. So reagieren nach einer Studie von *Strittmatter (1990)* beim Melanom während des stationären operativen Aufenthalts durchaus nicht alle Patienten mit reaktiver Depression und Angst, sondern z.T. auch mit wenig emotionaler Beteiligung. Auch ist in dieser wie in einigen anderen Studien die psychische Reaktionsstärke der Patienten nicht der tatsächlichen

Gefahr, d.h. der objektiven Prognose, proportional. Vielmehr führt bei einem Teil der Patienten mit High-risk-Tumoren die höhere Lebensgefahr zu effektiveren Coping-Strategien mit bewusster Bearbeitung der Angst, so dass sie schließlich weniger angstbesetzt sein können als Patienten mit Low-risk-Tumoren (*Rogentine, 1979; Wirsching, 1990*). Die günstige Wirkung psychosozialer Interventionen auch auf Prognose und Verlauf einer Melanomerkrankung haben *Fawzy et al. (1993)* belegt. Nach einer 6-wöchigen (1×/Wo.) Gruppenintervention mit den drei Bestandteilen 1. Gruppentherapie, 2. Stressmanagement (Entspannungsverfahren) sowie 3. Gesundheitserziehung fanden sich signifikante Verbesserungen von Affektzustand und Coping-Strategien. Die 6 Jahre später durchgeführte Katamnesestudie (*Fawzy, 1993*) ergab, dass in der Zwischenzeit aus der Kont-rollgruppe signifikant mehr Patienten gestorben waren als aus der Interventionsgruppe. Ebenso war die Rückfallquote aus ersterer Gruppe signifikant höher. Es zeigte sich außerdem, dass zu Beginn der Intervention gemessene höhere psychische Distress- und Coping-Scores mit einer längeren Überlebenszeit und einer niedrigeren Rückfallrate korrelierten. Aus therapeutischer Sicht ist dieses Ergebnis relevant, da Interventionstechniken, die aktives Coping-Verhalten fördern (und somit Verleugnung reduzieren) sowie Bewusstheit über bzw. Akzeptanz der Krankheit anstreben, gezielt eingesetzt werden können, um die Prognose zu verbessern. In diesem Zusammenhang stellt auch die Zunahme aktiven Coping-Verhaltens einen prognostisch günstigen Faktor dar.
Hinsichtlich des tatsächlichen psychosozialen Betreuungsbedarfs besteht Übereinstimmung, dass dieser nur bei einem Teil der Patienten besteht und sich im Verlauf der Tumorerkrankung ändern kann. Für das Melanom wurde ein dringender Bedarf an psychosozialer Therapie bei 20–40 % der Patienten ermittelt (*Söllner, 1996; Augustin, 1996* und *1997*). Dieser ist weniger vom Stadium und der Prognose der Erkrankung abhängig als von dem Ausmaß der operativen Maßnahmen, den verfügbaren Ressourcen in der Krankheitsbewältigung und dem Geschlecht und Alter der Patienten (höherer Bedarf bei Frauen und bei jüngeren Menschen). Auch ist der Betreuungsbedarf in der Akutbehandlung kaum höher als in der Nachsorge. Als Interventionsformen werden von den Melanompatienten selbst Schulungsmaßnahmen und Entspannungsverfahren favorisiert, allerdings können auch gesprächstherapeutische Gruppen- und Einzelbehandlungen nötig sein. Patienten mit Basaliom und Plattenepithelkarzinom weisen ähnliche Merkmale auf (*Augustin, 1997*).

Fazit: Krankheitsbewältigung und Krankheitsverlauf der malignen Hauttumoren unterliegen psychosozialen Einflüssen. In allen Phasen der Tumorerkrankung inkl. Nachsorge sollte den Patienten mit Malignomen Beachtung geschenkt werden hinsichtlich der Frage nach krankheitsbedingten Belastungen. Therapieangebote sollten Schulungs-, Entspannungs- und Psychotherapiemaßnahmen umfassen. Sie ersetzen nicht das ärztliche Gespräch und die notwendige soziale Unterstützung der Patienten. Eindeutig belegt sind auch die positiven Effekte psychologischer Maßnahmen auf die Verträglichkeit von Chemo- und Strahlentherapie.

▶ Sauerstoff- und Ozontherapien

O_3: Die kleine Eigenbluttherapie wird mit dem Ziel angewendet, die Nebenwirkungen der herkömmlichen Therapien zu verringern und ihre Verträglichkeit zu verbessern.

HOT: Als Zusatztherapie, stabilisiert körpereigene Abwehr, soll ebenfalls die Verträglichkeit der Chemotherapeutika und Hochvoltstrahlen verbessern.

▶ Weitere Behandlungsmöglichkeiten

Fiebertherapie: Durch Zufuhr von lipopolysaccharidhaltigen Bakterienlysaten als Pyrogene wird eine unspezifisch immunstimulierende Fieberreaktion erzeugt. Nur durch spezialisierte Therapeuten.

16. Physikalische Schädigungen der Haut

▶ Enzymtherapie

Traumen der Haut und der Bindegewebe sind gute Indikationen für die Enzymtherapie, besonders Kontusionen, Verbrennungen und postoperative Schwellungen (vgl. S. 273).

▶ Homöopathie

Sehr starke Schwielenbildung; Verhornung an Handflächen und Fußsohlen; Bildung von Klavi.

■ Antimonium crudum D12,
1 – 2× tgl. 1 Tbl.
Antimonium crudum D30,
1 – 2×/Wo. 5 Globuli

▶ Schwielenbildung, Klavi. Zustand nach Verbrennung mit Keloidbildung. Neigung zu Gewebsschrumpfung.

■ Causticum D6, 2× tgl. 1 Tbl.

▶ Hautrötung, Hitzegefühl; starker Brennschmerz.

■ Atropa belladonna D6
anfangs bis stdl. 3 Tr.

▶ Verbrennungen mit Blasenbildung; starke-Schmerzen.

■ Lytta vesicatoria D6 anfangs bis stdl. 3 Tr.

▶ Schmerzen, Beschwerden durch Bildung von Narbengewebe; Keloid.

■ Graphites D4, D6, 2× tgl. 1 Tbl.

Hinweis: Die Narben können 1 – 3× in mehrwöchigen Abständen mit Formicain und Calcium fluoratum D12 als Mischamp. unterspritzt werden (Störfeldbehandlung).

▶ Bildung von Narbengewebe, welches sehr stark juckend ist. Neigung zu Hyperhidrosis.

■ Acidum hydrofluoricum D12, 2× tgl. 5 Tr.

▶ Neuraltherapie

Bei physikalischen Schädigungen der Haut (z.B. Verbrennungen, Traumatisierung) kann als unterstützende Maßnahme das folgende, individuell modifizierbare Vorgehen gewählt werden:

- Lokale Um- bzw. Unterspritzung der betroffenen Läsionen vom Rand her.
- Injektion an bzw. in zu- und abführende Gefäße.
- Segmentbehandlung.
- I.v. Gabe.

▶ Hämatome abpunktieren und mit Procain infiltieren.

▶ Phytotherapie

Die Behandlung von Traumen ist eine Domäne der Phytotherapie. Über ihre Wirksamkeit liegen bei vielen Indikationen fundierte Studien vor.

Für **stumpfe Traumen** werden häufig verwendet: Arnika, pflanzliche Enzyme (z.B. Bromelain aus der Ananas), Rutoside aus Rosskastanie, Steinkleekraut.

Häufige Pflanzen für **Erosionen** und **offene Wunden** sind: Kamille, Calendula, Eichenrinde, seltener auch Johanniskraut, Hamamelis, Echinacea, Salbei.

16.1 Mechanische Traumen und postoperative Zustände

▶ Ausleitende Verfahren

Bei postoperativen Schwellungen, vor allem Lymphstau (besonders nach handchirurgischen Eingriffen) ist eine Lokaltherapie mit Blutegeln indiziert. Die Zahl der Egel richtet sich nach der Größe des ödematösen Bereichs.

▶ Eigenbluttherapie

- EB-Basistherapie (vgl. S. 266) plus 2 Amp. Traumeel® oder

- aktiviertes EB (vgl. S. 269) plus 2 Amp. Traumeel® oder
- aktiviertes EB (vgl. S. 269) plus Actovegin® pro injectione.

Dabei werden bei der Blutentnahme 5 ml Actovegin® pro injectione i.v. injiziert und 5 ml Actovegin® pro injectione plus 5 ml aktiviertes EB i.m. appliziert.

- Oral:
  - Arnica D4, Ruta D4, Hypericum D3 aa 50.0, M.D.S.: 3× tgl. 20 Gtt.
  - alph-intern 4× tgl. 2 Drg. oder Traumeel® 6× tgl. 1 Tbl.
- Lokal:
  - Traumeel® Salbe.
  - Zur Narbenpflege oder auch zur Abschwellung Alpha-Chymocutan® Emulsion.
  - Auftragen von Spolera® Salbe und darüber eine Kompresse mit Enelbin®-Paste.
  - Verletzungen im Gesicht: Phönix Kalophön Salbe.

▶ Enzymtherapie

Gute Behandlungsmöglichkeiten zur Ödemprophylaxe und -therapie mit Enzympräparaten wie Wobenzym® oder Bromelain-POS®. Dosierung z.B. Wobenzym® 3× 3 – 5 Drg. für 2 – 3 Wo.
Auch postop. Schmerzreduktion wurde beobachtet.

▶ Homöopathie

Vgl. S. 289, Übersicht Interna-Therapie.

▶ Neuraltherapie

Lokale Behandlung, Segmentbehandlung, i.v. Gabe.

- Alle Narben mit feiner Nadel zur besseren Wundheilung und Verhinderung von Keloidbildung mit Procain (1%ig) infiltrieren.

▶ Physikalische Therapien

Hydrotherapie: Schürfwunden unter fließendem Wasser reinigen, dann verdünnte Arnikatinktur auftragen, möglichst offenhalten (*Carstens, 1992*).
Bäder mit Zusätzen, z.B. Kamille, Kaliumpermanganat, wenn infiziert, Calendula.

Bewegungstherapie: Evtl. aktive Bewegungstherapie, isometrische Spannungsübungen, wenn nicht Ruhigstellung nötig ist (*Dirschauer, 1977*).

Elektrotherapie: Galvanische Strombehandlung – stabile Galvanisation (0,01 mA), Dauer 30 – 120 min, 1 – 3× tgl., über 12 Tage, bei guter Heilung auch länger möglich (Knauth, 1991).

Massagetherapie: Oft gute Effekte durch manuelle Lymphdrainage.

▶ Phytotherapie

Äußerlich:

- Kamillenblüten: Für Bäder, Auflagen, Waschungen, Spülungen; gute antiphlogistische und bakteriostatische Wirkungen.
- Eichenrinde: Für Auflagen, Waschungen; adstringiert, besonders bei erosiven Wunden.
- Arnika in: Arnika-Salbe Heel®, Arnica Kneipp® Salbe, auch rezeptiert als Arnikatinktur für Umschläge.

Innerlich:

- Pflanzliche Enzyme (vgl. S. 273).

Zur Narbenbehandlung vgl. S. 275.

16.2 Verbrennungen und Sonnenbrand

Def.: Akute Entzündung der Haut durch Hitzeeinwirkung mit den klinischen Zeichen Rötung, Schwellung, Blasenbildung, Nekrose und Schmerz.

Pathophysiologie und Klinik. Verbrennungstraumata werden in drei Schweregrade eingeteilt. Grad 1 ist gekennzeichnet durch ein schmerzhaftes Erythem, begleitet von einer

Schwellung. Die Gewebeschädigung beschränkt sich hierbei auf die oberen Schichten der Epidermis. Verbrennungen 2. Grades reichen bis in die tiefen Schichten der Epidermis. Neben der entzündlichen Rötung entstehen Brandblasen und heftige Schmerzen. Da die Basalmembran nicht zerstört wird, kommt es zu einer Restitutio ad integrum, d.h. einer narbenlosen Abheilung. Grad 3 der Verbrennungen ist charakterisiert durch eine tiefe Gewebezerstörung, die bis in das Corium oder sogar die Subkutis reicht. Klinisch imponiert eine mit Schorf bedeckte Wundfläche. Sind zusätzlich Sehnen und Knochen betroffen, spricht man von Verkohlung. Verbrennungen 3. Grades heilen mit Narben ab, die zum Teil entstellend sein können. Im zerstörten Hautbereich besteht aufgrund einer Schädigung der sensiblen Nerven eine Analgesie.

Ein Sonnenbrand (Dermatitis solaris) entspricht einer Verbrennung 1. bis 2. Grades. Durch den akuten Strahlenschaden entsteht eine epidermodermale Entzündung, die sich in Rötung, Schwellung und, je nach Intensität, auch Blasenbildung äußert.

Allgemeine Therapiegrundsätze. Wichtige Erstmaßnahmen bei Verbrennungen stellen zum einen die Kühlung der betroffenen Hautareale dar, um eine weitere hitzebedingte Gewebeschädigung zu unterbinden, und zum anderen die Abdeckung mit sauberen Tüchern zum Schutz vor Sekundärinfektionen. Verbrennungen 1. und 2. Grades können sowohl extern als auch intern kurzfristig mit Glukokortikosteroiden therapiert werden. Blasen sollten steril eröffnet und lokal desinfizierend behandelt werden. Bei Verbrennungen 3. Grades sollte ein schonendes Entfernen der Nekrosen angestrebt werden. Sind große Flächen von der Verbrennung betroffen, ist eine Intensivbehandlung notwendig.

Möglichkeiten und Grenzen

Bei Verbrennungen I – II. Grades können Phytotherapie, physikalische Therapie, Enzymtherapie und Homöopathie gut integriert werden. Höhergradige Verbrennungen bedürfen den Therapiegrundsätzen der konventionellen Traumabehandlung.

▶ Enzymtherapie

Gute Behandlungsmöglichkeiten zur Ödemprophylaxe und -therapie mit Enzympräparaten wie Wobenzym® oder Bromelain-POS®. Dosierung: z.B. Wobenzym® 3× 5 – 8 Drg. für 1 – 2 Wo.
Auch postoperative Schmerzreduktion wurde beobachtet.

▶ Ernährungstherapie

Bei ausgedehnten Verbrennungen an Eiweißverluste denken. In diesen Fällen muss die Therapie mit einer eiweißreichen Vollwerternährung begonnen werden.

▶ Homöopathie

Vgl. S. 182, Übersicht Physikalische Schädigungen der Haut.

▶ Neuraltherapie

Sofortige lokale Behandlung, Segmentbehandlung, i.v. Gabe.

▶ Ordnungstherapie

Ausgedehnte Verbrennungen führen nicht selten zu psychologisch bedeutsamen Traumen (vgl. S. 299).
In der Folge höher gradiger Verbrennungen können entstellende Narbenbildungen zu Belastungen führen. Den Patienten darauf hinweisen, dass vor narbenkorrigierenden Eingriffen trotzdem die Narbenheilung genügend lange abgewartet werden sollte.

▶ Physikalische Therapien

Verbrennungen:
Ziel: Verhinderung von Narbenkontrakturen, Unterstützung der Wundheilung.
Hydrotherapie: Mit fließendem kalten Wasser kühlen oder kalte Umschläge auflegen. Bäder mit Zusätzen: Calendula, Schachtelhalm, Kleie, Kaliumpermanganat.
Bewegungstherapie: Korrektur durch Lagerung, passive Bewegung der betroffenen Gelenke, isometrische Spannungsübungen, aktive Bewegungstherapie und Beschäftigungstherapie (vgl. *Dirschauer, 1977*).
Massagetherapie: Zur Narbenbehandlung Unterwasserdruckstrahlmassage, evtl. Bindegewebsmassage und osteopathische Weichteiltechnik der Narbe *(Lewit, 1992)*.
Elektrotherapie: Ultraschalltherapie der Narben, Iontophoresen *(Dirschauer, 1977)*.

Sonnenbrand:
Hydrotherapie: Kompressen mit kühler Buttermilch, feuchte Umschläge mit milchigen Zubereitungen *(Braun-Falco, 1984)*. Bewährt auch die klassische Kneipp-Therapie *(Nolting, 1986)*.
Phytotherapie: Zur Therapie von Verbrennungen 1. und 2. Grades vgl. S. 183. Zur Narbenbehandlung vgl. S. 275.
Sauerstoff- und Ozontherapie: Möglichkeit zur Anwendung von Ozon-Begasung auf die verletzten Stellen *(Held, 1983)* (vgl. S. 360).

16.3 Säure- und Laugenverletzungen

Def. und Pathophysiologie. Durch eine Zerstörung der körpereigenen Eiweißmoleküle führen Säuren und Laugen zu einer Koagulations- bzw. Kolliquationsnekrose.

Klinik. Säuren werden auf der Hautoberfläche rasch neutralisiert, sie führen deshalb zu oberflächlichen und scharf begrenzten Verätzungen. Im Gegensatz dazu reichen die Gewebeschädigungen bei Laugenverätzungen weiter in die Tiefe. Klinisch imponiert unmittelbar nach Einwirkung der Noxe die Entstehung eines Ätzschorfs. Erst danach kommt es zu entzündlicher Rötung, Schwellung und schließlich Demarkation des nekrotischen Hautbezirks.

Allgemeine Therapiegrundsätze. Erstmaßnahmen bestehen aus Abspülung und damit Verdünnung des einwirkenden Ätzstoffs mit Wasser. Die Entzündungsreaktion kann mit externen und internen Glukokortikosteroiden gemildert werden.

▶ Homöopathie

Vgl. S. 182, Übersicht Physikalische Schädigungen der Haut.

▶ Neuraltherapie

Vgl. S. 184, Verbrennungen und Sonnenbrand.

▶ Physikalische Therapien

Hydrotherapie: Abspülung und Verdünnung mit reichlich Wasser (*Braun-Falco, 1984*). Als Erstmaßnahmen auch Neutralisierungsversuche (*Christophers u. Ständer, 1992*):

- Säureverletzung mit schwachen Laugen (z.B. Bad oder Umschlag mit Seifenlösung).
- Laugenverletzung mit schwacher Säure (z.B. Bad oder Umschlag mit Speiseessiglösung).
- Eventuell Milch als Puffersubstanz für Säuren und Laugen.

▶ Phytotherapie

Zur Nachbehandlung vgl. S. 183 u. S. 275.

Möglichkeiten und Grenzen
Naturheilkundliche Maßnahmen eignen sich eher zur Nachbehandlung von Restwunden und von Narbenzuständen. Die Akutbehandlung dieser Verletzungen sollte nach den Regeln der konventionellen Therapie erfolgen.

17. Pigment-erkrankungen

Melanin, das Pigment der menschlichen Haut, wird in den epidermalen Melanozyten gebildet und an die sie umgebenden Keratinozyten in Form von Melanosomen abgegeben. Es dient zum Schutz vor somatischen Mutationen der Erbsubstanz in den basalen Epithelzellen durch UV-Licht.

Bei Weißhäutigen wird das Melanin bei der laufend stattfindenden Keratinozytendifferenzierung enzymatisch abgebaut. Im Gegensatz dazu bleibt das Melaninpigment bei dunkelhäutigen Menschen während der Differenzierung bestehen.
Verschiedene Reize wie z.B. UV-Licht und hormonelle Einflüsse können die Melanozyten zu einer vermehrten Melaninproduktion anregen. Die normale Bildung des Pigments kann aber auch verhindert werden, etwa durch Enzymdefekte.

▶ Homöopathie

Bei kritischer Sichtung der Literatur sowie therapeutischer Einschätzung sind Behandlungserfolge eher zurückhaltend zu bewerten; in jedem Fall sollte eine personotrope Behandlung durchgeführt werden.

17.1 Vitiligo

Def.: Bei der Vitiligo (Syn. Weißfleckenkrankheit) handelt es sich um eine erworbene Erkrankung, die mit multilokulär auftretenden Hypo- bis Depigmentierungen einhergeht.

Pathophysiologie. Die Pathophysiologie ist letztendlich ungeklärt, man vermutet Autoimmunmechanismen, durch welche die Melanozyten geschädigt werden.

Klinik. Die Vitiligo tritt meist im frühen Erwachsenenalter auf. Sie ist gekennzeichnet durch multiple weiße Flecken am Integument. Eine bevorzugte Lokalisation besteht nicht. Die Depigmentierungen können konfluieren, sodass im Extremfall das gesamte Integument betroffen ist. Subjektive Beschwerden bestehen nicht, jedoch ist die psychische Belastung vielfach sehr groß.

Allgemeine Therapiegrundsätze. Therapieversuche mit UVA-Bestrahlung oder oraler Photochemotherapie führen in einem Teil der Fälle zu Repigmentierungen.

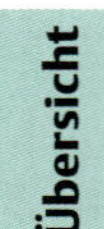

Erweiterte Therapie mit Naturheilverfahren

Die Therapie der Vitiligo ist mit naturheilkundlichen Mitteln wie mit konventionellen Maßnahmen äußerst schwierig. Die dargestellten Maßnahmen stellen allenfalls Versuche dar.

▶ Homöopathie

Bei kritischer Sichtung der Literatur sowie therapeutischer Einschätzung sind Behandlungserfolge eher zurückhaltend zu bewerten; in jedem Fall sollte eine personotrope Behandlung durchgeführt werden.

▶ Mikrobiologische Therapie

Begleitende Maßnahme zur Immunmodulation (vgl. S. 292). Darmflora diagnostisch und therapeutisch berücksichtigen.

▶ Neuraltherapie

Bei den unterschiedlichen Pigmenterkrankungen der Haut ist als unterstützende Maßnahme das folgende, individuell modifizierbare Vorgehen möglich:

- Lokale Um- bzw. Unterspritzung der betroffenen Herde vom Rand her.
- Injektion an bzw. in zu- und abführende Gefäße.
- Segmentbehandlung.
- Störfeldbehandlung: Einbeziehung von Ver-

bindungen über segmentale Zugehörigkeit, Akupunkturmeridiane und Somatotopien.

▶ Physikalische Therapien

Phototherapie: Aussichtsreichste Behandlung zur Repigmentierung ist die PUVA-Therapie (*Orfanos, 1995*). Auch KUVA (Khellin + UVA) und PAUVA (Phenylalanin + UVA) sind kasuistisch erfolgreich eingesetzt worden (vgl. auch *Steigleder, 1987; Braun-Falco, 1984; Meffert, 1994; Greiner et al., 1995*). Repigmentierung ist allerdings häufig unregelmäßig und nicht dauerhaft.

Klima-Heliotherapie: Heliotherapie kommt nur für das Initialstadium infrage *(Harnack, 1975). Seidl et al. (1994)* beschreiben sehr gute Ergebnisse am Toten Meer bei über 70 % von 102 untersuchten Patienten.

▶ Phytotherapie

Schon bei den Ägyptern wurde die lichtsensibilisierende Wirkung von Ammi majus therapeutisch genutzt. Im Rahmen der PUVA-Therapie kommt heute aber synthetisches Methoxypsoralen zur Anwendung.

▶ Psychosomatik und Psychotherapie

Primär kann die Vitiligo nicht als psychosomatische Erkrankung angesehen werden. Der sekundäre Leidensdruck unter der Erkrankung ist jedoch erheblich und erfordert in einigen Fällen begleitende psychologische Maßnahmen zur Krankheitsbewältigung *(Porter, 1986)*.

17.2 Melasma

Def.: Das Melasma ist eine erworbene, häufig durch hormonelle Einflüsse entstehende Störung, die mit Hyperpigmentierungen des Gesichts einhergeht.

Pathophysiologie. Die Pathophysiologie ist ungeklärt. Man findet vermehrt Melanin im Stratum basale, bedingt durch eine vermehrte Pigmentproduktion in den Melanozyten.

Klinik. Von einem Melasma sind meist junge Frauen betroffen. Kennzeichnend sind scharf begrenzte, hyperpigmentierte Flecken, die häufig eine bizarre Gestalt annehmen. Sie können zu größeren Herden zusammenfließen. Sonnenexposition führt zu einer Verstärkung der Hautveränderungen. Bei einigen der betroffenen Patientinnen liegt eine Schwangerschaft vor, andere nehmen orale Kontrazeptiva ein. Nach der Geburt oder nach Absetzen der Kontrazeptiva verschwinden die Hautveränderungen in einem Teil der Fälle spontan. Nicht selten findet man auch ein Melasma, das durch Kosmetika oder Medikamente (besonders Hydantoine und Pheno-thiazine) verursacht wird. In diesen Fällen können auch Männer betroffen sein.

Allgemeine Therapiegrundsätze. Vermeidung von Sonnenexposition bzw. konsequenter Lichtschutz sind die Basismaßnahmen. Ansonsten kommen topische Depigmentierungsmittel zur Anwendung.

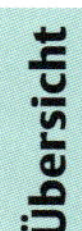

Erweiterte Therapie mit Naturheilverfahren

Die Therapie des Melasma ist wie auch die Behandlung der Vitiligo mit naturheilkundlichen Mitteln schwierig. Die wenigen dargestellten Maßnahmen stellen allenfalls Versuche dar.

▶ Homöopathie

Bei kritischer Sichtung der Literatur sowie therapeutischer Einschätzung sind Behandlungserfolge eher zurückhaltend zu bewerten; in jedem Fall sollte eine personotrope Behandlung durchgeführt werden.

▶ Neuraltherapie

Vgl. S. 186, Vitiligo.

▶ Physikalische Therapien

Heliotherapie, Phototherapie.
Cave: Direkte Sonnenbestrahlung vermeiden (*Braun-Falco, 1984*)!

▶ Psychosomatik und Psychotherapie

Bekannte, für die Hyperpigmentierung verantwortliche Faktoren sind endokrine Dysfunktionen, Hormonstörungen sowie Schilddrüsenfunktionsstörungen. Lediglich eine Literaturquelle (*Wolff, 1993*) verweist auf extremen emotionalen Stress als Auslösefaktor für Melasma. Von zwei Fällen wird berichtet, bei denen unmittelbar vor Auftreten der Erkrankung ein naher Angehöriger gestorben war. In solchen Ausnahmefällen wäre an eine psychotherapeutische Kriseninterven-tion zu denken. Im Allgemeinen sind bei Melasma jedoch keine psychosomatischen Zusammenhänge anzunehmen.

18. Erkrankungen der Schleimhäute

Hinweis: Informationen zur Therapie von Schleimhauterkrankungen können auch unter folgenden Themen zu finden sein:
Pilzinfektionen (vgl. S. 68).
Bakterielle Infektionen (vgl. S. 40).
Virusinfektionen (vgl. S. 53).
Herpes labialis (vgl. S. 59).
Allergien (vgl. S. 92).
Lichen ruber planus (vgl. S. 85).
Bullöse Dermatosen (vgl. S. 153).
Pemphigus vulgaris (vgl. S. 154).
Sexuell übertragbare Erkrankungen (vgl. S. 74).

▶ Enzymtherapie

Bei entzündlichen Schleimhauterkrankungen mit Schwellungsneigung können Enzympräparate indiziert sein, z.B. Aphthose, Stomatitis (vgl. S. 273).

▶ Ernährungstherapie

Eine gezielte Ernährungsbehandlung zum »Schleimhautschutz« gibt es nicht. Sie wirkt bei Erkrankungen der Mundschleimhaut mehr im Sinn einer Linderung der Beschwerden: Appetitlosigkeit respektieren, kurzfristige, flüssige Ernährung. Keine Milch oder Milchgetränke wegen stark verschleimenden Effekts.
Achtung: Fruchtsäfte können durch ihren Säuregehalt schmerzhafte Reaktionen im Mund-Rachen-Bereich provozieren!

▶ Heilfasten

Oftmals verzichten Patienten mit starken Entzündungen der Mundschleimhaut von sich aus schon auf die Aufnahme fester Nahrung. Eine echte Fastentherapie kann nicht nur zur Schonung der Schleimhaut sinnvoll sein, sondern – je nach Grunderkrankung – auch eine umstimmende, längerfristig bessernde Wirkung haben.

▶ Homöopathie

Die homöopathische Behandlung kann sich auch in ansonsten schwierig zu behandelnden Fällen als hilfreich erweisen. Besonders häufig infrage kommende Mittel:

▶ Aphthöse Entzündungen; Soor. Starke Schmerzen, Nahrungsverweigerung, Impetiginisierte Effloreszenzen perioral und -nasal.

- Natrium tetraboracicum (Borax) D6
  2 – 3× tgl. 1 Tbl.

▶ Starke Entzündung mit Schmerzen, Blutungsneigung; Aphthen. Fauliger Mundgeruch, Mundwinkelrhagaden.

- Acidum nitricum D12 2× tgl. 5 Globuli

▶ Flache, oft eitrig belegte Ulzera; schwammiges, geschwollenes Zahnfleisch. Speichelfluss; Foetor ex ore; Zahneindrücke am Zungenrand. Übler Körpergeruch.

- Mercurius corrosivus D12
  2× tgl. 1 Tbl.

▶ Bläulich-rote Schwellung, Ulzeration mit Neigung zu dunkler Blutung. Starke Schmerzen, Nahrungsverweigerung, septikämische Tendenz (Grenze der Homöopathie).

■ Lachesis mutus D12
2 – 3× tgl. 5 Globuli

▶ Mikrobiologische Therapie

Besonders bei Befall mit Candida-Pilzen im Mundbereich oder im Darm angezeigt. Auch bei Zahnfleischentzündungen, bes. chronischen. In hartnäckigen Fällen ist ein mehrstufiges Vorgehen zu empfehlen gemäß Schema: Mikrobielle Diagnostik → Reduktion pathogener Keime → Stimulation der Verdauungsdrüsen → Verabreichung mikrobiologischer Präparate.

● Begleitend durch alle Phasen auf eine stoffwechselfördernde Diät achten, ggf. auch eine spezielle Diät für die mikrobiologische Behandlung (vgl. S. 292).

▶ Neuraltherapie

● Segmentbehandlung: z.B. Augensegment: N. supraorbitalis, N. infraorbitalis, innerer und äußerer Augenwinkel, 3E 23.

● Störfeldbehandlung: Tonsillen, Zähne, gyn. Raum, Injektion nach Mink.

▶ Orthomolekulare Therapie

Die Substitution von Vitaminen oder Mineralstoffen kann in den (selteneren) Fällen einer Unterversorgung die passendste Therapie von Schleimhauterkrankungen sein, z.B. bei der Acrodermatitis enteropathica. Auch bei Schleimhautentzündungen anderer Ursache können diese Präparate die Abheilung begünstigen.

▶ Physikalische Therapien

Wasseranwendungen sind eine zentrale Maßnahme zur Linderung von Beschwerden. Nur in sehr schweren Fällen verträgt die Mundschleimhaut keinerlei Kontakt mit Wasser. Gesteigerte Temperaturempfindlichkeit beachten!

Tgl. Schleimhautbehandlung: Zungenbürstungen (wenn vertragen), Gurgeln mit Salbei- oder Kamillentee, Nasenspülungen mit lauwarmem Wasser, kalter Gesichtsguss, Halswickel.
Abends kommen auch nasse Socken und Fußwickel infrage.
Mundspülungen mit Luvos-Heilerde ultra (1 TL auf ½ Glas Wasser).
Inhalationen mit 1 – 2%iger Sole, Emser Salz®, ätherischen Ölen, Kamillenblütenaufgüssen. Besonders bei Entzündungen im Übergangsbereich zum Rachen.
Infrage kommen auch Elektrotherapie (Kurz- oder Mikrowellen) und Phototherapie (vgl. S. 320ff).

▶ Phytotherapie

Pflanzliche Präparate können in mehrfacher Weise hilfreich sein: zum einen lindern sie durch ihre adstringierenden Wirkungen die akute Entzündung der Schleimhaut, zum anderen haben manche Pflanzen bei örtlicher Anwendung eine gewisse antiseptische Wirkung (z.B. Kamille). In der Abheilungsphase ist auch die wundheilungsfördernde Wirkung mancher Pflanzen erwünscht. Schließlich können pflanzliche Immunstimulantien (z.B. Echinacin) zur Umstimmung und Immunstimulation bei erregerbedingten Schleimhauterkrankungen dienlich sein. Folgende Heilpflanzen werden verwendet: Salbei, Thymian, Kamille, Arnika, Myrrhe, Tormentillwurz, Heidelbeeren (s. Einzelindikationen).

▶ Sauerstoff- und Ozontherapien

Bei Stomatitis ist Ozonwasser zum Spülen gebräuchlich, sonst eher keine Indikationen bei Schleimhauterkrankungen.

18.1 Aphthose

Def.: Aphthen sind schmerzhafte, etwa 2 – 5 mm große, flache Ulzerationen an den Schleimhäuten.

Pathophysiologie. Solitäre Aphthen treten im Rahmen von Infekten oder nach Bagatelltraumen im Schleimhautbereich auf. Die Pathogenese von chronisch-rezidivierenden Aphthen ist ungeklärt.

Klinik. Die einzelne Aphthe entsteht aus einem roten Fleck, auf dem sich ein kleines Bläschen bildet, das rasch zerfällt und eine flache, schmerzhafte Schleimhautulzeration zurückläßt. Man unterscheidet solitäre Aphthen von chronisch-rezidivierenden und solchen, die im Rahmen eines M. Behçet auftreten. Bei der chronisch-rezidivierenden Form kommt es unausgesetzt, eventuell über Jahrzehnte, zu neuen Läsionen. Aufgrund der Schmerzhaftigkeit der an sich harmlosen Erscheinungen fühlen sich die betroffenen Patienten in ihrem Allgemeinbefinden stark beeinträchtigt.

Allgemeine Therapiegrundsätze. Mundspülungen mit entzündungshemmenden Substanzen, zusätzlich glukokortikosteroidhaltige Haftsalben. Systemische Glukokortikosteroide und andere Immunsuppressiva sind gut wirksam, der Nutzen ist aber gegenüber dem potenziellen Nebenwirkungsrisiko solcher Medikamente vorsichtig abzuwägen .

Möglichkeiten und Grenzen

Zur symptomatischen topischen Therapie eignen sich mehrere Pflanzen mit entzündungshemmender und wundheilungsfördernder Wirkung. Ordnungstherapeutische Hinweise sind zu beachten. Andere Therapiemaßnahmen wie Eigenblutbehandlung, Homöopathie, Enzymtherapie und automolekulare Therapie sind versuchsweise möglich, jedoch häufig frustran.

▶ Eigenbluttherapie

- EB-Basistherapie (vgl. S. 266) plus 1 Amp. Notakehl® D5 Sanum und Pefrakehl® D6 Sanum.
- Bei der Blutabnahme Applikation von 7,5 g bis 15 g Vitamin C Pascoe®. Oder
- aktiviertes EB (vgl. S. 267) plus 1 Amp. Notakehl® D5 Sanum und Pefrakehl® D6 Sanum.
- Bei der Blutabnahme Applikation von 7,5 g bis 15 g Vitamin C Pascoe®.
- Oral: Merc. corrosivus D6 3× tgl. 1 Tbl., Hepar sulf. D4 3× tgl. 1 Tbl., in schweren Fällen Kalium bichromicum D6 3× tgl. 1 Tbl.
- EB bei Kindern (vgl. S. 268).

▶ Enzymtherapie

Bei chronisch-rezidiv. Auftreten Therapieversuch mit Enzympräparaten wie Wobenzym® oder Bromelain-POS®. Dosierung: z.B. Wobenzym® 3×5 Drg. für 3 – 4 Wo.

▶ Ernährungstherapie

Vollwerternährung, zusätzlich Sonderdiät »biogene Amine«. Häufig besteht eine Unverträglichkeit auch auf Nüsse, scharfe Gewürze und Knoblauch.

▶ Heilfasten

Lindert rasch die akuten Beschwerden, gute Rezidivprophylaxe.

▶ Homöopathie

Vgl. S. 188, Übersicht Erkrankungen der Schleimhäute.

▶ Mikrobiologische Therapie

Vgl. S. 189, Übersicht Erkrankungen der Schleimhäute.
Positive Effekte durch Aktivierung unspezifischer (und spezifischer) Abwehrmechanismen auf sämtlichen Körperschleimhäuten, Stabilisierung der Schleimhautbarriere.

▶ Ordnungstherapie

- Auf Rauchen, scharfe Speisen und Alkohol verzichten.
- Bei sporadisch auftretenden Entzündungen der Mundschleimhaut genügt es oftmals, bei den ersten Symptomen rasch und

konsequent mit pflanzlichen Spüllösungen (siehe unten) zu behandeln, ferner mit pflanzlichen Tees.

- Bei starken Beschwerden Ruhe und Schonung.
- Schleimhautentzündungen verschiedener Ursache können gelegentlich auch durch »Stress« verstärkt werden. In diesen Fällen sind eine Reduzierung von Stressfaktoren sowie ein Überdenken der eigenen Ernährung und der Lebensgewohnheiten nötig.

▶ Orthomolekulare Therapie

Meist wenig aussichtsreich. Versuch mit Eisen, Zink, hochdosiert Vitamin C. Zu Dosierungen vgl. S. 302.

▶ Physikalische Therapien

Klimatherapie: Im Nordseeklima sind während des ganzen Jahres auffällige Besserungen beschrieben bei einer Kurdauer nicht unter 6 Wochen *(Harnack, 1975)*.

▶ Phytotherapie

Mundspülungen mehrfach tgl. mit:

- Myrrhentinktur (10 Tr. auf 1 Glas Wasser).
- Salbei- oder Kamillentee.
- Arnika D2 20 Gtt. oder Phönix Kalantol A® 1 TL.

▶ Sauerstoff- und Ozontherapien

Versuch mit Ozonwasser (vgl. S. 195 Stomatitis)

18.2 Stomatitis

Systematik. Entzündungen der Mundschleimhaut können durch verschiedene Erkrankungen bedingt sein, ohne dass sich das klinische Bild eindeutig zuordnen ließe. Zu den häufigeren Grunderkrankungen zählen:

- Pilzinfekte, insbesondere Befall mit Candida albicans.
- Herpesinfektionen.
- Schlecht sitzende Zahnprothesen.
- Kontaktallergien.
- Stärkere Vitaminmangelzustände, besonders von Vitamin C und den B-Vitaminen.
- Mangel an Eisen oder Zink.
- Unspezifische Schleimhautentzündungen im Zusammenhang mit viralen Infekten (z.B. Grippe, Masern).
- Nebenwirkungen von Medikamenten (z.B. Zytostatika bei der Krebsbehandlung).
- Folgen von Verbrenungen und chemischen Schädigungen (z.B. Säure).
- Begleiterscheinung von manchen Hauterkrankungen (z.B. Lichen ruber).
- Eigenständige Erkrankung (z.B. wiederholte Aphthen).

Klinik. Für den Betroffenen äußert sich die Stomatitis vornehmlich in Schmerzen, Brennen und Wundgefühl. Reizende und saure Speisen werden häufig nicht mehr vertragen, ebenso können heiße Speisen Probleme bereiten.

Bei Inspektion der Schleimhaut fallen Rötungen, manchmal auch Bläschenbildungen, Beläge der Zunge oder Abschilferungen der Schleimhaut auf. Unangenehm können ein schlechter Geschmack sowie stärkerer Mundgeruch sein.

Diagnostik. Nach sorgfältiger Inspektion der Mundhöhle ist im Einzelfall zu entscheiden, welche zusätzliche Diagnostik vorgenommen wird. Hierzu können Abstriche von Zunge und Wangenschleimhaut gehören, eventuell auch Untersuchungen des Bluts und in sehr hartnäckigen, der Therapie widerstehenden

Fällen auch eine Gewebeprobeentnahme der Schleimhaut. Auch internistische Grunderkrankungen sollten ggf. abgeklärt werden.

Allgemeine Therapiegrundsätze. Die konventionelle Therapie gestaltet sich entsprechend den verschiedenen möglichen Ursachen sehr unterschiedlich. Bei Pilz- oder Bakterienbefall werden lokal wirksame antiseptische oder antibiotische Präparate verabreicht, bei stärkerem Befall sind möglicherweise auch systemische (d.h. durch Injektion oder orale Aufnahme zugeführte) Medikamente erforderlich. Bei starken Schmerzen können auch lokalanästhetische Lutschtabletten oder Lösungen zum Einsatz kommen. Zur verbesserten Wundheilung werden Spüllösungen mit Dexpanthenol (z.B. Bepanthen®), Kamillenlösung u.v.a. Substanzen gegeben. Wenn in selteneren Fällen Vitaminmangelzustände vorliegen, so werden diese durch Vitamintabletten behandelt.
Hinweis: Informationen zur Therapie von Schleimhauterscheinungen im Mund können auch unter folgenden Themen zu finden sein:
Aphthose (vgl. S. 189).
Pilzinfektionen (vgl. S. 68).
Bakterielle Infektionen (vgl. S. 40).
Virusinfektionen (vgl. S. 53).
Herpes labialis (vgl. S. 59).
Allergien (vgl. S. 92).
Lichen ruber planus (vgl. S. 85).
Pemphigus vulgaris (vgl. S. 154).

Möglichkeiten und Grenzen

Je nach Ursache der Stomatitis kommen adstringierende und antiphlogistische Pflanzen infrage, ferner – je nach Genese der Stomatitis – hydrotherapeutische und weitere regulatorische Therapieformen.

▶ Akupunktur

Die A. ist bei der symptomatischen Behandlung der Stomatitis nicht Therapie der ersten Wahl. In ansonsten therapieresistenten Fällen ist ihre Anwendung jedoch sehr empfehlenswert. Je nach Ursache der Stomatitis kommen zusätzliche Punkte infrage. Bei den Schleimhautentzündungen besteht auch die Möglichkeit der lokalen Laseranwendung.

Punkte: (KS 8), M 7, Di 4, (KG 23). Stomatitis aphtosa (durch Herpes): Di 4, Dü 3, B 58; zusätzlich evtl. M 36, B 23, 54, Le 9, KG 12, 6. Auch kann die **OAP** versucht werden. *König* und *Wancura* empfehlen: 84 Mund, 22 Endokrinium, 55 Shen Men, 4 Zunge.

▶ Eigenbluttherapie

- EB-Basistherapie (vgl. S. 266) plus 1 Amp. Albicansan® D5 Sanum.
Bei der Blutabnahme Applikation von 7,5 bis 15 g Vitamin C Pascoe. Zwischenschaltung von Sanukehl Cand® D5 Injektionen Sanum oder
- aktiviertes EB (vgl. S. 269) plus 1 Amp. Albicansan® D5 Sanum.
Bei der Blutabnahme Applikation von 7,5 g bis 15 g Vitamin C Pascoe®. Zwischenschaltung von Sanukehl Cand® D5 Injektionen Sanum.
- Sehr hilfreich bei rezidivierenden Fällen:
1. Tg. Mischinjektion i.m.: Mucokehl® D5 Sanum plus Utilin® schwach Sanum plus Ubichinon® Kps. Heel.
3 – 4 Tage danach Mischinjektion i.m.: Utilin® stark Sanum plus Recarcin® schwach Sanum plus Ubichinon® Kps. Heel.
14 Tage nach der zweiten Injektion: Mischinjektion i.m.: Recarcin® stark Sanum plus Utilin® stark Sanum plus Ubichinon® Kps. Heel.
- Oral: Albicansan® D4 Kps., 2× tgl. 1 Kps.
- Rektal: Albicansan® D3 Supp., v. d. Schlafengehen 1 Supp. einführen.
- EB bei Kindern (vgl. S. 268).

▶ Enzymtherapie

Bei anhaltender entzündlicher Schwellung unterstützend mit Enzympräparaten wie Wobenzym® oder Bromelain-POS®. Dosierung: z.B. Wobenzym® 3×3 Drg. für 1 – 3 Wo.

▶ Ernährungstherapie

Vollwerternährung; zusätzlich Sonderdiät »biogene Amine« (vgl. S 279). Häufig besteht eine Unverträglichkeit auch auf Nüsse, scharfe Gewürze und Knoblauch.

▶ Heilfasten

Lindert oft rasch die akuten Beschwerden, gute Rezidivprophylaxe.

▶ Homöopathie

Vgl. S. 188, Übersicht Erkrankungen der Schleimhäute.

▶ Mikrobiologische Therapie

Besonders bei Befall mit Candida im Mundbereich oder im Darm angezeigt. Auch bei Zahnfleischentzündungen, besonders chronischen. In hartnäckigen Fällen ist ein mehrstufiges Vorgehen zu empfehlen gemäß Schema: Mikrobielle Diagnostik → Reduktion pathogener Keime → Stimulation der Verdauungsdrüsen → Verabreichung mikrobiologischer Präparate.

- Begleitend durch alle Phasen auf eine stoffwechselfördernde Diät achten, ggf. auch eine spezielle Diät für die mikrobiologische Behandlung.
- Einfaches Schema: Auf 1 Glas abgekochtes Wasser 20 Tr. Salviathymol®, 1 TL Emser Salz® und 20 Tr. Symbioflor® 1, mehrfach tgl. gurgeln, insgesamt 6 Wo. anwenden.

▶ Neuraltherapie

Manche Neuraltherapeuten geben ihre Lokalanästhetika örtlich unter Zusatz von pflanzlichen Auszügen, z.B. Salviathymol® oder Kamillenlösung mit etwas Lidocain versetzt gurgeln. Bei wiederholten, hartnäckigen Entzündungen kommt auch eine Störfeldsuche infrage (evtl. Tonsillen, Zähne, Magen, Darm).

▶ Ordnungstherapie

- Zumindest während der Entzündungsphase auf Rauchen, scharfe Speisen und Alkohol verzichten.
- Bei sporadisch auftretenden Entzündungen der Mundschleimhaut genügt es oftmals, nach den ersten Symptomen rasch und konsequent mit pflanzlichen Spüllösungen zu behandeln, ferner mit pflanzlichen Tees.
- Bei starken Beschwerden Ruhe und Schonung.
- Schleimhautentzündungen verschiedener Ursache können gelegentlich auch durch »Stress« verstärkt werden. In diesen Fällen sind eine Reduzierung von Stressfaktoren sowie ein Überdenken der eigenen Ernährung und der Lebensgewohnheiten nötig.

Wiederholte Schleimhautentzündungen unklarer Herkunft können auch Zeichen einer Schädigung der Darmschleimhaut sein, oft bei Dysbiose.

▶ Orthomolekulare Therapie

Die Substitution von Vitaminen oder Mineralstoffen kann in den (selteneren) Fällen einer Unterversorgung die passendste Therapie überhaupt sein. Auch bei Schleimhautentzündungen anderer Ursache können diese Präparate die Abheilung begünstigen. Im Einzelnen kommen infrage:

Entzündungen der gesamten Mundschleimhaut: Eisen, Zink.

Entzündung der Zunge: Vitamin B_2, B_6, B_{12}, Folsäure.

Zahnfleischentzündung, Zahnfleischbluten: Vitamin C.

Zu Dosierungen vgl. S. 302.

▶ Physikalische Therapien

Hydrotherapie: Wasseranwendungen sind eine zentrale Maßnahme zur Linderung von Beschwerden. Nur in sehr schweren Fällen verträgt die Mundschleimhaut keinerlei Kontakt mit Wasser. Gesteigerte Temperaturempfindlichkeit beachten!

Täglich Schleimhautbehandlung: Zungenbürstungen (wenn vertragen), Gurgeln mit Salbei- oder Kamillentee, Nasenspülungen mit lauwarmem Wasser, kalter Gesichtsguss, Halswickel.
Abends kommen auch nasse Socken und Fußwickel infrage.
Mundspülungen mit Luvos-Heilerde ultra (1 TL auf ½ Glas Wasser).
Inhalationen mit 1 – 2%iger Sole, Emser Salz®, ätherischen Ölen, Kamillenblütenaufgüssen. Besonders bei Entzündungen im Übergangsbereich zum Rachen.
Ansteigende Arm- und Fußbäder mit anschließender Dunstpackung.
Die folgenden Anwendungen können ebenfalls zur Abheilung der Stomatitis beitragen:
Elektrotherapie: Kurzwellenbehandlung, Mikrowellentherapie.
Phototherapie: Blau- oder Rotlicht für Kopf oder Hals, 10–20 min, mehrfach pro Wo.

▶ Phytotherapie

Pflanzliche Präparate können in mehrfacher Weise hilfreich sein: Zum einen lindern sie durch ihre adstringierenden Wirkungen die akute Entzündung der Schleimhaut, zum anderen haben manche Pflanzen bei örtlicher Anwendung eine gewisse antiseptische Wirkung (z.B. Kamille). In der Abheilungsphase ist auch die wundheilungsfördernde Wirkung mancher Pflanzen erwünscht. Schließlich können pflanzliche Immunstimulantien (z.B. Echinacin) zur Umstimmung und Immunstimulation bei erregerbedingten Schleimhauterkrankungen dienlich sein.

- Salbei (Salvia officinalis): Mit Tee (Folia Salviae), Salus® Salbei Tr. (verdünnt) oder Komb.-Präp. Salviathymol® Tr. (verdünnt) mehrmals tgl. gurgeln. Die adstringierende und antiphlogistische Wirkung ist in alkoholischen Lösungen (hoher Anteil hydrophiler Inhaltsstoffe) am größten.
- Thymian (Thymus vulgaris): Hat desodorierende Eigenschaften, deswegen oft in Kombinationspräparaten enthalten, z.B. Salviathymol®. Dieses kann zum Spülen, Gurgeln, Massieren, Abtupfen, Inhalieren und als Spray verwendet werden.
- Kamille (Matricaria Chamomillae): Mit Tee (Flor. Chamomillae), Extractum Chamomillae fluid. (verdünnt) oder Kamillosan® Lsg. (verdünnt) mehrmals tgl. (am besten stündlich) gurgeln; Kamistad®-Gel zum Auftragen (enthält auch Lidocain, ein Lokalanästhetikum). Alkoholische Auszüge mit hohem Anteil an hydrophilen Inhaltsstoffen zeigen die besten Wirkungen (antiphlogistisch, antimikrobiell und gering immunstimulierend).
- Arnika (Bergwohlverleih, Arnica montana) als Tinct. Arnicae, 1 Tl auf ein Glas Wasser, gurgeln.
- Myrrhe und Tormentillwurz als Adstringenzien: Tinct. Tormentillae und Tinct. Myrrhae oder auch Tinct. Arnicae und Tinct. Myrrhae werden zu gleichen Teilen unverdünnt angewendet. Myrrhentinktur ist auch allein erhältlich (gleichnamiges Präparat).
- Heidelbeeren (Fructus Myrtilli): 2 – 3 EL getrocknete Beeren mit ½ l Wasser aufkochen, mehrfach tgl. spülen; bewährt besonders gg. Schmerzen. Als Hausmittel können auch frische oder getrocknete Heidelbeeren gekaut werden (sofern dies mechanisch vertragen wird).
- Komb.-Präp.: Ad-Muc® Salbe, Helago®-oel Lsg., Odala® Lsg., Pyralvex® Gel/Lsg., Lomasatin® Lsg., Salviathymol® Lsg.
- Teemischungen: Zahlreiche Pflanzen lassen sich in Tees kombinieren, z.B.:
  - ▶ Kamille und Salbei (1:1).
  - ▶ Pfefferminze und Salbei (1:1).
  - ▶ Salbei, Thymian und Tormentillwurzel (5:2:2).
  - ▶ Thymian, Salbei und Rosmarin (3:3:4).

Anwendung: Bei allen Mischungen 2 TL auf ¼ l kochendes Wasser, 15 min ziehen lassen, 3× tgl. oder häufiger zum Spülen.

- Umstimmung und Immunstimulation bei Herpes, Candida-Befall, bakteriellen Entzündungen (vgl. S. 240).

▶ Reflextherapien

Reflexzonenmassage des Fußes bei **Zahnfleischentzündung:**
- Symptomzonen: Mundhöhle, Zähne.
- Hintergrundzonen: Lymphsystem von Kopf und Hals, Milz, Magen-Darm-Trakt.

Mundsoor:
- Symptomzonen: Zähne.
- Hintergrundzonen: Lymphsystem von Kopf und Hals.
- Dosierung: Nach Verlauf, i.d.R. 2 – 3×/Wo. 20 – 25 min, 6 – 12 Sitzungen.

Sauerstoff- und Ozontherapien

O_3: Ozonwasser wird örtlich zum Spülen eingesetzt, besonders bei mikrobiell bedingter Stomatitis (vgl. S. 360).

18.3 Foetor ex ore (Mundgeruch)

Für Mundgeruch gibt es eine Vielzahl möglicher Ursachen (Tab. 6). Neben dem Verbleib von Speiseresten oder dem Entstehen von Abbauprodukten durch Mikroorganismen im Mund selbst können auch Ausdünstungen über die Atemwege und über die Speiseröhre als Mundgeruch erscheinen.
Lässt sich der Mundgeruch kausal nicht beseitigen, werden seitens der konventionellen Medizin verschiedene Lutschtabletten und Spüllösungen eingesetzt. Als Inhaltsstoffe werden Kaliumpermanganat, Wasserstoffsuperoxid und verschiedene alkoholische Lösungen verwendet.

▶ Homöopathie

Bei Schleimhautentzündungen vgl. S. 188.

▶ Ordnungstherapie

Grundsätzlich zunächst Ursachenklärung und ggf. -behandlung.

Das kann der Patient selbst tun:
- Ernährung umstellen auf Vollwertkost.
- Speisen nicht zu scharf würzen.
- Speisen gründlich kauen, in Ruhe essen.
- Sorgfältige Zahnpflege nach jeder Mahlzeit.
- Zusätzlich mehrfach tgl. Mundspülungen mit pflanzlichen Präparaten (vgl. S. 191).
- Verdauungstees kurweise trinken.
- Mehrfach tgl. Kaugummi kauen.

▶ Phytotherapie

Mundspülungen mehrfach tgl. mit:
- Kamillentee, Salbeitee oder Myrrhentinktur (ca. 10 – 15 Tr. pro Glas Wasser).
- Gemischtem Tee aus je 2 Teilen Salbei und Tormentillwurzel, je 1 Teil Kamille und Bibernellwurzel.

Tees zum Trinken:

Tab. 6: Die häufigsten Ursachen von Mundgeruch

Ursache	Beispiel
Störungen der Magen-/Darmtätigkeit	Gastritis, Refluxösophagitis
mikrobielle Entzündungen der Mundhöhle	Herpes der Mundschleimhaut, Soor
Entzündungen des Rachenraums, der Tonsillen und der Atemwege	eitrige Tonsillitis
Aufnahme stark riechender Speisen	Genuss von Knoblauch oder Zwiebeln
Zahn- und Zahnfleischerkrankungen	vereiterter Zahn
internistische Erkrankungen	Niereninsuffizienz, Hepatopathie
schlechte Mundhygiene	fehlendes Bürsten der Zähne

- Je 2 Teile Salbei und Thymian plus 3 Teile Anis oder
- je 2 Teile Eichenrinde, Kamille und Schafgarbe plus je 1 Teil Lamus, Liebstöckel, Thymian und Wermut (besonders bei Magenerkrankungen zu empfehlen).

19. Haarerkrankungen

Systematik. Häufigere Formen des Haarausfalls sind der diffuse Haarausfall, der kreisrunde Haarausfall und der androgenetisch bedingte Haarausfall.
Beim **diffusen Haarausfall (Alopecia diffusa)** lassen sich über lange Zeit keine Veränderungen des Haares selbst feststellen, lediglich finden sich vermehrt Haare beim Waschen, Auskämmen oder in der Bettwäsche. Der Eindruck, dass es sich um eine Haarerkrankung handelt, täuscht manchmal, denn ein Verlust von bis zu hundert Haaren am Tag ist normal. Die Menge ausfallender Haare kann auch Schwankungen unterworfen sein, z.B. gibt es zahlreiche Menschen, denen im Frühjahr mehr Haare ausfallen. All dies und auch eine vermehrte »Mauserung« in Stresssituationen ist normal.
Der **kreisrunde Haarausfall (Alopecia areata)** äußert sich im Verlust des Haares an einzelnen Stellen bei ansonsten völlig normalem Haarbewuchs. Diese Stellen sind meist münzförmig und können an Ausdehnung zunehmen. Bei starkem Fortschreiten kommt es manchmal auch zu einem kompletten Haarverlust des ansonsten kreisförmigen Haarausfallbildes.
Der **androgenetisch bedingte,** d.h. durch männliche Sexualhormone vermittelte Haarausfall **(Alopecia androgenetica)** kommt häufiger bei Männern vor und zeigt sich zunächst in der Bildung von Geheimratsecken, der Verschiebung der Stirnhaargrenze nach hinten sowie Lichtungen im Bereich des Hinterkopfs. Diese Stellen können später zusammenfließen und zur Teil- oder Vollglatze führen. Bei Frauen finden sich ebenfalls Merkmale dieses Haarausfallbildes, wobei das Haar nur sehr selten gänzlich ausfällt.
Weitere, seltene Typen des Haarausfalls sind Formen des vernarbenden Haarausfalls bei schweren Erkrankungen der Kopfhaut mit einer Vielzahl verschiedener Bilder.

Pathophysiologie. Haarausfall kann Ausdruck einer akuten oder chronischen Schädigung der Haarwurzel sein. Er kann durch Medikamente bedingt sein, durch innere Erkrankungen ausgelöst werden (z.B. Schilddrüse, Diabetes), begleitend bei Hauterkrankungen und auch vorübergehend in »Stresssituationen« auftreten.
Der androgenetisch bedingte Haarausfall entwickelt sich »natürlicherweise« bei Männern (und in abgeschwächter Form auch bei Frauen), wenn diese die genetische Veranlagung dazu aufweisen. Für einen solchen Haarausfall sind weniger die absoluten Spiegel der männlichen Hormone im Blut entscheidend, sondern vielmehr die Reaktionen der Haarwurzelzellen auf die Hormone. Eine Therapie mit Geschlechtshormonen ist deswegen oft wenig aussichtsreich.

Diagnostik und allgemeine Therapiegrundsätze. Die Behandlungsmöglichkeiten des Haarausfalls sind oft nur begrenzt. Zunächst wird in der Diagnostik geklärt, ob behandlungsnotwendige Ursachen des Haarausfalls vorliegen, z.B. weitere Hauterkrankungen, innere Erkrankungen, Mangelzustände, Medikamenteneinnahmen, hormonelle Fehlregulationen. Ist dies nicht der Fall, kann der diffuse Haarausfall mit Vitamin- und Mineralienpräparaten unterstützend behandelt werden. Der kreisrunde Haarausfall wird demgegenüber meist mit immunsuppressiven Maßnahmen behandelt, da sich dahinter oft eine Autoimmunreaktion verbirgt. Häufig angewendet werden topische Kortikosteroide als Creme oder Salbe, als Lösung zum Einspritzen oder Einmassieren. In hartnäckigen Fällen wird auch eine Behandlung mit Substanzen durchgeführt, die zu allergischen oder toxischen Kontaktekzemen füh-

ren, z.B. Diphenylcyclopropenon (DCP). Die resultierende Kontaktdermatitis scheint in vielen Fällen den Haarausfall zu vermindern. Bei weitgehendem Haarausfall wird von der Krankenkasse eine Perücke erstattet. Auch wenn dies nur dem kosmetischen Eindruck dient, wird eine solche Maßnahme oft dankbar angenommen.
Die Behandlung der androgenetischen Alopezie beschränkt sich meist auf die Gabe weiblicher Hormone (»Pille«), welche selbstredend nur bei Frauen verabreicht werden dürfen. Hierdurch kommt es gelegentlich zu Besserungen. Die Behandlung mit Minoxidil (ursprünglich ein Bluthochdruckmittel) hat sich als nicht ausreichend nachhaltig erwiesen. Als neueste Therapiestrategie wird die Behandlung mit Finasterid (Propecia) propagiert.

▶ Eigenbluttherapie

Bei Haarausfall verschiedener Genese:
- EB mit Hämoaktivator: Aktiv. EB + 2 Amp. Thym-Uvocal® Mulli.
- Potenziertes EB f. Kinder: C7 1×/Wo. 5 Tr., insges. 6×, dann C9 1×/Wo. 5 Tr., insges. 6×.

Möglichkeiten und Grenzen

Während der diffuse Haarausfall häufig selbst limitiert und unproblematisch ist, können Alopecia areata und Alopecia androgenetica häufig nicht ausreichend durch konventionelle oder naturheilkundliche Verfahren beeinflußt werden. Versuchsweise können Regulationstherapien wie Eigenblutbehandlung, Akupunktur, Homöopathie etc. eingesetzt werden, ohne dass hierfür eine hohe Aussicht auf Erfolg bestünde. Im Einzelfall erscheint die Herddiagnostik z.B. (Neuraltherapie) wichtig.

Bei den meisten Patienten sollte unter ordnungstherapeutischen Gesichtspunkten die sekundäre psychische Belastung berücksichtigt werden.

▶ Ernährungstherapie

Haarerkrankungen, besonders die diffuse Alopezie, können in Extremfällen durch Fehlernährung mitbedingt sein bzw. sich verschlechtern. Dies anamnestisch prüfen.
Umgekehrt gibt es gegen Haarerkrankungen keine spezielle Ernährungstherapie. Zu empfehlen ist eine vitamin- und mineralstoffreiche Vollwertkost, möglichst unter hohem Rohkostanteil.

▶ Heilfasten

Berichte über eindeutig auf das Fasten zurückführbare Besserungen der Alopezien finden sich in der Literatur nicht.
In seltenen Fällen kann es unter dem Fasten zu (harmlosem) diffusem Effluvium kommen; die Patienten ggf. beruhigen.

▶ Homöopathie

▶ Haarausfall und Grauwerden der Haare infolge von psychischen und physischen Erschöpfungszuständen, z.B. Kummer, Aufregung, Sorge, Überarbeitung.

- Acidum phosphoricum D6, D12
  2× tgl. 5 Tr.

▶ Haarausfall bei seborrhoischem Kopfekzem; unreine Gesichtshaut mit starker Komedonenbildung; Pusteln.

- Selenium D6, D12, 2× tgl. 1 Tbl.

▶ Haarausfall infolge von Hormonumstellungen, z.B. nach Entbindung oder in der Menopause. Auch bei Zustand nach Hysterektomie/Ovarektomie.

- Sepia D12, 2× tgl. 1 Tbl.
  Sepia D30, 1 – 2×/Wo. 5 Globuli

▶ Haarausfall als Folge von Allgemeinerkrankungen.

Thallium aceticum D12, 1 – 2× tgl. 1 Tbl.

▶ Zur Behandlung der verschiedenen Alopezieformen; auch in Verbindung mit Eigenblut.

- Acidum formicicum D12
  1 – 2× tgl. 1 Amp. i.v. oder i.m.

(1 – 2× tgl. 5 Tr. oral)
Acidum formicicum D200
1 Amp. i.v. oder i.m. (Reaktion beobachten!)

▶ Neuraltherapie

Bei den Haarerkrankungen ist als unterstützende Maßnahme das folgende, individuell modifizierbare Vorgehen möglich:

- Lokale Um- bzw. Unterspritzung der betroffenen Herde vom Rand her (bei A. areata).
- Injektion an bzw. in zu- und abführende Gefäße.
- Segmentbehandlung: G. stell., Dornenkranz (Injektion unter die Kopfschwarte).
- Störfeldbehandlung: Einbeziehung von Verbindungen über segmentale Zugehörigkeit, Akupunkturmeridiane und Somatotopien. V.a. gyn. Raum, Schilddrüse.

▶ Ordnungstherapie

Bei Haarausfall zunächst prüfen, ob dieser über das übliche Maß hinausgeht – nicht jeder Haarverlust ist krankhaft! Wenn stärkerer Haarausfall vorliegt oder dieser über längere Zeit besteht, zugrunde liegende Erkrankungen abklären.
Der Einfluß psychosomatischer Faktoren ist bei Alopecia areata und A. diffusa recht hoch. Stets ist daher zu hinterfragen, ob akute oder chronische Belastungen zum Haarausfall beigetragen haben könnten. Dabei auch an die Latenz zwischen Schädigung und tatsächlichem Haarausfall denken (bis zu mehreren Mon.).

Die diffuse Alopezie zeigt oft einen selbstlimitierten, vorübergehenden Verlauf ohne bleibende Haarverluste. Die betroffenen Personen können meist beruhigt werden.
Unabhängig von der Ursache führt der Haarausfall bei vielen Menschen zu Betroffenheit, Scham und Furcht vor einer Darstellung in der Öffentlichkeit. Neben der somatischen Behandlung ist es hier sehr wichtig, mit dem Patienten im Gespräch zu einer besseren Selbstannahme zu gelangen, auch wenn die Symptome sich zunächst nicht bessern. Durch die intensive psychologische Führung und Betreuung ist es oft möglich, das Selbstwertgefühl des Patienten wieder zu heben. Da Haare und Haarverlust einen hohen Symbolgehalt haben und Hinweis auf bestimmte zugrundeliegende Konflikte sein können, kommen bei Haarerkrankungen auch analytisch orientierte Behandlungen in Frage.

Das kann der Patient selbst tun:

- Unterstützend Nährstoffpräparate wie Gelatinekapseln oder Kieselerde zur Nahrung hinzufügen.
- Den Anteil psychosomatischer Faktoren hinterfragen, aber auch versuchen, Ruhe zu bewahren; Haarausfall ist in vielen Fällen reversibel.

▶ Orthomolekulare Therapie

Als unterstützende Therapie bei Haarausfall kommt die Gabe von Zink, Kupfer, Pantothensäure, Vitamin B_2, B_6, Methionin infrage. Zu Dosierungen vgl. S. 329. Auch die tgl. Aufnahme von Gelatinepräparaten (z.B. Gelacet® Kps.) und von Kieselerde aus dem Reformhaus kann vorteilhaft sein.
Ggf. Mineralarmut bzw. Schwermetallbelastung durch Haarmineralanalyse abklären.

▶ Physikalische Therapien

Vgl. auch Hydrotherapie (S. 305).

▶ Phytotherapie

Äußerlich: Bei diffusem und umschriebenem (kreisrundem) Haarausfall zur Anregung der Kopfhaut:

- Crinocedin® Haartonikum, Criniton® Lsg. (enthält Rosmarin, Salizylsäure, Thymol).
- Zum Zusammenstellen für Massagen der Kopfhaut:
  ▶ 100 g Kressesaft, 1 g Lavendelessenz, 10 g Glyzerin und 20 g Rosenwasser mi-

schen, mit Wattebausch 2× tgl. die betroffenen Stellen massieren (besonders bei kreisrundem Haarausfall).

▶ Je 1 g Lavendelöl und Kalmusöl, 10 g Tinct. Gentianae (Enziantinktur) mit Spirit. Rosmarini (Rosmarinalkohol) auf 100 g auffüllen. Als Haarwasser 2 – 3× tgl. einmassieren (nach Weiß).

▶ Je 5 EL Brennnesselwurzeln, Brennesselblätter, Klettenwurzeln und Birkenblätter mit 3 EL Rosmarinblättern mischen, davon 4 EL auf ½ l Wasser 15 min kochen. Nach Abseihen kalt zum Einmassieren in die Kopfhaut verwenden.

Innerlich:

- Zum Zusammenstellen:

  ▶ Je 4 EL Erdrauch und Seifenkrautwurzeln, je 6 EL Sandseggenwurzeln und Walnussblätter sowie 8 EL Ulmenrinde mischen, davon 1 EL auf 1 Tasse Wasser 10 min kochen, nach Abseihen 3× tgl. 1 Tasse trinken.

19.1 Alopecia androgenetica

▶ Homöopathie

Vgl. S. 197, Übersicht Haarerkrankungen.

▶ Neuraltherapie

Vgl. S. 198, Haarerkrankungen.

▶ Physikalische Therapien

Hydrotherapie: Wechselwarme-kalte Waschungen und Güsse zur Durchblutungsförderung.

Weitere Möglichkeiten sind nach *Flaskamp (1995)* 1×/Wo. Einreibungen mit Zwiebelsaft und Franzbranntwein und abendlich Kopfwäsche mit in Wasser und Wein gekochter Porreewurz oder mit frisch gepreßtem Brennesselsaft.

Phototherapie: Versuchsweise Sonnenbäder und UV-Bestrahlungen, besonders lokale Bestrahlung des Capillitiums.

Massagetherapie: Mehrmals täglich Kopfhaut massieren.

▶ Phytotherapie

Kopfhaut täglich mit Brennnessel- oder Birkensaft oder Klettenwurzelöl einreiben und einmassieren *(Weiß, 1991)*.

▶ Psychosomatik und Psychotherapie

Aufgrund der starken genetischen Disposition der androgenetischen Alopezie scheint ein psychogenetischer Zusammenhang nicht im Vordergrund zu stehen. Die sekundären Belastungen durch ausgedehnte Beschäftigung mit dem Haarausfall, geringere Zufriedenheit mit dem Körperbild und anhaltende Coping-Anstrengungen können bei Männern mit androgenetischem Haarausfall groß sein *(Cash, 1992)*. Die befürchtete und auch reale Reaktion der Umwelt auf den Haarausfall, Sorgen um das Altern und die Verringerung der Attraktivität werden als belastend erlebt. Die Belastungen sind dabei umso höher, je ausgedehnter der Haarausfall und je jünger die Patienten sind. Alleinstehende Männer sind stärker belastet als Männer in festen Partnerschaften. Im Allgemeinen ist die Krankheitsverarbeitung bei männlichen Patienten so intakt, dass über längere Sicht eine umfassende Einschränkung des psychosozialen Befindens nicht zu erwarten ist. Bei einem kleineren Teil der Patienten führt der Haarverlust zu einer nachhaltigen Minderung der Lebensqualität, sodass psychotherapeutische Interventionen mit einem Fokus auf das Körperbild und dessen Veränderung durch die Erkankung indiziert sind. Im Unterschied dazu ist die Anpassung an die Erkrankung bei Frauen mit androgenetischem Haarausfall weniger funktional. Frauen weisen deutlich niedrigere Werte im Selbstwertgefühl auf und sind psychisch stärker belastet *(Donk, 1991)*. Demnach sind zwischen 30 % und 50 % *(Koning, 1990)* der Patientinnen auffallend belastet, sodass an eine psychotherapeutische Indikation gedacht werden muss.

19.2 Alopecia diffusa

▶Eigenbluttherapie

- Aktiviertes EB (vgl. S. 269) plus 2 Amp. Cefaktivon novum® oder
- aktiviertes EB plus Actovegin® pro injectione.
- Dabei werden bei der Blutentnahme 5 ml Actovegin® pro injectione i.v. injiziert und 5 ml Actovegin® pro injectione plus 5 ml aktiviertes EB i.m. appliziert.
- Oral: Osspulvit® Drg. in ansteigender Dosierung über 4 Wo. geben, anschließend Graphites D12 3 Wo. 3× tgl. 10 Gtt., anschließend Osspulvit® in ansteigender Dosierung erneut verabreichen.

▶ Homöopathie

Vgl. S. 197, Übersicht Haarerkrankungen.

▶ Mikrobiologische Therapie

Begleitende Maßnahme zur Immunmodulation (vgl. S. 240, 292). Darmflora diagnostisch und therapeutisch berücksichtigen!

▶ Neuraltherapie

Vgl. S. 198, Haarerkrankungen.

▶ Orthomolekulare Therapie

Als unterstützende Therapie bei Haarausfall kommt die Gabe von Zink, Kupfer, Pantothensäure, Vitamin B_2, B_6, Methionin infrage. Zu Dosierungen vgl. S. 302. Auch die tgl. Aufnahme von Gelatinepräparaten (z.B. Gelacet® Kps.) und von Kieselerde aus dem Reformhaus kann vorteilhaft sein.

▶ Physikalische Therapien

Vgl. S. 198, Haarerkrankungen.

▶ Phytotherapie

Vgl. S. 198, Haarerkrankungen.

Lokal:

Rp.
Zinnkrautessenz 40.0,
Brennesselessenz 20.0,
Klettenwurzelessenz 20.0,
Arnikaessenz 20.0,
Rosamarinöl 3 Gtt.
2× tgl. Kopfhaut einmassieren,

Oral:

Rp.
Herb. Urticae,
Herb. Equiseti,
Folia Rosmarini,
Radix Bardanae aa 20.0.
M.f.spec. 1 TL auf 1 Tasse als Aufguss, 5 min ziehen lassen,
3 Tassen tgl. über ca. 8 Wo. trinken.

▶ Psychosomatik und Psychotherapie

Obwohl diffuses Effluvium häufig und meist harmlos ist, stellt es für viele Patienten eine besondere Belastung dar. Befürchtet wird vor allem ein fortschreitender, irreversibler Haarverlust. Hier sollte – nach entsprechender Diagnostik – der Patient beruhigt und auf die günstige Prognose hingewiesen werden. Auch kann der Hinweis auf natürlicherweise vorkommende Phasen der »Mauserung« hilfreich sein. Bei starker Fixierung auf den Haarverlust, z.B. zwanghaftes Auszählen der verlorenen Haare auf dem Kopfkissen oder im Waschbecken, kann evtl. eine unterstützende psychologische Behandlung sinnvoll sein.

▶ Weitere Behandlungsmöglichkeiten

ThymoSkin-Shampoo für 4 – 6 Wochen.

19.3 Alopecia areata und areata totalis

▶Akupunktur

Hier sind nach Bischko recht gute Erfolge zu erzielen. Bestehen nur einzelne kahle Inseln, setzt man 1 – 2 Nadeln in die Mitte. Bei völliger Kahlheit werden sie etwa in die Gegend des früheren Haaransatzes gesetzt. Empfohlene Punkte: 3E 22, G 17, B 39, LG 14 (LG 13 n. *Bachmann u. Bischko*), Lu 7, M 36, Le 3.

OAP: 101 Lunge, 22 Endokrinium, 29 Hinterkopf.

▶ Bach-Blütentherapie

Die Alopecia areata gilt in der Erfahrungsmedizin als gute Indikation für die Bach-Blütenbehandlung, wenn psychosomatische Zusammenhänge im Vordergrund stehen. Einsatz i.d.R. nur unterstützend zu anderen Maßnahmen.

▶ Eigenbluttherapie

- EB mit Hämoaktivator: Aktiv. EB + 2 Amp. Thym-Uvocal® Mulli.
- Potenziertes EB f. Kinder: C7 1×/Wo. 5 Tr., insges. 6×, dann C9 1×/Wo. 5 Tr., insges. 6×.

▶ Enzymtherapie

Aufgrund der Pathogenese der A. areata als Autoimmunerkrankung ist ein Versuch mit Enzympräparaten wie Wobenzym® oder Bromelain-POS® zu erwägen, jedoch häufig keine ausreichende Wirkung. Dosierung: z.B. Wobenzym® 3×5 Drg. für 4 – 8 Wo.

▶ Homöopathie

Vgl. S. 197, Übersicht Haarerkrankungen.
Sehr schwierig zu behandeln – braucht viel Erfahrung und Geduld.

▶ Mikrobiologische Therapie

Begleitende Maßnahme zur Immunmodulation (vgl. S. 240, 292). Darmflora diagnostisch und therapeutisch berücksichtigen!

▶ Neuraltherapie

Vgl. S. 198, Haarerkrankungen.
Dornenkranz (Spritzen verschiedener Stellen am Kopf), evtl. Schilddrüsenbehandlung, Störfeldsuche.

▶ Orthomolekulare Therapie

Gabe von Nährstoffen ist bei der Alopecia areata hinsichtlich einer Abheilung wenig aussichtsreich. Unterstützende Behandlung mit Zink, Kupfer, Pantothensäure, Vitamin B_2, B_6, Methionin möglich. Zu Dosierungen vgl. S. 302.

▶ Physikalische Therapien

Phototherapie: Versuchsweise Heliotherapie oder lokale PUVA-Therapie (*Jung, 1989*). Durch Erzeugung einer leichten erythematösen Dermatitis auch nach UV-Behandlung kommt es bei 20 – 30 % der Patienten zu einem Wiederwachstum der Haare nach 6 – 8 Wo. *(Braun-Falco, 1984)*.

Klima-Heliotherapie: Vereinzelt gute Wirkungen nach Ostseeaufenthalt (Kap Arkona) *(Harnack, 1975)*.

▶ Phytotherapie

Vgl. S. 198, Haarerkrankungen.

▶ Psychosomatik und Psychotherapie

Ob psychische Faktoren bei der Pathogenese der Alopecia areata eine Rolle spielen können, ist vielfach untersucht worden. Gehäuft auftretende negative Life events als Auslösefaktor bei Alopecia areata beobachtete *Perini (1984)*. Deutliche Stressfaktoren im sozialen Umfeld sind wiederholt gefunden worden *(de Weert, 1984)*. Andere Studien widersprechen der psychischen Mitbeteiligung *(Steen, 1992)*, zeigen aber deutliche methodische Schwächen.
Als Persönlichkeitsmerkmale beschrieben wurden auch eine emotionale Unbeständigkeit der Patienten bei hoher innerer Spannung sowie ein Zustand chronischer Frustration *(Puchalski, 1983)*. Ob diese Merkmale tatsächlich die Persönlichkeit der Patienten beschreiben oder eher die Auswirkungen des Haarverlustes, ist nicht bewiesen.
Der Signalcharakter von Haaren und die symbolische Wertigkeit, die Haaren in von der Gesellschaft abhängigen, verschiedenen Ausprägungen zukommt, hat zur Folge, dass Haarerkrankungen eine über das somatische Geschehen hinausreichende Bedeutung zukommt. Die Form der Krankheitsverarbei-

tung entscheidet dabei mehr als das Ausmaß des Haarausfalls über die psychische Belastetheit *(Bosse, 1973)*.
In die Therapie sollten daher auch Maßnahmen zur besseren Krankheitsbewältigung einfließen. Neben verhaltensmedizinischen Interventionen *(Teshima, 1991)* ist auch über erfolgreiche analytische Therapie berichtet worden *(Pomey-Rey, 1982)*.

19.4 Trichotillomanie

Def.: Psychische Störung, die durch ein krankhaftes Bestreben, sich die Haare auszuziehen, gekennzeichnet ist.

Klinik. Besonders bei Kindern tritt diese Erkrankung auf. Sie ist oft Ausdruck emotionaler Probleme oder auch ernsthafter psychischer Erkrankungen. Die Haare werden in Büscheln um die Finger gedreht und ausgerissen. An den Follikelöffnungen sind frische Hämorrhagien zu sehen. Mitunter werden auch die Augenbrauen ausgezogen.

Allgemeine Therapiegrundsätze. Psychiatrische Beratung und Therapie.

▶ Homöopathie

Personotrope Behandlung auf der Basis einer streng individuellen Arzneimittelwahl.

▶ Psychosomatik und Psychotherapie

Trichotillomanie kann, je nach Alter und sozialer Situation, eine Form der Konfliktbewältigung oder auch einen Manipulationsversuch darstellen. Schwierige familiäre Situationen sind vor Ausbruch der Erkrankung gehäuft anzutreffen *(Cotterill, 1993; Oranje, 1986)*. Psychotherapeutische Hilfe für die betroffenen Kinder und Beratungsgespräche für die Erziehenden zum Verständnis der Bedeutung der Trichotillomanie sind dringend indiziert. Ein wichtiger Schritt ist die Akzeptanz des Symptoms seitens der Eltern und der Verzicht auf den Versuch, das Herausreißen der Haare zu unterbinden. Bei erwachsenen Patienten mit zwanghafter Charakterstruktur kann eine kurzzeitige psychiatrische Therapie unter pharmakologischer Unterstützung (Clomipramin) indiziert sein *(Swedo, 1989)*.

20. Nagelerkrankungen

20.1 Onychomykosen

Def.: Infektion des Nagelorgans mit Dermatophyten oder Hefen.

Pathophysiologie. Voraussetzung für eine Infektion mit Pilzen ist in der Regel eine Schädigung der Nagelplatte durch z.B. zu enges Schuhwerk. In Schwimmbädern oder ähnlichen Einrichtungen, in denen viele Menschen barfuß gehen, werden die Erreger übertragen. Zunächst entsteht eine Fußpilzinfektion, an die sich dann die Infektion des Nagelorgans anschließt.

Klinik. In der Regel sind die Fußnägel betroffen, erst sekundär kommt es zu einem Befall auch der Fingernägel. Es entsteht eine Weiß- oder Gelbverfärbung der Nägel, und nicht selten kommt es durch eine subunguale Hyperkeratose zu einer Abhebung der Nagelplatte. Als Maximalform sieht man nicht selten Krümelnägel.

Allgemeine Therapiegrundsätze. Bei diskretem Befall genügt häufig die äußerliche Therapie mit verschiedenen antimykotikahaltigen Nagelsets. Bei ausgedehntem Befall werden interne Antimykotika wie z.B. Itraconazol (Sempera®) oder Terbinafin (Lamisil®) notwendig.

Möglichkeiten und Grenzen

Onychomykosen stellen keine sinnvolle Indikation für die naturheilkundliche Therapie dar, da sie praktisch nur durch die modernen Antimykotika befriedigend therapierbar sind.

20.2 Onychodystrophien

Def.: Sammelbegriff für verschiedene krankhafte Nagelveränderungen.

Pathophysiologie und Klinik. Krankhafte Nagelveränderungen entstehen bei einer Vielzahl von Erkrankungen, z.B. bei akuten Infektionen (Erysipel, Typhus, Scharlach, Masern, Onychomykosen u.a.), Intoxikationen (Arsen, Thallium, Zytostatika u.a.), bei Magen-Darm-Erkrankungen, Hepatitiden und bei einer Reihe von Dermatosen (Psoriasis vulgaris, M. Reiter, Lupus erythematodes). Onychodystrophien können als weiße Querstreifen (Mees-Streifen), als Querfurchen oder als teilweise Nagelablösung imponieren. Sie zeigen häufig eine große Ähnlichkeit zu Onychomykosen. Daher muss in jedem Fall der mikrobiologische Ausschluss einer Pilzinfektion erfolgen.

Allgemeine Therapiegrundsätze. Da die Onychodystrophien in der Folge von anderen Krankheiten auftreten, ist die Feststellung der Grundkrankheit notwendig. Mit erfolgreicher Behandlung verschwinden in der Regel auch die krankhaften Nagelveränderungen.

▶ Homöopathie

Hierbei empfiehlt sich die Intervallbehandlung mit Acidum formicicum sowie zur Lokaltherapie Silicea-Salbe.

▶ Neuraltherapie

Segmentbehandlung, Störfeldbehandlung.

21. Gefäßerkrankungen

Aus dermatologischer Sicht sind sowohl arterielle wie auch venöse und lymphatische Gefäßerkrankungen von großer Wichtigkeit. Am häufigsten kommen venöse Erkrankungen mit Hautbeteiligung vor; diese sind nachfolgend auch am stärksten berücksichtigt.

Möglichkeiten und Grenzen

In der präventiven Behandlung von Gefäßerkrankungen kommt den übenden und physikalischen Verfahren die größte Bedeutung zu (z.B. Bewegungstherapie, Hydrotherapie). Im Rahmen der Ordnungstherapie sollte die Motivation und Compliance zur Wahrnehmung präventiver Maßnahmen auf die Gefäße gefördert werden.

In der symptomatischen Behandlung von Krankheiten der Gefäße haben unter den naturheilkundlichen Verfahren vor allem Phytotherapeutika einen gewissen Wert. Bei entsprechender Neigung zu Übergewichtigkeit können Ernährungstherapie und Heilfasten sinnvoll sein, wenn die Grundsätze der gesunden Ernährung längerfristig beibehalten werden. Andere Verfahren wie Akupunktur, Neuraltherapie oder Reflextherapien haben eher geringere Bedeutung.

▶ Ausleitende Verfahren

Schwerpunkt: Blutegelbehandlung bei CVI.

▶ Enzymtherapie

Enzympräparate können bei AVK, CVI, Thrombophlebitis u. sekundären Lymphödemen sinnvoll eingesetzt werden (vgl. S. 273).

▶ Neuraltherapie

Schema für alle Indikationen:

- Lokale Behandlung: Quaddeln über erkr. Gefäß und Lymphabflußregionen.

- Injektion in bzw. an die zu- und abführenden Gefäße.
- Segmentbehandlung: G. stell., Injektion nach Mink C4–Th2 für die oberen Extremitäten; sakrale Anästhesie, Injektion nach Mink L2–S1 für die unteren Extremitäten.

▶ Phytotherapie

Pflanzliche Präparate haben bei **venösen Erkrankungen** einen hohen Stellenwert. Ihre antiödematöse und venentonisierende Wirksamkeit ist in zahlreichen Studien belegt worden.
Bei **lymphatischen** Erkrankungen wird ebenfalls die antiödematöse Wirkung mehrerer Pflanzen ausgenutzt, u.a. Aescin.
Im **arteriellen Bereich** können Phytopräparate zur Verbesserung der Mikrozirkulation und Gefäßrheologie beitragen (v.a. Rauwolfia-Alkaloide, Ginkgo biloba).

▶ Psychosomatik und Psychotherapie

Fortgeschrittene venöse, arterielle und lymphologische Erkrankungen führen fast immer zu eingeschränkter Lebensqualität *(Augustin, 1997, 1999)*. Besonders Patienten mit AVK IIb–IV sowie CVI II und III (nach Widmer) sind in ihrer körperlichen Mobilität sowie der Leistungsfähigkeit im Alltagsleben und als Folge davon häufig in ihrem psychischen Befinden beeinträchtigt. Besonders im Vordergrund stehen Schmerzen und Angst vor den Krankheitsfolgen *(Heidrich, 1994)*. Die Einschränkungen der Lebensqualität nehmen mit zunehmenden Stadien der AVK zu. *Bullinger et al. (1996)* konnten zeigen, dass physiotherapeutische Therapieerfolge (ergometrische Laufbandverbesserungen) mit einer Verringerung von Schmerzen, Beschwerden und Angst sowie der Verbesserung der Stimmungslage einhergehen. Psychotherapeutische Interventionen sind im allgemeinen nicht indiziert, ausgenommen bei psychi-atrischer Komorbidität oder ausgeprägten psychischen Krankheitsbelastungen. Hier kommen in erster Linie kurze Kriseninterventionen infrage.

▶ Sauerstoff- und Ozontherapien

Bei AVK können intraarterielle O_2/O_3-Injektionen *(Rokitansky, 1977 u. 1979; Lang, 1976)*, bei Ulzerationen durch Gefäßerkrankungen Ozonbegasungen *(Tabakova, 1972)* hilfreich sein.

21.1 Varicosis

Def.: Bei der Varicosis handelt es sich um eine sichtbare Erweiterung der oberflächlichen Venen der unteren Extremität mit folgender Insuffizienz der Venenklappen.

Pathophysiologie. Familiäre Veranlagung, statische Belastung wie häufiges Stehen oder Sitzen, Schwangerschaft und Alter sind ursächliche bzw. begünstigende Faktoren für degenerative Veränderungen in der Venenwand mit der Folge einer Erweiterung und Aussackung.

Klinik. Die klinische Einteilung der Varicosis orientiert sich an den betroffenen venösen Gefäßen. Es können Stammvenen, Seitenäste oder Perforansvenen, die das oberflächliche mit dem tiefen Venensystem verbinden, betroffen sein. Unterschieden wird daher eine Stamm- von einer Seitenastvarikose und diese von der Varikose durch insuffiziente Perforansvenen. Sind kleine und kleinste Venen betroffen, spricht man von einer retikulären oder einer Besenreiservaricosis. Ihnen allen gemeinsam ist eine sichtbare und meist auch tastbare Erweiterung der jeweiligen Venen. Diese imponieren als geschlängelt verlaufende, häufig Konvolute bildende und zu Entzündungen neigende (Thrombophlebitis) Gefäßstraßen. Ihnen allen gemeinsam ist eine Erweiterung der Venen mit einer sekundären Klappeninsuffizienz und eine dadurch bedingte Strömungsumkehr weg vom Herzen. Die damit zusammenhängenden Symp-tome wie Ödeme, Spannungs- und Schweregefühl werden im Kapitel »Chronisch venöse Insuffizienz« (vgl. S. 206) behandelt.

Allgemeine Therapiegrundsätze. Bei intaktem subfaszialem Venensystem besteht die Möglichkeit zur Verödung oder operativen Entfernung der insuffizienten Venen.

Möglichkeiten und Grenzen

Neben den übenden Verfahren und physikalischer Therapie sind bei chronischer Veneninsuffizienz venentonisierende Phytotherapeutika zu erwägen. Anatomisch fixierte, irreversible Veränderungen der Gefäße sind durch Naturheilverfahren kaum zu beeinflussen.

▶ Akupunktur

Natürlich helfen gegen die Veranlagung zu einer Varicosis keine Nadeln. Allerdings sind die bei Varicosis auftretenden Schmerzen einer Akupunkturtherapie zugänglich: Hauptpunkte sind MP 5 oder 6. Zusätzlich B 60, M 31 oder 36.

▶ Ausleitende Verfahren

Bei einer Varicosis (Stamm oder Äste) und einer CVI ist die Behandlung mit Blutegeln angezeigt und mehrmals innerhalb von einigen Wochen zu wiederholen. Die Tiere dürfen nur nicht auf eine Varize, sondern müssen paravenös entlang des ganzen Gefäßes und betont am Unterschenkel platziert werden. Auch bei einer frischen Thrombophlebitis und sogar bei schon länger bestehender Phlebothrombose werden durch Blutegel deutliche Wirkungen beobachtet.

▶ Ernährungstherapie

Vollwerternährung als Basis, Gewichtsreduktion.

▶ Heilfasten

Sehr günstige Wirkung durch Abbau des Übergewichts, Verminderung des intraabdominellen Drucks, Verringerung des zirkulierenden Blut- und Lymphvolumens sowie der extrazellulären Flüssigkeit.

▶ Homöopathie

Vgl. S. 208, Übersicht CVI.

▶ Neuraltherapie

Vgl. S. 202, Nagelerkrankungen. I.a. A. femoralis.

▶ Physikalische Therapien

Vgl. auch *Matthes und Göhring, 1984.*

Hydrotherapie: Kneipp-Behandlung: Kalte Beingüsse, kalte Duschen, Wassertreten.

Verboten: Warme Bäder und Unterwassermassagen!

Bewegungstherapie:

- Aktive Maßnahmen:
  - Statische Muskelaktivität von distal nach proximal zur Kräftigung der Muskelpumpe.
  - Freies Bewegen der Füße, Beine, ohne oder gegen Widerstand im Liegen und Sitzen.
  - Gangschulung mit intensiver Fußarbeit, Einüben eines federnden Gehens.
  - Übungen gegen Widerstand (PNF-Technik), kein Atemanhalten zulassen.
  - Venöses Gefäßtraining – Fußbewegungen bei Hochlagerung der Beine 1 min; dann Stand und Tretübungen.
  - Anregung einer vertieften Atmung zur Verbesserung der Zwerchfellstempelwirkung.
  - Wassergymnastik und Schwimmen (Wasser wirkt wie Gummistrumpf).
  - Sport zum Trainieren der Muskelpumpe: Spaziergang in Wald und Wiese, Schwimmen, Radfahren.
- Massagetherapie:
  - Kompressionsverbände, Gummistrumpf.
  - Bürstungen und Bindegewebsmassagen in Segmenten Th10-L4.
  - Pneumatische Wechseldruckbehandlung.

▶ Phytotherapie

Vgl. S. 208, CVI.

21.2 Chronisch-venöse Insuffizienz

Def.: Die CVI ist definiert als venöse Rückflussstörung mit Hautveränderungen an der unteren Extremität.

Pathophysiologie. Durch die Störung des venösen Rücktransports – man unterscheidet hierbei eine sub- von einer epifaszialen Form – zum Herzen und der damit verbundenen Erhöhung des intravasalen Drucks an der unteren Extremität kommt es zu einer Beeinträchtigung der Mikrozirkulation. Die Folge sind trophische Schädigungen mit den typischen Hautveränderungen bis hin zum Ulcus cruris.
Eine subfasziale Insuffizienz ist meistens bedingt durch eine abgelaufene tiefe Beinvenenthrombose, die eine Schädigung der Venenklappen herbeigeführt hat.

Klinik. Klinisch unterscheidet man drei Schweregrade der CVI (nach Widmer):
Grad I: Erweiterung und lividrote Verfärbung kleiner Venen im Bereich der Innen- und Außenknöchel (Corona phlebectatica paraplantaris), Ödem.
Grad II: Hyperpigmentierung (Pupura jaune d'ocre), Hypopigmentierung (Atrophie blanche), Fibrosierung (Dermatoliposklerose).
Grad III: Florides oder abgeheiltes Ulcus cruris.
Zusätzliche Symptome sind Schmerzen, Schwere- und Spannungsgefühl, die unabhängig vom Stadium in den Beinen auftreten können.

Allgemeine Therapiegrundsätze. Am wichtigsten, vor allem auch vorbeugend und bei den ersten Anzeichen einer CVI, ist das konsequente Tragen von Kompressionsstrümpfen oder eines Kompressionsverbandes. Dadurch werden die Venen eingeengt und der Blutrückfluss zum Herzen gefördert.

Möglichkeiten und Grenzen
Neben den übenden Verfahren und physikalischer Therapie sind bei chronischer Veneninsuffizienz venentonisierende Phytotherapeutika zu erwägen. Anatomisch fixierte, irreversible Veränderungen der Gefäße sind durch Naturheilverfahren kaum zu beeinflussen

▶ Akupunktur

Vgl. S. 205, Varicosis.

▶ Ausleitende Verfahren

Vgl. S. 205, Varicosis.

▶ Enzymtherapie

Hoch dosierte Gaben von Enzymkomplexen können die entzündliche Aktivität bei fortgeschrittener CVI offenbar mindern und die Ödembildung reduzieren, z.B. Wobenzym® N 3×5 – 10 Kps. über 2 – 3 Wo.; je nach Symptomatik dann über mind. weitere 8 Wo. niedriger dosiert. Auch bei Thrombophlebitis anwendbar *(Mörl, 1986)*.

▶ Ernährungstherapie

Vollwerternährung als Basis, Gewichtsreduktion.

▶ Heilfasten

Sehr günstige Wirkung durch Abbau des Übergewichts, Verminderung des intraabdominellen Druckes, Verringerung des zirkulierenden Blut- und Lymphvolumens sowie der extrazellulären Flüssigkeit.

Homöopathie

▶ Venöse Belastung (konstitutionell) mit Bildung von Varizen und Hämorrhoiden. Neigung zu Ulcus cruris varicosum. Schmerzhaft geschwollene Beine; Obstipation. LWS-Syndrom. Es besteht eine konstitutionelle Bindegewebsschwäche, Venöse Stauungen mit Varizenbildung, Dermatose, auch Ulcus cruris varicosum. Deutliche Wärmeverschlechterung.

- Aesculus hippocastanum D4, D6
  2× tgl. 5 Tr., auch mit Zwischengabe von
  Calcium fluoratum D30
  1 – 2×/Wo. 5 Globuli
  Calcium fluoratum D6, D12
  1 – 2× tgl. 1 Tbl.
  Calcium fluoratum D30
  1 – 2×/Wo. 5 Globuli
  Als Zwischengabe bewährt sich
  Acidum silicicum (Silicea) D30
  1 – 2×/Wo. 5 Globuli

▶ Chronisch-venöse Insuffizienz, auch Hämorrhoidalleiden. Ulcus cruris varicosum. Hepatogene Belastung, Neigung zu Obstipation.

- Silybum marianum (Carduus) D3
  3× tgl. 1 Tbl.

▶ Ulcus cruris bei Varikose. Bläulich schwarzer Untergrund bei marmorierter Umgebung; übelriechendes Sekret. Die Schmerzen werden als sehr brennend empfunden. Kardiopulmonale Beschwerden bei starkem Meteorismus.

- Carbo vegetabilis D12 1 – 2× tgl. 5 Tr.
  Carbo vegetabilis D30
  1 – 2×/Wo. 5 Globuli

▶ Ulcus cruris varicosum, Varikose; allgemein schmutzig wirkendes Hautbild, Neigung zu rauher schrundiger Haut; Eiterungstendenz

- Sulfur D12 1× tgl. 1 Tbl.
  (Reaktion beobachten!)

Neuraltherapie

Vgl. S. 203, Nagelerkrankungen. I.a. A. femoralis, Quaddelung über Varizen.

Physikalische Therapien

Hydrotherapie: Venentonus wird durch Kaltreize verbessert, durch Warmreize (z.B. heiße Bäder, ausgiebige Sonnenbäder) verschlechtert *(Rabe, 1992)*. Kalte Waschungen, kaltes Abbrausen, Knie-Schenkel-Güsse, Wasser- und Tautreten nach Kneipp sind von guter Wirkung *(Nolting, 1986)*. Morgens und abends kalte Güsse für die Beine können die venöse Rückstromkapazität um 20 % verbessern und die Resorption aus dem Interzellularraum fördern *(Rulfs, 1993)*.
Bei Entzündungen Prießnitz-Wadenwickel, auch Lehmwickel oder kalte Auflagen mit Heilerde.
Cave: Keine Unterwassermassage der Beine (Emboliegefahr)! Sauna meist nicht zu empfehlen.

Bewegungstherapie: Beine hochlagern und Atemgymnastik unterstützen den Blutrückstrom. Ebenso aktiviert Fuß- und Beingymnastik die »Muskelpumpe«.
Günstige Sportarten: Gehen und Wandern, Schwimmen und Radfahren *(Werner u. Vanscheidt, 1993)*.

Massagetherapie: Kompressionsverbände üben dosierten Druck auf Gewebe und Venen aus. Dadurch Prophylaxe und Therapie des Ödems und Normalisierung des venösen Blutstroms (vgl. *Braun-Falco, 1984*).
Hoch liegende Beine ausstreichen, Muskelhärten der Wadenmuskulatur und am Adduktorenkanal auflösen. Einreiben von Johanniskrautöl. Bindegewebsmassagen.
Cave: Akute Entzündung!

Elektrotherapie: Zweizellenbad hat analgesierende Wirkung. Reizstrommassage mit Ultrareizstrom und »Elektrogymnastik« durch Schwellstrom abwechselnd geben.

Balneotherapie: Kneipp-Kur von guter Wirkung *(Werner u. Vanscheidt, 1993)*.
Werner (1994) empfiehlt auch Kneipp-Anwendungen im Terraintraining (z.B. Knie-

güsse beim Bergwandern und Brandungswandern).

▶ Phytotherapie

Pflanzliche Venentherapeutika können praktisch in allen Stadien der CVI sinnvoll eingesetzt werden. Meist werden verwendet: venöse Rückflußstörung Zur **Ödemprotektion:** V.a. Aescin aus Rosskastanie (Aesculus hippocastanum).

- Zur Verbesserung des **Venentonus:** Ruscine aus Mäusedornwurzelstock (Ruscus aculeatus) und Cumarine aus Steinklee (Melilotus officinalis).
- Zur **Ödemausschwemmung:** Pflanzliche Diuretika wie Goldrutenkraut (Solidago virgaurea).

Innerlich:

- **Rosskastanie:** Hauptwirkstoff ist das Aescin mit ödemprotektiver Wirkung. Klinisch gesicherte Wirksamkeit bei CVI *(Diehm et al., 1996)* sowie bei postoperativen Schwellungen *(Wilhelm, 1977)*.
  - ▶ Präparate: U.a. Venostasin® retard, Rexiluven® S, Venoplant ret., Vasotonin®.
  - ▶ Dosierung: Tagesdosis 50 – 70 mg Aescin oder 250 – 350 mg Aesculusextrakt; z.B. Venostasin® ret. 2×1 Kps. oder Venostasin® S 1×1 Kps.
- **Mäusedorn:** Enthält zahlreiche venentonisierende und ödemprotektive Verbindungen, u.a. das Flavonoidglykosid Rutin. Klinische Anwendung bei Varicosis und CVI *(Neumann-Mangoldt, 1979)*.
  - ▶ Präparate: Phlebodril®, Venoruton® 300, Troxeven, Veno SL® 300.
  - ▶ Dosierung: 5 – 20 mg/kg KG, z.B. Venoruton® 300.
- **Steinklee:** Enthält verschiedene Cumarine mit offenbar tonisierender Wirkung. Bislang keine gesicherten klinischen Studien.
- **Goldrute:** Nur unterstützend zur antiödematösen Therapie.

▶ Präparat: Solidagoren® N 3× 20 – 30 Tr. tgl.

Weitere Pflanzen mit venentonisierenden oder antiödematösen Eigenschaften: Mutterkornalkaloid (Dihydroergotamin), roter Fingerhut (Digitalis purpurea), Besenginster (Sarothamnus scoparius), Hamamelis virginiana. Sie haben geringere Bedeutung und kommen meist nur in Kombinationspräparaten vor.

Äußerlich:
Die Wirksamkeit pflanzlicher Venenexterna ist bislang nur unzureichend durch Studien gesichert. Die Ausgangspflanzen entsprechen denen der Interna:

- **Rosskastanie:**
  - ▶ Präparate: U.a. Venostasin®-Gel, Venoplant® Gel.
  - ▶ Anwendung: Auf betroffene Areale 2× tgl. applizieren.
- **Mäusedorn:**
  - ▶ Präparate: Venoruton® Gel.

▶ Psychosomatik und Psychotherapie

Als Folge venöser Beschwerden kann es zu Einschränkungen verschiedener Bereiche der Lebensqualität kommen. Die Belastungen wachsen mit zunehmendem CVI-Stadium *(Augustin, 1997)*. Sie sind somit beim Ulcus cruris am stärksten *(Lindholm, 1993; Bosquanet, 1996)*. Von Einschränkungen betroffen sind sowohl das körperliche Wohlbefinden als auch die sozialen Kontakte, die Alltagsfunktionen, die allgemeine Zufriedenheit und die Belastung durch die Therapie selbst *(Augustin, 1997)*. Beim Ulcus cruris können – je nach dem Versorgungssystem – auch die beruflichen und finanziellen Belastungen erheblich sein *(Phillips, 1994)*. Allerdings kann vom Ulcus cruris auch ein erheblicher sekundärer Krankheitsgewinn ausgehen, denn über das Ulkus erlangen die Patienten regelmäßige Zuwendung in körperlicher und sozialer Hinsicht *(Flett, 1994; Wise, 1986)*. Über die Patienten-Compliance, d.h. die Bereitschaft zur Mitarbeit an der Venentherapie, wirken sich sekundärer Krankheitsgewinn und Lebensqualität auch wieder auf die Therapieergebnisse aus. Als wichtigste Maßnahmen zur Verbesserung der Lebensqualität sind anzusehen: Optimierte körperliche Behandlung (v.a. Schmerztherapie), Organisation der häuslichen Pflege sowie weitere sozialdienstliche Maßnahmen. Psychotherapeutische Gespräche sind nur in Ausnahmefällen bei extremer Belastung indiziert. Wegen des häufig hohen Pflegeaufwands ist auch auf die Belastung familiärer Angehöriger zu achten.

▶ Sauerstoff- und Ozontherapien

Bei CVI ohne Ulcus cruris werden s.c. Injektionen von Ozon sowie Ozon-Balneotherapie empfohlen (*Bircher, 1975; Wolff, 1982*).

21.3 Ulcus cruris

Pathophysiologie. Zu über 80 % ist ein Ulcus cruris durch eine venöse Rückflussstörung des Blutes bedingt (vgl. S. 206). Andere Ursachen sind arterielle Durchblutungsstörungen, traumatische und infektiöse, neurogene und hämatologische Faktoren.

Klinik. Klinisch imponiert ein Ulcus cruris als häufig schmierig belegter, mit entzündlicher Umgebungsreaktion einhergehender Substanzdefekt der Haut. Venöse Ulzera sind in der Regel am medialen, arterielle häufiger am lateralen Unterschenkel lokalisiert. Sehr häufig gehen Unterschenkelulzera mit epikutanen Sensibilisierungen gegen verschiedenste Salbeninhaltsstoffe einher, die durch die Chronizität der Erkrankung und die langdauernde Anwendung von unterschiedlichsten Externa bedingt sind. Sie können sich in einem streuenden allergischen Kontaktekzem äußern.

Allgemeine Therapiegrundsätze. Zunächst muss eine diagnostische Abklärung der möglichen Ursachen erfolgen. Die Lokaltherapie konzentriert sich sodann auf eine mechanische oder enzymatische Reinigung der meist belegten Ulzera und auf die Vermeidung von Infektionen. Falls die Epithelisation der Wunde nicht genügend voranschreitet, kann eine operative Deckung mit einem Spalthauttransplantat erwogen werden.

Möglichkeiten und Grenzen

Neben den übenden Verfahren und physikalischer Therapie sind bei chronischer Veneninsuffizienz venentonisierende Phytotherapeutika zu erwägen. Anatomisch fixierte, irreversible Veränderungen der Gefässe sind durch Naturheilverfahren kaum zu beeinflussen. Die Maßnahmen der Wundbehandlung sind unter Dekubitus und Ulkus (S. 231) zusammengestellt.

▶ Akupunktur

Von besonderer Wirksamkeit ist hier die flächige Bestrahlung der Ulzera mit dem Laser. Genadelt werden können einmal Punkte um das Ulkus herum, Fernpunkte der Meridiane, die durch das Ulkusgebiet ziehen, und die dem Ulkusareal entsprechenden Punkte auf der anderen Körperhälfte.
Zusätzlich werden von *Stux* empfohlen: Lu 9 und 7, LG 14, Di 11, MP 6.
Kubiena, Meng, Petricek: MP 6, Le 8, M 36, MP 10, B 58, G 34.

▶ Ausleitende Verfahren

- Blutegel können sowohl am Rand eines Ulkus als auch im Ulkus selbst angesetzt werden. Vorsicht vor Applikation auf Blutgefäßen! Mit dem Ansatz von 3 – 6 Blutegeln in der Ulkusumgebung zum Weichmachen der harten Ränder und zur Anregung der Wundgranulationen gibt es gute Erfahrungen.
- Schröpfköpfe im Segment.

▶ Eigenbluttherapie

- EB-Basistherapie (vgl. S. 266):
  - ▶ Bei jeder Blutentnahme wird 1 Amp. Mucokehl® D5 Sanum i.v. appliziert oder
- aktiviertes EB (vgl. S. 269) plus 2 Amp. Cefaktivon novum®:

▶ Bei jeder Blutentnahme wird 1 Amp. Mucokehl® D5 Sanum i.v. appliziert.

▶ Bei therapieresistentem Ulcus cruris Zwischenschaltung von Sanukehl Pseu® D5 Injektion i.m.

- Bei stark verschmutzter Wunde oder schmierigem Wundbelag können dem EB Notakehl® D5 Amp. oder jeweils 1 Amp. Pyrogenium „Hanosan" hinzugefügt werden.
- Oral: Zur Anregung der Wundsekretion und damit zur Wundreinigung

Rp. Phönix Cruriphön®, Phönix Antimonium® aa 50.0, M.D.S.: 2 Tage 2stdl. 30 Gtt. und ab 3. Tag fortlaufend 4× tgl. 20 Gtt. Oder

- lokal: wechselnder Salbenverband nach folgendem Schema:

Actovegin® Salbe immer außen um den Wundrand herum auftragen, parallel dazu
Tag 1 – 4: Actovegin® Gel 1× tgl. auf die Wunde auftragen,
Tag 5 – 8: Chlorophyllin Salbe,
Tag 9: Robusan Heilpaste®,
Tag 10: Robusan Puder®; die bedeckende Kompresse mit Robusanon Heilpaste bestreichen und auf die Wunde legen,
Tag 11: Balsamum peruvian. verum; je nach Größe der Wunde 1–3 Tr. innen in die Wunde geben.

Wenn es erforderlich ist, kann die Behandlung noch einmal von vorn begonnen werden.

- Die gesunde Haut oberhalb des Ulcus cruris 2× tgl. mit Ariven® Gel bestreichen.
- Zur Anregung der Wundgranulation kann die lokale Eigenblutanwendung hilfreich sein (vgl. S. 266). Hierzu kann sowohl Nativblut wie auch aktiviertes Eigenblut verwendet werden.
- Ausgesprochen wirkungsvoll ist auch das Einbringen von Mucokehl® D5 Tr. in die Wunde (starke Anregung der Granulation).
- Empfehlenswert auch Vitamin-C-Infusionen (vgl. S. 268).

▶ Enzymtherapie

Innerlich: Hoch dosierte Gaben von Enzymkomplexen können die entzündliche Aktivität beim Ulcus cruris venosum offenbar mindern und die Ödembildung reduzieren, z.B. Wobenzym® N 3× 5 – 10 Kps. über 2 – 3 Wo.; je nach Symptomatik dann über mind. weitere 8 Wo. niedriger dosiert.

Äußerlich: Extern applizierte Enzyme tragen zur verbesserten Wundreinigung und damit auch zu verkürzter Wundheilung bei. Hierzu zählen:

- Kollagenase (Novuxol® S., 1× tgl. messerrückendick auftragen).
- Streptokinase/Streptodornase (Varidase® N Gel, 1× tgl. auftragen, nur feuchte Wunden).
- Plasmin/DNAse (Fibrolan® S. oder Trockensubstanz; 3× tgl. applizieren).
- Proteasen (in Krill-Extrakt, zur Zeit in klinischer Prüfung, starke Wundreinigungswirkung, *Vanscheidt et al., 1997*).
- Madentherapie (Lucilia sericata), hoch wirksames Verfahren zur Reinigung von Problemwunden (Übersicht bei *Gallenkemper, 1999*). Bezug siehe S. 275.

Sinnvoller Einsatz nur bei belegten Wunden.

▶ Ernährungstherapie

Vollwerternährung als Basis, Gewichtsreduktion.

▶ Heilfasten

Sehr günstige Wirkung durch Abbau des Übergewichts, Verminderung des intraabdominellen Drucks, Verringerung des zirkulierenden Blut- und Lymphvolumens sowie der extrazellulären Flüssigkeit *(v. Koerber et.al., 1993)*.

▶ Homöopathie

Vgl. S. 207, Übersicht Chronisch-venöse Insuffizienz.

▶ Neuraltherapie

Lokale Behandlung vom Rand her, i.a. A. femoralis, *Mink* L2/3 bis S1.

▶ Orthomolekulare Therapie

Maßnahmen wie bei allen Wundheilungsstörungen (vgl. S. 301).

▶ Physikalische Therapien

Hydrotherapie:

- Unterschenkelbäder mit Zusätzen:
  ▶ Kaliumpermanganat (rosa Farbe) bei infiziertem Ulkus *(Braun-Falco, 1984)*.
  ▶ Kohlensäurebäder *(Woeber, 1968)*.
  ▶ Aufgüsse von Zinnkraut, Eichenrinde, Lohtannin oder Beinwell.

Cave: Arnika kann zu allergischen Reaktionen führen *(Weiß, 1991)*!

- Auflagen und Wickel:
  ▶ Umschläge und Wickel mit den zuvor genannten Aufgüssen zur Anregung der Epithelialisierung.
  ▶ Umschläge mit Weizenkeimöl, Johanniskrautöl, Vitamin-A-Öl, Luvos Heilerde *(Bülau, 1994)*: Heilerdebreiauflagen bewirken Wasser- und Wärmeentzug aus dem gestauten und entzündlich veränderten Gewebe. Das nässende Ulkus wird mit trockenem Heilerdepuder direkt bestreut (mehrmals tgl.), darüber Kompressionsverband.
  ▶ Auch Auftragen von Honig *(N.N. 2 1993*), entwickelt eine antibakterielle Wirkung. Diese geht nach *Hofmann (1995)* darauf zurück, dass Honig den Bakterien das Wasser entzieht und so ihre Vermehrung hemmt. Weiterhin vermutet man, dass Honig zum Schutz der Waben ein natürliches Antibiotikum enthält. Dieses Antibiotikum verhindert Wundinfektionen und säubert die Wunden. Ebenso wirkt auch das Aufbringen von Zucker.
  ▶ *Evers (1962)* empfiehlt Aufbringen kalter Pelose.
  ▶ Auch hypertone Kochsalz- und Glukoselösung wirken granulationsanregend *(Braun-Falco, 1984)*.
  ▶ Alte volksheilkundliche Empfehlungen sind Umschläge mit Kohlblättern *(Droz, 1992)* sowie Umschläge mit Beinwellwurzelabkochungen und Verwendung von Calendula- oder Hamamelissalbe sowie Rosskastanienpräparaten.

Bewegungstherapie:

- Basismaßnahme: Hochlagerung der Beine bzw. erhöhtes Fußende (eingeschränkte Verträglichkeit bei pAVK).
- Atem- und Stoffwechselgymnastik, Bewegungsübungen und Laufen mit Kompressionsverband, Gummistrümpfen und elastischen Bindenverbänden.

Massagetherapie:

- Zirkelungen der Ulkusumgebung bei Pachydermien. Periostbehandlungen nach *Vogler und Krauß (1986)* am Beckenkamm, Trochanter major, Fibulaköpfchen und Malleolen.
- Ölungen der Ulkusumgebung mit Leinöl, Weizenkeimöl oder Johanniskrautöl.
- Manuelle Lymphdrainage.
- Bindegewebsmassage der »Venen-Lymph-Zone«.
- Osteopathische Lösung der Faszienverklebungen am Ober- und Unterschenkel mit Weichteiltechniken und Lösung des Barriephänomens *(Levit, 1992)*.
- Saugdruckmassage.

Elektrotherapie:

- Ultraschalltherapie im Segment am Rücken und in Ulkusumgebung im Wasserbad mit 0,5 – 2,0 W/cm^2, 3 – 15 min, 12 Behandlungen als Serie.
- Stabile Galvanisation mit 0,01 mA/cm^2 Kathodenfläche, sensibel schwellig bis gerade schwellig. Dauer 30 – 120 min, 1 – 3-mal tgl. Wenn Heilungstendenz sich zeigt, dann lohnt Verlängerung. Wenn nach 14 Tagen der Behandlung keine Granulationen einsetzen, Behandlung abbrechen.

Nach *Edel (1993)* gibt es als weitere Möglichkeiten:

- Impulsstrombehandlung.
- Hochvolttherapie.
- Acupuncture-like-TENS (nach *Kaada-Edel, 1993)*.

- Pulsierende elektromagnetische Felder *(nach Jerau et al., Edel, 1993)*: Frequenz: 75 Hz, Impulsdauer: 1,3 ms, Impulsform: bipolar, Intensität: 2,7 mT (Tesla), Behandlungsdauer: tgl. 4 h.

Phototherapie:

- Vorsichtige Sonnenbestrahlungen oder UV-Bestrahlungen des offenen Ulkus in der sonnenarmen Zeit bringen oft neue Granula-tionsimpulse. Danach kalter Ulkusguss und Ölauflagen.
- He-Ne-Laser wenden *Chlebarow und Pratzel (1995)* erfolgreich beim Ulcus cruris an.
- Infrarottehandlung.

▶ Phytotherapie

Phytotherapeutika sind in der Therapie des Ulcus cruris hilfreich. Ihre Anwendung richtet sich nach den Phasen der Heilung:
I. **Reinigung** des Ulkus (mechanisches und enzymatisches Débridement). Hier bieten sich Umschläge und Teilbäder mit Kamille und Eichenrinde an, ferner direkte Applikation von Echinacea.
II. **Granulation:** Geeignet sind besonders Umschläge mit Kamille, Calendula, Beinwell, Hypericum, auch Auftropfen von Digitalis.
III. **Epithelisierung:** Kamille, Echinacea.
Bei **Superinfektion:** Kamille, Echinacea, Hypericum.
Bei **Entzündung** der **Umgebung:** Kamille, Hamamelis, Echinacea.

Äußerlich:

- Kamille: Gute entzündungshemmende, antimikrobielle und wundreinigende Wirkung *(Schilcher, 1987; Förster, 1989; Nissen, 1988; Aertgeerts, 1984)*. Im Plazebovergleich signifikant bessere Epithelisierung *(Glowania, 1987)*.
  - ▶ Anwendung: 3 – 4 EL Kamillenblüten auf 1 l kochendes Wasser, 15 min ziehen lassen, abseihen.
  - ▶ Fertigpräparate: Kamillosan® Lsg., Robugen Kamillenbad und -salbe.
- Eichenrinde: Adstringierend, reinigend.
  - ▶ Anwendung: 3 – 4 EL Rinde in 1 l Wasser 15 min kochen, abseihen.
  - ▶ Fertigpräparate: Tannolact® Pulver, Tannosynt® flüssig.
- Hamamelis: Adstringierend, antiphlogistisch.
  - ▶ Fertigpräparate: Hametum® S. und Supp.
- Calendula officinalis: Leicht antiphlogistisch, granulationsfördernd. Insgesamt weniger starke Wundheilungsförderung, aber gut verträglich.
  - ▶ Fertigpräparate: Calendula-S., Calendumed® S., Calendula Echinacea S. (Komb.)
- Hypericum perforatum: Adstringierend, leicht antimikrobiell. Verwendet wird das Öl (»Rotöl«, Ol. hyperici), das rezeptiert werden kann.
  - ▶ Fertigpräparate: Kneipp® Johanniskraut-Öl N.
- Roter Sonnenhut (Echinacea purpurea): Wundheilungsfördernd durch antiphlogistische, antiinfektiöse, granulations- und epithelisierungsfördernde Wirkung (nach *Wagner, 1995*).
  - ▶ Fertigpräparate: Echinacinsalbe, Echinacea S.
- Perubalsam: Antiseptisch, granulationsfördernd. **Cave:** Relativ häufige Kontaktallergisierung!
  - ▶ Fertigpräparate: derma-loges Wund- und Heilsalbe, Combustin® Heilsalbe.
- Beinwell (Symphytum officinale): Günstige Wirkung auf Wundheilung u.a. durch Allantoin. Enthält allerdings auch Pyrrolizidinalkaloide, daher potenziell kanzerogen. Salbe darf daher nur noch auf intakte Haut appliziert werden, max. 4 Wo. Anwendungsdauer.
  - ▶ Fertigpräparate: Kytta-S.®, -Balsam®, -Plasma®, Retterspitz® Heilsalbe.
- Kombination: Sehr wirkungsvoll ist folgende Rezeptur:
Rp. Calendula, Echinacea, Hydrastis, Tct. Arnicae aa 15.0, M.D.S.: Mit 1 l Wasser verdünnt für Umschläge.
- Das Aufträufeln von Digitalis Tr. 2 – 3× tgl. 15 – 30 Tr. zur Granulationsförderung empfiehlt *Weiß (1991)*.

Innerlich:
Rp. Apis D3, Echinacea D3, Calendula D3 aa 30.0, M.D.S.: 3× tgl. 20 Gtt.
Bei Vorliegen einer CVI zusätzlich Venentherapie.

▶ Psychosomatik und Psychotherapie

Vgl. S. 208, Chronisch-venöse Insuffizienz.

▶ Sauerstoff- und Ozontherapien

Offenbar gute Indikation für Ozon. Begasung und ozonisiertes Olivenöl *(Tabakova, 1972)* (vgl. S. 360).

21.4 Hämorrhoiden

Def.: Erweiterung der im unteren Rektum liegenden Gefäßpolster des Plexus haemorrhoidalis.

Pathophysiologie. Durch häufiges Sitzen, ballaststoffarme Ernährung und Gravidität kommt es zu einer Drucksteigerung im Kolorektum und bei genetisch prädisponierten Personen zu einer irreversiblen Erweiterung des arteriovenösen Plexus haemorrhoidalis. Eine in der Folge auftretende vaskuläre Stauung führt über eine Proktitis zu den typischen klinischen Symptomen.

Klinik. Man unterscheidet 4 Schweregrade: Stadium 1 ist gekennzeichnet durch in das Proktoskop prolabierende Knoten, die digital nicht palpabel sind. Im Stadium 2 treten die Knoten beim Pressen hervor und gleiten in Ruhe wieder spontan zurück. Im Stadium 3 schließlich entstehen Knoten, die in dieser Phase mit dem Finger reponierbar sind, was im Stadium 4 nicht mehr möglich ist. Die typischen Symptome wie Schmerzen, Nässen, Juckreiz, falscher Stuhldrang und Blutbeimengungen sind vom Stadium der Erkrankung unabhängig.

Allgemeine Therapiegrundsätze. Stuhlregulation durch ballaststoffreiche Ernährung und ausreichende Flüssigkeitszufuhr sowie seifenfreie Analhygiene stellen die Basismaßnahmen dar. Verschiedenste Externa und Suppositorien mit Lokalanästhetika-, Vasokonstriktoren-, Adstringentien- und Glukokortikosteroidzusätzen sind in den Stadien 1 und 2 indiziert. Vor allem in den späteren Stadien werden darüber hinaus oft invasive Methoden wie Infrarotkoagulation, Gummibandligatur, Sklerosierung bis hin zu einer operativen Sanierung notwendig.

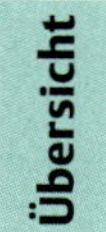

Erweiterte Therapie mit Naturheilverfahren

Möglichkeiten
Naturheilkundliche Verfahren können in der Hämorrhoidenbehandlung sehr gut eingesetzt werden. Zu den aussichtsreichsten Verfahren gehören: physikalische Therapien, Phytotherapie, Ernährungstherapie und Heilfasten. Ebenfalls gut einsetzbar sind Homöopathie und ausleitende Verfahren.

Grenzen
Hämorrhoiden im Stadium 4 sowie die Perianalvenenthrombose können i.d.R. nicht allein durch naturheilkundliche Verfahren behandelt werden, sondern erfordern meist ein operatives Vorgehen.

▶ Ausleitende Verfahren

Blutegel sind eine effektive Behandlung sowohl bei akuten als auch bei länger bestehenden äußeren Hämorrhoiden. Sie wirken schmerzlindernd und entlasten sofort.

▶ Ernährungstherapie

Vollwerternährung, die in der Regel in wenigen Tagen zu einem weichen Stuhlgang führt, bringt rasche Linderung der Hämorrhoidalbeschwerden. Bei starkem Juckreiz: Sonderdiät »biogene Amine«. Gewichtsreduktion.

▶ Heilfasten

Rasche Linderung von sekundären entzündlichen Erscheinungen, Nachlassen des Juckreizes.

Cave: Beim Abfasten kann sehr trockener Stuhl auftreten, daher zusätzlich Leinsamen und in den ersten Tagen ein Glyzerinzäpfchen nehmen; viel trinken!

▶ Homöopathie

▶ Hämorrhoidalleiden bei inneren und äußeren Hämorrhoiden.

■ Myrrhis odorata D3, 3× tgl. 5 Tr. (10%ige Salbe als Rezeptur)

▶ Schmerzhafte Hämorrhoiden, nicht blutend. Verschlechterung nach dem Stuhlgang; Obstipation bei Reizmittelabusus.

■ Strychnos nux vomica (Nux vomica) D6, D12 2 – 3× tgl. 1 Tbl.

▶ Entzündlich gereizte Hämorrhoiden mit starker Berührungsempfindlichkeit; nässende Tendenz. Schmerzen während und nach der Defäkation. Analfissur (nässend); Pruritus ani.

■ Paeonia officinalis D3, 3× tgl. 5 Tr. (10%ige Salbe als Rezeptur)

▶ Hämorrhoiden bei Hepatopathie; Obstipation.

■ Silybum marianum (Carduus) D3 3× tgl. 1 Tbl.

▶ Akute Analthrombose mit typischen Entzündungszeichen; dunkel-schwärzliche Verfärbung der Thrombose, Umgebung nach Abklingen des akuten Prozesses entzündlich geschwollen.

■ Crotalus horridus D12
anfangs 1× tgl. 1 Amp. i.v. oder i.m.,
oral D12, 2× tgl. 5 Tr.
Bei starker Entzündung: Crotalus horridus D12 und Echinacea D4 als Mischinjektion i.v. oder i.m. gemäß o.g. Dosierungsschema.

▶ Neuraltherapie

Lokale Infiltration, sakrale Anästhesie.

▶ Physikalische Therapien

Hydrotherapie:

- Zur Entstauung kalte Sitzbäder, temperaturabsteigend von 30 – 15 °C. Dauer: Je nach Temperatur 15 s bis wenige min.
- Kühle Sitzbäder mit Aufguss von Eichenrinde, Rosskastanien, Zinnkraut, Kamille oder Schafgarbe lindern den Juckreiz (vgl. Phytotherapie).
- Abends T-Wickel (in zuvor genannten Aufguss getaucht) anlegen und nachts liegen lassen.
- Nach dem Stuhlgang kalte Waschungen des Afters, dann Ölungen mit Hamamelissalbe oder Rosmarinöl.

Bewegungstherapie: Sinnvolle Maßnahmen aus klinischer Erfahrung:

- Umverteilung des Blutes in andere Körperregionen durch Schwimmen.
- Beckenhochlagerung bei Stauungen und Schmerzen, Oberkörper tiefer.
- Beckenbodengymnastik.

▶ Phytotherapie

Äußerlich: Wirksam sind Pflanzenpräparate mit antiphlogistischen, antimikrobiellen und/oder adstringierenden Eigenschaften. Anwendung als Sitzbad, Waschung oder Auflage:

- Kamille: Gute entzündungshemmende und reinigende Wirkung *(Schilcher, 1987; Förster, 1989)*.
  ▶ Anwendung: 3 – 4 EL Kamillenblüten auf 1 l kochendes Wasser, 15 min ziehen lassen, abseihen.
  ▶ Fertigpräparate: Kamillosan® Lsg., Robugen® Kamillenbad und -salbe.
- Eichenrinde: Adstringierend, reinigend.
  ▶ Anwendung: 3 – 4 EL Rinde in 1 l Wasser 15 min kochen, abseihen.
  ▶ Fertigpräparate: Tannolact® Pulver, Tannosynt® flüssig.
- Hamamelis: Adstringierend, antiphlogistisch.
  ▶ Fertigpräparate: Hametum® S. und Supp., Tampositorien® B.

- Rosskastanien: Antiphlogistisch, venentonisierend.
  ▶ Fertigpräparate: Aescorin® N S., Venotrulan® S. (enthalten auch Hamamelis), Venostasin® N Supp.
- Arnika: Antiphlogistisch, antiseptisch. Als Tct. Arnicae 1:10 mit Wasser verdünnen für Auflagen, Waschungen, Sitzbäder.
- Perubalsam: Antiseptisch, granulationsfördernd. **Cave:** Relativ häufige Kontaktallergisierung!
  ▶ Fertigpräparat: derma-loges Wund- und Heilsalbe, Combustin® Heilsalbe.

Innerlich: Zur Venenbehandlung gleiche Wirkstoffe wie extern. Fertigpräparate:

- Roßkastanie: Venostasin® retard, Rexiluven® S, Venoplant® ret., Vasotonin®, Hämos®-Tropfen-S.
- Mäusedorn: Duoform® Drg. 2 – 3× 1.
- Tee:
  ▶ Hämorrhoidentee nach Weiß mit abführenden, entzündungshemmenden und spasmolytischen Eigenschaften: Flor. Chamomillae, Rhiz. Calami, Fruct. Foeniculi, Fol Sennae und Cort. Frangulae zu gleichen Teilen. 1 EL auf ¼ l kochendes Wasser, 10 min ziehen lassen. 2× tgl. trinken.
- Laxanzien: Nur vorübergehend für weicheren Stuhl.
- Abführtee nach Weiß:
  ▶ Fruct. Carvi, Fruct. Foeniculi, Fol. Meth. pip, Fol. Sennae zu gleichen Teilen. 1 EL auf ¼ l kochendes Wasser, 15 min ziehen lassen. 2× tgl. trinken.
- Fertigtee: z.B. Kneipp® Abführ-Tee.
- Fertigpräparate: Enthalten meistens Aloe, Faulbaumrinde oder Sennesblätter. Z.B. Kräuterlax® Drg., Kneipp® Abführ Drg. N, Depuran® N Kps., Neda® Früchtewürfel. Jeweils 1 – 2 Drg. o. Tbl. abends.
- Leinsamen 1 – 2× tgl. 2 – 4 EL in Joghurt o.ä., viel trinken.

21.5 Lymphödeme

Def.: Infolge einer Störung des lymphatischen Systems können im Extravasalraum anfallende Proteine nicht mehr in ausreichender Menge resorbiert und abtransportiert werden, wodurch ein Ödem entsteht.

Pathophysiologie. Lymphödeme entstehen aufgrund einer angeborenen Missbildung oder einer sekundären Schädigung des Lymphgefäßsystems durch Infektionen (z.B. Erysipel, Filariose), Tumoren oder Operationen.

Klinik. Klinisch ist das Lymphödem durch eine Schwellung der betroffenen Extremität, ein Schweregefühl und eine Verdickung von Haut und Unterhaut gekennzeichnet. Im Gegensatz zum Phlebödem ist das Lymphödem durch eine Einbeziehung der Zehen mit der Bildung von tief einschneidenden Querfalten an den Zehenrücken charakterisiert (Stemmer-Zeichen). Bei chronischem Verlauf kommt es zusätzlich zu Hyperpigmentierungen, Stauungspapillomatose und Onychodystrophien.

Allgemeine Therapiegrundsätze. Wichtigste Maßnahmen: Lymphdrainage und Kompressionsstrümpfe hoher Klasse (III-IV), evtl. im Rahmen der komplexen physikalischen Entstauungstherapie (*Földi*).

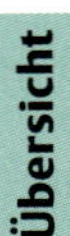

Erweiterte Therapie mit Naturheilverfahren

Möglichkeiten: Sekundäre Lymphödeme sprechen z.T. sehr gut auf die folgenden Verfahren an: Enzymtherapie, Heilfasten, physikalische Therapie, Phytotherapie. Versuchsweise einzusetzen sind auch Akupunktur, Homöopathie, Neuraltherapie.
Grenzen: Primäre Lymphödeme sowie chronifizierte, strukturell schon umgebaute sekundäre Lymphödeme sprechen meist nicht mehr ausreichend an.

▶ Akupunktur

In der TCM zählen die Lymphödeme zu den Yin-Ödemen. Demnach soll die Niere gestärkt werden und das Qi reaktiviert. Die verwendeten Punkte sind laut chinesischer übersetzter Originalliteratur (Chinese Acupuncture): B 23, 28, N 3, MP 6, Le 1.
Bei westlichen Autoren finden sich Empfehlungen zur Körperakupuktur bei Kubiena, Meng, Petricek, die dafür Lu 7, M 12, MP 5 und B 58 vorschlagen.
OAP: Als nützlich werden von König, Wancura angegeben: 95 Niere, 100 Herz 1, 97 Leber, 51 Vegetatives Nervensystem, 55 Shen Men.

▶ Ausleitende Verfahren

Bei lokalen, auch entzündlichen (nicht kardialen) Ödemen ist eine Blutegeltherapie gerechtfertigt.

▶ Enzymtherapie

Das sekundäre Lymphödem ist eine gute Indikation: Hoch dosierte Gaben von Enzymkomplexen können zur Ödemausschwemmung beitragen, z.B. Wobenzym® N 3× 5–10 Kps. über 2–3 Wo.; je nach Symptomatik dann über mind. weitere 8 Wo. niedriger dosiert. Bei primärem Lymphödem nur begrenzte Wirksamkeit.

▶ Ernährungstherapie

Vollwerternährung, tiereiweißfrei.
Cave: Eiweißmangel, Vitaminmangel (Labor, intensive Ernährungsberatung erforderlich)!

▶ Heilfasten

Wichtige Indikation. Es kommt zur Reduktion besonders der extrazellulären Flüssigkeit, extrazelluläres Eiweiß kann abgebaut werden.

▶ Homöopathie

Bei der Behandlung von Lymphödemen haben sich insbesondere auch fixe Kombinationen intern und extern bewährt (Lymphomyosot®, Lymphdiaral®).

▶ Neuraltherapie

Quaddelung über Lymphabflussregionen, Segmentbehandlung, Störfeldbehandlung (Narben), i.v. Gabe.

▶ Physikalische Therapien

Hydrotherapie und Bewegungstherapie: Chronisch venöse Insuffizienz (vgl. S. 207): Kühlen überwärmter Bezirke und entstauende Bewegungsübungen, Trainieren der »Muskelpumpe«.

Massagetherapie:

- Manuelle Lymphdrainage und anschließend Kompressionsbandage (komplexe physikalische Entstauungstherapie). Zuerst eventuell in der Klinik, dann lebenslang zu Hause in Eigenregie. Jegliches Einschnüren vermeiden.
- Hautpflege-Ölungen.
- Beine auch tagsüber viel hoch lagern.
- Versuch mit Kompressionsstrümpfen höherer Kompressionsklassen III und IV nach Maßanfertigung *(Braun-Falco,1984)*.

Balneotherapie: Behandlungsmöglichkeit in lymphologischen Spezialkrankenhäusern (z.B. Földi-Klinik Hinterzarten, Feldbergklinik St. Blasien).

▶ Phytotherapie

Äußerlich: Ungt. lymphaticum: Enthält Extrakte aus Conium maculatum (gefleckter Schierling), Digitalis purpurea (Fingerhut), Colchicum autumnale (Herbstzeitlose), Hyoscyamus niger (Bilsenkraut) und Podophyllum peltatum (Maiapfel). Mehrfach täglich über Monate auf ödematöse Areale einmassieren.
Innerlich: Ödemprotektive Phytotherapeutika (vgl. Tab. 20 u. 21, S. 336).

22. Dermatologische Symptome und Syndrome

22.1 Hautzustände

22.1.1 Hyperhidrosis

Def.: Überfunktion der Schweißdrüsen, die physiologisch, hormonell oder neurologisch bedingt sein kann.

Pathophysiologie. Durch eine stärkere Tätigkeit der Schweißdrüsen der Haut wird eine vermehrte Schweißsekretion verursacht. Diese kann durch körperliche Anstrengung oder Akklimatisation in den Tropen bedingt sein und damit der Temperaturregulation (Verdunstungskälte) des Körpers dienen. Es existiert aber auch eine Reihe von pathologischen Zuständen, bei denen eine Hyperhidrose entsteht, so z.B. emotionale Stressfaktoren wie Schmerz und Angst oder hormonelle Störungen wie eine Überfunktion der Schilddrüse und ein Diabetes mellitus. Auch eine erhöhte Katecholaminausschüttung beim Phäochromozytom kann eine Hyperhidrose verursachen. Außerdem führen Schädigungen von sympathischen Nervenbahnen zu einer vermehrten Schweißneigung. Allen diesen Ursachen gemeinsam ist die vermehrte cholinerge Stimulation der Schweißdrüsen.

Klinik. Neben einem subjektiven Unbehagen und dem Fötor kann das vermehrte Schwitzen, besonders in den intertriginösen Arealen, aber auch an Händen und Füßen, zu Hautmazerationen führen, die wiederum zu sekundären Veränderungen wie Pyodermien und Mykosen prädisponieren.

Allgemeine Therapiegrundsätze. Die Therapie der Hyperhidrose umfaßt allgemeine Maßnahmen wie entsprechende Kleidung,

Ernährung und Hygiene. Darüber hinaus gibt es eine Reihe von systemischen Antihidrotika, die im Wesentlichen anticholinergisch wirksam sind. Ihr Einsatz ist jedoch durch häufige Nebenwirkungen limitiert. Lokale Antihidrotika sind Gerbstoffe und Metallsalze. Sie bewirken eine zeitlich limitierte Verlegung der Schweißdrüsenausführungsgänge und damit eine Abnahme der Sekretion. Weitere therapeutische Optionen sind die Leitungswasseriontophorese, die Sympathikusblockade und operative Reduktion der Schweißdrüsen sowie die Anwendung von Botulinustoxin.

▶ Akupunktur

Nach Kubiena, Meng, Petricek eignet sich für nässende Dermatosen der Punkt B 52 (B 47 n. *Bachmann u. Bischko*) besonders gut. Zudem können allgemein für die Haut wichtige Punkte gegeben werden: Außer Punkten in der Umgebung der Läsion (nicht in die Lä-sion selbst stechen) Lu 9 als Meisterpunkt des Gefäßsystems, Di 11 als homöostatischer Punkt, LG 14 (LG 13 n. *Bachmann u. Bischko*) und MP 6 wegen infektabwehrender Wirkung sowie MP 10 wegen antiallergischer Eigenschaften *(Stux, 1993)*.

▶ Neuraltherapie

Lokale, segmentale Behandlung in den hyperhidrotischen Körperbereichen, Störfeldbehandlung.

▶ Ordnungstherapie

Hyperhidrosis: Oft durch psychovegetative Faktoren mitbedingt (»emotionale Hyperhidrosis«), vgl. Psychosomatik und Psychotherapie in diesem Abschnitt. Das therapeutische Vorgehen orientiert sich am subjektiven Leidensdruck des Patienten sowie an objektiven Einschränkungen, z.B. im Beruf.

Das kann der Patient selbst tun:
Neben der differenten Therapie sollten folgende Basismaßnahmen – je nach Lokalisation – beachtet werden:

- Luftige Kleidung tragen, möglichst nicht aus Synthetika, sondern aus Baumwolle.
- Verzicht auf Schuhwerk aus Gummi, Kunststoff o.ä., stattdessen Ledersohlen.
- Tgl. oder mehrfach tgl. Strumpfwechsel.
- Konsum von Alkohol, Kaffee, schwarzem Tee u.a. anregenden Substanzen reduzieren.
- Aufenthaltsräume ausreichend lüften, vor Raumüberwärmung schützen.
- Axilläre Hygiene mit desodorierenden Seifen, Syndets.
- Als Antiperspiranzien Aluminiumsalze versuchen; auch »Mineral-Deostein«.
- Versuch der allgemeinen »Stress«-Reduktion; Einbau von Pausen zur Regeneration in den tgl. Lebensrhythmus.

▶ Physikalische Therapien

Hydrotherapie: Umschläge mit kaltem Wasser, die alle 5 min gewechselt werden müssen. Zusatz von Kaliumpermanganat bei Infektionen. Als Adstringenzien dazufügen: Abkochungen von Eichenrinde, Schachtelhalm, Malvenblüten und -blätter, Schwarztee.

Elektrotherapie: Iontophorese mit Leitungswasser bei Hyperhidrosis manum et pedum mit gutem Erfolg (*Raulin et al., 1988*).

Phototherapie: Keine UV-Bestrahlung wegen zu starker Reizung.

▶ Phytotherapie

Äußerlich: Therapie meist mit Adstringentien. Diese mehrfach tgl. als Auflagen oder Teilbäder.

- Eichenrinde: 3 – 4 EL Rinde in 1 l Wasser 15 min kochen, abseihen.
  - ▶ Fertigpräparate: Tannolact® Pulver, Tannosynt® flüssig.
- Salbei: 3 EL Salbeiblätter mit 1 l kochen-

dem Wasser aufbrühen, 15 min ziehen lassen, abseihen.
- Walnussblätter (Juglans folium): 4 EL mit 1 l Wasser kalt ansetzen, anschließend aufkochen, abseihen. **Cave:** Färbt die Kleidung bräunlich!

Innerlich:
- Salbei: Gemäß Erfahrungsberichten auch bei innerlicher Applikation schweißhemmend.
  ▶ Fertigpräparate: Salvysat® Bürger 3 – 4× 1 – 2 Drg. o. 3× 20 – 30 Tr.; Sweatosan® N 3× 1 – 2 Drg.; Salus® Salbei-Tropfen 2 – 3× 10 – 15 Tr.

▶ Psychosomatik und Psychotherapie

Zwischen dem psychovegetativen Erregungszustand und der Schweißsekretion bestehen klare Zusammenhänge. Zur Abklärung der Hyperhidrosis gehört daher auch die Klärung des Anteils psychologischer Faktoren. Lässt sich zwischen diesen und der Hyperhidrosis ein anamnestischer Zusammenhang ermitteln, so sollte besonders vor einschneidenden weitergehenden Maßnahmen – etwa der Sympatikusblockade oder axillärer Schweißdrüsenoperation – eine psychosomatische Abklärung eingeleitet werden. Entspannungsverfahren, Hypnosetherapie, verhaltenstherapeutische Maßnahmen und tiefenpsychologisch fundierte Verfahren können jeweils im Einzelfall wirksam sein.

22.1.2 Trockene Haut

Def.: Verminderte Schweiß- oder Sebumsekretion mit der Folge einer trockenen, irritablen Haut.

Pathophysiologie und Klinik. Unterschieden werden können äußerliche und innerliche Ursachen.

Äußerliche Ursachen: Chronische Irritation der Haut durch Nässe, Chemikalien, Witterung, mechanische Beanspruchung kann zu trockener Haut, meist mit nachfolgenden Ekzemen, führen. Hierbei wird die natürliche Feuchtigsspeicherung der Haut (natural moisturizing factor) nachhaltig gestört.

Innerliche Ursachen: Am häufigsten entsteht die trockene Haut wohl konstitutionell im Rahmen von entzündlichen Hauterkrankungen, z.B. Psoriasis. Neben allgemeinen Störungen des Flüssigkeits- und Elektrolythaushalts wie Exsikkose durch Diarrhö, Erbrechen oder Fasten kann es zu einer trockenen, anhidrotischen Haut auch durch Verschluss der Schweißdrüsenausführungsgänge kommen. Grund ist eine Verdickung der Epidermis, wie sie bei chronischen Ekzemen, der Schuppenflechte oder den verschiedenen Ichthyosisformen zu finden ist. Des Weiteren führen Fehlregulationen der sympathischen Innervation der Schweißdrüsen, z.B. bei Neuropathien und zerebralen Störungen, zu einer verminderten Schweißsekretion.

Allgemeine Therapiegrundsätze. Die Behandlung trockener Haut erfolgt auf der einen Seite durch intensive Pflege mit fett- und harnstoffhaltigen Externa und rückfettenden Ölbädern. Auf der anderen Seite ist übertriebene Körperhygiene wie häufiges Duschen oder Baden zu vermeiden.

▶ Akupunktur

Da die Akupuktur eine Regulationstherapie ist, kommen hier praktisch die gleichen Punkte wie bei den nässenden Dermatosen zum Einsatz (vgl. S. 218); analog werden ja auch gleiche Punkte sowohl bei Hyper- als auch bei Hypotonie genadelt. Ausnahme ist der Punkt B 52 (B 7 n. *Bachmann u. Bischko*), der den nässenden Dermatosen vorbehalten ist. Zusätzlich können mehr Punkte auf dem Lungenmeridian gestochen werden (z.B. Lu 5 u. Lu 7), da dem Lungenmeridian als äußerer Faktor die Trockenheit zugeordnet ist. M 39 ist bei trockener Haut und Lippen indiziert.

▶ Ausleitende Verfahren

Als Funktionstraining der Haut, besonders bei trockener Altershaut, kann eine tgl. über mehrere Wochen durchgeführte Trockenschröpfung mit relativ geringem Sog mehrerer Gläser (bis zu 10 auf einer größeren Hautfläche) sehr effizient sein. Durch Schröpfung palpabler Schröpfzonen wird auch eine reflektorisch-trophische Wirkung ausgelöst: Im Bereich von Th 12 bis L 5 paravertebral bewirkt die Schröpfung eine Durchblutungssteigerung in den Beinen (Wärmegefühl).

▶ Neuraltherapie

Vgl. S. 218, Nässende Haut, Hyperhidrosis.

▶ Physikalische Therapien

Wasser und Bäder entziehen der Haut Fett, deshalb Rückfettung durch Ölbad nötig. Schwitzbehandlung (z.B. Sauna) 1 – 2×/Wo. günstig; dadurch wird trockene Hornschicht der Haut durchfeuchtet und geschmeidig. Reichlich trinken; nach der Sauna Schweiß gründlich abduschen, dann rückfetten.

22.1.3 Fette Haut (Seborrhö)

Def.: Anlagebedingte, über die Norm gesteigerte Talgproduktion der Haut.

Pathophysiologie. Bekannt ist der Einfluss von Geschlechtshormonen auf die Talgdrüsenproduktion: Testosteron stimuliert, Östrogene dagegen hemmen diese. Weitere pathophysiologische Zusammenhänge sind weitgehend ungeklärt.

Klinik. Neben dem subjektiven Missempfinden einer überfetteten Haut wird eine Seborrhö für eine Reihe von Dermatosen als mitverantwortliche Ursache angesehen. Die Wichtigsten davon sind die Acne vulgaris, das seborrhoische Ekzem und die Rosazea. Außerdem bildet der Talgfilm einen idealen Nährboden für eine Reihe pathogener Mikroorganismen, was wiederum die Entstehung von Pyodermien und Pilzinfektionen der Haut begünstigt.

Allgemeine Therapiegrundsätze. Syndets für die Haut- und Kopfwäsche bilden die Basismaßnahmen. Darüber hinaus helfen Abreibungen mit verdünnten alkoholischen Lösungen. Eine interne Behandlung mit östrogen- und Vitamin-A-Säure-haltigen Medikamenten sollte nur nach intensivem Abwägen der Vor- und Nachteile zur Anwendung kommen.

▶ Akupunktur

Hier gilt ebenfalls das auf S. 218 Gesagte. Teigige Körperbeschaffenheit ist dem Milz-Pankreas-Meridian zugeordnet, sodass vorzugsweise Punkte dieses Meridians verwendet werden, z.B. MP 6, 9, 10.

▶ Neuraltherapie

Vgl. S. 218, Nässende Haut, Hyperhidrosis.

▶ Orthomolekulare Therapie

- **Vitamin B_6:** Medikamenteninduzierter Pyridoxinmangel führt zu Seborrhö im Gesichtsbereich. Topische Anwendung einer pyridoxinhaltigen Salbe kann diesen Effekt offenbar hemmen, während systemische Applikation keinen günstigen Effekt hat *(Schreiner, 1952)*. Die Therapie der Seborrhoea sicca mit pyridoxinhaltigen Externa in einer Konzentration von ca. 5 % wurde mehrfach in Studien untersucht *(Schreiner, 1952a; Effersoe, 1954; Schreiner, 1952)*, hat sich aber nicht durchgesetzt.
- **Folsäure:** Offenbar günstige Effekte auf die Seborrhö *(Callaghan, 1967)*. Dos.: Kinder 2,5 mg, Erwachsene bis 10 mg tgl.
- **Lithiumsuccinat:** Lithiumsuccinat 8 % in Kombination mit Vitamin E (DL-Alpha-Tocopherol) und Zinksulfat (0,05 %) in Lanolinsalbe zeigte in plazebokontrollierter Studie günstige Effekte auf seborrhoisches Ekzem *(Boyle, 1986)*. In Deutschland wenig gebräuchlich. Muss rezeptiert werden.

▶ Physikalische Therapien

Hydrotherapie: Vgl. S. 305. Keine Salben oder Öle aufbringen, keine Rückfettung nach der Reinigung nötig.

▶ Phytotherapie

- Milde adstringierende Maßnahmen.
- Schweißsekretion durch Salbei einschränken.

22.1.4 Juckreiz

Def.: Unangenehme Empfindung, die durch Reizung freier Nervenendigungen im Bereich der dermoepidermalen Grenzzone entsteht.

Pathophysiologie. Juckreiz wird in der Haut von verschiedenen Rezeptorstrukturen aufgenommen und über langsam leitende, nichtmyelinisierte Nervenfasern zum Zentralnervensystem geleitet. Es ist bis heute ungeklärt, ob die Rezeptoren für Juckreiz und Schmerz identisch sind. Die Reizung der sensiblen Nervenfasern wird durch unterschiedliche Mediatoren vermittelt. Die wichtigsten sind Histamin und Neuropeptide wie z.B. Substanz P.

Klinik. Juckreiz ist eine äußerst qualvolle Missempfindung, welche die Patienten meist schwer beeinträchtigt und zu Schlaflosigkeit, Nervosität und Unkonzentriertheit führt. Im Extremfall kann chronischer Juckreiz bis hin zum Selbstmord führen. Man unterscheidet einen Juckreiz bei Hauterkrankungen (Pruritus cum materia) von einem solchen ohne Hauterkrankungen (Pruritus sine materia). Viele Dermatosen sind durch einen intensiven Juckreiz gekennzeichnet, so die Ekzeme, die Prurigoerkrankungen, die Urtikaria, der Lichen ruber planus, verschiedene Mykosen und Epizoonosen. Neben einem dermatogen bedingten Juckreiz existiert eine Vielzahl anderer möglicher Ursachen: Leberfunktionsstörungen und Niereninsuffizienz, endokrine Störungen und Malignome sind häufige Ursachen, außerdem können Wurmerkrankungen und Medikamente zu einem ausgeprägten Juckreiz führen. In jedem Fall ist eine ausführliche diagnostische Abklärung der möglichen Ursachen notwendig.

Allgemeine Therapiegrundsätze. Ursächliche Störungen und Erkrankungen müssen zunächst beseitigt werden. Antihistaminika und Glukokortikosteroide sind bei dermatogen bedingtem Juckreiz häufig mit Erfolg einzusetzen. Hilfreich ist in vielen Fällen auch eine UV-Bestrahlung. Bei der Lokaltherapie werden Cremes und Lotios unter Zusatz von Lokalanästhetika und Menthol eingesetzt. Harnstoffhaltige Externa und kühlende Umschläge bringen häufig auch Erleichterung.

Möglichkeiten und Grenzen

Die Behandlungsmöglichkeiten von Juckreiz mit naturheilkundlichen Mitteln hängen von der zugrunde liegenden Erkrankung ab. Bewährte und wirksame symptomatische Maßnahmen können sein: Hydrotherapie (z.B. Kleiebäder), Phytotherapie (z.B. Capsaicin bei Prurigo), Akupunktur, Eigenblutbehandlung, ausleitende Verfahren. Vielfach kann auch durch Entspannungsverfahren sowie verhaltenstherapeutische Maßnahmen (Juckreiz-, Kratztraining) eine erhebliche Verbesserung erreicht werden. Dies gilt besonders für die atopische Dermatitis (siehe dort).

▶ Akupunktur

Generalisierter Juckreiz ist für den Patienten immer sehr belastend und häufig therapieresistent gegenüber Schulmedizin und auch Akupunktur.
Bei einer ausführlichen Anamnese werden die betroffenen Meridiane herausgefiltert und über diese behandelt; hier ist ein starres Punkteprogramm überfordert, dennoch sollen im Folgenden einige bewährte Basispunkte genannt werden.
Der lokalisierte Juckreiz, besonders der Pruritus ani und vulvae spricht recht gut auf die

Akupunktur an.
Tipp: Akupunkturtherapiebeginn erst nach mykologischer und Wurmdiagnostik.
Basisprogramm: B 31, M 36, Le 8 oder 9, Lu 7.
OAP: 22 Endokrinium, 71 Urtikariabezirk, 101 Lunge.

- Passende Auswahl aus den sog. Stoffwechselpunkten *n. Bischko*: B 40 (B 54 Bi.), B 58, N2, 6, Le 13, Di 2, 3, 4, 11, Lu 5, Dü 3.
- Pruritus ani: LG 1, LG 2, KG1. Anmerkung: Diese sehr wirksamen Punkte werden leider wegen der ungünstigen Lokalisation nicht oft genug eingesetzt.
- Pruritus vulvae: LG 1, LG 2, KG1.
- Pruritus der Augen und Augenlider: G 1, M 6, Le 3.
- Pruritus des Ohres: G 2, G 12, 3E 17.

▶ Ernährungstherapie

- Nahrungsfaktoren können – je nach Genese des Juckreizes – in unterschiedlichem Maß zu Verschlechterungen führen.
- Empfehlung der Vollwerternährung als Basis. Auch ist eine individuelle Kosteingrenzung sinnvoll, wenn einzelne Nahrungsmittel zu Verschlechterungen führen. Gewürze werden häufig nicht gut vertragen.

Zusätzlich zur Vollwerternährung sollte Sonderdiät »biogene Amine« (vgl. S. 279) beachtet werden.

▶ Neuraltherapie

Bei Juckreiz ist als unterstützende Maßnahme das folgende, individuell modifizierbare Vorgehen üblich:

- Lokale Um- bzw. Unterspritzung der betroffenen Herde vom Rand her.
- Injektion an bzw. in zu- und abführende Gefäße.
- Segmentbehandlung.
- Störfeldbehandlung (vgl. S. 296): Einbeziehung von Verbindungen über segmentale Zugehörigkeit, Akupunkturmeridiane und Somatotopien.
- I.v. Gabe.

▶ Physikalische Therapien

Prinzip: Weitere Reizungen vermeiden, Wärme verschlechtert. Schweiß verstärkt Juckreiz, Luftbäder lindern.

Hydrotherapie:

- Kühle Bäder und Güsse lindern.
- Weiterhin wirken juckreizlindernd Bäder mit Zusatz von Molke, Kleie, Öl, Teer, Ichthyol und Schwefel (Temperatur 35 °C, 10 min Dauer). *May (1990)* empfiehlt Bäder mit Weizenkleie, Kamille, Eichenrinde, Haferstroh, Zinnkraut, Veilchenwurzeln, Walnussblättern, Nadelholzteer und Molke.
- Nach dem Bad Haut trockentupfen, nicht rubbeln.
- Waschungen mit lauwarmen Essigwasser lindern *(Braun-Falco, 1984)*.
- Pruritus vulvae: Haferstrohbäder *(Karl, 1995)*, kühle Schlamm- und Moorsitzbäder *(Evers, 1962)*.

Elektrotherapie: TENS lindert Juckreiz: Frequenz 100 Hz, Elektroden z.B. proximal und distal der Ellenbeuge bei Ekzem und Juckreiz der Ellenbeuge *(Schwa-medico, 1992)*.

Phototherapie:
Cave: Sonnenbestrahlung fördert eher Juckreiz!

- Blaulicht und Orangelicht (Eichotherm) lindern (s. *Flade, 1994*).
- UV-Ganzbestrahlung nach *Kimmig und Wiskemann (1984)* und UVA- oder UVB-Bestrahlung nach *May (1990)*.

Klima-Heliotherapie: Essenzieller und seniler Pruritus: Seebäder oder Schwefelbäder *(Woeber, 1986)*. *May (1990)* empfiehlt Klimakur mit Meeres- oder Hochgebirgsklima.

▶ Phytotherapie

- Ätherische Öle mit Kühleffekt oder schwach analgetischer Wirkung, besonders Kampfer (0,1– 0,5 %), Thymol (0,5 – 2 %), Menthol (0,5 – 1 %) und Lavendel.

Jeweils in Salben einmischen (z.B. Ungt. leniens) oder als Bäder.

▶ Fertigpräparat: Retterspitz® Gelee, bei Bedarf dünn auftragen.

- Kleiebäder weisen auch milde antipruriginöse Wirkungen auf (*Weitgasse, 1976; Johne, 1982*), z.B. Silvapin® Weizenkleie-Extrakt, Töpfer Teerkleiebad und Kinderbad.
- Geringe Juckreiz mildernde Wirkung haben auch Bäder mit Kamille, Eichenrinde, Haferstroh, Zinnkraut, Veilchenwurzeln, Walnussblättern, Nadelholzteer und Molke.

▶ Psychosomatik und Psychotherapie

Juckreiz steht neben seiner somatischen Genese in ausgesprochener Wechselwirkung mit dem psychovegetativen System, denn psychologische »Stress«-Faktoren können Juckreiz auslösen oder verstärken. Auf Verhaltensebene führt vermehrtes (z.B. nervöses oder autoaggressives) Kratzen zu verstärktem Juckreiz. Auch kann das Kratzen einen Lustgewinn darstellen.

Sekundär wird starker Juckreiz oft als extreme Belastung erlebt, was wiederum in eine Unterhaltung des Juckreizes münden kann. Auch ist das Erleben des Juckreizes – wie auch des Schmerzes – von der emotionalen Verfassung des Betroffenen abhängig *(Sturm, 1988; Fjellner, 1985)*.

Als Maßnahmen gegen Juckreiz bei vorliegenden Hauterkrankungen, z.B. atopischer Dermatitis, bieten sich in erster Linie verhaltensmedizinische Maßnahmen an (vgl. S. 344). Bei psychogenem Pruritus müssen weitergehende psychotherapeutische Maßnahmen erwogen werden.

22.1.5 Schmerz

Def.: Der Schmerz ist ein zentrales Signal in körperlicher und seelischer Hinsicht. Als nützliche Erscheinung kommt ihm eine lebenserhaltende Bedeutung für unseren Organismus zu, denn er informiert uns über Bedrohungen durch gewebeschädigende Reize, z.B. beim Anfassen einer heißen Herdplatte. Neben dieser Warnfunktion vor äußeren Gefahren liegt die Bedeutung des Schmerzes auch in der Mitteilung über eine innere Erkrankung, z.B. bei einem Magengeschwür. In beiden Fällen wäre es unklug, sich nur der Schmerzbekämpfung und nicht der Ursachensuche zu widmen.

Zum Schmerz gehört neben der körperlichen Reaktion auch eine beachtliche emotionale Beteiligung. Der Grad der Hinwendung zum Schmerz entscheidet z.B. mit über die empfundene Schmerzhaftigkeit. Selbst starke Verletzungen wie tiefe Wunden bei Unfällen können im Augenblick des »Unfallstresses« unbemerkt bleiben. Umgekehrt können geringfügigere Verletzungen bei bewusster Hinwendung als beeinträchtigende Schmerzen erlebt werden.

Pathophysiologie. Schmerzen werden im gesamten Körper durch Nervenfasern fortgeleitet. Sie entstehen durch Reizung von freien Nervenendigungen oder speziellen Schmerzrezeptoren, die u.a. an der Haut, in den Wänden der Hohlorgane, an der Knochenhaut und in den Gefäßwänden vorkommen. Sobald Schmerzfasern gereizt werden, übertragen sie diese Information mit großer Geschwindigkeit an das Zentralnervensys-tem, wo der Schmerzimpuls auf verschiedene Weise verarbeitet wird. Eine Verarbeitungsform auf den Schmerz ist z.B. der Muskelreflex, mit dem eine Hand nach spitzer Verletzung unwillkürlich zurückgezogen wird. Aufgrund einer Verbindung zwischen Schmerzfasern aus inneren Organen und solchen der Haut kommt es vor, dass ein Schmerz, der sich eigentlich am inneren Organ bildet, an der Haut wahrgenommen wird.

Diagnostik. Vor der Bekämpfung des Schmerzes sollte eine sachgerechte Abklärung stehen.

Allgemeine Therapiegrundsätze. Wenn eine ursächliche Behandlung des Schmerzes nicht oder nicht zeitnah möglich ist, werden Analgetika verschiedener Wirkstärken gegeben. Daneben kommen Spasmolytika, Lokalanästhetika und ggf. auch Psychopharmaka infrage. Als nichtmedikamentöse Therapie bei Schmerzen wird auf physikalische Maßnahmen zurückgegriffen, z.B. Elektrotherapie, Massagebehandlung, Fango oder Eisbehandlung.

Übersicht

Erweiterte Therapie mit Naturheilverfahren

Möglichkeiten
Naturheilverfahren können in der Schmerztherapie außerordentlich hilfreich sein. Viele wirken direkt auf die Schmerzphysiologie oder auf die Schmerzursachen ein. Hierzu zählen Akupunktur, Enzymtherapie, Neuraltherapie, physikalische Verfahren, Phytotherapie, Reflextherapien und psychologische Verfahren.

Grenzen
In schweren oder unklaren Schmerzsituationen darf eine weiterführende konventionelle Diagnostik und Therapie nicht verzögert werden.

▶ Akupunktur

Die Schmerztherapie ist eine der Domänen der Akupunktur. Am besten werden Fernpunkte der durch das betroffene Areal ziehenden Meridiane verwendet.

- Diffuse Schmerzen: B 60 als Meisterpunkt für alle Schmerzen, N 6 für nicht lokalisierbare Schmerzen.
- Schmerzen der oberen Extemität: Di 4, 10.
- Schmerzen der unteren Extremität: M 36, G 37, B 40 (B 54 Bi.).
- Zusammenhang mit Kälte: 3 E 15.
- Narbenschmerzen sprechen besonders gut auf eine Laserbestrahlung an (*Richter, Becke*).
- Durchblutungsstörungen und Ulzerationen sowie damit zusammenhängende Schmerzen sind ebenfalls gut mit Laser zu behandeln (*Richter, Becke, 1992; und Bucek, 1984*), Punkte s. zuvor.

▶ Enzymtherapie

Sinnvoll bei schmerzhaften Schwellungen nach Prellungen, Operationen und anderen Verletzungen. Z.B. Wobenzym® 3×3 Drg. für 3 – 4 Wo., in schweren Fällen auch bis zu 30 Drg. tgl. Andere Präparate: Alph-intern® Tbl., Phlogenzym Tbl.

▶ Neuraltherapie

Bei Schmerzen ist als unterstützende Maßnahme das folgende, individuell modifizierbare Vorgehen üblich:

- Lokale Um- bzw. Unterspritzung der betroffenen Areale vom Rand her.
- Injektion an bzw. in zu- und abführende Gefäße.
- Segmentbehandlung.
- Störfeldbehandlung: Einbeziehung von Verbindungen über segmentale Zugehörigkeit, Akupunkturmeridiane und Somatotopien.

▶ Ordnungstherapie

- Vor jeder Schmerzbehandlung sollte eine ausreichende Abklärung der Schmerzursachen erfolgt sein.
- Eine Schmerztherapie, die nur eine einzige Ursache für Schmerzen gelten lässt und entsprechend behandelt, ist unvollkommen. Vielmehr muss den vielfältigen Ursachen und Einflussmöglichkeiten bei der Schmerzentstehung und -verstärkung Rechnung getragen werden.
- Dementsprechend sollte mit einer individuellen Kombination von Therapien behandelt werden.
- Die notwendige Menge an Analgetika kann durch naturheilkundliche Maßnahmen oft vermindert werden. Dies sollte jedoch vorsichtig und nicht um jeden Preis geschehen.
- Auch wenn naturheilkundliche Maßnahmen greifen, kann in Schmerzschüben die vorübergehende zusätzliche Gabe von Schmerzmitteln nötig werden, um den Wirk-

kreis aus Schmerzen → Verspannung → mehr Schmerzen zu durchbrechen.
- Nicht wenige Patienten (aber auch nicht alle) reagieren sehr gut auf Hypnose.
- Entspannungtherapien (s. später) können oft günstig wirken.
- Ängstliche, anklammernde Persönlichkeiten benötigen Mitgefühl und warmherzige Zuwendung (jedoch keine Symptomfixierung) seitens der Behandler und Angehörigen.

Das kann der Patient selbst tun:

- Manche Formen von chronischen Schmerzen entstehen oder verstärken sich durch Anspannung und »Stress« → Stressbereiche bewusst machen, diese reduzieren, Entspannungsverfahren beginnen.
- Physikalische Anwendungen (Wärme, Kälte) entsprechend der Verträglichkeit durchführen.

▶ Orthomolekulare Therapie

Phenylalanin bewirkt einen verzögerten Abbau körpereigener Endorphine (morphinähnlicher Substanzen), daher bei chronischen Schmerzen als Adjuvans. Vitamin-B_1-Gabe versuchsweise (Mangel erhöht Schmerzempfindlichkeit).

▶ Physikalische Therapien

Hydro-Thermotherapie: Sehr wirksam: Je nach Schmerzart können Wärmeanwendungen günstiger sein (z.B. Wärmflasche, Heublumensäcke bei krampfartigen Leibschmerzen) oder aber Kälteanwendungen besser vertragen werden (z.B. Eisbeutel nach einer Prellung). Hierüber sollte auch die individuelle Verträglichkeit des Patienten mitentscheiden.

Elektrotherapie: TENS.

▶ Phytotherapie

Bei Schmerzen allgemein:

- Kombinationspräparate:
  - ▶ Phytodolor® N, enthält Auszüge aus Zitterpappelblättern und -rinde, Goldrutenkraut und Eschenrinde. 3 – 4× tgl. 20 – 30 Tr., bei akuten starken Schmerzen auch häufiger. Auch äußerlich für Umschläge und Auflagen (1 – 2 TL auf ½ l warmes Wasser).
  - ▶ Cesrasanol® Tr., enthält Auszüge aus Hamamelis, Calendula, Kamille, Arnika, Tausendgüldenkraut, Schafgarbenkraut. 3 – 4× tgl. 15 – 25 Tr., bei Bedarf auch häufiger. Auch äußerlich für Umschläge und Auflagen (1 – 2 TL auf ½ l warmes Wasser).
- Weidenrinde als Abkochung (Cortex salicis) wirkt analgetisch (Salizylgehalt), wegen fehlender Standardisierbarkeit des Gehalts und der Nebenwirkungen sollte aber eher auf ASS-Präparate (z.B. Aspirin®) zurückgegriffen werden.

Bei schmerzhaften Schwellungen nach Verletzungen, Operationen:
- Arnika-Blüten: Kühle Arnika-Umschläge mit Tinct. Arnicae, mehrfach tgl.
- Steinkleekraut als Tee (zusammenstellen lassen); davon 1 – 3 Tassen tgl.
- Rosskastaniensamen (z.B. Venostasin® Drg.).
- Ananas.
- Schachtelhalmkraut als Tee (z.B. Nieron®-Tee), 1 – 2 Tassen tgl. trinken.

Bei starken Schmerzen:
- Schlafmohn (Papaver somniferum) in Tinct. Opii bzw. Morphin und dessen Derivate in z.B. MST 10/-30/-60/-100 Mundipharma® (darf nur durch BTM-Rezept verordnet werden).

▶ Psychosomatik und Psychotherapie

Wie der Juckreiz sind auch Schmerzen eng mit emotionalen Faktoren verbunden. In eine adäquate Schmerztherapie sollten ergänzende psychologische Maßnahmen unbedingt mit einfließen. Hierzu gehören Entspannungsverfahren, Hypnose und Biofeedback, besonders bei chronischen Schmerzen aber auch eine gute Führung des Patienten durch Gesprächsangebote.

Stellenwert von Entspannungsverfahren:

- Das **autogene Training** (AT) kann zur Linderung oder sogar Behebung von Schmerzen entscheidend beitragen:
1. Örtliche Schmerzbeeinflussung durch Kühle- oder Kältevorstellungen, die zu einer Verengung der peripheren Blutgefäße und zur Herabsetzung der Schmerzempfindung führen.
2. Schmerzbeeinflussung durch die zum AT gehörende Bewusstseinseinengung, die sich mit der Lenkung der Aufmerksamkeit nach innen (Introspektion) verbindet.
3. Schmerzbeeinflussung und -dämpfung über die Veränderungsmöglichkeiten der mit jedem Schmerz einhergehenden vegetativen Veränderungen, insbesondere durch eine Senkung der sympathikotonen Erregung, also einer Dämpfung der »Alarmreaktion« des Organismus.
4. Schmerzbeeinflussung und -dämpfung durch die Einflussmöglichkeiten des autogenen Trainings auf die »Gefühlsempfindungen« des Menschen, die in der Regel eng mit der Empfindung des Schmerzes einhergehen (»Resonanzdämpfung der Affekte«), bes. i.S. der Reduzierung von Ängsten. In diesem Sinn vermag das AT auch einen wichtigen Beitrag zur Verarbeitung der Schmerzempfindung wie der gesamten Krankheitserfahrung zu leisten.
- **Progressive Muskelrelaxation** nach Jacobson kann bei vielen Formen von Schmerzen zum Abbau von Verspannungen und Ängsten beitragen (vgl. S. 360).

▶ Reflextherapien

Bei zahlreichen Schmerzsyndromen kann eine zusätzliche Behandlung mit der RZF sinnvoll sein. Die entsprechenden Zonen bei akuten Schmerzen sedierend behandeln, bei chronischen tonisierend. Dosierung: Nach Verlauf, i.d.R. 2 – 3×/Wo. 20 – 25 min, 6 – 12 Sitzungen.

22.1.6 Blutung

▶ Physikalische Therapien

Eisbehandlung: Möglichst in der Umgebung; bei Nasenbluten Applikation im Nacken zur reflektorischen Engstellung der Nasenschleimhautgefäße.

▶ Phytotherapie

Stärkere Blutungen, z.B. nach Verletzungen oder Operationen der Haut, sollten stets nach den anerkannten medizinischen Regeln versorgt werden. Pflanzliche Hämostyptika haben daher keine große praktische Bedeutung mehr, zumal ihre Wirksamkeit nicht eindeutig belegt ist. Für banale Indikationen, z.B. bei häufigem Nasenbluten, können sie versuchsweise eingesetzt werden. Als Pflanze am bekanntesten ist:

- Hirtentäschelkraut (Capsella bursa-pastoris), in: Styptysat® Bürger, 3× 20 – 30 Tr.

In der Volksmedizin fand früher auch Verwendung:

- Fuchskreuzkraut (Senecio nemorensis).
  ▶ Fertigpräparat: Senecion®, 3× 10 – 20 Tr.

Cave: Fuchskreuzkraut enthält Pyrrolizidinalkaloide, sodass seine Anwendung – auch wegen möglicher Therapiealternativen – nicht mehr vertretbar ist!

▶ Weitere Behandlungsmöglichkeiten

Beispielsweise nach Blutegeltherapie: Ätzen mit Hollenstein-Stift ($AgNO_3$).

22.1.7 Fieber

Def. Erhöhte Körpertemperatur über 38,2 °C, gemessen an der Rektumschleimhaut, oder über 37,8 °C, gemessen in der Mundhöhle. Der

Temperaturbereich von 37,2 bis 37,8 °C (gemessen in der Mundhöhle) wird noch nicht als Fieber bezeichnet, sondern als erhöhte Temperatur.

Pathophysiologie. Der Mensch zählt zu den Warmblütern, bei denen die Körperkerntemperatur stets in einem konstanten Bereich gehalten wird. Diese liegt mit individuellen Schwankungen zwischen 36,5 und 37,2 °C. Unterhalb dieser Körperkerntemperatur können viele Funktionen des Organismus nicht stattfinden. Auch bei zu hohen Temperaturen kann es zu eingeschränkten Körperfunktionen kommen; bei Temperaturen des Körperkerns über ca. 42 °C ist ein Überleben praktisch nicht mehr möglich. Dies liegt vor allem daran, dass zahlreiche Eiweißmoleküle und Enzyme im Körper bei höheren Temperaturen nicht mehr stabil sind.
Insgesamt ist Fieber wie auch Schmerz ein Zustand im Körper, der eine Alarmfunktion hat und den Organismus zunächst in eine höhere Abwehrbereitschaft versetzt. Zahlreiche Abwehrvorgänge, insbesondere die Immunabwehr, können bei Fieber besser ablaufen. Lang anhaltendes Fieber führt jedoch auch zu einer Schwächung des Organismus, sodass bei der Therapie immer zwischen einer Fiebererhaltung aus therapeutischen Gründen und einer Fiebersenkung zur Schonung des Organismus abgewogen werden muss.
Fieber kann durch eine Vielzahl von Ursachen ausgelöst werden. Hierzu gehören Infektionen jeder Art, mechanische Verletzungen und Traumen, Tumorerkrankungen, Stoffwechselerkrankungen wie Überfunktion der Schilddrüse, Erkrankungen des Immunsystems (z.B. Autoimmunerkrankungen oder Allergien), Medikamente.

Klinik. Neben den Zeichen einer Überhitzung mit rotem Gesicht, Schweißneigung und Abgeschlagenheit können auch Kopfschmerzen, Fröstelgefühl, Schüttelfrost und Müdigkeit auftreten. Bei sehr hohem Fieber kommt es oft zu Sehstörungen, Halluzinationen, Krämpfen als Zeichen eines Delirs. Weitere Symptome finden sich entsprechend der Grunderkrankung, welche zum Fieber führt.

Diagnostik. Grundsätzlich sollte bei Fieber eine sorgfältige Anamnese und ein guter körperlicher Befund erhoben werden. Hierzu zählt auch die Überprüfung der Patientenangaben hinsichtlich der Fieberhöhe.
Meist ist Fieber durch harmlose Infekte bedingt, sodass keine weiteren Untersuchungen erforderlich sind. Es kann jedoch auch – besonders bei fehlender Besserung oder schwerem Krankheitsverlauf – auf ernstere Ursachen hinweisen. Da die Vielfalt der möglichen Fieberursachen sehr groß ist, kann dann meist nur eine gezielte Labor- und Gerätediagnostik weiterhelfen. Diese richtet sich nach den Verdachtsmomenten. Sie kann z.B. die Blutsenkung, Blutbild und spezielle Nachweise von Viren oder Bakterien umfassen.

Allgemeine Therapiegrundsätze. Die Behandlung von Fieber sollte sich möglichst nach der ermittelten Grunderkrankung richten. Darüber hinaus werden in schwereren Fällen Antipyretika verwendet, z.B. ASS und Paracetamol. Bei hohem Fieber kann es zu größerem Flüssigkeitsverlust kommen, sodass evtl. Infusionen verabreicht werden müssen.
Wenn Fieber durch Arzneimittel selbst bedingt ist, so müssen diese meist abgesetzt werden.

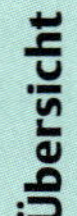

Erweiterte Therapie mit Naturheilverfahren

Möglichkeiten

Neben seiner Warnfunktion hat Fieber die natürliche Aufgabe, Immunprozesse zu begünstigen. Seine Unterdrückung läßt sich in der Abwägung nur rechtfertigen, wenn die Beeinträchtigung des Allgemeinbefindens sehr stark ist oder sehr hohes Fieber den Organismus selbst zu schädigen droht. Die

Behandlung von Fieber darf nicht von der eigentlichen Fieberursache losgelöst werden. Für beide gibt es in der Naturheilmedizin z.T. gute Behandlungsmöglichkeiten. Als Verfahren gehören hierzu besonders: Ausleitung/Heilfasten, physikalische Therapien, Phytotherapie.

Grenzen
In schweren oder unklaren Fällen darf eine weiterführende konventionelle Diagnostik und Therapie nicht verzögert werden.

▶ Akupunktur

Nach Bachmann sticht man Le 1 bei Neigung zu fieberhaften Erkrankungen, L 3 bei unreiner Haut, MP 10 und Lu 7 bei fieberhaften Erkrankungen mit Stauungszuständen und Kopfschmerzen, M 36 bei Fieber mit Unruhe und Schlaflosigkeit, Di 10 bei fieberhafter Grippe mit Stuhlträgheit. Eigene Erfahrungen mit Akupunktur liegen bei fieberhaften Erkrankungen nicht vor.

▶ Eigenbluttherapie

EB: Anfangs 3,0 – 5,0 EB i.m., evtl. Wiederholung nach 24 h.
Potenziertes EB f. Kinder: C5 1. und 2. Tag 3× tgl. 5 Tr., anschließend C7 in 2-tägigen Abständen 1× tgl. 5 Tr.

▶ Ernährungstherapie

Unter Fieber ggf. die Ernährung anpassen: Je nach Ursache Vollwertkost unter reduziertem Anteil an Fetten und tierischem Eiweiß. Mehr trinken, jedoch ggf. auch dem Bedürfnis des Patienten nach weniger Nahrungszufuhr entsprechen.

▶ Heilfasten

Bei einer Infektion mit Fieber fastet der Körper nicht selten »physiologischerweise«. Dieser Fastenwille des Körpers sollte nicht durch erzwungene Nahrungszufuhr unterdrückt werden, sondern durch geeignete Maßnahmen (Flüssigkeitszufuhr, ggf. Einläufe, die leicht Fieber senkend wirken) unterstützt werden, bis der Körper wieder spontan Nahrung verlangt.

▶ Homöopathie

Bei anhaltendem Fieber jeweils nach den Vorschlägen bei den speziellen Erkrankungen vorgehen.

▶ Neuraltherapie

I.v. Gabe re./li. im Wechsel, Schilddrüseninjektion.

▶ Ordnungstherapie

Allgemeine Maßnahmen bei Virusinfekten:

- Leichte Fieberreaktionen durch Schwitzen mit Tees, Wickeln und – soweit verträglich – heißen Bädern unterstützen.
- Starke Fieberreaktionen mit kalten Wadenwickeln abfangen; Wasserverluste durch vermehrtes Trinken (Mineralwasser, Tees) ausgleichen.
- Bei wiederholten Infekten: Nach Abklingen abhärtende physikalische Maßnahmen als Dauervorbeugung (s. dort).
- Fehlenden Appetit respektieren, nur leicht verdauliche Kost einnehmen.
- Bei fehlendem Ansprechen auf eigene Maßnahmen oder bei Verschlechterung Arzt aufsuchen.

Niedriges Fieber ist meist erst dann gefährlich, wenn es über sehr lange Zeit anhält. Manchmal muss das Fieber noch für einige Tage ansteigen, damit die Temperatur dann auf normale Werte abfallen kann.

- Im Frühstadium einer Infektionskrankheit (erste 1 – 4 Tage) kann Temperaturerhöhung die Ausheilung und das Überwinden der Krankheit beschleunigen. Sehr heißes Baden oder warm zugedeckt im Bett zu schwitzen, ist in dieser Phase günstig.
- Bei beginnendem Infekt sportlich nicht belasten, um ins Schwitzen zu kommen.
- Wenn eine fieberhafte Krankheit sich dem

Höhepunkt nähert oder schon einige Tage andauert, den Körper von außen kühlen. In diesem Krankheitsstadium fühlt sich der Patient sehr wahrscheinlich auch wohler, wenn er kalt abgewaschen wird, wenn er sich im Bett nur minimal anzieht.

- Wenn ein Kranker sich mit Fieber sehr schlecht fühlt, kommt als erste Maßnahme die äußere physikalische Kühlung infrage. Sobald die Kühlung durch Kälteanwendung keinen weiteren Effekt mehr bringt, nicht aufhören, sondern noch die zweite und notfalls die dritte Stufe addieren: Zunächst z.B. Homöopathika, dann erst schulmedizinische Fieber senkende Mittel (Antipyretika).

▶ Physikalische Therapien

Hydro- und Balneotherapie:

- Therapiedauer: Bis zur Besserung der Beschwerden.
  - ▶ Frühe Infektphase, bei Fieberanstieg: Ansteigende Fußbäder, Halb-, Dreiviertel- und Vollbad (Temp. je nach Behaglichkeit ca. 36 – 38 °C).
  - ▶ Anhaltendes Fieber: Warme Vollbäder mit absteigender Temperatur. Mit Wassertemperatur von 2 °C unter Körpertemperatur beginnen, in 10 min um 5 °C senken.
  - ▶ Bei starkem Fieber: Kalte Wadenwickel oder Unterleibwickel, kalte Waschung, Prießnitz-Wickel (für Waden, Leib, Brust bzw. Rumpf) alle 2 – 5 min wechseln, auf warme Füße achten. Keine dicke Bettdecke benutzen, Frischluft.
  - ▶ Bei fehlendem Fieber trotz Krankheitsgefühl: Vollbad, Trockenbürsten.

▶ Phytotherapie

- Weidenrindenabkochungen (Cortex salicis) wirken fiebersenkend (Salizylgehalt), wegen fehlender Standardisierbarkeit des Gehalts und der Nebenwirkungen sollte aber besser auf ASS-Präparate (z.B. Aspirin®) zurückgegriffen werden. Gegenüber synthetischer ASS soll ein Vorteil von Cortex salicis die geringe Wirkung auf die Thrombozytenaggregation sein (*nach Wagner u. Wiesenauer, 1995*).
  - ▶ Handelspräparat: Tamanybonsan 3 – 4× 1 – 2 Drg.

  Bei grippalen Infekten schweißtreibende Mittel:
- Holunder (Sambucus nigra) als Tee (Flores Sambuci) oder heißer Beerensaft.
- Linde (Tilia) als Tee (Flores Tiliae).
- Jaborandiblätter als Tee (Folia Jaborandi) – sehr schweißtreibend.

Allgemein zur Immunstimulation:

- Taigawurzel (Eleutherococcus senticosus) in: Eleu-Kokk Lsg. 3×5 ml, Drg. 3×1.
- Kombinationspräparate:
  - ▶ Esberitox® N 3×3 Tbl. oder 3×50 Tr. für 2 – 4 Wo.; enthält Thujaextrakt (Thuja occidentalis), Sonnenhut (Echinacea purpurea) und wilden Indigo (Baptisia tinctoria).
  - ▶ Lymphozil® K/forte E Tbl.
  - ▶ Tonsilgon® N Tr./Drg.
- Weitere Präparate entsprechend den jeweiligen Krankheitsbildern.

▶ Weitere Behandlungsmöglichkeiten

Kühler Einlauf 1 – 2× tgl.

22.2 Narbenbildung, Keloide

Def.: Bindegewebsneubildung, die nach Verletzungen oder Operationen eintritt. Bei einer pathologisch vermehrten Bindegewebsbildung spricht man von hypertropher Narbe (über das Hautniveau erhabene Narbe) oder einem Keloid (Ausdehnung über den ursprünglichen Herd hinaus).

Pathophysiologie. Die Pathophysiologie ist letztlich ungeklärt. Man vermutet als Ursache eine abnorme Kollagenbiosynthese.

Klinik. Besonders häufig entstehen Keloide nach Verbrennungen und Verbrühungen, man findet sie jedoch auch nach Operationen oder

Traumen. Sie sind anfangs livid-rot, später blassrosa, wulstig über das Hautniveau erhaben und von derber Konsistenz. Sie neigen zur Ausbreitung auf herdferne Regionen. Nur selten bestehen Juckreiz oder Schmerzen.

Allgemeine Therapiegrundsätze. Sichere Therapieverfahren zur Entfernung von Keloiden existieren nicht. Injektionen mit glukokortikosteroidhaltigen Kristallsuspensionen und postoperativen Röntgenweichteilbestrahlungen führen gelegentlich zur Besserung der störenden Hautveränderungen. In Einzelfällen kann eine Laser- oder Kryotherapie zum Erfolg führen.

Übersicht

Erweiterte Therapie mit Naturheilverfahren

Möglichkeiten

Mit naturheilkundlichen Mitteln lassen sich hypertrophe Narben und Keloide bis zu einem gewissen Grad günstig beeinflussen. Frische Narben lassen sich i.d.R. besser behandeln als alte. Unter den Verfahren sind besonders interessant: Akupunktur, Neuraltherapie, physikalische Therapien, Phytotherapie, evtl. auch ausleitende Verfahren.

▶ Akupunktur

Nach Pöntinen und Pothmann wird bei Patienten mit Neigung zur Keloidbildung diese durch frühzeitig erfolgende Nadelakupunktur und Laserbehandlung gehemmt. Die Behandlung muss oft sehr lange, bis zu Monaten, im Abstand von 1 oder 2 Wochen erfolgen. Über sehr gute Erfolge gerade mit dem He/Ne- und dem IR-Laser berichten *Pöntinen, Pothmann, Bucek und Richter, Becke.*
Narbenschmerzen während der Heilungsphase können sowohl mit dem Laser als auch mit um die Narbe bzw. an den Enden der Narbe gesetzten Nadeln kontrolliert werden.

▶ Ausleitende Verfahren

Narbenschmerzen und die Hautkonsistenz im Narbenbereich lassen sich durch eine Serie von Trockenschröpfungen, ggf. in Verbindung mit einem Kantharidenpflaster, direkt auf die Narbe gesetzt, manchmal deutlich bessern.

▶ Enzymtherapie

Bei perioperativer Anwendung von Enzympräparaten geringere postoperative Schwellungsneigung, dadurch evtl. indirekt bessere Narbenheilung.

▶ Homöopathie

▶ Sehr starke Schwielenbildung; Verhornung an Handflächen und Fußsohlen; Bildung von Klavi.

- Antimonium crudum D12
  1 – 2× tgl. 1 Tbl.
  Antimonium crudum D30
  1 – 2×/Wo. 5 Globuli

▶ Schwielenbildung, Klavi. Zustand nach Verbrennung mit Keloidbildung. Neigung zu Gewebsschrumpfung.

- Causticum D6 2× tgl. 1 Tbl.

▶ Hautrötung, Hitzegefühl; starker Brennschmerz.

- Atropa belladonna (Belladonna) D6
  anfangs bis stündlich 3 Tr.

▶ Verbrennungen mit Blasenbildung; starke Schmerzen.

- Lytta vesicatoria (Cantharis) D6
  anfangs bis stündlich 3 Tr.

▶ Schmerzen, Beschwerden durch Bildung von Narbengewebe, Keloid.

- Graphites D4, D6 2× tgl. 1 Tbl.

  Hinweis: Die Narben können ein- bis dreimal in mehrwöchigen Abständen mit Formicain und Calcium fluoratum D12 als Mischampulle unterspritzt werden (Störfeldbehandlung).

▶ Bildung von Narbengewebe, welches sehr stark juckend ist. Neigung zu Hyperhidrosis.

■ Acidum hydrofluoricum D12
2× tgl. 5 Tr.

▶ Neuraltherapie

Unterspritzung von frischen Narben zur Verbesserung der Wundheilung und Verhinderung von Keloidbildung, ferner zur Harmonisierung des Narbengewebes, um Störfeldcharakter zu vermeiden.

▶ Physikalische Therapien

Hydrotherapie: Bei frischen Keloiden Ölbäder und Ölkompressen, auch Peloidpackungen.

Thermotherapie: Gute Erfahrungen mit Kryobehandlung (flüssiger Stickstoff). *Ernst und Hundeiker* (1995) berichten z.B. über Kryochirurgie bei 336 Patienten mit Keloiden (32 % Heilung, 32 % Teilerfolge) und 58 mit hypertrophen Narben (63 % Heilung, 20 % Teilerfolge).

Bewegungstherapie: Dehnlagerungen, Dehnungsübungen. Unterwasserbewegungstherapie.

Massagen (*Wiedemann, 1991; Orfanos, 1995*):
- Streichende und kreisende Bewegungen der Haut gegen die Unterlage zur Verhinderung von Verwachsungen und Keloidbildung.
- Unterwassermassagen mit 1,5 – 2 atü, 5 – 10 min, jeden 2. Tag, 6 – 12 Behandlungen als Serie.
- Druckverbände oder Dauerkompression mit gummielastischen Anfertigungen erbringen nach *Braun-Falco (1984)* beste Resultate bei alten Keloiden.

Elektrotherapie: Iontophorese mit 3%igem Kalium und Natrium jodatum oder Hyaluronidase, Sklerodermie (vgl. S. 164).
- TENS zur Linderung von Narbenschmerzen: Kleine Anode über der Narbe, Kathode in Opposition zur Anode im Rücken *(Schwamedico, 1992)*.

Ultraschall:
- Phonophorese mit Aminosinsalbe (Knauth, 1991).

▶ Phytotherapie

Versuch mit Allium cepa (Zwiebel) in: Contractubex® Gel; über mind. 6 Monate mehrfach tgl. einmassieren. Besser wirksam ist möglicherweise noch die Anwendung als Salben-Okklusivverband für mind. 10 h tgl. über 1 Jahr (n. *Wagner u. Wiesenauer, 1996*). Die hemmende Wirkung von Zwiebelextrakten auf die Fibroblastenproliferation wurde auch in vitro gezeigt *(Majewski, 1988)*.

▶ Sauerstoff- und Ozontherapien

Bei frischen Narben soll die Anwendung von Ozonbegasung und -öl kasuistisch inhibierend auf die Keloidbildung gewirkt haben *(Rilling, 1990)*.

22.3 Dekubitus und Ulkus

Def.: Dekubitus: Hautdefekt, der durch eine chronische Druckeinwirkung mit nachfolgender ischämischer Nekrose ausgelöst wird. Zu Ulcus cruris siehe S. 209.

Pathophysiologie. Durch lange Bettlägerigkeit, insbesondere bei alten, anderweitig erkrankten Menschen, entstehen meist im Bereich des Gesäßes oder der seitlichen Hüften ischämische Nekrosen. Solche Dekubitusgeschwüre findet man gelegentlich auch unter zu engen Gipsverbänden oder bei vaskulären Erkrankungen wie der Arteriosklerose. Im letzteren Fall treten sie meist im Bereich der Extremitäten auf.

Klinik. Scharf begrenzte, häufig schmerzhafte Ulzera an druckexponierten Hautarealen. Die Ulzera können sich durch die Ischämie bis weit in die Tiefe ausdehnen. Es besteht die Gefahr von bakteriellen Sekundärinfektionen.

Allgemeine Therapiegrundsätze. Wichtigste Maßnahme ist eine Druckentlastung durch fachgerechte häufige Umlagerung oder Spezialmatratzen. Die Lokaltherapie konzentriert sich auf einen enzymatischen Abbau von nekrotischen Belägen und eine Infektionsprophylaxe. Die Ulkusumgebung muss durch Externa, z.B. weiche Zinkpaste, vor einer Einbeziehung geschützt werden.

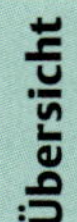

Übersicht

Erweiterte Therapie mit Naturheilverfahren

Möglichkeiten

Sehr gute Ergebnisse in der ergänzenden Therapie von Ulzera und schlecht heilenden Wunden zeigen oftmals Akupunktur, Enzymtherapie, orthomolekulare Medizin, physikalische Medizin, Phytotherapie. Vgl. auch S. 182, Mechanische Traumen, S. 209, Ulcus cruris, u. S. 234, Wundheilung.

▶ Akupunktur

Sehr gute Erfolge bei Ulzerationen der unteren Extremitäten sind nach *Richter, Becke und Bucek* durch eine Laserbehandlung zu erzielen. Dazu werden Ulkus und Ulkusrand tgl. für 3 min mit dem Laserstrahl geradlinig oder zirkulär überfahren. Anschließend werden die Punkte M 31, 36, 40, B 58, MP 6 und Le 3 für 20 – 30 s bestrahlt.

Durch rechtzeitige Nadelung oder Laserbehandlung kann man im Rahmen der Wundheilung einer überschießenden Narbenbildung vorbeugen (vgl. S. 230).

▶ Ausleitende Verfahren

Bei schlecht heilenden, superinfizierten Wunden kann die Blutegeltherapie (vgl. S. 232) sehr gut wirksam sein.

▶ Enzymtherapie

Innerlich: Hoch dosierte Gaben von Enzymkomplexen können die entzündliche Aktivität von Wunden mindern und die Ödembildung reduzieren, z.B. Wobenzym® N 3× 5 – 10 Kps. über 2 – 3 Wo.; je nach Symptomatik dann über mind. weitere 8 Wo. niedriger dosiert.

Äußerlich: Extern applizierte Enzyme tragen zur verbesserten Wundreinigung und damit auch zu verkürzter Wundheilung bei. Hierzu zählen:

- Kollagenase (Novuxol® S., 1× tgl. messerrückendick auftragen).
- Streptokinase/Streptodornase (Varidase® N Gel, 1× tgl. auftragen, nur feuchte Wunden).
- Plasmin/DNAse (Fibrolan® S. oder Trockensubstanz; 3× tgl. applizieren).
- Proteasen (in Krill-Extrakt; zur Zeit in klinischer Prüfung, stärkste Wundreinigungswirkung *(Vanscheidt et al., 1997)*.

Sinnvoller Einsatz nur bei belegten Wunden.

Ernährungstherapie

Wundheilungsstörungen können in Extremfällen durch Fehlernährung mitbedingt sein bzw. sich verstärken, z.B. bei Zink- oder Eisenmangel. Ernährungsform anamnestisch prüfen. Ansonsten Empfehlung der Vollwertkost, unter der Wundheilungsstörungen praktisch vorgebeugt ist.

▶ Heilfasten

Das Fasten hat nach klinischer Erfahrung keine nachteiligen Auswirkungen auf die Wundheilung. Bei chronischen Wundheilungsstörungen kann sogar ein Fastenversuch zur Umstimmung unternommen werden.

▶ Homöopathie

Vgl. S. 207, Übersicht Chronisch-venöse Insuffizienz.

▶ Neuraltherapie

Lokale Behandlung, Störfeldbehandlung (vgl. S. 295ff.) (sakrale Anästhesie).

▶ Orthomolekulare Therapie

- Vitamin C: Essenziell für die Wundheilung. Mangel kann zu Wundheilungsstörungen und Skorbut führen. Supplementation von 2×500 mg Ascorbinsäure tgl. hat sich bei Dekubituswunden gegen Plazebo als signifikant überlegen erwiesen *(Taylor, 1974)*.
- Folsäure: Hat möglicherweise Vorteile bei schlecht heilenden Wunden.

Diskutiert wird die zusätzliche Gabe von Zink, Selen, Eisen, Vitamin C, Lysin und Methionin. Zu Dosierungen vgl. S. 302.

▶ Physikalische Therapien

Hydrotherapie: Sofortige Kaltanwendungen bei Verbrennungen und Verbrühungen lindern Schmerzen und verringern Komplikationen (vgl. S. 305).

Anwendungen mit kaltem Wasser bei Kontusionen und stumpfen Traumen verhindern Ödeme und Hämatome.

Bei Wunden auch feuchte Umschläge mit Abkochungen von Schachtelhalm und Schafgarbe.

▶ Phytotherapie

Für das Dekubitus gelten grundsätzlich die gleichen phytotherapeutischen Regeln wie für das Ulcus cruris venosum (vgl. S. 212) und andere schlecht heilende Wunden (vgl. S. 235).

▶ Psychosomatik und Psychotherapie

Vgl. S. 208, Chronisch-venöse Insuffizienz.

▶ Sauerstoff- und Ozontherapien

Bei allen Ulzera werden Ozonöl und -begasung empfohlen.

22.4 »Wunde« Haut

▶ Akupunktur

Vgl. S. 217 u. S. 219, Kommentare zu Hyperhidrosis und Trockene Haut.

▶ Neuraltherapie

Lokale Behandlung, Gefäßinjektionen, Segmentbehandlung.

▶ Physikalische Therapien

Behandlungsprinzipien:

- Beruhigen, dämpfen – nicht reizen.
- Kühlen – keine Wärme.
- Entlasten.
- Adstringieren – Auflagen mit Schachtelhalm-, Schafgarben- und Eichenrindenabkochungen.

▶ Phytotherapie

Hilfreich sind Pflanzenpräparate mit milden antiphlogistischen, antimikrobiellen und/oder adstringierenden Eigenschaften. Anwendung als Sitzbad, Waschung, Auflage oder in Salbenform:

- Kamille: Gute entzündungshemmende und reinigende Wirkung (*Schilcher, 1987; Förster, 1989*).
  - ▶ Anwendung: 3 – 4 EL Kamillenblüten auf 1 l kochendes Wasser, 15 min ziehen lassen, abseihen.
  - ▶ Fertigpräparate: Kamillosan® Lsg., Robugen Kamillenbad und -salbe.
- Eichenrinde: Adstringierend, reinigend.
  - ▶ Anwendung: 3 – 4 EL Rinde in 1 l Wasser 15 min kochen, abseihen.
  - ▶ Fertigpräparate: Tannolact® Pulver, Tannosynt® flüssig.
- Hamamelis: Adstringierend, antiphlogistisch.
  - ▶ Fertigpräparate: Hametum® S. und Supp.
- Calendula officinalis: Leicht antiphlogistisch.
  - ▶ Fertigpräparate: Calendula-S., Calendumed® S., Calendula Echinacea S. (Komb.).

- Hypericum perforatum: Adstringierend, leicht antimikrobiell. Verwendet wird das Öl (»Rotöl«, Ol. Hyperici), das rezeptiert werden kann.
  ▶ Fertigpräparate: Kneipp® Johanniskraut-Öl N.

22.5 Wundheilungsstörungen und Förderung der Wundheilung

Systematik. Es existiert eine Vielzahl von lokalen und systemischen Wundheilungsstörungen, z.B. bedingt durch nekrotische Krusten (Verbrennungswunden), schlechte arterielle Blutversorgung (Gangrän, Ulcus arteriosum), venöse Insuffizienz (Ulcus cruris venosum), Besiedelung mit pathogenen Keimen (mikrobielles Ulkus), Eiweiß- und Vitaminmangel (z.B. Skorbut), chronischen Druck (Dekubitus) und die Einnahme von wundheilungshemmenden Medikamenten wie Glukokortikosteroide und Zytostatika. Auch internistische und neurologische Grunderkrankungen (Diabetes, Polyneuropathien) können zu Wundheilungsstörungen führen.

Allgemeine Therapiegrundsätze. Lokal werden Krusten und Beläge durch ein mechanisches Débridement mit dem scharfen Löffel und durch Wundenzyme beseitigt. Einer Besiedlung mit pathogenen Erregern kann durch Umschläge mit verdünnter Silbernitrat- oder Chloraminlösung vorgebeugt werden. Die Wundumgebung wird ggf. mit Zinkpasten abgedeckt. Bei Besiedlung der Wunde mit gramnegativen Keimen ist eine systemische Antibiose anzuraten. Beim venösen Ulcus cruris ist eine venöse Entstauung durch eine konsequente Kompressionstherapie unumgänglich. Eine arterielle Minderdurchblutung im Rahmen einer peripheren arteriellen Verschlusskrankheit kann durch invasive Methoden wie Stenteinlage, Gefäßdilatation oder Gefäßbypässe verbessert werden. Bei Eiweiß- oder Vitaminmangelzuständen muss eine Substitution erfolgen; wundheilungshemmende Medikamente sollten – sofern medizinisch vertretbar – abgesetzt werden. Bei großflächigen Defekten existiert eine Reihe von chirurgischen Möglichkeiten wie Spalthauttransplantation oder Schwenklappenplastiken. Diabetes oder Polyneuropathien anderer Genese sollten auch im Interesse der Wundheilung bestmöglich eingestellt werden.

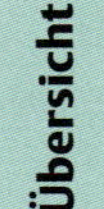

Erweiterte Therapie mit Naturheilverfahren

Möglichkeiten
Von mehreren naturheilkundlichen Verfahren gehen sehr gute Wirkungen auf die Wundheilung aus. Hierzu zählen: Enzymtherapie, orthomolekulare Medizin, Phytotherapie.

▶ Ausleitende Verfahren

Bei superinfizierten Wunden kann die Blutegeltherapie zur Reinigung und Entzündungshemmung beitragen.

▶ Eigenbluttherapie

Vgl. S. 209, Ulcus cruris.

▶ Enzymtherapie

Innerlich: Hoch dosierte Gaben von Enzymkomplexen können die entzündliche Aktivität von Wunden mindern und die Ödembildung reduzieren, z.B. Wobenzym® N 3× 5 – 10 Kps. über 2 – 3 Wo.; je nach Symptomatik dann über mind. weitere 8 Wo. niedriger dosiert.

Äußerlich: Extern applizierte Enzyme tragen zur verbesserten Wundreinigung und damit auch zu verkürzter Wundheilung bei. Sinnvoller Einsatz daher besonders bei belegten Wunden (Übersicht bei *Vanscheidt et al., 1996)*.

- Kollagenase (Novuxol® S., 1× tgl. messerrückendick auftragen).
- Streptokinase/Streptodornase (Varidase® N Gel, 1× tgl. auftragen, nur feuchte Wunden).
- Plasmin/DNAse (Fibrolan® S. oder Trockensubstanz; 3× tgl. applizieren).
- Proteasen (in Krill-Extrakt; zur Zeit in klinischer Prüfung, stärkste Wundreinigungswirkung, Vanscheidt et al., 1997).
- Kombinationspräparat: Wobenzym® N S.; enthält u.a. Lipase, Amylase, Trypsin, Chymotrypsin.

▶ Orthomolekulare Therapie

- Vitamin C: Essenziell für die Wundheilung. Mangel kann zu Wundheilungsstörungen und Skorbut führen. Supplementation von 2×500 mg Ascorbinsäure tgl. hat sich bei Dekubituswunden gegen Plazebo als signifikant überlegen erwiesen *(Taylor, 1974)*.
- Folsäure: Hat möglicherweise Vorteile bei schlecht heilenden Wunden.
- Diskutiert wird die zusätzliche Gabe von Zink, Selen, Eisen, Vitamin C, Lysin und Methionin. Zu Dosierungen vgl. S. 302.

▶ Phytotherapie

Die nachfolgenden Phytotherapeutika eignen sich für die Behandlung akuter und chronischer, auch schlecht heilender Wunden. Das Risiko der Kontaktallergisierung ist bei den meisten Pflanzen insgesamt eher gering, wenn qualitativ hochwertige, nicht verunreinigte Produkte verwendet werden.

- Kamille: Gute entzündungshemmende, antimikrobielle und wundreinigende Wirkung *(Schilcher, 1987; Förster, 1989; Nissen, 1988; Aertgeerts, 1984)*. Im Plazebovergleich signifikant bessere Epithelisierung *(Glowania, 1987)*.
  ▶ Anwendung: 3 – 4 EL Kamillenblüten auf 1 l kochendes Wasser, 15 min ziehen lassen, abseihen.
  ▶ Fertigpräparate: Kamillosan® Lsg., Robugen Kamillenbad und -salbe.
- Eichenrinde: Adstringierend, reinigend.
  ▶ Anwendung: 3 – 4 EL Rinde in 1 l Wasser 15 min kochen, abseihen.
  ▶ Fertigpräparate: Tannolact® Pulver, Tannosynt® flüssig.
- Hamamelis: Adstringierend, antiphlogistisch.
  ▶ Fertigpräparate: Hametum® S. und Supp.
- Calendula officinalis: Leicht antiphlogistisch, granulationsfördernd.
  ▶ Fertigpräparate: Calendula-S., Calendumed® S., Calendula Echinacea S. (Komb.)
- Hypericum perforatum: Adstringierend, leicht antimikrobiell. Verwendet wird das Öl (»Rotöl«, Ol. Hyperici), das rezeptiert werden kann.
  ▶ Fertigpräparate: Kneipp® Johanniskraut-Öl N.
- Roter Sonnenhut (Echinacea purpurea): Wundheilungsfördernd durch antiphlogistische, antiinfektiöse, granulations- und epithelisierungsfördernde Wirkung *(nach Wagner, 1995)*.
  ▶ Fertigpräparate: Echinacin-Salbe, Echinacea S.
- Beinwell (Symphytum officinale): Günstige Wirkung auf Wundheilung u.a. durch Allantoin. Enthält allerdings auch Pyrrolizidinalkaloide, daher potenziell kanzerogen. Salbe darf daher nur noch auf intakte Haut appliziert werden, max. 4 Wo. Anwendungsdauer.
  ▶ Fertigpräparate: Kytta-S.®, -Balsam®, -Plasma®, Retterspitz® Heilsalbe.
- Perubalsam: Antiseptisch, granulationsfördernd.
  Cave: Relativ häufige Kontaktallergisierung!
  ▶ Fertigpräparate: derma-loges Wund- und Heilsalbe, Combustin® Heilsalbe.
- Aloe vera: Wundheilungsfördernd, antiphlogistisch. Frischer Blattsaft wird auf die Wunde geträufelt.
  ▶ Fertigpräparat: Bislang nur in Kosmetika.

- Pflanzen mit enzymatischer Wirkung (vgl. S. 273).

▶ Psychosomatik und Psychotherapie

Neuere experimentelle Studien belegen, dass auch psychischer Stress in die Abheilung von Wunden einwirkt (*Manhold, 1978*) und dass Neuropeptide direkt auf Wundheilungsfaktoren wirken können (*Wollina, 1992*). Dies gilt auch für den postoperativen Wundverlauf (*Linn, 1988*).
Die Abheilung einer Bagatellwunde vollzieht sich beim Gesunden normalerweise komplikationslos und ohne zeitliche Verzögerung. Problemwunden ergeben sich bei Superinfektionen sowie bei krankheitsbedingten Wunden (z.B. Diabetes, AVK, venöses Ulkus, Dekubitalulkus). In diesen Fällen ist zu prüfen, ob nicht akute oder chronische Stressoren an der verzögerten Wundheilung beteiligt sind. Hierzu gehören chronische Schmerzreize ebenso wie anhaltende depressive Reaktionen.
Sekundär können chronische Wunden die Lebensqualität deutlich vermindern (*Price, 1995; Augustin, 1997*).
Entspannungsverfahren und Musiktherapie tragen möglicherweise zu einer verbesserten Wundheilung bei (*Holden, 1988; Winter, 1994; Moss, 1988; Handte, 1996*).

▶ Weitere Behandlungsmöglichkeiten

Kaffeekohle (Coffea carbo): Bekannte wundheilungsfördernde Wirkung wurde schon in der arabischen Volksmedizin genutzt; »moderne« Therapie eingeführt durch *Heisler (1938)*. Für die Wundheilungsförderung spricht eine Arbeit von *Pilgramm et al. (1986)*.

22.6 Besonderheiten kindlicher Haut

Aufgrund der noch unzureichend ausgebildeten Schutzfunktion und einer dünneren Epidermis ist die kindliche Haut gegenüber schädlichen Einwirkungen sehr empfindlich. Auf äußerliche Einflüsse reagiert sie mit Austrocknung, Wundsein oder Ekzemen (*Achenbach , 1989*). Zu beachten ist auch die schnellere und stärkere Resorption von Wirkstoffen durch die kindliche Haut.

▶ Akupunktur

Die empfindliche Kinderhaut sollte grundsätzlich nicht genadelt werden. Hier empfiehlt sich der Softlaser als absolut schmerzfreie Methode; dies umso mehr, als auch nur ein schwacher Reiz erforderlich ist.

22.6.1 Milchschorf

Def.: Frühe Variante des atopischen Ekzems bei Säuglingen.

Systematik und Pathophysiologie. Milchschorf gilt als früheste Manifestationsform des atopischen Ekzems. Bei der Entstehung spielen vermutlich genetische Faktoren eine größere Rolle als exogene Einflüsse. Als weitere Ursache wird eine noch nicht einwandfrei funktionierende Regulation der Fett- und Talgausscheidung angenommen. Milchschorf wird nicht – wie manchmal angenommen – durch Unverträglichkeit von Milch ausgelöst. Der Name bezeichnet vielmehr das klinische Bild der Kopfhaut, welches wie »geronnene Milch« aussehen soll.

Klinik. Milchschorf bildet sich typischerweise im Alter von ca. 3–9 Mon. Die Säuglinge zeigen auf der Kopfhaut fettig erscheinende grobe Schuppungen, die zum Teil von allein abfallen. Die Kopfhaut ist gerötet und oft nässend. Auch am sonstigen Körper kann es zu Rötungen und fettigen Schuppungen kommen.
Nicht verwechselt werden darf der Milchschorf mit dem seborrhoischen Ekzem des Säuglings, das besonders im intertriginösen Bereich auftritt. Allerdings wird diskutiert, dass zwischen Milchschorf und seborrhoischem Ekzem Übergänge bestehen.

Diagnostik und allgemeine Therapiegrundsätze. Eine weiter gehende Diagnostik ist meist (noch) nicht erforderlich. Da Milchschorf auf die Neigung zu atopischen Erkrankungen, d.h. neben dem atopischen Ekzem auch zu Heuschnupfen und Asthma, hinweist, sollten die Eltern schon frühzeitig über die prophylaktischen Maßnahmen zur Vorbeugung dieser Erkrankungen beraten werden. Hierzu gehört u.a. das Bruststillen über mindestens sechs Monate, Vermeidung von Hausstaub- und Pilzsporenbelastung sowie das strikte Meiden von Kuhmilchprotein im ersten Lebensjahr. Wenn nicht gestillt werden kann, sollte auf hypoallergene Milch umgestellt werden.
Die Therapie entspricht den Regeln der dermatologischen Externa-Therapie. Nässende Areale werden mit feuchten Umschlägen und Schüttelmixturen behandelt, trockene mit Cremes oder Salben und rückfettenden Badeölen. Der prophylaktischen Pflege kommt hier große Bedeutung zu, wobei Schaumbäder und irritierende Seifen zu meiden sind. Als Wirkstoffe werden auch bei Milchschorf bereits externe Kortikosteroide (z.B. Advantan®, Alfason®, Pandel®), Bufexamac (z.B. Parfenac®) in den jeweiligen Grundlagen sowie innerlich Antihistaminikasäfte (z.B. Fenistil®, Mereprine®, Atosil®) verwendet.
Bei ausgedehnten Erscheinungen werden interne Kortikosteroide eingesetzt, auch ist bei schweren Verläufen oft eine stationäre Behandlung erforderlich.

Übersicht

Erweiterte Therapie mit Naturheilverfahren

Möglichkeiten
Zahlreiche naturheilkundliche Verfahren können bei Milchschorf hilfreich sein. Hierzu zählen Eigenbluttherapie, Homöopathie, Phytotherapie, Akupunktur (Laser), ferner als Basis die Grundregeln der Ernährungstherapie und der Ordnungstherapie.

▶ Akupunktur

Basiskombination: Di 4, 11, Lu 9, B 13, 23, 47, LG 4, Lu 5, B 54, 58.
Auch Akupressur möglich.

▶ Eigenbluttherapie

Potenziertes EB für Kinder: Nacheinander je 1×/Wo. 5 Tr. C7 über 6 Wo., dann C9 über 6 Wo., dann C10 über 6 Wo., dann C12 über 6 Wo. (u.U. auch 3 – 6 Mon.) oder C15 für 3 – 6 Mon.

▶ Ernährungstherapie

Milchschorf bei voll gestillten Säuglingen ist kein Grund zum Abstillen. Ernährung der Mutter sollte geprüft werden. Besonders die folgenden Nahrungsmittel können während der Stillzeit beim empfindlichen Kind zu Hautausschlägen führen: Obstsäfte, Zitrusfrüchte, Tomaten, Erdbeeren, Sellerie, Milchprodukte.
Zu weiteren Ernährungshinweisen für das Kind vgl. S. 283.

▶ Homöopathie

Vgl. S. 104, Atopisches Ekzem.

▶ Neuraltherapie

Unterspritzung des Nabels als Störfeldbehandlung möglich.

▶ Ordnungstherapie

Der Milchschorf führt häufig zu einer Verunsicherung der Eltern, sodass hier eine gute Aufklärung über die Möglichkeiten eigenen Behandelns und Vorbeugens wichtig ist.
In der Eltern-Kind-Beziehung kann es problematisch sein, wenn der Säugling bei starkem Hautausschlag für die Eltern unberührbar erscheint. Dies verhindert das natürliche Kontaktbedürfnis zwischen Kind und Eltern und kann u.a. zu Schuldgefühlen bei den Eltern führen, zum einen wegen einer vermeintlichen Vernachlässigung des Säug-

lings, zum anderen, weil sie ihn auch nicht von seinen Beschwerden befreien können. Im Gegenzug wiederum finden sich Aggressionen der Eltern, die erneut zu Schuldgefühlen führen. Wenn sich ein solcher Kreislauf aufbaut, ist eine behutsame Beratung auch in psychologischer Hinsicht angezeigt.

Das können Eltern selbst tun:

- Beim Auftreten von Milchschorf Ruhe bewahren – die Erscheinung beim Kind bildet sich meist auch ohne stärkere Therapien bei symptomatischer Behandlung wieder zurück.
- In der Spiel- und Schlafumgebung des Säuglings Produkte aus Tierhaaren sowie Wolltextilien vermeiden.
- Möglichst keine Haar- und Federtiere in der Wohnung halten.
- Prophylaktische Maßnahmen zur Hausstaubsanierung ergreifen.
- Möglichst lange stillen, Zurückhaltung mit dem Zufüttern vor dem sechsten Lebensmonat.
- Obstsäfte mit stärkerem Säuregehalt (z.B. aus Zitrusfrüchten) vermeiden.
- Ausschläge mit Umschlägen aus Pflanzentees behandeln.
- Sorgfältige Körperpflege betreiben (aber keine »Überpflege«).

▶ Physikalische Therapien

Hydrotherapie: Auflagen, Waschungen, Teilbäder und niedrig temperierte Bäder mit Zusätzen von Kleie, Kamille, Zinnkraut oder Eichenrinde.

▶ Phytotherapie

Innerlich:

- Stiefmütterchen (Viola tricolor) als Tee (Herba Violae tricolor). Bei Säuglingen kann die Nahrung mit dem Tee zubereitet werden.
- Kleinkinder ab 1. Lebensjahr: Nachtkerzensamenöl, z.B. Epogam® Kps. 2×2 in die Nahrung einrühren.

Äußerlich:

- Bittersüß (Solanum dulcamara) in: Cefabene® Salbe. Cardiospermum in: Halicar® Salbe.
- Befelka®-Oel.
- Haferstroh (Avena Stramentum) für Vollbad in: Haferstroh Badeextrakt Schupp.

Nässende Stellen:

- Umschläge mit Schwarztee, Stiefmütterchenkraut oder Kamillenblüten; jeweils 1 – 2 EL auf ½ l Wasser, 15 min ziehen lassen, nach Abkühlen direkt anwenden. Keine aromatisierten Tees verwenden.
- Umschläge mit Eichenrinde; 1 TL Eichenrinde auf 1 Tasse Wasser 5 min sieden lassen, dann 15 min ziehen lassen, nach Abkühlen direkt für Umschlag verwenden.

Achtung: Umschläge nur 10 – 15 min anwenden – Haut wird sonst zu stark ausgetrocknet!

22.6.2 Windeldermatitis

Def.: Entzündung der Haut im Windelbereich durch reizende Bestandteile von Urin und Kot sowie möglicherweise nachfolgende Keimbesiedlung.

Pathophysiologie. Bei empfindlicher Haut kann es ohne ersichtlichen Grund durch die Einwirkung von Nässe und Kot zu Rötungen und Ekzembildung kommen. Verstärkt werden diese dann, wenn Windeln selten gewechselt werden. Auch die Ernährung des Säuglings kann Einfluss auf das Ausmaß der Entzündung haben. So führen zu große Mengen von Obstsäften und Zitrusfrüchten bei manchen Säuglingen zu Hautreizungen.

Eine Verschlechterung tritt auch bei Anwendung falscher örtlicher Therapien ein, z.B. einer zu fetten Salbe auf nasser Haut. Die entzündete und nässende Haut ist ein Nährboden für Pilze, besonders Candida, und Bakterien, sodass es häufig zu zusätzlichen Infektionen kommt.

Bei manchen Kindern treten Ausschläge im Windelbereich im Zusammenhang mit allgemeinen Infekten (z.B. Erkältung) oder mit dem Zahnen auf.

Klinik. Im Bereich des Gesäßes, der Genitalien und der Leisten finden sich symmetrische Rötungen, die bald erodieren und nässen. Die wunde Haut verursacht Schmerzen, sodass der Säugling besonders nach dem Einnässen und Einkoten weint. Zusätzliche Infektionen mit Bakterien oder Pilzen zeigen sich durch stärkere schmierige Beläge, Pusteln und krustenartige Auflagerungen.

Diagnostik und allgemeine Therapiegrundsätze. Die Diagnose einer Windeldermatitis kann meist allein durch das klinische Bild gestellt werden. Gelegentlich können Abstriche hilfreich sein, um Erreger gezielt zu behandeln. Die Therapie umfasst vorbeugende Maßnahmen wie häufiges Wechseln der Windeln, ggf. Verzicht auf Textilwindeln zugunsten von Einwegwindeln sowie sorgfältige Hygiene beim Windelwechseln.
Als örtliche Maßnahmen werden antiseptische Salben, Farbstoffe, Antimykotika und bei trockener Haut auch Puder eingesetzt.

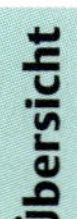

Erweiterte Therapie mit Naturheilverfahren

Möglichkeiten
Die naturheilkundliche Therapie kann symptomlindernd wirken und partiell auch auf Superinfektionen einwirken, insbesondere physikalische Therapien und Phytotherapie.

▶ Ernährungstherapie

Gelegentlich zu Hautreizungen führen Obstsäfte, Zitrusfrüchte, Tomaten, Erdbeeren. Diese ggf. meiden, wenn sich ein Zusammenhang zwischen Einnahme und Auftreten des Ausschlags zeigt.

▶ Homöopathie

Vgl. S. 104, Atopisches Ekzem.

▶ Ordnungstherapie

Das können Eltern selbst tun:

- Bei ersten Anzeichen von Wundheit im Windelbereich Windel häufiger wechseln, auch wenn keine Einkotung erfolgt ist.
- Bei wunder Haut Windelbereich mit lauwarmem Wasser ohne Seife vorsichtig waschen, danach mit Handtuch leicht abtupfen.
- Nach dem Handtuch die Haut vorsichtig trockenföhnen.
- Bei nässenden Hautarealen keine Pasten oder Salben verwenden – führt zu Okklusion (luftdichtem Verschluss) der Haut.
- Besser feuchte Umschläge und Bäder, Schüttelmixturen, weiche Pasten, Farbstoffe.
- Bei fehlender Besserung Rücksprache mit Kinder- oder Hautarzt halten.

▶ Physikalische Therapien

Hydrotherapie: Auflagen, Waschungen, Teilbäder und niedrig temperierte Bäder mit Zusätzen von Kleie, Kamille, Zinnkraut oder Eichenrinde.

▶ Phytotherapie

Umschläge oder Sitzbäder mit:
- Schwarztee, Stiefmütterchenkraut oder Kamillenblüten; jeweils 1 – 2 EL auf ½ l Wasser, 15 min ziehen lassen, nach Abkühlen direkt anwenden. Keine aromatisierten Tees verwenden.
- Eichenrinde; 1 TL Eichenrinde auf 1 Tasse Wasser 5 min sieden lassen, dann 15 min ziehen lassen, nach Abkühlen direkt für Umschlag verwenden.

Achtung: Umschläge nur 10 – 15 min anwenden – Haut wird sonst zu stark ausgetrocknet!

22.7 Besonderheiten der alternden Haut

Merkmale der alternden Haut können sein:

- Schlaffheit, Elastizitätsverlust, Faltenbildung.
- Veränderungen der Hautanhangsorgane:
  - ▶ Funktionseinschränkung der Schweiß- und Talgdrüsen.
  - ▶ Verlust an Interzellularsubstanz.
  - ▶ Weitstellung und Wandstarre der postkapillären Venen.
  - ▶ Abnahme der Zahl der Kapillaren.
  - ▶ Hautblässe und Teleangiektasien.
- Hautatrophie.
- Größere Irritierbarkeit und Verletzlichkeit.
- Fleckige Pigmentverschiebungen.
- Verzögerte und schwächere Reaktionen auf Allergene.
- Entzündliche Reaktionen laufen schwächer ab, die Wundheilung ist verzögert.
- Die Schmerzempfindlichkeit der Haut nimmt nach dem 50. Lebensjahr ab.
- Neigung zu Sebostase, Pruritus (senilis) und chronischen Ekzemen.
- Verschlechterte Thermoregulation.
- Geringe Hautdurchblutung.
- Verhornungsstörungen – Auftreten von Präkanzerosen.

▶ Ausleitende Verfahren

Als Funktionstraining der Haut, besonders bei trockener Altershaut, kann eine tgl. über mehrere Wochen durchgeführte Trockenschröpfung mit relativ geringem Sog mehrerer Gläser (bis zu 10 auf einer größeren Hautfläche) sehr effizient sein. Durch Schröpfung palpabler Schröpfzonen wird auch eine reflektorisch-trophische Wirkung ausgelöst: Im Bereich von Th 12 bis L 5 paravertebral bewirkt die Schröpfung eine Durchblutungssteigerung in den Beinen (Wärmegefühl).

▶ Enzymtherapie

Durch verbesserte rheologische Eigenschaften der Hautgefäße können Enzympräparate auch zur Funktionsverbesserung der alternden Haut beitragen. Möglich ist eine Intervalltherapie mit Enzympräparaten (vgl. S. 275).

▶ Neuraltherapie

Schilddrüseninjektion, gyn. Raum, i.v. Gabe.

▶ Physikalische Therapien

Hydrotherapie: Reduzierung reichlicher Reinigungsprozeduren und Rückfettung nach Bad oder Brause. Ölbäder wirken gut, Temperatur 36 °C, 10 min, 2× pro Wo.
Günstig sind auch Teer-Kleie-Bäder oder Molkebäder jeden 2. Tag, Temperatur 36 °C, 10 min.

Phototherapie: Laserbehandlung zur Verminderung von Falten: Über das Facelifting mit CO_2-Laser (silk touch Laser) wurde erstmals aus den USA berichtet. Das Hautkollagen schrumpft, die Haut wird wieder straff (*David, 1995*). Von 900 Patienten wurde bei 90 % eine deutliche Reduktion bis Beseitigung der Falten erreicht. Behandlung der Lentigo senilis mit farbstoffgepulstem Laser.

Balneotherapie: Seebäder und auch Schwefelbäder bei Pruritus senilis (*Woeber, 1968*).

23. Immunstimulation und Umstimmung

Systematik. Störungen der Immunfunktion können sich als – meist partiell – verminderte Immunität oder als überschießende Immunität darstellen.

Verminderte Immunität: Zustände partiell verminderter Immunität sind oft genetisch disponiert (z.B. verminderte kutane Immunität gegen Herpesviren bei Atopikern). Kongenitale Immunmangeldefekte sind selten.

Überschießende Immunität: Hier können aus klinischer Sicht unterschieden werden: a) Allergische und pseudoallergische Reaktionen, b) Autoimmunreaktionen, c) Abstoßungsreaktionen im Rahmen von Organtransplantationen.

Diagnostik. Verminderte Immunfunktionen werden meist klinisch diagnostiziert, z.B. durch rezidivierende Pyodermien, häufige Herpesschübe. Als weiterführende Testungen kommen infrage: Multitest Merieux, Lymphozyten-Subpopulationen, Granulozyten-Funktionstest.
Hypererge Immunreaktionen lassen sich nachweisen:

- Bei Allergien im Rahmen der allergologischen Diagnostik (RAST i. Serum, Hauttestungen).
- Bei Autoimmunerkrankungen v.a. durch Nachweis von Autoantikörpern in Serum und Geweben sowie durch sekundär beteiligte Parameter (Komplement, BSG, CRP).

Allgemeine Therapiegrundsätze

Verminderte Immunität: In der konventionellen dermatologischen Behandlung wird primär versucht, den Körper vor den Folgen der Immunstörung zu protegieren, besonders durch antibiotische oder antimykotische Abschirmung. Mittels Zytokintherapie (z.B. Beta-Interferon-Behandlung der rezidivierenden Condylomata acuminata) wird ansatzweise versucht, die fehlenden Aktivierungssignale des Immunsystems zu substituieren.

Überschießende Immunreaktionen werden i.d.R. akut durch immunsuppressive Maßnahmen behandelt. Dies gilt sowohl für allergische Reaktionen wie auch für Autoimmunerkrankungen. Hierzu zählen als Interna Kortikosteroide und andere Immunsuppressiva wie Ciclosporin A, Cyclophosphamid, Methotrexat, DADPS. In bestimmten Fällen kommen systemische PUVA-Therapie und extrakorporale Photopherese (ECP) in Frage.

Übersicht

Erweiterte Therapie mit Naturheilverfahren

Möglichkeiten: Eine Domäne der Naturheilmedizin ist die immunstimulierende Therapie bei partiell **verminderter Immunabwehr**. Die naturheilkundliche Immuntherapie ist hier i.d.R. unspezifisch und setzt eine noch vorhandene Aktivierbarkeit des Immunsystems voraus. Als Verfahren kommen besonders infrage: Akupunktur, Phytotherapie, physikalische Therapie, Eigenbluttherapie, ausleitende Verfahren. Je nach Hintergrund der Immunschwäche können auch psychosomatische Maßnahmen, Enzymtherapie, Neuraltherapie und orthomolekulare Medizin hilfreich sein.
Allerdings: Schwere allgemeine oder dermatologische Infektionen lassen sich i.d.R. nicht allein durch naturheilkundliche Maßnahmen behandeln.

Unter den **überschießenden Immunreaktionen** sind allergische und autoimmunogene Reaktionen durch **Umstimmungstherapie** beeinflussbar. Als Verfahren werden hier besonders Akupunktur, Eigenbluttherapie, Homöopathie, Neuraltherapie, Heilfasten eingesetzt. Der Begriff »Umstimmungstherapie« bezeichnet den Versuch, fehlregulierte, überaktivierte Immunreaktionen in ein ausgeglichenes Reaktionsniveau zurückzuführen. »Umstimmung« ist somit eher unpräzise definiert und hat kein immunologisches Korrelat. Am ehesten würde man von »Toleranzinduktion« sprechen, wobei der Umstimmungsbegriff aber eindeutig weiter gefasst ist. Er schließt im Sinn des Selyeschen Stressmodells *(Selye, 1936 u. 1938)* den Adaptationsprozess bei jeder Art von Antwort auf einen Stressor ein. Zu alltäglichen unspezifischen Reizen gehören körperliches Training, Klimawechsel, Ernährungseinflüsse, banale Infekte. »Umstimmungstherapie« heißt in diesem Sinn, auf den Körper einen

Reiz zu richten, der vom Körper mit einer Gegenregulation beantwortet wird, woraus ein höherer Grad an Anpassung resultiert. Analog hierzu sprach R. v. Virchow von Heilung als »Wiederherstellung der Harmonie des Körpers« (nach *Schipperges, 1993*) und meinte damit eine »Regulation der gestörten Verhältnisse«.

▶ Akupunktur

Jede Akupunkturtherapie zielt im Sinn der TCM auf eine Umstimmung oder besser eine Umleitung und Entstauung von körpereigenen Energien ab. Die Entspannung und nahezu meditative Schläfrigkeit, welche die meisten Patienten während einer Akupunktursitzung verspüren, kann bei der omnipräsenten Hektik unserer Zeit durchaus als eine Art Umstimmung verstanden werden. Bestimmte Punkte wie z.B. M 36 besitzen sogar eine ausgeprägte psychisch harmonisierende und beruhigende Wirkung. Insgesamt kommt der Akupunktur eine wichtige Rolle im Rahmen der Immunstimulation zu *(Mastalier, 1993)*.

Als dezidiert immunstimulierende Punkte haben sich nach Rogers, zitiert bei Büssing, im Tiermodell folgende Punkte herausgestellt: Di 4 und 11, M 36, G 39, MP 6, B 11, 20, 23 bis 28, KG 12, LG 14 (LG 13 n. *Bachmann u. Bischko*).

▶ Ausleitende Verfahren

Hervorragend geeignet ist hier die Kombination einer Trockenschröpfung (bei entsprechendem Befund blutig) mit einem wiederholt großflächig zu applizierenden Baunscheidt-Verfahren.

▶ Eigenbluttherapie

- EB-Basistherapie (vgl. S. 266) plus Thym-Uvocal®, Cefaktivon novum®, Phönix Juv 110 Amp® oder Stronglife-Injektopas.® oder
- aktiviertes EB (vgl. S. 269) plus Thym-Uvocal®, Cefaktivon novum®, Phönix Juv 110 Amp.® oder Stronglife-Injektopas.®.
- EB bei Kindern (vgl. S. 268).

▶ Enzymtherapie

Enzympräparate wie Wobenzym® oder Bromelain-POS® können die Immunantwort unterstützen. Sie sollen auch die Degradation von Immunkomplexen in Blut und Geweben fördern. Dosierung: z.B. Wobenzym® 3×3 Drg. für 3 – 4 Wo. zur allgemeinen Unterstützung der antiinfektiösen Immunität.

▶ Homöopathie

Eigenblutnosode (vgl. S. 292) sowie Acidum formicicum.
Ferner: Echinacea D 4, D6 oral, D 4 als Inj. i.m., i.v.

▶ Neuraltherapie

Injektion an G. cervicale sup., G. stell., Schilddrüseninjektion, i.v. Gabe, Störfeldbehandlung (vgl. S. 296).

▶ Ordnungstherapie

Basismaßnahmen im Sinn der Ordnungstherapie sind bei jeder Art von Immunstörungen:

1. Ausschluss aller Faktoren, die zu Immunstörungen beitragen können. Hierzu zählen:
- Konsumierende Grunderkrankungen (Malignome) und Stoffwechselstörungen (z.B. Diabetes).
- Konsum von Genussgiften, besonders Alkohol und Nikotin.
- Belastungen durch immunsupprimierende Medikamente.
- Störfeldbelastungen.
- Toxische Belastungen durch Schwermetalle u.a. Umweltgifte (umweltmedizinische Abklärung, DMPS-Test auf Amalgam/Quecksilber, Kupfer und Zinn).
- Chronische Stressoren wie Schlafmangel, Lärm, Schichtarbeit.

- Chronische psychosoziale Belastungen.
- Übergewicht und Fehlernährung.
- Reizüberlastung und Bewegungsarmut.

2. Überprüfung der Regulationsfähigkeit des Immunsystems:

- Spricht der Organismus auf Reiztherapie wie hydrotherapeutische Anwendungen, Homöopathika noch an? Welche Konstitution und Disposition liegen vor?
- Im Rahmen der Diagnostik finden auch bioelektronische Verfahren und die Regulationsthermographie Anwendung (*Busse, 1992.*

3. Korrektur ungesunder Verhaltensweisen:

- In der Ernährung.
- Bei Arbeit, Freizeit, Lebensrhythmen.

Immunstimulierende Maßnahmen – vor allem mit pflanzlichen Immunstimulanzien – dürfen nicht auf Dauer erfolgen, da sonst der immunstimulierende Effekt nachlässt, sogar eine immunschwächende Wirkung ist möglich.

Daher sollten diese Maßnahmen stets im Intervall unter Berücksichtigung rhythmologischer Aspekte erfolgen (z.B. Sauna 1× oder 2×/Wo., nicht tgl.; pflanzliche Immunstimulanzien maximal 2 – 4 Wo. in mehrtägigen Intervallen bzw. 1 – 2 Wo. lang tgl.; danach Pausen in gleicher Länge).

Cave: Auch bei naturheilkundlichen immunstimulierenden Maßnahmen – z.B. Phytotherapie – kann nicht ausgeschlossen werden, dass die Aktivität von Autoimmunerkrankungen (z.B. Myasthenia gravis, Lupus erythematodes) und – in selteneren Fällen – atopischen Erkrankungen gesteigert wird. Hier sollten die Indikationen zurückhaltend gestellt werden!

▶ Orthomolekulare Therapie

Die Gabe von Zink, Vitamin A, B_6 und C kann offenbar den Immunstatus verbessern (*Chandra, 1980; Keen, 1990; Moser, 1991; Rehner, 1992*). Auch andere B-Vitamine tragen möglicherweise zu verbesserter Immunität bei (*Rehner, 1992*). Vitamin-A-Mangel führt zwar zu Infektanfälligkeit, dies scheint jedoch eher ein indirekter Effekt über die gestörte Haut-Schleimhaut-Barriere zu sein. Auch Selen als Bestandteil der Glutathionperoxidase und Vitamin E als Antioxidans sowie Eisen dürften für das intakte Immunsystem notwendig sein, ohne dass hieraus eine Routinegabe bei Immunschwäche abzuleiten wäre.

Cave: Überdosierungen von orthomolekularen Substanzen können immunsuppresive Effekte haben, z.B. Vitamin E (*Prasad, 1980*)!

▶ Physikalische Therapien

Ziel: Abhärtung, Erreichen einer normalen Spannungslage (= Eutonie) des Vegetativums, Abkehr von überschießender oder abgeschwächter zu normaler Reaktionslage. Maßnahmen zur besseren Überwindung einer Krankheit und zur Verbesserung der unspezifischen Abwehrlage des Körpers:

Hydrotherapie:

- Je nach Infektphase: Ansteigende Fußbäder, Halb-, Dreiviertel- und Vollbad, Trockenbürsten.
- Zur Vorbeugung/Abhärtung: Wassertreten, Tautreten, Teil- und Ganzwaschungen, Kneipp-Kur, Sauna.

Balneotherapie:

- Balneotherapeutische Reizserien, Badekur, feuchte ¾-Packung.
- Reizklima: Meer- und Seebäder, radioaktive Heilquellen.

Bewegungstherapie:

- Mäßige sportliche Betätigung stärkt, starke sportliche Betätigung (z.B. bestimmte Formen des Leistungssports) schädigt das Immunsystem; günstig sind:

- Allgemeine Gymnastik und Sporttherapie, Atemtherapie, Spaziergänge.
- Radfahren an frischer Luft, Schwimmen.

Massagetherapie: Körpertrockenbürstungen, Bindegewebsmassage, Reflexzonentherapie.

Phototherapie: Mäßiges Sonnen- und Lichtbaden; zuviel wirkt immunschwächend.

Phytotherapie

Allgemeine Hinweise:

- Pflanzliche Immunstimulanzien sollten nie als Dauertherapie, sondern nur **intervallweise** gegeben werden (*Wagner, 1995*).
- Günstig sind Intervalle von 1 – 2 Wo. mit 4 – 5 Tagen Unterbrechung. Der Therapiezeitraum sollte ca. **3 – 4 Wo.** nicht überschreiten.
- Die Anwendung im freien Krankheitsintervall (Prophylaxe) oder bei Beginn einer akuten Infektion spricht i.d.R. besser an als im Vollbild der Erkrankung.
- Es wurde postuliert, dass die immunstimulierenden Eigenschaften bei **Kombinationspräparaten** mehrerer Pflanzen größer seien (*Wagner, 1988*). Ob Kombinationspräparate (s. später) in den wichtigen dermatologischen Indikationen tatsächlich wirksamer sind, ist durch Studien noch nicht hinreichend geklärt.
- Die Kombination von Immunstimulanzien und **Eigenblut** scheint vorteilhaft zu sein.
- Immunstimulanzien können auch als **Begleittherapie** zu Antibiotika-, Zytostatika- o.a. Chemotherapie gegeben werden, ohne dass Wirkungseinschränkungen zu befürchten sind.

Im Vordergrund steht die unspezifische Immunstimulation im Sinn einer »Adaptogenwirkung« (vgl. *Wagner, 1992*).

- Sonnenhut (Echinacea purpurea, E. angustifolia oder E. pallida) als Tee (Hevert-Echinacea® Tee) oder in: Echinacin® Madaus Liqu./Capsetten®, Echinacea-ratiopharm® Tbl., Pascotox® 100 Tbl./Tr./forte-Injektopas®. Dosierung je nach Schweregrad und Typ individuell dosieren, jedoch i.d.R. mind. 3×30 Tr. tgl. Kuren von 2 – 4 Wo. durchführen. Extrakte der Echinaceapflanzen sind pharmakologisch gut beschrieben (*Bauer, 1988 a, b; Bauer u. Wagner, 1989*). Immunstimulierende Wirksamkeit in vitro wurde durch mehrere Studien unterlegt (*Wacker, 1978; Wagner, 1981*). In vivo liegen neben kasuistischen Berichten (*Klose, 1991*) inzwischen auch mehrere plazebokontrollierte Studien vor, in denen Echinaceaextrakte signifikant wirksamer waren, u.a. bei grippalen Infekten (*Schmidt, 1990; Bräunig, 1993*) und bei rezidivierender vaginaler Kandidose (*Coeugniet, 1986*). Allerdings zeigt eine Studie von *Gaisbauer (1990)*, dass sich unter einer Intensivbehandlung mit Echinacinextrakt (2× tgl. 1 Amp. i.m. für 7 Tage) bei Patienten mit verschiedenen Herpesinfekten die Konzentrationen von CD4-pos. Zellen und Nicht-CD4/CD8-Zellen signifikant verminderten. Auch führte eine Echinaceabehandlung zu verminderter Lymphozytenproliferation nach PHA-Stimulation. Trotz der Relativität von Labordaten zeigen diese Befunde, dass eine Echinacinbehandlung nicht unkritisch und ohne genaue Überlegungen zu Dosierung und Dauer durchgeführt werden sollte.
- Eupatorium perfoliati und cannabini (Roter Wasserhanf und Wasserdost) in: Contramutan® Saft, Supp., Drg. und Tr., toxi-loges Tbl. Dosierung: Jeweils 3× 1 – 2 Tbl. (Drg.) oder 20 – 30 Tr. als Erhaltungsdosis, akut häufiger. Monopräparat nur homöopathisch (D2) in Eupatorium-Tr. Erwiesene immunstimulierende Wirkung in vivo und in vitro (*Wagner u. Vollmaer, 1988*). Auch antiphlogistisch.
- Taigawurzel (Eleutherococcus senticosus) in: Eleu-Kokk Liq. 3×5 ml, Drg. 3×1. Bei Gesunden fanden sich immunstimulierende Effekte auf Konz. von CD4-pos. und NK-Zellen (*Bohn, 1987*). Klinische Wirkung nur für wenige, nicht dermatologische Indikationen gezeigt (*Sprecher, 1989; Farnsworth, 1985*).

- Wilder Indigo (Baptisia tinctoria) in: Esberitox® N, Pascoleucyin® N, Pascotox® N. Zeigt immunstimulierende Merkmale in vitro (*Beuscher, 1989*).
- Lebensbaum, amerikanischer (Thuja occidentalis) in: Esberitox® N 3×3 Tbl. oder 3×50 Tr. Gute immunstimulierende und antivirale Merkmale in vitro (*Gohla, 1988; Gerhäuser, 1992*).
- Mistelextrakt (Viscum album) in: Iscador®, Helixor, Plenosol®. Zahlreiche Monografien belegen die stimulierende Wirkung von Mis-telextrakten in vitro. Diese beruht offenbar u.a. auf der unspezifischen Aktivierung von T-Zellen durch Lektine.
- Kombinationspräparate:
  - Esberitox® N 3×3 Tbl. oder 3×50 Tr.
  - Pascotox® N 3×2 Tbl. oder 3×20 Tr.

Jeweils für 2 – 4 Wo.; enthalten Thujaextrakt (Thuja occidentalis), Sonnenhut (Echinacea purpurea) und wilden Indigo (Baptisia tinctoria).

  - Lymphozil® K/forte E Tbl.
  - Tonsilgon® N Tr./Drg.
- Weitere Präparate entsprechend den jeweiligen Krankheitsbildern.

▶ Psychosomatik und Psychotherapie

Regelmäßige Entspannungserfahrungen, z. B. mit dem autogenen Training, scheinen das Netzwerk der Wechselwirkungen von Nerven-, Hormon- und Immunsystem in vielfältiger Form positiv zu beeinflussen. Umgekehrt hemmen z. B. die unter »Stress« vermehrt ausgeschütteten neuroendokrinen Hormone die Immunreaktionen (z.B. die Aktivierung von T-Zellen). (Vgl. S. 62, Herpes simplex, u. S. 180, Maligne Tumoren der Haut.)

▶ Sauerstoff- und Ozontherapien

Als immunstimulierende Maßnahmen kommen die große und kleine Eigenbluttherapie sowie die HOT (*Bolling, 1992*) in Betracht (vgl. S. 360).

▶ Umweltmedizinische Maßnahmen

Nur durch fundiert geschulte Fachtherapeuten! Bei anamnestischen Verdachtsmomenten kommen die folgenden Untersuchungen in Betracht (nach *Scharrel, 1997*):

- DMPS-Test.
- Bestimmung von Formaldehyd, Cadmium, PCB (Polychlorierte Biphenyle), PCP (Pentachlorphenol), i.d.R. im Urin. Bestimmungen von Schwermetallen in Haaren und Serum sind i.d.R. unzuverlässig.

Cave: Laborbestimmungen von Umweltnoxen geben stets nur den Status der geprüften Präparate wieder, nicht aber der Gesamtbelastung! Als indirekte Parameter können – allerdings meist erst bei stärkeren Intoxikationen – folgende auffällig sein:

- Blutwerte: Retikulozyten, Lymphozyten-Subpopulationen, Transaminasen, Cholesterin, Triglyzeride, Kreatinin-Clearance, Ferritin, Eisen, Folsäure, Vitamine A, B_1, B_6, B_{12}, E, Schilddrüsenwerte, Sexualhormone (Prolaktin, DHEAS).
- Stuhlanalyse: Pathogene Keime, Candida albicans.
- Hauttests: Multitest Merieux.

▶ Weitere Behandlungsmöglichkeiten

Niedermolekulare **Thymuspeptide**, z.B. in: Thym-Uvocal®, 3×1 Drg. über mehrere Monate oder 3×1 Amp./Wo. über 4 – 8 Wo. s.c. oder i.m.

24. Psychiatrisch-psychogene Hauterkrankungen

Systematik. Neben den partiell psychosomatisch mitbedingten Hauterkrankungen gibt es auch Hauterkrankungen aufgrund von primär psychiatrischen Störungen. Trotz der meist bestehenden Notwendigkeit einer psychiatrischen Behandlung werden viele dieser Patienten wegen ihrer fehlenden Einsicht in die Ätiologie der Erkrankung erst von Dermatologen gesehen. Auch ist meist begleitend zur psychiatrischen Therapie eine dermatologische Behandlung erforderlich.

24.1 Dermatozoenwahn/ Parasitophobie, Akarophobie, Dysmorpher Wahn/ Dysmorphophobie, Eigengeruchswahn/ Bromidrosophobie

Eine Wahnsymptomatik ist dann zu diagnostizieren, wenn einer unkorrigierbaren subjektiven Gewißheit seitens des Patienten kein nachweisbarer objektiver dermatologischer Befund gegenübersteht (*Musalek, 1995*). Die Unkorrigierbarkeit deutet die Unmöglichkeit an, alternative Erklärungen anzuerkennen. Das Arzt-Patient-Verhältnis wird durch das Bestehen zweier verschiedener Realitäten oftmals sehr belastet; der Patient wird vom Arzt enttäuscht, der sein Symptom nicht »findet«, der Arzt wird dadurch entwertet, dass ihm kein Glauben geschenkt und seine diagnostische Mühe nicht anerkannt wird. Diagnostische Abgrenzung ist v.a. zu den Phobien relevant. Früher wurden wahnhafte und phobische Symptomatiken häufig syno-nym verwendet, in der heutigen psychiatrischen Terminologie allerdings werden unter phobischen Krankheitsbildern nur noch solche verstanden, die durch starke Furcht und passives bzw. aktives Vermeidungsverhalten gekennzeichnet sind. So charakterisiert ein Dermatozoenwahn die Gewissheit des Vorhandenseins der Parasiten, während bei einer Parasitophobie die Angst vor Parasiten im Vordergrund steht (*Musalek, 1996*). Weitere differenzialdiagnostische Überlegungen beziehen sich auf die Unkorrigierbarkeit; ist diese nicht gegeben, handelt es sich eher um ein wahnähnliches Geschehen wie z.B. eine überwertige Idee. Darüber hinaus ist die Abklärung einer psychiatrischen Allgemeinsymptomatik von Bedeutung.

Wahnsymptomatiken stellen den Dermatologen häufig vor therapeutische Probleme. Dem dermatologisch-somatischen Behandlungswunsch des Patienten steht die Indikation zu psychiatrisch-psychotherapeutischer Behandlung gegenüber. Die Schaffung eines therapeutischen Vertrauensverhältnisses ist zunächst vorrangiges Ziel der Behandlung, bevor der Patient einer psychiatrischen Behandlung zugeführt werden kann. Eine enge Zusammenarbeit zwischen Dermatologen und Psychiater ist dabei unerlässlich (*Gieler, 1990*). Da es sich bei Wahnbildungen um nosologisch unspezifische Syndrome multifaktorieller Genese handelt, muss die Bestimmung des therapeutischen Vorgehens aufgrund der Abklärung der Aufbauelemente, der aufrechterhaltenden Faktoren des Wahns und evtl. einer psychiatrischen Grundstörung erfolgen. Als therapeutisch zumindest partiell wirksam haben sich pharmakotherapeutische (bei psychiatrischer Allgemeinsymptomatik im Hintergrund des Wahns), psychotherapeutische (Beschäftigung mit den Aufbauelementen des Wahns zum tieferen Verständnis des Wahninhalts) und sozialtherapeutische Elemente (soziale Reintegration) erwiesen.

24.2 Artefakte

Hinweis: Trichotillomanie (vgl. S. 202).
Neurotische Exkoriationen (Akne excoriée) (vgl. S. 136).
Artefakte sind als Notsignale des Patienten bei psychischen Konflikten zu bewerten (*Gieler, 1987*) und stellen ein Suizidäquivalent dar (*Haenel, 1982*); insofern wollen die Patienten häufig nicht von ihrem Artefakt befreit werden. Im Vordergrund der Behandlung sollte der Beziehungsaspekt der Störung und nicht der Befund der Täuschung des Arztes stehen (*Plaßmann, 1989*).

Artefaktpatienten stellen eine heterogene Patientengruppe dar, die sich hinsichtlich ihres Bewusstheitsgrades der Selbstschädigung gegenüber stark voneinander unter-

scheiden. In der Vorgeschichte lassen sich häufig eine schwere Kindheit (Missbrauch), Selbstmordversuche und psychiatrische Behandlungen antreffen (*Haenel, 1984*).
Die Selbstschädigung selbst lässt sich hinsichtlich ihrer Offensichtlichkeit bzw. ihrer Heimlichkeit differenzieren. Erstere Patientengruppe wird meist in psychiatrischem Kontext, letztere in dermatologischen Einrichtungen gesehen.

Das Bekennen des Patienten zu seiner Selbstschädigung stellt einen Prozess dar, der den jeweiligen Zustand der Arzt-Patient-Beziehung widerspiegelt. Die Bewusstheit des Manipulierens hingegen ist nicht auf interpersonaler, sondern auf intrapsychischer Ebene zu betrachten. Grundsätzlich gilt, dass dem manipulativen Verhalten ein psychischer Konflikt zugrunde liegt, der dem Patienten nicht bewusst ist. Bei den schweren Formen der Selbstmisshandlung unterliegt nicht nur der Konflikt, sondern auch das manipulative Verhalten selbst der psychischen Zensur. Körperliche Prozesse werden hier für die Hautveränderungen verantwortlich gemacht. Einen Übergang zur offenen Selbstmisshandlung stellen Patienten dar, die eine Eigenbeteiligung zugestehen, diese jedoch bagatellisierend erklären (im Schlaf gekratzt, Pickel ausgedrückt usw.). Bei offenen Selbstverletzungen sind sich Patienten ihrer Manipulation voll bewusst. Der Konflikt wirkt für den Patienten in diesem Fall nicht so bedrohlich, als dass er nicht wahrgenommen werden könnte.

Vom Grad der Bewußtheit sollte die Konfrontation des Patienten mit seinem selbstschädigenden Verhalten abhängen. Je weniger bewusst dem Patienten sein selbstschädigendes Verhalten ist, desto notwendiger ist die Etablierung einer tragfähigen therapeutischen Beziehung vor einer möglichen Konfrontation. Eine vorschnelle Konfrontation birgt die Gefahr einer sich verstärkenden Abwehranstrengung von Seiten des Patienten.

Neben der Etablierung einer tragfähigen therapeutischen Beziehung, die bei leichten wie schweren Formen der Selbstschädigung notwendig ist, um negative Folgen einer vorschnellen Manipulation zu vermeiden, kann man davon ausgehen, dass die Schwere des psychischen Konflikts bei der verleugnenden sowie der bagatellisierenden Form eine tiefenpsychologisch orientierte Behandlung nahelegt, während bei der offenen Selbstbeschädigung sowohl eine verhaltensmedizinische wie auch eine tiefenpsychologisch orientierte Therapie infrage kommen.

IV Naturheilkundliche Verfahren in der Dermatologie von A–Z

Im folgenden Kapitel werden Heilverfahren dargestellt, die sich im weiteren Sinne der Naturheilkunde zuordnen lassen. Neben den klassischen Naturheilverfahren wurden bewusst auch solche Methoden aufgenommen, deren Mechanismen naturheilkundlichen Wirkvorstellungen entsprechen (z.B. Akupunktur) oder die auf Verfahren der Naturmedizin aufbauen (z.B. Phototherapie). Auch die psychosomatische Dermatologie wurde berücksichtigt, da zahlreiche Aspekte des heutigen psychosomatischen Denkens bereits in der Ordnungstherapie Kneipps vorgedacht wurden.

Für viele der genannten Methoden fehlen bislang ausreichende Studiendaten nach den Kriterien der »Evidence Based Medicine«. So weit verfügbar, werden in diesen Fällen erfahrungskundliche Publikationen zitiert.

Akupunktur

Boris Sommer

Def.: Einstiche mit Metallnadeln an definierten Hauptpunkten.

Entstehung: Die Akupunktur entstammt der altchinesischen Medizin, welche zwischen »äußeren« Behandlungen (Akupunktur, Moxibustion, Massage, Bädertherapie, Gymnastik und Atemtherapie) und »inneren« Behandlungen (Pharmaka, Diät, meditative und suggestiv magische Verfahren) unterscheide. Zusammen mit ihrem historisch-philosophischen Hintergrund entsprechen diese Therapien der sog. Traditionellen Chinesischen Medizin (TCM). In der TCM wird die Akupunktur meist in Verbindung mit weiteren Verfahren angewendet.
»Europäisierte« Formen der Akupunktur haben sich seit dem 19. Jahrhundert entwickelt, so z.B. die »Wiener Schule«. In ihnen wurde der chinesische Denkansatz auf unser Medizinverständnis übertragen und z.B. die Punktekombinationen westlichen Diagnosen zugeordnet.

Verbreitung: Die Akupunktur hat in der westlichen Welt in diesem Jahrhundert eine zunehmende Verbreitung gefunden. In Deutschland wird sie sowohl in zahlreichen Praxen als auch in Kliniken, z.T. auch an Universitäten, eingesetzt. Einsatzbereiche sind besonders die Schmerztherapie, Geburtshilfe und psychovegetative Störungen. In China ist die Akupunktur nicht nur als Teil der TCM sehr häufig, sie wird oft auch mit westlichen Methoden kombiniert.

Wirkungen

Allgemeine Wirkungen: Durch Nadelung an Akupunkturpunkten lassen sich reflektorische Wirkungen auf Organe oder Körperfunktionen auslösen, beruhend u.a. auf vasalen, nervalen und hormonalen Veränderungen.

Wirkungen auf die Haut: Die Haut als Applikationsort der Akupunktur ist direkt durch neurovegetative Nervenfasern beeinflussbar, z.B. hinsichtlich Turgor, Durchblutung und Schweißsekretion. Über die Behandlung spezifischer Akupunkturpunkte, z.B. Hormonpunkte, Darmpunkte, ist auch eine systemische Einwirkung auf die Haut möglich.

Wirksamkeit: Die Wirkmechanismen der Akupunktur sind nicht zweifelsfrei geklärt. Offenbar gibt es für die Akupunkturpunkte ein anatomisches Korrelat in Form von feinen Gefäß-/Nervenbündeln an den Durchtrittsstellen in die Haut. Durch elektro-mechanische Reizung an diesen Stellen mittels der Metallnadeln wären feine Wirkungen auf die Vasomotorik und vegetative Fasern erklärbar. Die klinische Wirksamkeit der Akupunktur ist durch eine sehr große Anzahl klinischer Studien aus China und Russland – z.T. auch aus der westlichen Welt – belegt. Diese besteht in erster Linie bei funktionellen Erkrankungen, besonders Schmerzen, Störungen des Gefäßtonus (Durchblutung) und des Muskeltonus (Verspannungen).

Anwendungsformen

Neben der »klassischen« Akupunktur an Körperpunkten mit Gold- oder Stahlnadeln kommen auch Sonderformen zur Anwendung:

- **Ohrakupunktur** (= Aurikulotherapie): Von der Pariser Schule entwickelte Akupunktur, nach der sich der Körper wie ein Humunculus im Ohrbereich widerspiegelt. Die bestimmten Körperarealen entsprechenden Punkte werden mit Nadeln oder Softlaser behandelt. Die Indikationen decken sich weitgehend mit denen der Körperperakupunktur. Vorteilhafterweise kommen auch beide Methoden gleichzeitig zum Einsatz.
- **Moxibustion:** Kombinierte Phyto- und Wärmetherapie, bei der Moxa (getrocknetes Beifuß- oder Wermutkraut, lat. Artemisia vulgaris) verbrannt wird. Das Moxakraut

wird in der westlichen Welt »indirekt«, d.h. ohne direkten Hautkontakt, in Form von Moxa-kegeln, Moxazigarren und sog. Moxaboxen appliziert; in China lässt man das Moxakraut bei einigen Indikationen bis auf die Haut abbrennen.

- **Lasertherapie:** Alternativ oder ergänzend zu den Nadeln können auch Lasergeräte mit Leistungen von zwei bis 20 Watt zur Bestrahlung der Akupunkturpunkte verwendet werden. Spezielle Indikationen sind die Akupunktur bei Kindern, Asthma, Infektanfälligkeit, Herpes zoster, Herpes simplex, Gingivitis sowie dermatologische Erkrankungen.
- **Akupressur:** Man verwendet die gleichen Punkte wie in der Akupunktur, nur erfolgt hier die Reizung durch Druck und Massage. Mit der Akupressur können allgemeine Befindlichkeitsstörungen therapiert werden. Sie eignet sich zur Selbstbehandlung sowie zur Unterstützung einer Akupunkturbehandlung.

Anwendung in der Dermatologie

Größere Erfahrungen, besonders aber gesicherte Wirksamkeiten, gibt es für dermatologische Erkrankungen in der euopäischen Akupunktur nur bei vergleichsweise wenig Erkrankungen. Eine z.T. gute Beeinflussbarkeit wird von Kubiena angegeben:

- Juckreiz
- Schmerzen
- Akne, seborrhoische Erkrankungen
- Durchblutungsstörungen, Raynaud
- Hautinfektionen.

In der TCM wird die Akupunktur bei Hauterkrankungen meist mit anderen Maßnahmen, z.B. der pflanzlichen Behandlung, kombiniert. Der Indikationsbereich ist hier breiter und umfasst u.a. auch Kollagenosen und viele akut-entzündliche Hauterkrankungen.
Häufig verwendete Punkte bei der Körperakupunktur von Hauterkrankungen sind auf den Meridianen der Abb. 19 gekennzeichnet. Einzelheiten vgl. Therapiekapitel.

Praktische Hinweise

Für die Akupunktur von Hauterkrankungen gelten grundsätzlich die allgemeinen Regeln der Akupunktur:

- Dauer einer Akupunkturbehandlung im Regelfall 20–30 min. In dieser Zeit können die Nadeln zwei- bis dreimal stimuliert werden
- Behandlungsabstand normalerweise eine Woche, bei akuten Läsionen kann man auch häufiger, bis täglich akupunktieren
- Behandungsserie: Umfasst je nach Erkrankungsbild 10–15 Sitzungen
- Wiederholung der Akupunkturserie bei Bedarf üblicherweise nach einem Jahr, bei chronisch-rezidivierenden Erkrankungen schon nach 3–6 Monaten.
- Lagerung: Der Patient wird am besten liegend behandelt, besonders bei der ersten Sitzung. Damit beugt man einem Kollaps vor und erzielt eine wirkungsvolle Entspannung. Werden gleichzeitig auch Punkte auf dem Rücken gestochen, kann dies entweder zu Anfang der Sitzung und kürzer geschehen oder so schräg s.c. eingestochen werden, dass man den Patienten vorsichtig auf den Rücken drehen kann. Auf angenehme Umgebungstemperatur achten.
- Nadeln: In Europa verwendet man dünne Einmal-Stahlnadeln oder sterilisierte Mehrfachnadeln
- Stichtechnik: Mit der linken Hand wird der Akupunkturpunkt erfühlt und die Haut gegebenenfalls gestrafft. Die rechte Hand führt die Nadel schnell durch die Haut und schiebt sie dann in drehenden Bewegungen bis zur jeweils angegebenen Tiefe vor, bzw. bis das De-Qi-Gefühl auftritt (s.u.)
- Reiztechnik: Nach einem eher spitzen Einsticht. entsteht über vielen Punkten das De-Qi-Gefühl oder PSC, (propagated sensation along the channel), das Gefühl, dass etwas »angekommen« ist. Dies ist ein dumpfes, evtl. warmes, drückendes und parästhesierendes Gefühl am Punkt oder im Meridianverlauf.

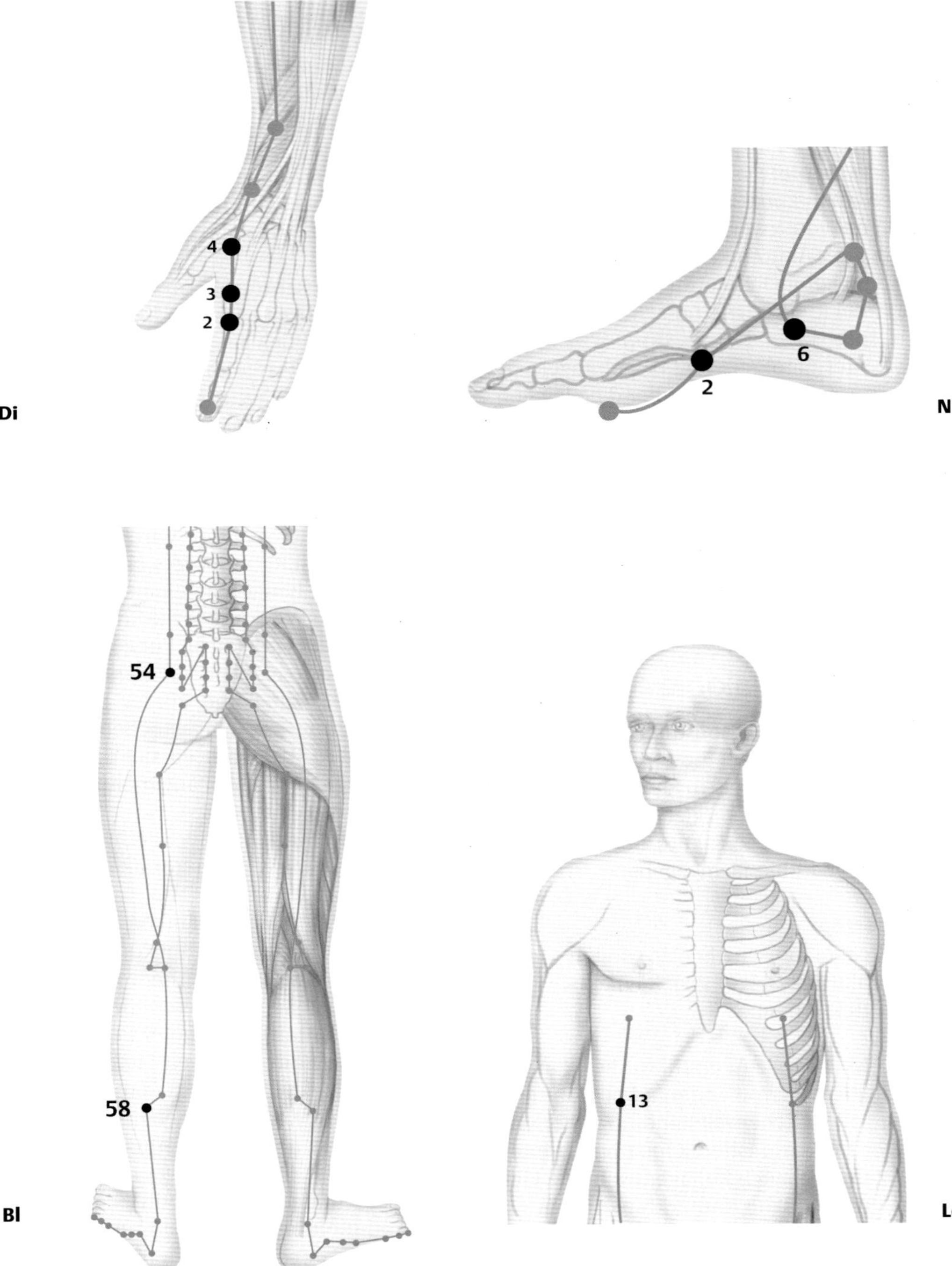

Abb. 19: Häufige in der Dermatologie verwendete Akupunkturpunkte

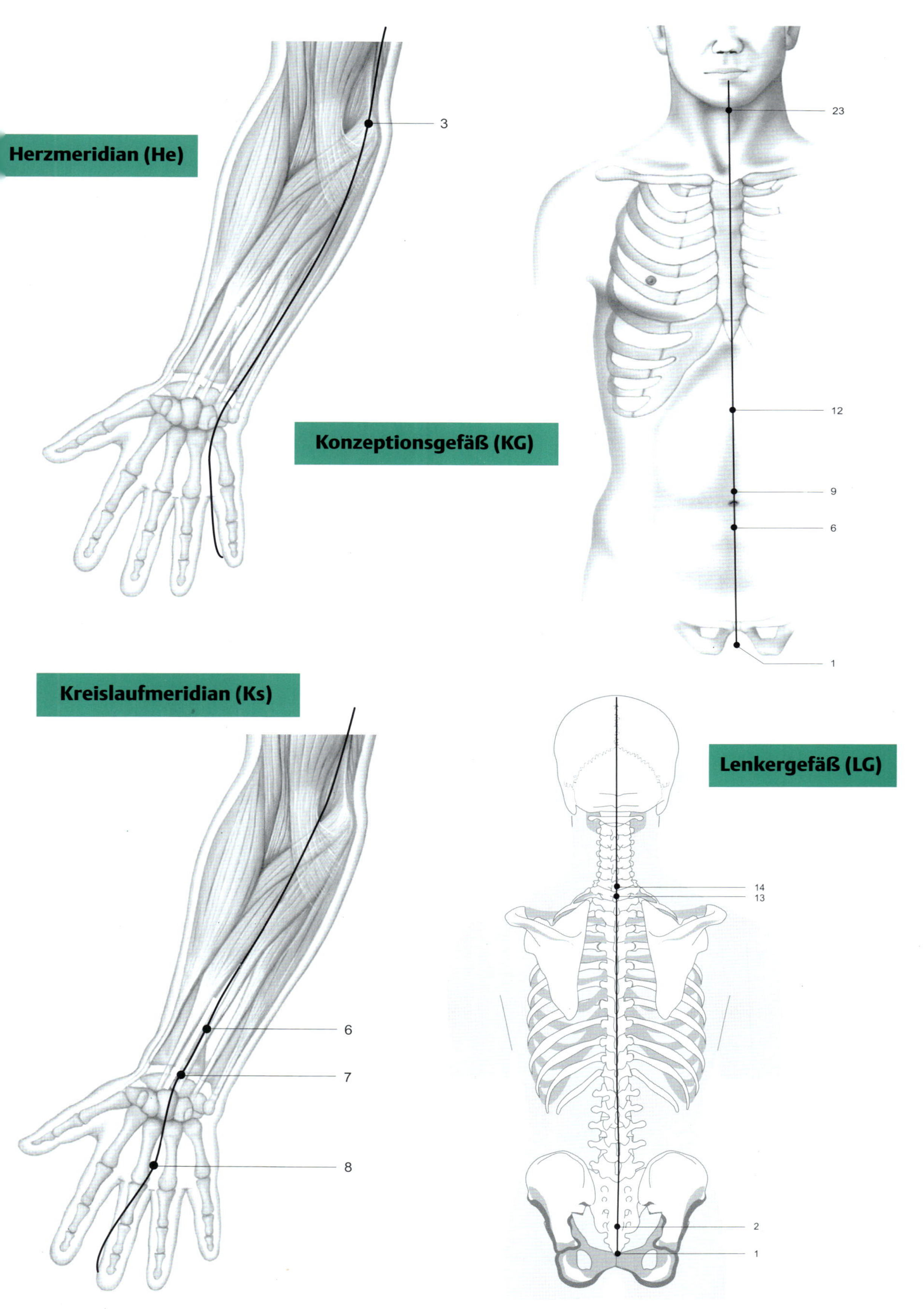
Herzmeridian (He)
3
Konzeptionsgefäß (KG)
23
12
9
6
1
Kreislaufmeridian (Ks)
6
7
8
Lenkergefäß (LG)
14
13
2
1

Lenkergefäß (LG)

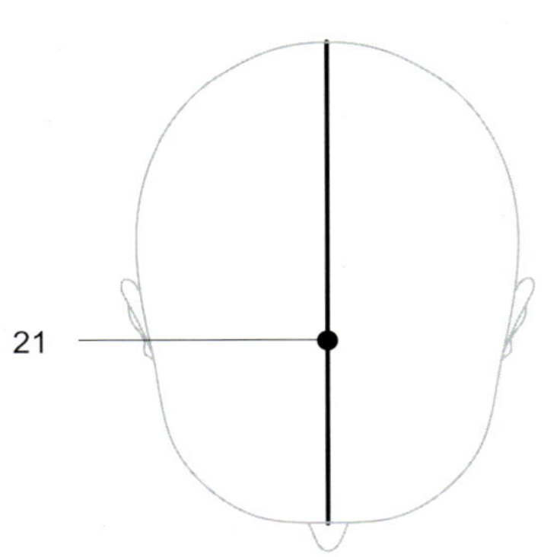

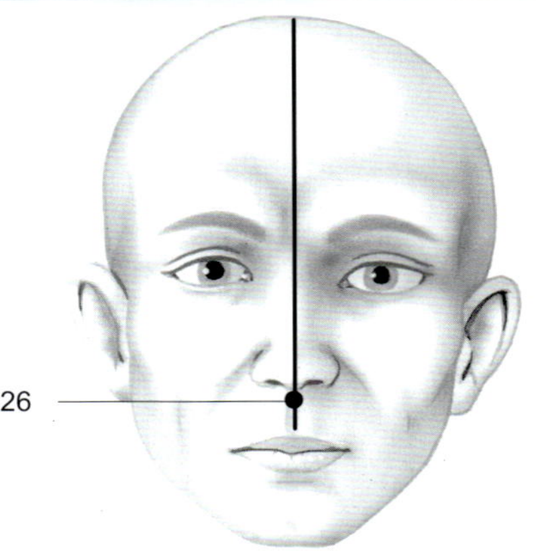

Magenmeridian (Ma)

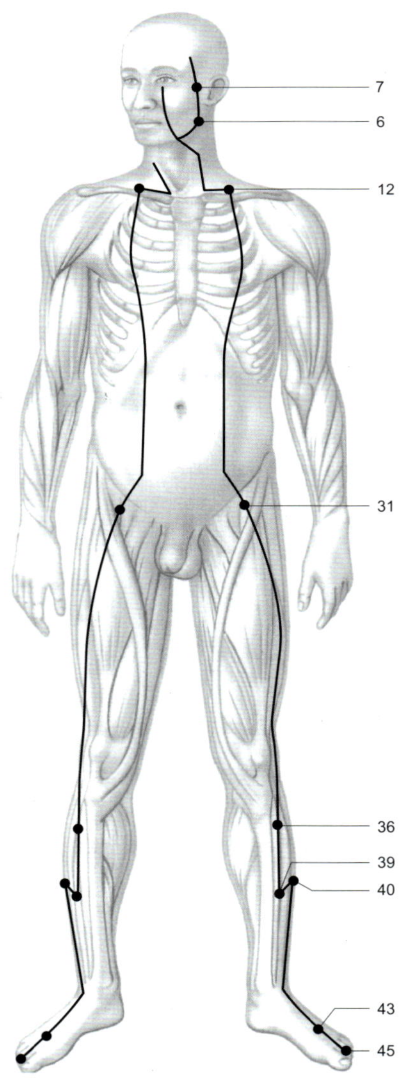

Milz/Pankreasmeridian (MP)

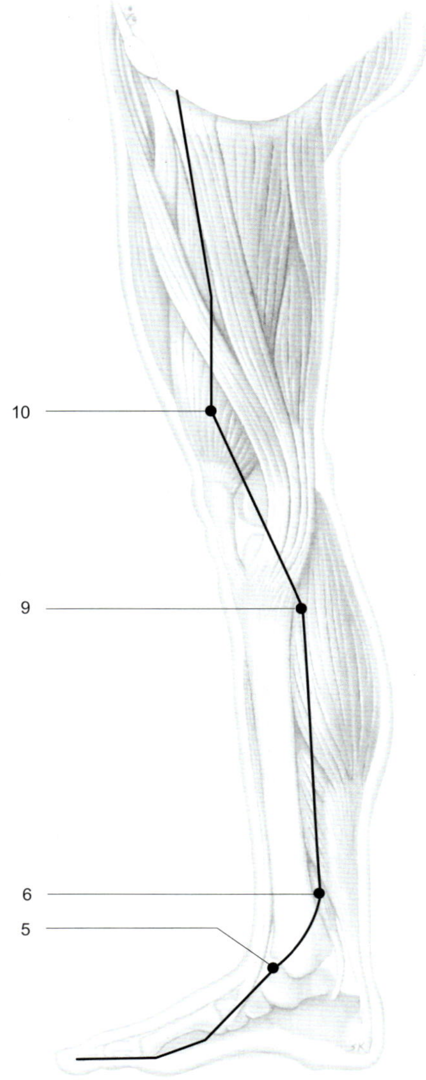

Blasenmeridian (Bl)

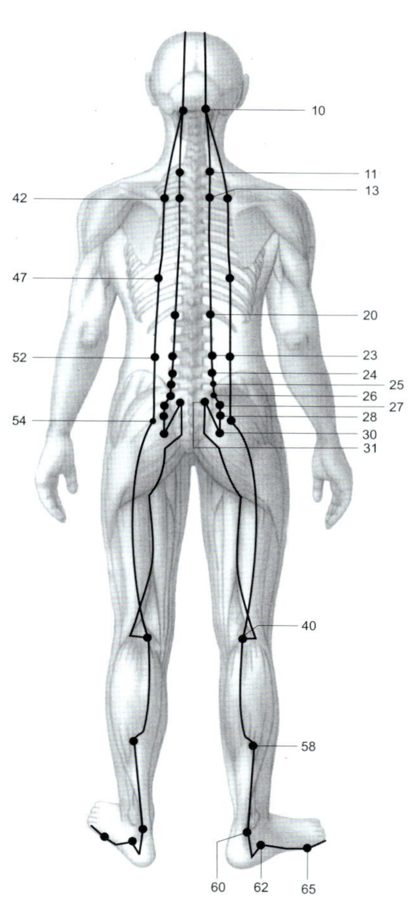

Blasenmeridian (Bl)

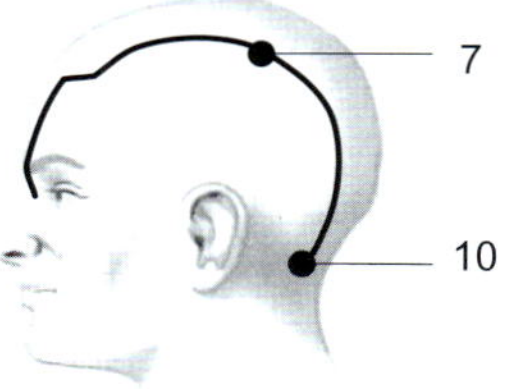

Dickdarmmeridian (Di)

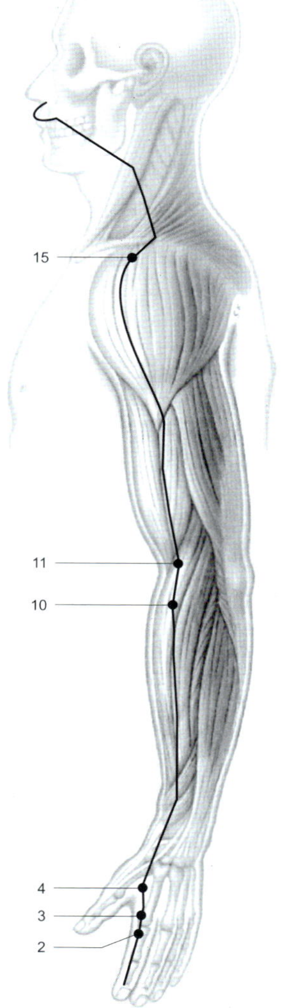

Nierenmeridian (Ni)

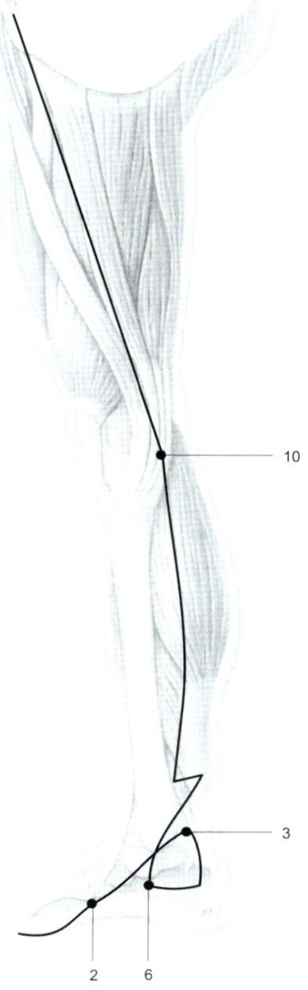

Dünndarmmeridian (Dü)

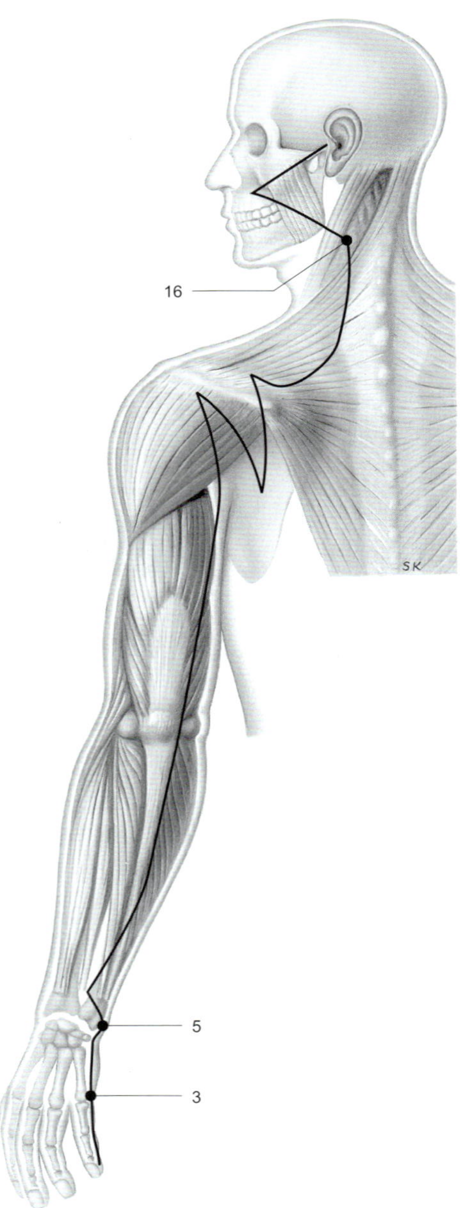

3-Erwärmer-Meridian (3E)

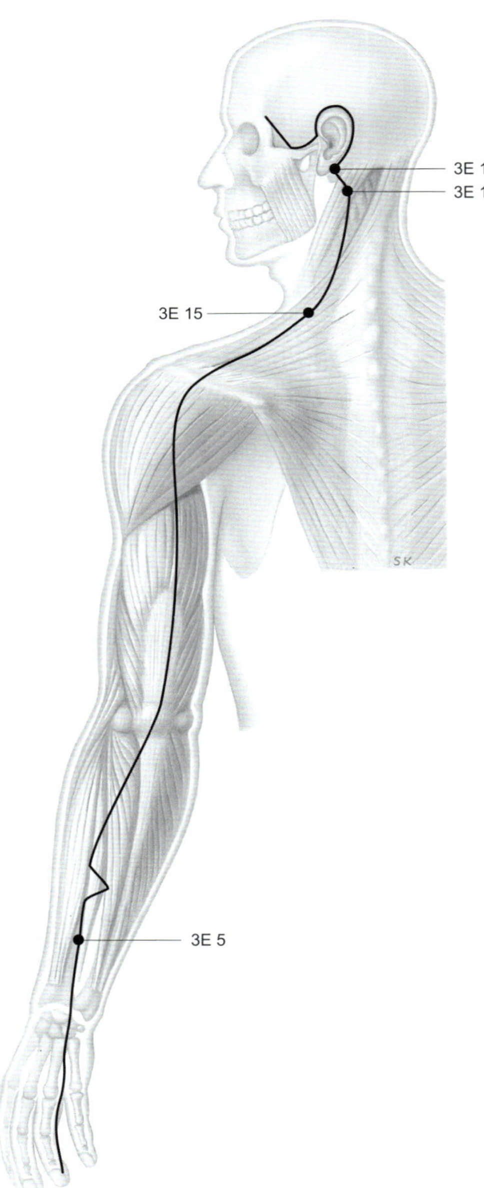

Lebermeridian (Le)

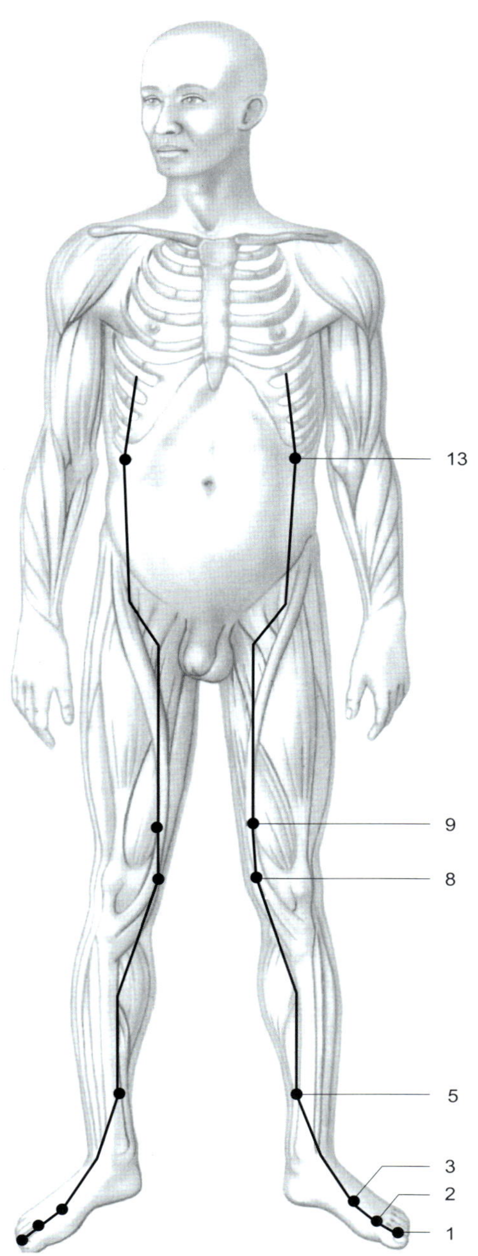

Lungenmeridian (Lu)

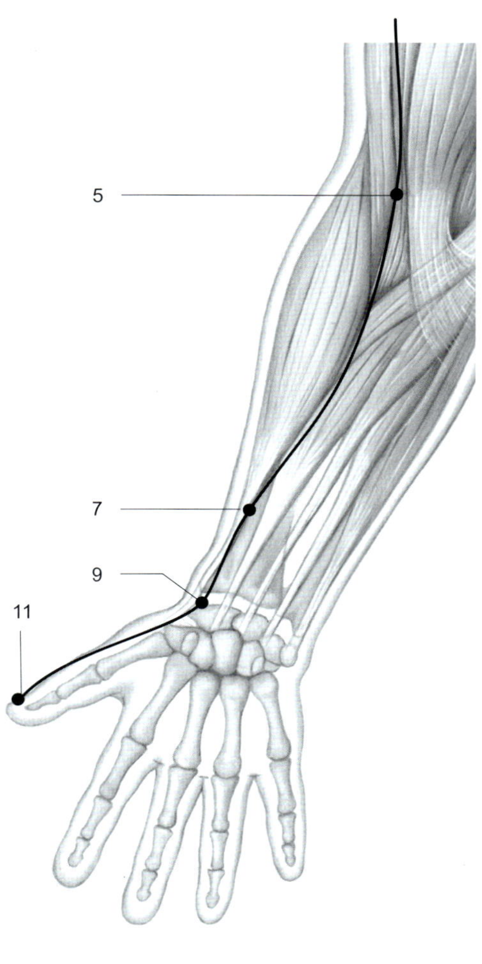

Gallenblasenmeridian (Gb)

1
2
20
12
21
34
37
39
41
40

41
40

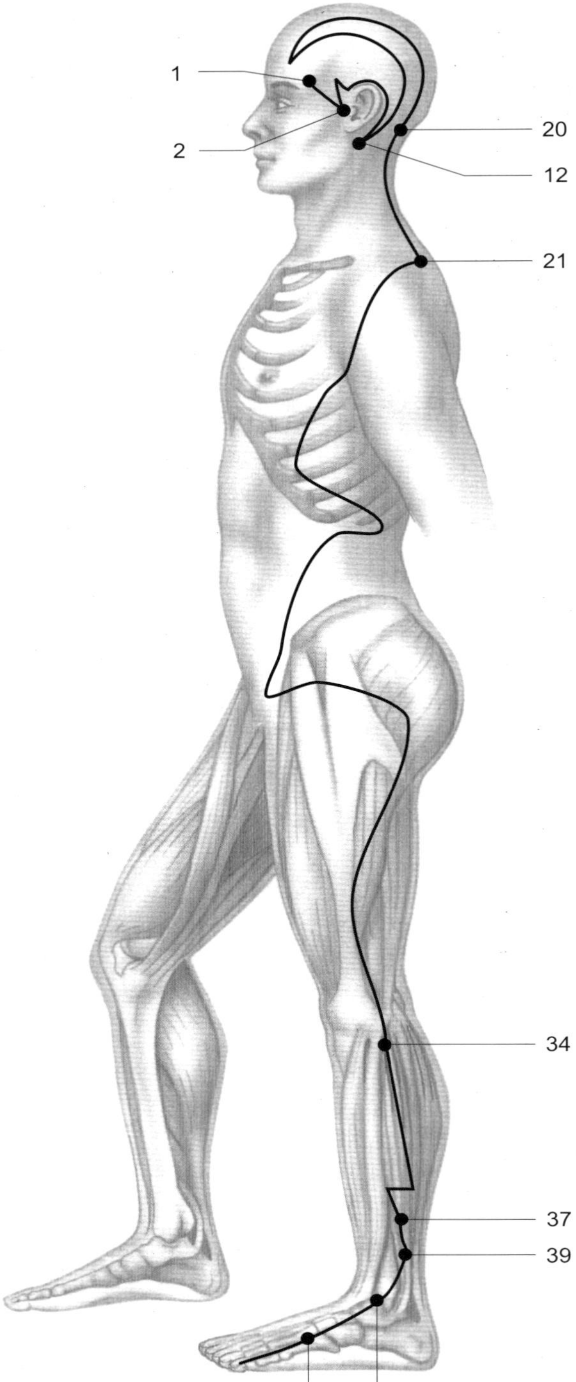

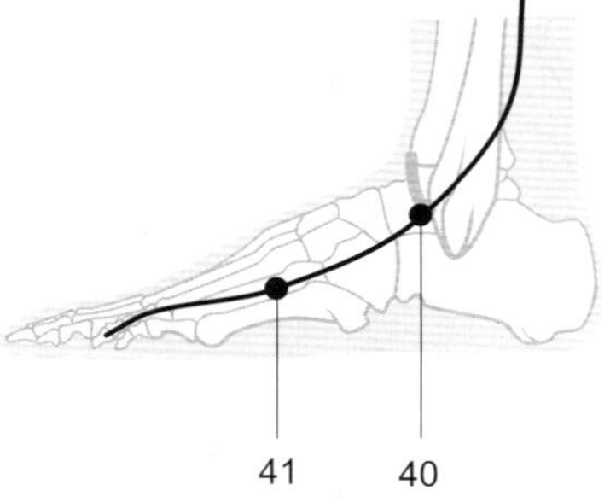

Es gibt viele verschiedene Reiztechniken:

- Sedierend: Kräftiger Reiz, langsames Senken und schnelles Heben der Nadel (»etwas herausziehen«). Sedierende Wirkung auch über den Sedativpunkt des Meridians und über seinem »Sohn« entsprechenden Meridian.
- Tonisierend: Sanfter Reiz, schnelles Senken und langsames Heben der Nadel (»etwas zuführen«). Tonisierende Wirkung auch über den Tonisierungspunkt des Meridians und über dem seiner »Mutter« entsprechenden Meridian.

Allgemeine Richtlinien für die Punktewahl

- Bei akuten Hauterkrankungen eher Fernpunkte (z.B. nach der Oben-/Unten-Regel, Punkte in den Reflekzonen, Ohr etc.) bei chronischen Erkrankungen lokale Punkte wählen
- Wenig Nadeln verwenden: Einsatz von indizierten Reunions-, Kreuzungs-, Ho-Quell- und Kardinalpunkten
- Bei Yin-Symptomatik (Leere, Hypofunktion) tonisierend, bei Yang-Symptomatik (Fülle, Hyperfunktion) sedierend behandeln.
- Punktekombinationen einsetzen (vgl. Kap. »Therapie dermatologischer Erkrankungen«)
- Evtl. wichtige Punkte des betroffenen Meridians und seiner Partner nach folgenden Regeln behandeln:
  - Rechts-/Links-Regel (auf kontralateralem Meridian gleiche Punkte mitbehandeln)
  - Oben-/Unten-Regel (auf anatomisch korrespondierender Stelle von Armen und Beinen mitbehandeln)
  - Oppositionsregel (Punkte am entgegengesetzten Ende des Meridians mitbehandeln)
  - Innen-/Außen-Regel (auch Yin-/Yang-Regel, System der gekoppelten Meridiane: Zu einem Yin-Meridian den gekoppelten Yang-Meridian mitbehandeln und umgekehrt) in die Behandlung miteinbeziehen.

Besondere Hinweise für die Dermatologie

- Vielfach lassen sich akute Dermatosen über die Hormonpunkte behandeln.
- Neben der Nadelung bietet sich besonders bei sehr empfindlicher Haut auch die Laserbehandlung an.

Literatur

1 Bischko, J. Einführung in die Akupunktur. Band I, 16. Aufl. (Haug, Heidelberg, 1997)

2 Bischko, J., Meng A.: Akupunktur für mäßig Fortgeschrittene. Band II, 6. überarb. Aufl. (Haug, Heidelberg, 1994)

3 Bischko, J.: Akupunktur für Fortgeschrittene, Bad III, 9. Überarb. Aufl. (Haug, Heidelberg, 1998)

4 Kitzinger, E.: Der Akupunkturpunkt, 2. erg. und überarb. Aufl. (Verlag Wilhelm Maudrich, Wien, München, Bern 1995)

5 König, G. Wancura I.: Praxis und Theorie der Neuen chinesischen Akupunktur, Bd. 1: Konstitutionslehre, Krankheitslehre, Bewegungslehre, 3. erg. u. überarb. Aufl., 1995; Band II Anleitung zur Praxis, Interpretation der Theorie, 3. überarb. Aufl., 1994; Band III: Ohr-Akupunktur, 2. überarb. u. erweit. Aufl., 1998; Band IV: Chinesische Heilmassage, 1992; Band V: Akupunktur und manuelle Medizin in Praxis und Theorie, 1996 (Verlag Wilhelm Maudrich, Wien, München, Bern)

6 Kropej, H.: Systematik der Ohrakupunktur (Haug, Heidelberg, 1988)

7 Kubiena, Gertrude: Akupunktur bei Asthma, allergischen und dermatologischen Erkrankungen (Haug, Heidelberg, 1992)

8 Kubiena, G., Meng, A., Petricek, U.: Handbuch der Akupunktur. Der chinesische und der moderne Weg (Orac, Wien, 2001)

9 Kubiena, G., Sommer B. (Hrsg.): »Therapiehandbuch Akupunktur«, 2. Aufl. (Gustav Fischer, 1999)

10 Meng, A.: Die wirklich guten Indikationen der Akupunktur und Tuina-Therapie (Dtsch. Ztschr. Akup. 34, 3, 1991)

11 Pothmannm R.: Akupunktur Repetitorium, 3. Überarb. Aufl. (Hippokrates, Stuttgart 1997)

12 Pothmann, R.: Sanfte Verfahren in der Akupunktur (Hippokrates, 2000)

Anthroposophische Medizin

Matthias Augustin

Def.: An die anthroposophische Lehre angelehnte Richtung der Medizin, die auf das erkenntnis-theoretische Werk Rudolf Steiners zurückgeht.

Entstehung: Die anthroposophische Medizin entwickelt sich in den 20er Jahren des 20. Jahrhunderts aus der anthroposophischen Bewegung, getragen von Steiner selbst sowie anthroposophisch interessierten Ärzten und Pharmazeuten. Steiner sah die anthroposophische Medizin als eine erweiterte Heilkunst an, die Teile der »Schulmedizin« einschließt und im Sinne eines erweiterten anthroposophischen Weltbildes fortentwickelt. Die anthroposophisch orientierte Medizin fand schon bald viele Anhänger unter Ärzten und Patienten, sodass in den 30er Jahren bereits mehrere anthroposophisch orientierte Kliniken gegründet wurden.

Merkmale der anthroposophischen Medizin

Der Mensch wird aus anthroposophischer Sicht als vielgliedriges Wesen vestanden, das den physischen Leib, den Äther-Leib (Lebensleib), den Astral-Leib (Seele) und das Ich (Geist) umfaßt. Astral-Leib und Ich sind die höheren Glieder, die sich durch Äther-Leib und physischen Leib entfalten. Die Wesensbereiche bilden im Organismus unterschiedliche Schwerpunkte, so wird das Nerven-Sinnen-System vom Geistigen (Ich) dominiert, während das rhythmische System (z.B. Kreislauf) Manifestation des Seelischen (Astral-Leib) ist. Äther- und Astral-Leib stehen schließlich mit dem Stoffwechselsystem in engem Zusammenhang.

Nach dem Selbstverständnis der anthroposophischen Medizin beruhen Krankheiten auf einer gestörten Harmonie der Wesensglieder. Demgemäß kann die Gesundung über eine Wiederherstellung der Harmonie dieser Wesensglieder erreicht werden. Dies erfordert die Aktivierung der natürlichen Heilungskräfte im Organismus.

Anwendungsformen

Die anthroposophische Therapie orientiert sich in der Arzneiwahl an den Zusammenhängen zwischen dem Wesensbild der Erkrankung bzw. erkranktem Organ oder Menschen und der Wesensähnlichkeit natürlicher Substanzen. Verwendet werden zur Behandlung organische oder mineralische Naturstoffe, besonders Pflanzen (siehe Phytotherapie).

Neben der medikamentösen Therapie werden in der anthroposophischen Behandlung viele künstlerische Therapieformen wie Musizieren, Malen, klassisches Gestalten und Sprachtherapie sowie die Heileurythmie eingesetzt.

Anwendung in der Dermatologie

Die anthroposophische Behandlung richtet sich in ihren Grundsätzen nach den anthroposophisch verstandenen Ordnungsprinzipien und Wesensmerkmalen des kranken Menschen. Dementprechend wird die anthroposophische Therapie auch bei Hauterkrankungen weniger nach Indikationen als nach dem Gesamtbild der Erkrankung gewählt. Ergänzend kommt jedoch auch Indikationsstellung gemäß den Regeln der konventionellen Therapie in Betracht.

Informationen

Regelmäßige Veranstaltungen zur anthroposophischen Behandlung in der Dermatologie werden vom anthroposophisch-dermatologischen Arbeitskreis durchgeführt. Ansprechspartner sind:

Dr. med. Luder Jachens, Hautarzt, Obertalhofen 25, D-88167 Stiefenhöfen, Tel. 0 83 83/ 70 05, Fax 0 83 83/ 14 01.

Dr. med. Arno Triebskorn, Arzt für Haut- und Geschlechtskrankheiten, Bahnhofstr. 3, D-76571 Gaggenau, Tel. 0 72 25/32 50.

Zentrum: Medizinische Sektion der Freien Hochschule für Geisteswissenschaft und Goetheanum, CH-4114 Dornach, Schweiz.

Ausbildungs- und Fortbildungsmöglichkeiten für Ärzte, Krankenschwestern und Therapeuten werden in Österreich, Deutschland, der Schweiz, den Niederlanden, Großbritannien und Brasilien angeboten.

Literatur

1 Anthroposophische Medizin. Der Weg zum Patienten. Eine Einführung. Hrsg. v. Glöckler, Michaela/Schürholz, Jürgen/Walker, Martin. (Verlag Freies Geistesleben 1999).

2 Bühler, Walther: Der Leib als Instrument der Seele in Gesundheit und Krankheit. Hrsg.: Verein für ein erweitertes Heilwesen, Bad Liebenzell. 11. Aufl. (Verlag Freies Geistesleben 1990).

3 Fintelmann, Volker: Intuitive Medizin. Einführung in eine anthroposophisch ergänzte Medizin. 4. übearb. Aufl. (Hippokrates, Stuttgart 2000).

4 Koob, Olaf: Erkennen und Heilen. Anthroposophische Gesichtspunkte zur seelisch-geistigen Hygiene. 2. Aufl. (Verlag Freies Geistesleben 1988).

5 Weleda Nachrichten für Ärzte der Firma Weleda AG. Schwäb. Gmünd.

6 Wolff, Otto: Anthroposophisch orientierte Medizin und ihre Heilmittel. Vorw. v. Lorenz, Friedrich. 6. überarb. Aufl. (Verlag Freies Geistesleben 1996).

7 Der Merkurstab. Hrsg.: Gesellschaft Anthroposophischer Ärzte in Deutschland. ISSN 0935-798X.

8 Publikationen der Firma Wala Heilmittelbetriebe, Eckwälden/Bad Boll.

Ausleitende Verfahren

Franz Milz

Def.: Sammelbegriff für humoraltherapeutische Therapieverfahren: unblutige und blutige Schröpftherapie, Baunscheidt-Verfahren, Kantharidenpflaster Blutegeltherapie, Aderlasstherapieformen und Fontanelle.

Entstehung: Ausleitende Verfahren sind zum Teil jahrtausendealte Methoden der Humoralmedizin, deren bedeutendster Vertreter in der Antike Hippokrates war. Bernhard Aschner (1883-1960) systematisierte erstmals die alten Heilverfahren in seiner »Technik der Konstitutionstherapie«, (*Aschner 1986*). Deshalb ist das Synonym »Aschner-Verfahren«. Ein wesentliches Element des therapeutischen Konzepts der Humoraltherapie ist die differenzierte und individuelle Behandlung des Patienten nach Allgemeinzustand, energetischer Situation (Yin-/Yang-Konstellation) und Konstitutionstyp. Dabei ist für die praktische Therapie vor allem eine Unterscheidung von Asthenikern und adipös-athletischen (vitalen) Menschen relevant.

Verbreitung: Die ausleitenden Verfahren sind klassische Naturheilverfahren und fristen trotz des Booms naturheilkundlicher Methoden noch ein Schattendasein. Lediglich an Schmerzambulanzen einiger Universitätskliniken und an handchirurgischen Abteilungen wurden sie für spezielle Indikationen (Schmerztherapie und Wundheilungsstörungen) seit einigen Jahren eingesetzt. Ansonsten hat sich eine konsequente Anwendung in den letzten Jahrzehnten im deutschsprachigen Raum auf zwei Aschner-Therapiezentren beschränkt: Sanatorium Schloss Lindach/Schwäbisch Gmünd, ltd. Arzt Dr. Johann Abele und Klinik Al Ronc, Castaneda/Graubünden, ltd. Arzt Dr. Gerhard Anselmi, beide direkte Schüler Aschners.

Wirkungen

Das System der Grundregulation nach Pischinger ist in der bindegewebigen Grundsubstanz lokalisert. Sie ist nicht nur Stütz- und Füllgewebe, sondern auch Ort aller Lebensgrundfunktionen (Abwehr, Reparatur, Organsteuerung). Noxen verschiedener Art belasten seine Funktionsabläufe und behindern so die Regulationsfähigkeit des Körpers. Sie verschlacken das Gewebe und behindern Perfusion, Stoffwechsel und Nährstofftransport zwischen Grundsystem und Zelle. Die Humoralmedizin geht vom Konzept des Entgiftens und Entschlackens aus und setzt therapeutisch im Bindegewebe an. Die Wirkmechanismen der einzelnen Verfahren sind bisher noch nicht zweifelsfrei geklärt. Vieles spricht dafür, dass folgende Wirkungen auftreten:

1. Verbesserung von lokaler Trophik, Mikrozirkulation und Stoffwechsel des Bindegewebes durch Beseitigung von Blut- und Lymphkongestion
2. Elimination von Toxindepots und Stoffwechselmetaboliten aus dem interstitiellen Bindegewebe und den Organstrukturen
3. Immunstimulation durch verschiedenartige Einwirkungen auf das Organ Haut
4. Schmerztherapie durch direkte Drainage von Schmerz- und Entzündungsmediatoren aus der Haut und über die reaktive Hyperämie
5. Reflexwirkung (Tonus, Vegetativum etc.) durch mechanische Stimulation von Reflexarealen auf der Haut, die zur analogen Wirkung im zugehörigen Segment und Organ führt.

Aufgrund der geringen Verbreitung der Verfahren liegen noch keine systematischen Untersuchungen vor. Demgegenüber stehen ein jahrtausendealter Erfahrungsschatz und die Beobachtungen vieler, zum Teil berühmter Ärzte (z.B. Paracelsus).

Anwendungsformen

Für die Therapie dermatologischer Krankheiten empfehlen sich von den ausleitenden Verfahren die blutige und unblutige Schröpftherapie, das Kantharidenpflaster, das Baunscheidt-Verfahren und die Blutegeltherapie. Für eine gute Compliance des Patienten ist eine eingehende Aufklärung über die durchaus invasiven Methoden unbedingt notwenig. Dabei kann auch eine mögliche Abwehr gegen Verfahren angesprochen werden, welche die ohnehin belastete Haut des Patienten irritieren. Selbstverständlich verbietet sich ihr Einsatz (mit Ausnahme der Blutegeltherapie) auf entzündlich veränderten oder infektiösen Hautarealen.

Schröpftherapie

Schröpfzonen sind definierte Reflexzonen im Bereich von Haut, Unterhaut und Bindegewebe (siehe Abb. 20. Sie sind Orte der Diagnostik, für die sie Hinweiszeichen liefern, und der Therapie. Sie entwickeln sich durch länger bestehende, exogene oder endogene Irritationen eines Organes, Gelenkes, Herdes oder über psychosomatische Einflüsse. Palpatorisch werden die Schröpfzonen differenziert als Gelosen (Fülle-, Leere- und Übergangsgelose). Blutiges Schröpfen behandelt Füllegelosen, unblutiges (trockenes) Leeregelosen. Trockenschröpfungen werden durchgeführt mit stehenden Gläsern, als Saugglockenmassage, petechiale Saugmassage und Schröpfkopfmassage. Die Indikatio-

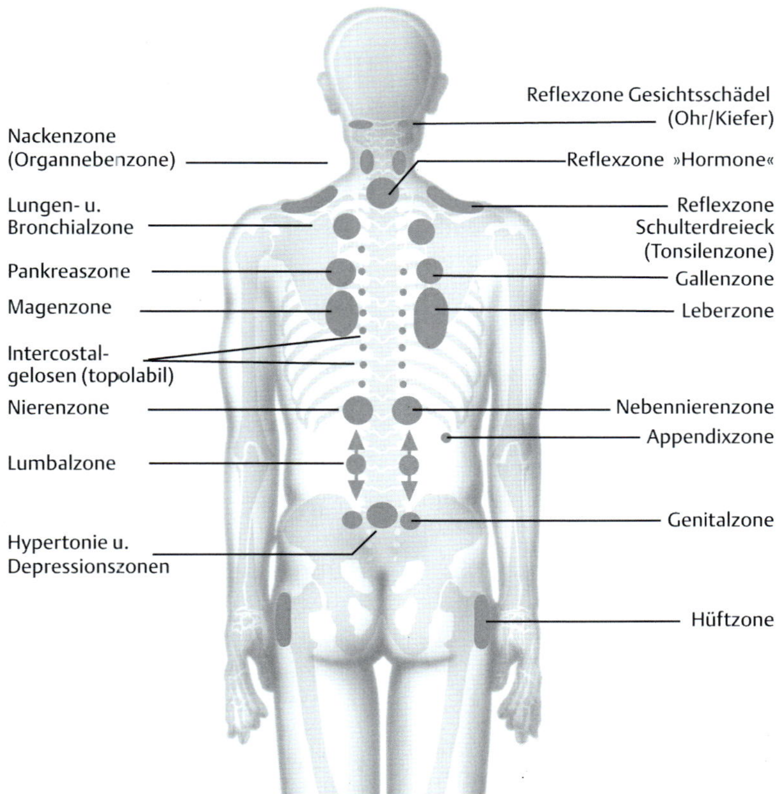

Abb 20: Topographie der Schröpfreflexzonen am Rücken (nach J. Abele)

nen decken sich weitgehend. Sie liegen vorwiegend im Bereich der Orthopädie, Schmerztherapie (Migräne, Herpes zoster) und vielen funktionellen, aber auch organischen Krankheiten der Allgemeinmedizin, Inneren Medizin, Gynäkologie und Urologie. Beide Methoden sind hervorragend zu kombinieren.

Kantharidenpflaster

Mit dem Kantharidenextrakt der »Spanischen Fliege«, einer Laufkäferart, wird eine bullöse toxische Kontaktdermatitis produziert. Anwendungsgebiete sind alle lokalisierbaren Krankheiten, bei denen eine abschwellende und entzündungshemmende Therapie angezeigt ist: Orthopädie, Sanierung chronischer Herde und Schmerztherapie. Kontraindikation besteht bei floriden Entzündungen und Erkankungen der Harnwege wegen der Kantharidinbedingten Reizerscheinungen.

Baunscheidt-Verfahren

So genanntes Hautreizverfahren, bei dem mit einem Nadelgerät und hautreizendem Öl ein papulopustulöses Exanthem produziert wird. Das flächig auf der Haut applizierte Verfahren hat eine stark entgiftende, immunologische und ausleitende Wirkung. Anwendungsgebiete: allgemeine Roborierung, Immunstimulation, Orthopädie und Schmerztherapie. Kontraindikationen bestehen bei hyperreagibler Haut und Neigung zu allergischen Exanthemen, Autoimmunkrankheiten und hochakuten Entzündungen.

Blutegeltherapie

Der Blutegel (Hirudo medicinalis officinalis) enthält verschiedene Blutegelwirkstoffe mit lokal analgetischer, antiphlogistischer (Eglin), antibiotischer, gerinnungshemmender (Hirudin) und hyperämisierender (Hemetin) Wirkung.

Hauptindikationen sind alle Krankeiten des venösen Systems, lokale Infektionen, Wundheilungsstörungen und Arthrosen. Kontraindikationen bestehen bei Antikoagulanzientherapie, hämorrhagischer Diathese, AVK und bekannter Blutegelallergie.

Anwendungsformen in der Dermatologie

Die ausleitenden Verfahren sind ganzheitlich ausgerichtet und wirken aktiv auf die körpereigene Regulation. Sie können wegen ihrer großen therapeutischen Breite über die dermatologischen Indikationen hinaus bei vielen Krankheitsbildern als Umstimmungstherapie, Immuntherapie oder als biologische Basistherapie zur Entgiftung und Entschlackung eingesetzt werden.

Weil die Verfahren heute nur von wenigen Therapeuten ernsthaft und lange genug praktiziert werden, existieren im eigentlichen dermatologischen Bereich noch keine größeren systematischen Erfahrungen.

Unblutiges Schröpfen

Hyperämisierung und Funktionstraining von Haut und Bindegewebe, auch bei der Altershaut, in der postoperativen Phase, zur Narbenbehandlung und bei M. Sudeck. Des Weiteren Möglichkeit einer milden Immunstimulation durch den mechanischen Hautreiz. Chronische Schwächezustände bei Asthenikern und alten Patienten, Wärmewirkung lokal und segmental (kalte Füße).

Blutiges Schröpfen

Teil der äußerst wirksamen humoraltherapeutischen Komplexbehandlung bei der Herpes-zoster-Neuralgie. Entschlackungsmaßnahme bei akneartigen Hauterkrankungen. Als umstimmende Regulationstherapie ist ein Therapieversuch beim atopischen Ekzem und der Psoriasis gerechtfertigt.

Kantharidenpflaster

Teil der humoraltherapeutischen Komplexbehandlung bei der Herpes zoster-Neuralgie. Versuch beim chronisch-rezidivierenden Stauungsekzem am Unterschenkel. Therapie von immunblockierenden Störfeldern und Herden (Angina tonsillaris, Sinusitis) sowie allgemein bei allen Hautkrankheiten, denen eine Mesenchymverschlackung zugrunde liegt.

Baunscheidt-Verfahren

Teil der humoraltherapeutischen Komplexbehandlung bei der Herpes-zoster-Neuralgie. Starke lokale und allgemeine Immunstimulation bei rezidivierenden Hautinfektionen; Entgiftungsmaßnahme (perkutane Entfernung von Immunkomplexen) bei flächenhafter Anwendung am Rücken. Keine Anwendung in entzündeten Hautbezirken.

Blutegeltherapie

Teil der humoraltherapeutischen Komplexbehandlung bei Herpes-zoster-Neuralgie. Die Blutegeltherapie ist eine Domäne bei der Behandlung venöser Erkrankungen (Thrombophlebitis, Phlebothrombose, postthrombotisches Syndrom, Varikosis, chronisch-venöse Insuffizienz). Sie eignet sich auch zur Lokaltherapie bei Hämorrhoiden und

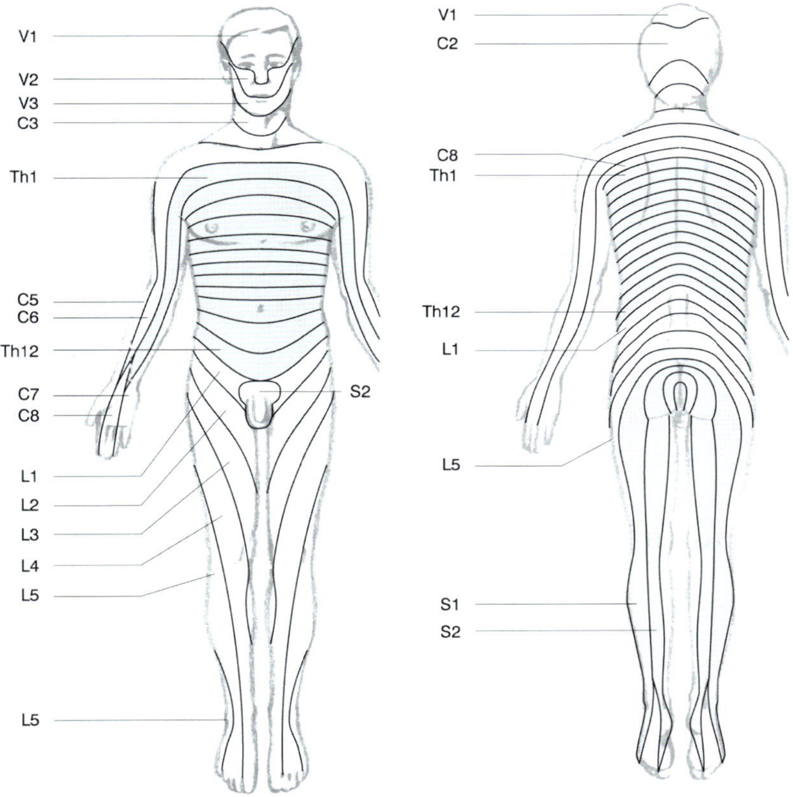

Abb. 21: Dermatome (segmentale Nervenversorgung)

Ulcus cruris. Ein besonderer therapeutischer Schwerpunkt liegt in der Förderung der postoperativen Wundheilung, besonders in der Handchirurgie bei Wundheilungsstörungen, Lymphödemen und Infektionen. Eine geradezu klassische, aber heute kaum praktizierte Indikation sind infektiöse Hauterkrankungen, vor allem die Behandlung von Furunkeln, Karbunkeln und Phlegmonen. Hier liegen gute therapeutische Möglichkeiten brach.

Praktische Hinweise

Allgemeine Hinweise: Die Anwendung ausleitender Verfahren erfordert vom Therapeuten präzise Sachkenntnis, Sorgfalt, aber auch einen gewissen therapeutischen Mut. Es ist deshalb empfehlenswert zum Erlernen der Humoraltherapie einen praxisorientierten Kurs zu besuchen.

Literatur

1 Abele, J.: Propädeutik der Humoraltherapie. (Haug-Verlag, Heidelberg 1992)
2 Aschner, B.: Lehrbuch der Konstitutionstherapie. 10. Auflage (Hippokrates-Verlag, Stuttgart 2000)
3 Herget, H., Voegelsberger, W.: Schmerztherapie und Naturheilverfahren. (Hippokrates-Verlag, Stuttgart 1986)
4 Milz, F: Ausleitende Verfahren. In: Augustin, M. u. Schmiedel V.: Praxisleitfaden Naturheilkunde. 3. vollst. überarb. Aufl. (Urban & Fischer, 1999)

Bach-Blütentherapie

Matthias Augustin

Def.: Die Bach-Blütentherapie wurde vom englischen Arzt Edward Bach (1886–1936) entwickelt. Bach behandelte ursprünglich mit homöopathischen Mitteln, entdeckte dann jedoch, dass bestimmte Blüten von wildwachsenden Pflanzen und Bäumen nach homöopathieartiger Aufbereitung eine besondere Wirksamkeit hätten. Im Laufe der Jahre fand er 38 verschiedene Blüten, denen er jeweils bestimmte seelische Symptome (Archetypen) zuordnete (siehe Tab. auf S. 262). Ähnlich wie in der Homöopathie sollen durch die Bachblüten fehlregulierte seelische und darüber hinaus auch körperliche Prozesse korrigiert werden.

Noch heute werden die originalen Bach-Blütenkonzentrate an den von Bach genannten Fundorten gesammelt und in der beschriebenen Weise weiterverarbeitet.

Ähnlich wie die Homöopathie sind Wirkungsweise und Wirksamkeit der Bach-Blütentherapie nicht allgemein anerkannt.

Anwendungsformen

Die klassische Anwendung der Bachblüten ist die Einnahme der verdünnten Tropfen aus den Konzentratflaschen. Diese können aus Apotheken oder direkt vom deutschen Bach-Zentrum in Hamburg bezogen werden. Die Anwendung erfolgt in folgenden Formen:

- Akuter Zustand: Nach der Wasserglasmethode werden aus den Konzentratflaschen (stock bottles) 2 Tropfen in ein gefülltes Wasserglas gegeben und in kleinen Schlucken über den Tag verteilt getrunken. Im hochakuten Zustand können mehrere Gläser innerhalb von Stunden leer getrunken werden, bis es zu einer Symptombesserung kommt.
- Chronische Erkrankungen: Hier empfiehlt sich die Herstellung einer »Einnahmeflasche«: Aus den ausgewählten Konzentratflaschen wird jeweils ein Tropfen auf 10 ml eines Gemisches aus Alkohol und Wasser (im Verhältnis 1:3) verteilt.

Auszüge der Bachblüten können auch äußerlich verwendet werden:

- Umschläge (6 Tropfen der gewählten Bach-Blütenmischung auf 0,5 l Wasser)
- Bäder (5 Tropfen auf 1 l Vollbad).
- Direkte Anwendung auf der Haut: Eine Mischung der gewählten Blüten kann direkt auf der Haut verrieben werden, ferner kann bei Akutzuständen die so genannte Rescue-Salbe eingesetzt werden.

Die Bach-Blütentherapie ist zur Selbstbehandlung geeignet. Sie kann von Ärzten und Heilpraktikern ohne erforderliche Zusatzqualifikation durchgeführt werden. Allgemein anerkannte Leistungsnachweise für Therapeuten gibt es nicht.

Blütenwahl

Die Auswahl der Blüten richtet sich nach dem seelischen akuten Befinden des Patienten. Berücksichtigt werden sowohl Persönlichkeitsmerkmale als auch akute Emotionen. Die vom Patienten geschilderten Symptome und auch die vom Behandler gefundenen Eigenschaften des Patienten werden dazu mit den Eigenschaften der Blüten verglichen. Im Allgemeinen wird eine Auswahl von 4–8 Blüten zusammengestellt, die dem Patienten in seiner gegenwärtigen Situation am besten entsprechen. Hierbei ist jede Blüte mit einer anderen beliebig kombinierbar. Im Laufe der Behandlung kann sich das Spektrum der benötigten Blüten ändern.

Rescue

Unabhängig von den speziellen seelischen Merkmalen des Betroffenen können in Stress- und Notsituationen Rescue-(Notfall-)Tropfen eingenommen werden. Diese bestehen aus den Auszügen von 5 Bachblüten (vgl. Tab. unten) und werden als einziges Kombinationspräparat in fester Zusammensetzung eingesetzt. Zu den Anwendungen zählen Sportunfälle, Insektenstiche, Verletzungen, allergische Reaktionen. Auch in psychischen Belastungssituationen wird die Wirkung von Rescue hervorgehoben, z.B. bei Prüfungsstress, Angstsituationen, depressiven Reaktionen.

Tab. 8: Blütenbestandteile von Rescue und deren Hauptmerkmale

Inhalt von Rescue	Hauptmerkmale
Star of Bethlehem	Lähmung und Schock
Rock Rose	Panikgefühle, Todesangst
Impatiens	extreme innere Anspannung, Fluchtreaktion
Cherry Plum	Angst, gedanklich und körperlich die Selbskontrolle zu verlieren
Clematis	Tendenz, abzutreten, drohende Bewusstlosigkeit

Anwendung

Der Einsatz der Blütentherapie gilt u.a. als **lohnend:**

- Wenn die Beschwerden des Patienten offensichtlich mit einer schicksalhaften Veränderung der Lebenssituation im Zusammenhang stehen, z.B. Kündigung, Partnerschaftskrise, Sitzenbleiben in der Schule, Tod des Ehepartners, Pflege eines Schwerkranken in der Familie
- Wenn die psychische Symptomatik im Vordergrund steht, aber der Patient nicht psychotherapeutischer oder psychiatrischer Behandlung bedarf, z.B. bei resignativen seelischen Verstimmungen von Jugendlichen, Midlife-Crisis mit überhöhten Leistungsansprüchen, Vereinsamungssymptomen bei alten Menschen, bei Ängsten und Phobien.
- Unterstützend bei der Behandlung von psychischen Erkrankungen
- Bei somatischen Erkrankungen mit starker Beeinflussbarkeit durch psychische Faktoren, z.B. Neurodermitis, M. Crohn, rheumatische Erkrankungen.
- Bei funktionellen Beschwerden:
  - Schlafstörungen
  - Herzrhythmusstörungen
  - Postcholezystektomiesyndrom
  - Unterleibsbeschwerden nach Hysterektomie
  - therapieresistente Magenbeschwerden (ggf. begleitend zur notwendigen medikamentösen Therapie).
- Bei hartnäckigen, störenden kleineren Symptomen, z.B. chronischem therapieresistenten Schnupfen
- Wenn es im Laufe einer Therapie immer wieder zu Rezidiven, z.B. Erschöpfungszuständen und Infektionen, oder zu Symptomverschiebungen kommt.

Grenzen der Bach-Blütentherapie sind:

- akute psychiatrische Erkrankungen
- gleichzeitige Pränataltherapie (metamorphische Massage)
- neurotische Persönlichkeitsstrukturen, welche die Therapieanwendung ausdrücklich verweigern.

Achtung: Die Bach-Blütentherapie kann als zusätzliche Maßnahme angewendet werden, auch bei somatischen und Notfallerkrankungen. Ihre Anwendung darf jedoch medizinisch notwendige weitergehende diagnostische und therapeutische Maßnahmen nicht verzögern.

Literatur

1 Bach, E.: Blumen, die durch die Seele heilen, 10. Aufl. (Hugendubel, München)
2 Scheffer, M.: Original Bachblütentherapie. Lehrbuch für die Arzt- und Naturheilpraxis, 6. Aufl. (Urban & Fischer, 1999)
3 Scheffer, M.: Bach-Blütentherapie. Theorie und Praxis (Hugendubel, München), als Taschenbuch bei Wilhelm Heyne, München, 2000) (Standardwerk in dt. Sprache mit der ausführlichsten Beschreibung der 38 Blütenkonzepte)

Bioelektronische Verfahren

Matthias Augustin

»Bioelektronische Therapien« oder »Biophysikalische Therapien« sind nur zwei Begriffe von zahlreichen, mit denen solche medizinische Verfahren bezeichnet werden, die körpereigene Vorgänge apparativ messen. Zu den apparativen Verfahren gehören die Bioresonanztherapie, die Elektroakupunktur nach Voll, die Elektroneuraltherapie bzw. Elektroneuraldiagnostik nach Croon sowie – im weiteren Sinne – die Regulationsthermographie nach Rost. Ihnen gemeinsam ist die Annahme, dass sich Fehlfunktionen des Organismus und einzelner Organe an veränderten elektromagnetischen Schwingungen, Hautwiderständen oder Wärmeabgabemustern erkennen lassen.

Bioresonanztherapie (BRT)

Def.: Bei der Bioresonanztherapie werden körpereigene »Schwingungen« aufgezeichnet und hieraus Informationen über den Zustand des Körpers und seiner Organe gewonnen. Wenn die registrierten Schwingungen krankhaft sind, werden sie in einem Gerät modifiziert und dem Körper wieder zugeführt. Hiervon verspricht man sich eine Korrektur der Fehlschwingungen und eine nachfolgende Gesundung.
Diese Therapie stößt in der wissenschaftlichen Medizin auf Ablehnung. Methodisch fundierte Wirksamkeitsstudien liegen nur in geringer Zahl vor (und mit negativem Ausgang), das Wissen über die Effekte beruht auf Einzelerfahrungen. Dessen ungeachtet ist diese Therapie in zunehmender Verbreitung.

Wirkungen

Von ihren Vertretern wird die Wirkung der Bioresonanztherapie über die Wechselwirkung der aufgenommenen und wieder angewendeten Schwingungen mit den Eigenschwingungen der Zellen und Gewebe des Gesamtorganismus erklärt (Köhler). Die Wirkung setzt voraus, dass kranke Gewebe andere Frequenzspektren abstrahlen als gesunde und dass auf veränderte Schwingungsfrequenzen des Körpers von außen spezifisch eingewirkt werden kann.

Die physiologischen körpereigenen Regulationskräfte sind an der Wiederherstellung des biologischen und bioenergetischen Gleichgewichts mitbeteiligt, sodass diese gezielt unterstützt werden müssen.

Anwendung

Indikationen: Die BRT ist nach Einschätzung ihrer Verfechter bei einer großen Breite von Erkrankungen angezeigt. Vorbehaltlich einer endgültigen Belegung der Wirksamkeit in den jeweiligen Anwendungsbereichen gelten folgende Anwendungsschwerpunkte:

- Allergien, besonders Nahrungsmittelallergien
- Schmerzzustände aller Art wie Nervenschmerzen und Tumorschmerzen
- prä- und postoperative Behandlungen
- Verletzungen aller Art
- Immunschwäche und Infektneigung (besonders bei Kindern)
- chronisch-degenerative Erkrankungen (besonders des rheumatischen Formenkreises)
- Atemwegserkrankungen (Asthma, Bronchitis)
- Magen- und Darmerkrankungen (Gastritis, Duodenitis, Ulkusleiden, Pankreatitis, Pankreaszysten)
- Herz- und Kreislauferkrankungen
- chronische und akute Erkrankungen des Lymphsystems
- gynäkologische Erkrankungen (Mamma- und Ovarialzysten, Schwangerschaftserbrechen)
- Diabetes bei Erwachsenen und Kindern
- urogenitale Leiden (Nephritis, Zystitis)
- Narbenstörfelder
- Migräne

- Schlafstörungen
- nahezu alle Arten toxischer Belastung und ihre Entgiftung.

Im dermatologischen Bereich konnte in keiner der bislang publizierten Studien eine Wirksamkeit der BRT belegt werden (Kofler 1996, Schomi 1997).

Kontraindikationen: Absolute Gegenanzeigen sind nicht bekannt.
Eine Krankheitsverschleppung durch unzureichende Diagnosestellung oder unterlassene schulmedizinische Therapie muss unbedingt vermieden werden.

Elektroakupunktur nach Voll (EAV)

Def.: Bei der Elektroakupunktur nach Voll (EAV) werden Reizströme an festgelegten Akupunkturpunkten gemessen. Die ermittelte Leitfähigkeit des Gewebes soll Ausdruck des Funktionszustandes des mit dem Akupunkturpunkt verbundenen Organsystems sein. Somit soll über die Hautmessungen an vielen Punkten ein Bild über den Gesundheitszustand des Körpers und mögliche Krankheitsgeschehen gewonnen werden.
Weiterhin kann bei diesen Messungen ermittelt werden, welche Medikamente bei den entsprechenden Belastungen verwendet werden sollten. Diese »Medikamententestungen« beruhen auf einer Änderung des elektrischen Signals, sobald entsprechende Substanzen in den Netzkreis gebracht werden.

Wirkungen

Für die von entsprechenden Ärzten genannten Phänomene konnten bislang keine wissenschaftlichen Erklärungen gefunden werden. Auch decken sich die ermittelten Diagnosen oftmals nicht mit den Befunden der konventionellen Diagnostik. Aus diesem Grund ist die EAV nach wie vor umstritten und wird auch von zahlreichen naturheilkundlich behandelnden Ärzten abgelehnt.

Anwendung

Indikationen: Die EAV kann nach den Aussagen ihrer Anwender bei praktisch allen Erkrankungen eingesetzt werden. Sie wird meist ergänzend verwendet, um bislang nicht bekannte Regulationsstörungen zu erfassen, welche mit konventionellen Methoden nicht diagnostizierbar sind.
Vorbehaltlich einer Belegung der Wirksamkeit in den jeweiligen Anwendungsbereichen gelten folgende Anwendungsschwerpunkte, besonders bei chronischen Erkrankungen:

- Allergien
- rheumatische Erkrankungen
- Tumorleiden (nur als zusätzliche Maßnahme)
- Fragen akuter oder chronischer Vergiftungen
- Erkrankungen des Zahn-Kiefer-Bereiches.

Kontraindikationen: Echte Gegenanzeigen und Nebenwirkungen sind nicht bekannt, jedoch können Erkrankungen, die bereits mit anatomischen Veränderungen einhergehen, z.B. degenerative Gelenkerkrankungen, nicht rückgängig gemacht, sondern bestenfalls krankheitslindernd behandelt werden.
Eine Krankheitsverschleppung durch unzureichende Diagnosestellung oder unterlassene konventionelle Therapie muss vermieden werden.

Regulationsthermographie

Def.: Bei der Regulationsthermographie wird die Temperatur des Organismus an einer Vielzahl von Hautpunkten ermittelt. Anschließend wird ein Reiz auf den Körper ausgeübt, in der Regel eine kurze Kältephase, und dann die Veränderung der Temperatur an den Messpunkten im Vor-nachher-Vergleich beobachtet. Die ermittelten Fehlfunktionen werden anschließend mit verschiedenen naturheilkundlichen, insbesondere homöopathischen, Mitteln behandelt.

Wirkungen

Die Regulationsthermographie geht von der Annahme aus, dass die Hauttemperatur Teil eines übergeordneten biologischen Regulationssystems ist. Einzelne Hautareale werden in ihrer Temperaturregulation durch assoziierte Organbereiche oder -funktionen beeinflusst. Diese Beeinflussung zeigt sich u.a. darin, dass bei Organstörungen die Reaktionsfähigkeit des damit verbundenen Hautpunktes auf einen Kältereiz von außen verändert ist.
Das Prinzip der Temperaturmessung (Thermographie) ist in weiten Teilen der Medizin geläufig. Allerdings ist die Existenz einer regulativen Verbindung zwischen inneren Organen und dazu spezifischen Hautpunkten nicht allgemein akzeptiert. Die Erkenntnisse über die Thermoregulation entstammen vorwiegend der Erfahrungsmedizin, sollten aber in wissenschaftlich einwandfreien Studien überprüft werden.

Anwendung

Indikationen: Mit der Regulationsthermographie können sowohl allgemeine Störungen (z.B. Über- oder Unterregulation des Organismus) als auch lokale Störungen eines Organs erfasst werden.
Vorbehaltlich einer endgültigen Klärung der Wirksamkeit kann sie daher bei allen chronischen Erkrankungen oder vermuteten Störungen eingesetzt werden, um bislang nicht bekannte Regulationsstörungen zu erfassen, welche mit konventionellen Methoden nicht diagnostizierbar sind. Meist wird sie dabei unterstützend zur konventionellen Diagnostik eingesetzt.

Kontraindikationen: Nebenwirkungen oder Gegenanzeigen sind für die Regulationsthermographie nicht bekannt.
Eine Krankheitsverschleppung durch unzureichende Diagnosestellung oder unterlassene konventionelle Therapie muss unbedingt vermieden werden.

Literatur

1 Brügemann, H.: Bioresonance- and multiresonances therapy, vol. 1; 1993
2 Cap, F.: Bemerkungen eines Physikers zur Bioresonanz. Allergologie 18 (6): 253-257 (1995)
3 Köhler, B.: Bioresonanztherapie (Jungjohann, Neckarsulm)
4 Kofler, H., Ulmer, H., Mechtler, E., Falk, M., Fritsch, P.O.: Bioresonanz bei Pollinosis. Eine vergleichende Untersuchung zur diagnostischen und therapeutischen Wertigkeit. Allergologie 19:114-122 (1992)
5 Kramer, F.: Lehrbuch der Elektroakupunktur. Bd. I–IV (Haug, Heidelberg, 1981-1988)
6 Rost, Arno: Lehrbuch der Regulationsthermographie (Hippokrates, Stuttgart 1994)
7 Ruf, Ivor: Atlas der Elektroakupunktur nach Voll (ML-Verlag Uelzen, 1995)
8 Schomi, M.H., Nikolaizik, W.H., Schomi-Affolter, F.: Efficacy trial of bioresonance in children with atopic dermatitis. Int. Arch. Allergy Immunol 112(3): 238-246 (1997)

Eigenbluttherapie

Harald Krebs

Def.: Die Eigenblut- oder Autohämotherapie ist eine unspezifische Reiztherapie, die nach intravenöser Blutentnahme und intramuskulärer Applikation zu einer erkennbaren Veränderung der Reaktionslage im Organismus führt.

Wirkungen

Die Auswirkungen der Eigenbluttherapie auf den menschlichen Organismus sind deutlich wahrnehmbar:

- schnelle Erholung des Allgemeinbefindens physisch und psychisch
- deutliche Besserung depressiver Zustände (besonders während des Klimakteriums)
- längerer und tieferer Schlaf
- Appetitanregung
- allgemeine Rekonvaleszenzförderung
- analgetische Wirkung bei chronischen Schmerzzuständen
- juckreizstillend
- Erhöhung der Drüsentätigkeit
- antiphlogistische Wirkung
- Reduzierung stark wirkender Arzneimittel bei gleichzeitig durchgeführter Eigenbluttherapie (z.B. Einsparung von Kortikoiden)
- Auslösung von Herdreaktionen im positiven Sinn.

Merke: Schon die geringste Menge Blut enthält die für den Patienten individuellen, körpereigenen Informationen über seine Krankheiten, die zur Mobilisierung seiner körpereigenen Abwehr unbedingt notwendig sind. Es ist daher nicht ratsam, große Mengen von Eigenblut zu injizieren, sondern es reichen kleinste Mengen von Eigenblut aus, um Aktivitäten in Gang zu setzen.

Anwendung

Zur Behandlung dermatologischer Erkrankungen kommen in erster Linie folgende Eigenblutbehandlungsmethoden infrage:

- unverändertes Eigenblut
- hämolysiertes Eigenblut
- potenziertes Eigenblut
- Eigenbluttherapie mit dem Hämoaktivator nach Dr. med. Höveler
- Auto-Sanguis-Stufentherapie nach Reckeweg.

Unverändertes Eigenblut (Nativblut)

Bei sehr vielen bakteriellen und einigen viralen Hauterkrankungen hat sich die Anwendung von Nativblut bewährt, wobei sich die ansteigende Dosierungsform der Eigenblutbehandlung als sehr wirkungsvoll erwiesen hat. So wurde bereits durch Spiethoff und Haferkamp die Eigenblutbehandlung bei folgenden Erkrankungen angegeben:

- bakterielle Hauterkrankungen (z.B. Furunkel, Karbunkel, Follikulitis, Erysipel)
- virale Hauterkrankungen (z.B. Herpes simplex, Herpes zoster).

Außerdem kann eine wirkungsvolle Unterstützung bei der Behandlung von Haut- und Schleimhautmykosen erzielt werden. Weiterhin ist eine Beeinflussung der verschiedenen Prurigoformen zu beobachten. Eine Domäne der Nativbluttherapie sind die allergischen Hauterkrankungen und der atopische Formenkreis, ebenso die Akne und akneartige Hauterkrankungen. Hervorzuheben ist der Einfluss der Nativbluttherapie bei Schleimhauterkrankungen wie Aphthose und Stomatitis.

Die Eigenblutbehandlung erfolgt nach dem Grundsatz der Arndt-Schulzschen Regel: »Schwache Reize fachen die Lebenstätigkeit an, mittelstarke hemmen sie, und starke heben sie auf.«

Basistherapie bei chronischen Hauterkrankungen (verschiedene Therapievariationen):

Variationen der Basistherapie bei chronischen Hauterkrankungen

1		
tgl. ansteigend	0,1, 0,2, 0,3, 0,4, 0,5 ml Eigenblut	zunächst i.c., dann s.c.
3tägig ansteigend	0,6, 0,7, 0,8, 0,9, 1,0 ml Eigenblut	zunächst s.c., dann i.m.
5tägig ansteigend	1,0, 1,5, 2,0, 2,0, 2,5, 3,0 ml Eigenblut	i.m.
alle 10 Tage für die Dauer von 6 Wo.	3,0 ml Eigenblut	i.m
2		
tgl. ansteigend	0,1, 0,2, 0,3, 0,4, 0,5 ml Eigenblut	zunächst i.c., dann s.c.
3tägig ansteigend	0,6, 0,7, 0,8, 0,9, 1,0 ml Eigenblut	zunächst s.c., dann i.m.
5tägig ansteigend	1,0, 1,5, 2,0, 2,0, 2,5, 3,0 ml Eigenblut	i.m.
alle 20 Tage ansteigend	3,0 ml - 5,0 ml Eigenblut	i.m.
3		
1. Woche	2x wöchentlich 0,5 ml Eigenblut	s.c. bzw. i.m.
2. Woche	2x wöchentlich 1,0 ml Eigenblut	i.m.
3. Woche	2x wöchentlich 2,0 ml Eigenblut	i.m.
4. Woche	2x wöchentlich 3,0 ml Eigenblut	i.m.
4		
1. Woche	3× wöchentlich 0,5 ml Eigenblut	s.c. bzw. i.m.
2. Woche	3× wöchentlich 1,0 ml Eigenblut	i.m.
3. Woche	2× wöchentlich 1,5 ml Eigenblut	i.m.
4. Woche	2× wöchentlich 2,0 ml Eigenblut	i.m.
5. Woche	2× wöchentlich 3,0 ml Eigenblut	i.m.
6. Woche	1× wöchentlich 4,0 ml Eigenblut	i.m.
weitere Injektionen in größeren Intervallen	5,0 ml Eigenblut	i.m.
5		
1. Woche	1× wöchentlich 3,0 ml Eigenblut	davon 1,0 i.c., 2,0 ml i.m.
2. Woche	1× wöchentlich 5,0 ml Eigenblut	davon 2,0 i.c., 3,0 ml i.m.
3. Woche	1× wöchentlich 5,0 ml Eigenblut	davon 2,0 i.c., 3,0 ml i.m.
4. Woche	1× wöchentlich 6,0 ml Eigenblut	davon 3,0 i.c., 3,0 ml i.m.

Den Eigenblutinjektionen werden in der Regel keine Medikationen hinzugefügt. Bei einigen Hauterkrankungen ist das Mischen mit Phytopharmaka oder anderen Präparaten sinnvoll.

Es können je nach Krankheitsbild Ampullenpräparate hinzugemischt werden, allerdings keine Echinaceapräparate, da es zu anaphylaktischen Schockreaktionen kommen kann.
Basistherapie bei akuten Hauterkrankungen (verschiedene Therapievariationen):

1

1. Woche	0,5 ml Eigenblut	2× wöchentlich s.c.
2. Woche	1,0 ml Eigenblut	2× wöchentlich i.m.
3. Woche	2,0 ml Eigenblut	2× wöchentlich i.m
4. Woche	3,0 ml Eigenblut	2× wöchentlich i.m.

2

1. Tag	2,0 ml Eigenblut plus Medikament	i.m.
2. Tag	2,0 ml Eigenblut plus Medikament	i.m.
3. Tag	2,0 ml Eigenblut plus Medikament	i.m.

3

1. Tag	3,0 ml Eigenblut	i.m.
2. Tag	5,0 ml Eigenblut	i.m.
3. Tag	5,0 ml Eigenblut	i.m.

Das Hinzumischen von einzelnen Ampullenpräparaten ist bei manchen dermatologischen Erkrankungen sinnvoll.

Hämolysiertes Eigenblut

Diese besondere Form der Eigenblutbehandlung (dem Blut wird Aqua dest. hinzugefügt) zeigt sehr gute bis gute Erfolge bei der Behandlung von Akne, auch bei der therapeutisch schwer zu beeinflussenden Acne conglobata sowie beim Erysipel. Ferner sollte diese Behandlungsform bei Furunkulose, Karbunkel und Pyodermien zunächst einmal angewendet werden. Weitere Indikationen sind allergische Hauterkrankungen, wobei besonders eindrucksvoll die schnelle Wirkung bei akuter Urtikaria ist.
Basistherapie bei akuten Hauterkrankungen:

1. Woche	1,5 ml Blut plus 0,5 ml Ampuwa	3× wöchentlich i.m.
2.- 3. Woche	1,5 ml Blut plus 0,5 ml Ampuwa	2× wöchentlich i.m.
4.- 6. Woche	1,5 ml Blut plus 0,5 ml Ampuwa	1× wöchentlich i.m.
ab 7. Woche	1,5 ml Blut plus 0,5 ml Ampuwa	1× 14-tägig i.m.

Wichtig: Nach der Blutentnahme muss die Mischung ca. eine Minute richtig durchgemischt werden. Erst dann erfolgt die Injektion.
Basistherapie bei chronischen Hauterkrankungen:

1. Woche	1,5 ml Blut plus 0,5 ml Ampuwa	2× wöchentlich i.m.
2.– 3. Woche	1,5 ml Blut plus 0,5 ml Ampuwa	1× wöchentlich i.m.
4.– 6. Woche	1,5 ml Blut plus 0,5 ml Ampuwa	1× 14-tägig i.m.
ab 7. Woche	1,5 ml Blut plus 0,5 ml Ampuwa	1× drei- bzw. vierwöchtenlich i.m.

Potenziertes Eigenblut

Vor allem in der Pädiatrie hat sich die orale Gabe von Eigenblut bewährt, wobei hier insbesondere die Verabfolgung bei allergischen Hauterkrankungen und beim atopischen Ekzem sinnvoll ist.

Basistherapie der oralen Einnahme (verschiedene Therapievariationen):

1

6 Wochen	3× wöchentlich morgens nüchtern 5 Gtt.	C5
6 Wochen	2× wöchentlich morgens nüchtern 5 Gtt.	C7
6 Wochen	2× wöchentlich morgens nüchtern 5 Gtt.	C9
6 Wochen	1× wöchentlich morgens nüchtern 5 Gtt.	C12
6 Wochen	1× wöchentlich morgens nüchtern 5 Gtt.	C15

2

1. Tag	1x tgl. 3-5 Gtt.	C5
2. Tag	1x tgl. 3-5 Gtt.	C5
anschließend in 3-tägigen Abständen	5 Gtt. morgens nüchtern einnehmen	C7

Die Einnahme der C7-Eigenblutpotenz erfolgt bis zum Abklingen der Krankheitssymptome:

5tägig, insgesamt		
14 Tage	1× morgens nüchtern 5 Gtt.	C5
7-tägig	1× morgens nüchtern 5 Gtt.	C7

Die Eigenblutgabe wird so lange verabfolgt, bis die Krankheitssymptome behoben sind:

für einen Tag		
2-stündlich	2 Gtt. auf die Zunge geben	C7
3-tägig, insgesamt		
14 Tage	1× morgens nüchtern 5 Gtt.	C9

Wichtig: Nach Möglichkeit soll der Bluttropfen mit einer 18er-Kanüle aus der Vene entnommen werden, denn im venösen Blut ist der Anteil der Informationen für den Organismus wesentlich höher als z.B. im Kapillarblut. Die Anfertigung einer höheren Potenz geschieht immer durch erneute Blutentnahme, denn der Organismus erfährt durch die Behandlungsmaßnahme eine Änderung, und das zuerst abgenommene Blut ist nicht mehr adäquat.

Eigenbluttherapie mit dem Hämoaktivator nach Dr. med. Höveler

Bei der Herstellung von aktiviertem Eigenblut werden 2,0 ml venöses Blut nach Zusatz von 1,0 ml Ampuwa in ein steriles Quarzglas mit 20 ml physiologischer NaCl-Lösung gegeben und 0,5 ml H_2O_2 3% hinzugefügt. Nach leichter Handverschüttelung wird das Becherglas in den Hämoaktivator eingesetzt. Die zur Durchführung der Elektrolyse notwendigen Platinen werden in ihrer gesamten Länge ausgeglüht, und die Elektrode wird in den Steckkontakt des Gerätes eingesetzt, wobei die Platinen in die Blut-Salz-Lösung eintauchen. Mit der Zeituhr werden für 15 Minuten die drei wichtigen Funktionen des Gerätes

- Elektrolyse
- UV-Bestrahlung
- Verschüttelung

eingeschaltet. Nach 15 Minuten schaltet das Gerät automatisch ab, und es werden zur Injektion 5–8 ml der aktivierten Blutmischung entnommen und tief intraglutäal injiziert.

Nach Dr. Popp besitzt aktiviertes Eigenblut einen erheblich höheren Stimulationseffekt auf das ganze Immunsystem als Nativblut – gemessen nach der »Low-level-luminiscence-Methode«.

Basistherapie bei akuten Hauterkrankungen: Es werden in der Regel über einen Zeitraum von sechs Wochen 12 Eigenblutinjektionen verabreicht:

1.–2. Woche	5–8 ml aktiviertes Eigenblut	3x wöchentlich i.m.
3.–4. Woche	5–8 ml aktiviertes Eigenblut	2x wöchentlich i.m.
5.–6. Woche	5–8 ml aktiviertes Eigenblut	1× wöchentlich i.m
anschließend monatlich	5–8 ml aktiviertes Eigenblut	als Erhaltungsdosis

Wichtig: Die aktivierte Eigenblutlösung kann nach Fertigstellung durch verschiedene Ampullenzusätze wie z.B. Phytopharmaka, Nosoden, homöopatische Einzelmittel usw. angereichert werden. Aktivierte Eigenbluttherapie kann auch in der Tumornachsorge angewendet werden.

Besonderheit: Zur Wundbehandlung, hauptsächlich beim Ulcus cruris und bei Dekubitalgeschwüren, hat sich die zusätzliche Applikation von aktiviertem Eigenblut in die vorliegende Wunde besonders gut bewährt. Voraussetzung ist allerdings, dass durch entsprechende lokale Maßnahmen die oftmals stark verunreinigte Wunde gesäubert wurde.

Basistherapie bei chronischen Hauterkrankungen:

1.Woche	5–8 ml aktiviertes Eigenblut	3× wöchentlich i.m.
2.–4. Woche	5–8 ml aktiviertes Eigenblut	2× wöchentlich i.m.
ab 5. Woche	5–8 ml aktiviertes Eigenblut	1× wöchentlich i.m
später monatlich	5–8 ml aktiviertes Eigenblut	als Erhaltungsdosis

Auto-Sanguis-Stufentherapie nach Reckeweg

Diese Form der Eigenblutbehandlung hat sich bei den unterschiedlichen chronischen Erkrankungen bewährt, vor allen Dingen auch dann, wenn Therapieblockaden vorliegen. Die Durchführung erfolgt in der Weise, dass ein Tropfen Eigenblut (z.B. nach einer i.v. Injektion) zur weiteren Potenzierung in derselben Spritze mit verschiedenen zum Krankheitsbild passenden Biotherapeutika nacheinander potenziert, verschüttelt und nach jeder weiteren Verdünnung mit einem entsprechenden Biotherapeutikum dem Patienten s.c., i.m., i.v. bzw. i.c. reinjiziert wird.

Basistherapie bei chronischen Hauterkrankungen:

1.–2. Woche	Stufe 1–4	2× wöchentlich
3.–4. Woche	Stufe 1–4	1× wöchentlich
5.–6. Woche	Stufe 1–4	14tägig

Wichtig: Die richtige Anwendung dieser Eigenbluttherapie bewirkt eine intensive Anregung der Körperentgiftung, eine regenerativ-antiphlogistische Wirkung und eine Stabilisierung der Zellmembran. (Die ausführliche Beschreibung dieser wirkungsvollen Therapie ist in der Ordinatio Antihomotoxica et Materia Medica, herausgegeben von der wissenschaftlichen Abteilung der Biologischen Heilmittel Heel GmbH, Baden-Baden, nachzulesen.)

Dermatologische Indikationen

Wirkungsvolle Indikationen:

- bakterielle Hauterkrankungen: Furunkel und Karbunkel, Follikulitis, Erysipel
- virale Hauterekrankungen: Herpes simplex, Herpes zoster
- Insektenbisse
- nichtinfektiöse entzündliche Hauterkrankungen: Prurigo (acuta, simplex, subacuta)
- allergische Erkrankungen und atopischer Formenkreis: atopisches Ekzem, Urtikaria und Quincke-Ödem, allergisches Kontaktekzem, toxisches Kontaktekzem, weiterhin beim seborrhoischen Ekzem und nummulären Ekzem
- akneartige Hauterkrankungen: Acne vulgaris, Rosazea
- erythemato-squamöse und hyperkeratotische Hauterkrankungen: Psoriasis, Parapsoriasiserkrankungen
- maligne Tumoren (nur aktiviertes Eigenblut einsetzen!)
- mechanische Traumen und postoperative Zustände
- Erkrankungen der Schleimhäute: Aphthose, Stomatitis
- Haarerkrankungen: Alopecia diffusa
- Gefäßerkrankungen: Ulcus cruris
- bei Maßnahmen zur Immunstimulation und Umstimmung
- zur Förderung der Wundheilung.

Eigenblutbehandlung als unterstützende Begleitmaßnahme und Ergänzung zu anderen Therapieverfahren:

- bakterielle Hauterkrankungen: Impetigo contagiosa, Borreliose
- virale Hauterkrankungen: vulgäre Warzen, Virusexantheme
- lokale Pilzinfektionen – in Verbindung mit Sanumpräparaten.

»Außergewöhnliche Heilerfolge« durch Eigenblutinjektionen: Haferkamp erwähnt in seinem Buch »Eigenbluttherapie« einen Patienten mit einem seit Jahren bestehenden, stark juckenden, ausgedehnten Lichen planus. Durch elf Reinjektionen von je 10–20 ml Nativblut, die in ansteigenden Dosierungen intramuskulär appliziert wurden, heilte die Erkrankung fast völlig aus. Bereits nach der zweiten Injektion wurde der quälende Juckreiz erheblich reduziert.

W. Storm van Leewen (Allergische Krankheiten, Springer, Berlin 1928) berichtet von sehr guten Heilerfolgen bei akuter Urtikaria durch die sofortige intramuskuläre Injektion von 10 ml Nativblut. Diese Injektion wird mehrfach wiederholt.

Koschade weist darauf hin, dass bei einer Dermatitis herpetiformis die kurzfristig verabreichten Injektionen von 2,0–5,0 ml Nativblut wirksam sind (*Koschade, R.: Erfahrungen mit Eigenblut u. Fremdblutbehandlung, Dtsch. med. Wschr. 1940, Seite 178*).

Therapieresistentes chronisches, stark juckendes Ekzem im Bereich des gesamten Abdomens wurde durch eine besondere Form der Eigenblutbehandlung erfolgreich therapiert:

1. Behandlung	4 ml Nativblut	davon 3 ml i.m., den Rest im Ekzembereich quaddeln
3 Tage später	4 ml Nativblut	davon 3 ml i.m., den Rest im Ekzembereich quaddeln
3 Tage später	5 ml Nativblut	davon 4 ml i.m., den Rest im Ekzembereich quaddeln
3 Tage später	5 ml Nativblut	davon 4 ml i.m., den Rest im Ekzembereich quaddeln

Während beim akuten Ekzem die Behandlungserfolge durch Nativblut nicht immer so eindeutig sind, was zweifelsohne an der oftmals zu hohen Eigenblutdosierung liegt, kann bei den chronischen Formen des Ekzems mit wenigen Eigenblutinjektionen ein Heilungsverlauf in Gang gesetzt werden.
Treten durch Eigenblutinjektionen bei der Behandlung chronischer Ekzeme Überempfindlichkeitsreaktionen auf, empfiehlt sich folgende Vorgehensweise:

1. Injektion	0,2 ml Eigenblut plus 0,8 ml Ampuwa	i.m.
2. Injektion	0,3 ml Eigenblut plus 0,7 ml Ampuwa	i.m.
3. Injektion	0,4 ml Eigenblut plus 0,6 ml Ampuwa	i.m.
4. Injektion	0,5 ml Eigenblut plus 0,5 ml Ampuwa	i.m.
5. Injektion	0,6 ml Eigenblut plus 0,4 ml Ampuwa	i.m.
6. Injektion	0,7 ml Eigenblut plus 0,3 ml Ampuwa	i.m.
7. Injektion	0,8 ml Eigenblut plus 0,2 ml Ampuwa	i.m.
8. Injektion	0,9 ml Eigenblut plus 0,1 ml Ampuwa	i.m.

Die Injektionen sollten in einem Abstand von 3–5 Tagen injiziert werden. Sobald die achte Injektionsserie erreicht ist, wird die Injektion mit 1,5 bzw. 2,0 ml Nativblut einmal wöchentlich fortgesetzt.

Nach Haferkamp lassen sich vulgäre Warzen durch wenige Nativblutinjektionen günstig beeinflussen. Über einen Zeitraum von 2–3 Wochen werden 3× wöchentlich 3 ml Nativblut intramuskulär injiziert.

Dermatologische Erkrankungen, die nach Eigenblutbehandlungen keine Reaktionen zeigen:
- Epizoonosen und Wurmerkrankungen
- intestinale Wurmerkrankungen
- nichtinfektiöse entzündliche Hauterkrankungen: Erythema nodosum, Erythema-exsudativum-multiforme-artige Erkrankungen
- bullöse Dermatosen: Pemphigus vulgaris, bullöses Pemphigoid
- Autoimmunerkrankungen u.a. Systemerkrankungen: Lupus erythematodes, Sklerodermie, Dermatomyositis, Immunvaskulitis, Panarteriitis nodosa, Pyoderma gangraenosum, Sarkoidose
- Pigmenterkrankungen: Vitiligo, Melasma
- Gefäßerkrankungen: Varikosis (Kontraindikation jeglicher EB-Therapie!), chronisch-venöse Insuffizienz, Hämorrhoiden, Lymphödeme.

Eigenblut zur Wundbehandlung: Zur Wundbehandlung, überwiegend beim Ulcus cruris und bei Dekubitalgeschwüren, hat sich die Applikation von aktiviertem Eigenblut in die vorliegende Wunde sehr gut bewährt. Dabei erfolgt das Aufbringen von Blut in Kombination mit verschiedenen Salben, die nach einem Regelplan aufgetragen werden.

Literatur

Krebs, H.: Eigenbluttherapie. Methodik, Indikation und Praxis. 4. Aufl. (Urban & Fischer, 1999)

Enzymtherapie

Matthias Augustin

Def.: Behandlung mit pflanzlichen oder tierischen Enzymen.

Entstehung: Schon in alten Kulturen wurden pflanzliche Enzyme (unbewusst) in der Wundheilung eingesetzt, so lernte Columbus in Amerika die Wundbehandlung mit Ananassaft kennen. Anfang des 20. Jahrhunderts wurden Enzyme erstmals systematisch als »Ferment« in der Therapie eingesetzt, z.B. frisches Pankreasgewebe durch John Beard bei Tumorpatienten. Mit der Entwicklung der Biochemie von Enzymen wurde deren fundamentale Bedeutung für den Organismus immer deutlicher. Es blieb allerdings bis in die Gegenwart hinein umstritten, ob oral zugeführte Enzyme überhaupt resorbiert werden und dann distinkte Wirkungen im Organismus hervorrufen können. Neben zahlreichen klinischen Studien besonders aus der Rheumatologie und Traumatologie wurden inzwischen auch fundierte immunologische Untersuchungen durchgeführt, insbesondere in der Tumorimmunologie. Hier zeigte sich, dass verschiedene pflanzliche Enzyme in vitro degradierend auf Immmunkomplexe, Adhäsionsmoleküle und Oberflächenmoleküle von Tumoren wirken können.

Heute sind zahlreiche Enzympräparate im Handel (Tab. 9), die vorwiegend pflanzliche Enzyme, z.T. auch Präparate tierischer Herkunft (Tab. 10) enthalten.

Tab. 9: Übersicht über die wichtigsten systemischen und topischen Enzympräparate im Handel

Handelsname	Hersteller	Inhalt (Enzyme)	Indikationen
Bromelain® POS	Ursapharm	Bromelain	entzündliche Prozesse mit Ödem, Unterstützung einer fibrinolytischen Therapie, adjuvante Tumortherapie
Frubienzym®S	Biotherax	Lysozym	Lokalbehandlung infektiöser und entzündlicher Erkrankungen im Mund/Rachen
Mulsal®N	Mucos	Trypsin, Bromelain, Papain	rheumatische Erkrankungen, Entzündungen mit Ödem
Phlogenzym®	Mucos	Bromelain, Trypsin, Rutosid	Entzündungen
Traumanase®	Nattermann	Bromelain	Entzündungen mit Hauptsymptom Ödem. Entzündliche, traumatische und postoperative Ödeme, Schwellungen nach Sport, Traumen Ulcus cruris
Wobenzym®[1)]	Mucos	Pankreatin, Trypsin Chymotrypsin, Bromelain, Papain, Rutosid	Entzündungen
Wobe-Mugos®[1)]	Mucos	Papain, Trypsin, Chymotrypsin	adjuvante Tumortherapie, Viruserkrankungen

[1)] auch als Salben

Tab. 10: Herkunft und Indikationen therapeutisch wichtiger Enzyme

Enzym	Herkunft	Indikationen
α-Amylase	Isolierung aus Bacillus subtilis	als Digestivum und Adjuvans bei der Wundheilung
Bromelain	aus Ananas comosus (= A. sativus)	akute Sinusitiden, thrombembolische Störungen und schmerzhafte Regelblutungen
Chymotrypsin	aus Rinderpankreas	Katarakt-Ops, Hämorrhagien am Auge, Dentalextraktionen, Episiotomien, Trichluriasis, maligne Tumoren, lokale Wundbehandlung
Muramidase (Lysozym)	Mukopolysaccharide aus Hühnerklar	virale und bakterielle Infektionen, Keratitis, H. zoster, bei Chloramphenicol- und Nitrofurantointherapie
Pankreatin	aus Schweine- oder Rinderpankreas	Pankreasstörungen, zystische Fibrose, postoperative Pankreasinsuffizienzen, Steatorrhö, Malabsorption
Papain	aus dem Saft der unreifen Früchte des Melonenbaumes (Carica papaya)	bei Narbenbildung im Korneabereich, in Kombination mit Trypsin u.a. Enzymen bei Autoimmunerkrankungen, als Entwurmungsmittel
Streptokinase/ Streptodornase	aus Streptokokken	lokale Ulkus- und Wundbehandlung, Hämatothorax, Hämatome, Empyeme, Panarthritiden, Quetschungen, traumatische Ödeme
Trypsin	aus Rinder- oder Schweinepankreas	Lyse koagulierten Blutes, Auflösung von Exsudaten und nekrotischem Gewebe, z.B. in der Ulkus- und Wundtherapie, bei Abszessen, Fisteln, Empyemen, Hämatomen. In Kombination mit Chymotrypsin bei Sportverletzungen, nach chirurgischen Eingriffen, bei Tendovaginitiden

Allgemeine Wirkungen

Für die systemisch applizierten Enzympräparate werden folgende Wirkungen postuliert (*Inderst, 1998*):

1. Rheologische Wirkungen: Verbesserte Plasmaviskosität und Fibrinolyse, Verminderung der Erythrozyten- und Thrombozytenaggregation.
2. Antiphlogistische Wirkung: Durch Spaltung von Entzündungsmediatoren (z.B. Kinine) sollen antiödematöse und antiinflammatorische Effekte entfaltet werden. Inwieweit auch analgetische Wirkungen bestehen, ist bislang ungesichtert.
3. Immunologische Wirkungen: In vitro fand sich durch Papain, Bromelain und Trypsin eine Aktivierung von Phagozyten. Trypsin und Papain blockierten eine abnorme Komplementaktivierung, und Papain führte zu einer Spaltung von abgelagerten Immunkomplexen im Gewebe. Eine Verringerung von proinflammatorischen Zytokinen sowie eine Beeinflussung einer T-Zell-Dysbalance scheint unter Enzymtherapie möglich.
4. Wirkungen auf die Tumorimmunologie: Unter anderem scheinen die Enzyme durch die Maskierung von Tumorantigenen zu einer besseren Erkennung und Beseitigung von Tumorzellen beizutragen, ferner führen sie möglicherweise durch Spaltung von Immunkomplexen, welche zytotoxische Killerzellen binden, zu einer höheren zytotoxischen Aktivität am Tumorgewebe.
5. Mikrobizide und wundheilende Wirkungen: Bislang ungesicherte klinische Beobachtungen sollen auf eine bessere Abwehr

z.B. von Herpesinfektionen unter Enzymtherapie hinweisen. Gesichert ist, dass pflanzliche und besonders tierische Enzyme effizient zum Debridement von belegten Wunden beitragen können und die Granulation der Wunde verbessern (*Hellgren, 1991; Westerhof, 1990*).

Anwendungsformen

Enzympräparate werden oral, parenteral sowie lokal eingesetzt. Im Handel befinden sich sowohl Mono- als auch Kombinationspräparate. (vgl. Tab. 26)
Spezielle Anwendungsformen tierischer Enzyme sind hochgereinigte Krill-Präparate (Euphrasia superba), die Endo- und Ektopeptidasen mit ausgeprägten wundheilungsreinigenden Wirkungen enthalten.
Eine weitere, hochwirksame Enzymtherapie tierischer Herkunft ist die Anwendung von Fliegenmaden (Lytta vesicatoria). Diese traditionelle Wundbehandlung aus vielen Kulturepochen war in der Antibiotikaära in Vergessenheit geraten. In den letzten Jahren erlebte sie ausgehend von den USA auch in Deutschland einen Boom (Gallenkemper 1999). Wenngleich die Wirksamkeit der Madentherapie hinsichtlich der Reinigung und Granulationsförderung von Ulzera jeder Art außer Frage steht, sind die genauen wirksamen Komponenten bislang nicht ausreichend beschrieben. Da die Maden lediglich steril aufgezogen, jedoch nicht per se sterilisiert werden können, besteht die Gefahr der sekundären Wundkontamination. Je nach Unterart der Fliegenmaden können Schmerzen bei der Applikation auftreten.

Anwendung: Die Maden werden bei spezialisierten Firmen (z.B. Fa. Strathmann, Hamburg) bestellt und müssen nach Eintagestransport immer innerhalb von maximal 24 Stunden auf die Wunden appliziert werden. Die Wunde wird mit einer Gitternetzgaze sowie weiteren Binden abgedeckt. Nach Abnahme der oberen Binden kann durch die Gitternetzgaze die Wunde täglich mit Ringer-Lactat befeuchtet werden. Nach ca. drei bis fünf Tagen werden die vollgefressenen Maden von der Wunde entfernt und in hypertoner Kochsalzlösung getötet. Sie sind als infektiöses Material zu entsorgen. Die Behandlung kann ggf. in mehrtägigen Abständen wiederholt werden. Neben der sehr guten Wundreinigung kann nicht selten auch eine Granulationsförderung beobachtet werden. Viele Wunden eignen sich nach Madentherapie zur chirurgischen Deckung.

Anwendung in der Dermatologie

Als wichtigste Indikation für die Enzymtherapie sind innerhalb der Dermatologie anzusehen:

Lokale Therapie: Wundheilung

Systemische Therapie: Gefäßerkrankungen (z.B. chronische Veneninsuffizienz, Thrombophlebitis, sekundäre Lymphödeme), Viruserkrankungen (Herpes simplex, Herpes zoster), perioperative Therapie (Reduktion postoperativer Schwellungen und Schmerzen).

Nebenwirkungen und Kontraindikationen: Nebenwirkungen treten sehr selten auf, allergische Reaktionen sind jedoch grundsätzlich auf alle Enzympräparate möglich (cave: parenterale Applikation).

Kontraindikationen sind Gerinnungsstörungen, Leber- und Nierenfunktionsstörungen im fortgeschrittenen Stadium. In der Schwangerschaft sollte eine kritische Risikoabwägung vorgenommen werden.

Praktische Hinweise

Dosierung: Grundsätzlich ist aufgrund der kurzen Halbwertszeit aller Enzympräparate eine Gabe mehrfach pro Tag notwendig. Bei akuten Prozessen müssen hohe Dosierungen verabreicht werden, z.B. 3× 10 Dragees Wobenzym N bei schweren Traumen. Bei chronischen Entzündungen kann niedriger dosiert werden, z.B. 3× 2 Dragees Wobenzym N (z.B. chronisches Lymphödem). Möglichst 1–2 h vor den Mahlzeiten einnehmen.

Bei topischer Anwendung sind z.T. ebenfalls mehrfache Applikationen täglich sinnvoll, z.B. 3–4× tägl. Trypsin oder Krill-Extrakt auf belegte Ulcera crurum.

Behandlungsdauer: Bei systemischer Gabe je nach klinischem Verlauf für mehrere Wochen, bei topischer Applikation bis zur Befundbesserung.

Literatur

1 Hellgren, I. Karlstam, B. Mohr, V. Vincent J.: Krill enzymes. A new concept for efficient debridement of necrotic ulcers, International Journal of Dermatology 30 (2): 102–3, 1991.
2 Inderst, R. und Augustin, M.: Enzym-Therapie. In: Augustin M, Schmiedel V. (Hrgs): Praxisleitfaden Naturheilkunde, 3. Aufl. Urban & Fischer, Stuttgart 1998.
3 Scheef, W.: Enzym-Therapie: In: Schimmel: Lehrbuch der Naturheilverfahren (Hippokrates, Stuttgart 1999)
4 Westerhof, W., van Ginkel, CJ., Chohen, EB., Mekkes, JR.: Prospective randomized study comparing the debriding effect of krill enzymes and a non-enzymatic treatment in venous leg ulcers, Dermatologica 181 (4): 293–7, 1990.

Ernährungstherapie

Johann-Christian Kingreen

Def.: Die Ernährungstherapie zielt auf die Prophylaxe und Therapie von Erkrankungen durch Änderung der Ernährungsweise. Diese Therapie ist zu allen Zeiten ein mehr oder weniger wichtiger Teil der ärztlichen Behandlung von Hautkranken gewesen.

Wirkungen auf die Haut

Alle ernährungsabhängigen Erkrankungen haben in unterschiedlicher Häufigkeit auch Haut- und Schleimhautveränderungen im Gefolge. Die Ernährungstherapie wirkt in diesen Fällen zum großen Teil durch die Behandlung des Grundleidens.
Eine Domäne der Ernährungstherapie in der Dermatologie sind allergische und pseudoallergische Erkrankungen der Haut und Schleimhäute. Das Erkennen und Eliminieren von einem oder mehreren Nahrungsmitteln kann die Heilung der Krankheit bedeuten. Doch ist eine derartige Situation eher selten.

Anwendung in der Dermatologie

Indikationen: Die Ernährungstherapie wird bisher häufig bei folgenden Hauterkrankungen eingesetzt:
- Neurodermitis (besonders im Kindesalter)
- akute und chronische Urtikaria
- alle Vaskulitisformen
- Dermatitis herpetiformis Duhring
- Vitamin- und Mineralstoffwechselstörungen der Haut
- Fettstoffwechselstörungen der Haut.

Eine Ausdehnung der Indikation zur Ernährungstherapie bei Hauterkrankungen halten wir für sinnvoll.

Spezielle dermatologische Diätetik

Wir unterscheiden drei Diätbereiche:
- Intensivdiätetik
- Vollwerternährung
- Sonderdiätetik.

Intensiv- und Sonderdiätetik haben schnelle Wirkung auf den Organismus. Vollwerternährung wirkt langsam, kann aber auch chronische Erkrankungen bessern oder heilen.

Intensivdiätetik:
- Fasten (vgl. S. 289)
- Rohkost/Frischkost nach Bircher-Benner: Zufuhr eines hohen Anteils unzerstörter Pflanzenfermente, Vitamine und Wirkstoffe, niederkalorisch (2)
- F. X. Mayr-Kur: Teefasten als Auftakt, danach folgt die Milch-Semmel-Kur. Hauptmerkmale: Kauschulung und Darmpflege (40)
- Schroth-Kur: Trocken- und Trinktage, etwas Trockengebäck, Schwitzpackungen (30)

Vollwerternährung – Grundsätze der Vollwerternährung:
- Bevorzugung pflanzlicher Lebensmittel (überwiegend laktovegetabile Ernährungsweise)
- Bevorzugung gering verarbeiteter Lebensmittel (Lebensmittel so natürlich wie möglich)
- reichlicher Verzehr unerhitzter Frischkost (etwa die Hälfte der Nahrungsmenge)
- Zubereitung genussvoller Speisen aus frischen Lebensmitteln, schonend und mit wenig Fett
- Vermeidung von Nahrungsmitteln mit Zusatzstoffen
- Vermeidung von Nahrungsmitteln aus bestimmten Technologien (z.B. Gentechnik, Food Design, Lebensmittelbestrahlung)
- möglichst ausschließliche Verwendung von Erzeugnissen aus anerkannt ökologischer Landwirtschaft (nach den Rahmenrichtlinien der AGÖL bzw. IFOAM)
- Bevorzugung von Erzeugnissen regionaler Herkunft und entsprechend der Jahreszeit
- Bevorzugung unverpackter und umweltschonend verpackter Lebensmittel

- Vermeidung bzw. Verminderung der allgemeinen Schadstoffemission und dadurch der Schadstoffaufnahme durch Verwendung umweltverträglicher Produkte und Technologien
- Verminderung von Veredelungsverlusten durch geringeren Verzehr tierischer Lebensmittel
- Bevorzugung landwirtschaftlicher Erzeugnisse, die unter sozialverträglichen Bedingungen erzeugt, erarbeitet und vermarktet werden (u.a. fairer Handel mit Entwicklungsländern).

Sonderdiätetik – Formen der Sonderdiätetik in der Dermatologie:

- Suchdiäten bei Verdacht auf Nahrungsmittelallergien oder Pseudoallergien
- Eliminationsdiät bei schon bekannten oder vermuteten Allergien oder Pseudoallergien
- Nahrungsmittelprovokation zur Sicherung der Diagnose einer Nahrungsmittelallergie oder Pseudoallergie
- Sonderdiäten bei allen Juckreizformen (unspezifisch), Nahrungsmittelallergien, Unverträglichkeit von tierischem Eiweiß, Unverträglichkeit von Nahrungsmittelzusatzstoffen, Unverträglichkeit von biogenen Aminen, Schimmelpilzallergien, Nickelallergien Typ IV, Perubalsamallergien Typ IV.

Fasten und Ernährungstherapie eignen sich als Basistherapie für die meisten Hauterkrankungen.

Suchdiäten bei Verdacht auf Allergien oder Pseudoallergien

Man unterscheidet:

- Suchdiät I, modifiziert nach *Brostoff, Gamlin (1998, 2000)*, unter Berücksichtigung der Vollwertkost, und
- Suchdiät II bei Normalkost, nach *Jorde, Wilden, Schata (1989)*.

Jede Suchdiät ist streng individuell zusammenzustellen. Bekannte oder auch nur ungeliebte oder vermutete Allergene müssen immer zusätzlich beachtet werden.

Suchdiät I, modifiziert nach Brostoff, Gamlin:

- Phase I: fünf Tage Heilfasten, anschließend
- Phase II: vier Wochen Suchdiät; erlaubt sind Vollkornprodukte, Rohkost, kaltgepresste Öle, ungehärtetes Kokosfett, Butter, Sahne, saure Sahne, alle Gemüsesorten, Honig in kleinen Mengen, alle Obstsorten (Ausnahme: alle zu sauren Sorten und Obstsorten mit hohem Gehalt an biogenen Aminen), Mineralwasser, Früchtetee (keine Teebeutel, enthalten häufig Schimmelpilzsporen) *(Schatt o.J.)*.
- Bei fehlender Besserung in Phase II Übergang auf Phase III: kritische Durchsicht des Ernährungstagebuches, eventuell Austausch einzelner Lebensmittel. Ersatz von Weizen und Roggen, z.B. durch Hafer, Buchweizen, Dinkel.

Beurteilung: Bei fehlender Besserung nach weiteren 14 Tagen sind Nahrungsmittelallergie oder Nahrungsmittelunverträglichkeit unwahrscheinlich, Übergang auf Vollwertnahrung, Suche nach anderen Krankheitsauslösern. Bei Besserung bzw. beim Sistieren der Beschwerden nach 4 Wochen langsamer Ernährungsaufbau (Wunschkost auf der Basis der Vollwerternährung). Treten bei dieser Nahrungsmittelprovokation Reaktionen an Haut und Schleimhäuten auf, müssen die entsprechenden Nahrungsmittel aus der Nahrung entfernt werden (Eliminationsdiät).
Cave: Bei Provokationstests gleichzeitig keine β-Blocker geben, die im Falle einer Schocksymptomatik die Adrenalinwirkung aufheben!

Suchdiät II nach Jorde, Wilden, Schata:

- Phase I: 5 Tage milch- und backmittelfreies Brot, Butter, Kartoffeln, eine Teesorte (keine Aufgussbeutel), Mineralwasser, Salz, Zucker in kleinen Mengen
- Phase II: 4 Tage »allergenstandardisierte Kost«; erlaubt sind Butter, Butterschmalz, Karotten, Kartoffeln, Bananen, Aprikosen

(Frisch- oder Dunstaprikosen aus der Dose), Reis, Reisflocken, Weizen, Weizenmehl, -flocken und -grieß, Grünkern, backmittel- und milchfreies Brot, Fleisch und Fisch, nicht verarbeitet, Aprikosenmarmelade, Kaffee oder Tee (keine Aufgussbeutel), stilles Mineralwasser, Zucker, Salz, Weinsteinbackpulver.

Beurteilung: Bei fehlender Besserung nach 14 Tagen sind Nahrungsmittelallergie oder Nahrungsmittelunverträglichkeit sehr unwahrscheinlich. Bei Besserung jeden Tag ein gewünschtes Nahrungsmittel zugeben (Nahrungsmittelprovokation). Bei Nachweis von allergischen oder pseudoallergischen Reaktionen Übergang auf eine Eliminationsdiät.

Sonderdiät bei allen Juckreizformen (unspezifisch): Bei jeder Art von Juckreiz sollten folgende Nahrungsmittel gemieden werden: Alkohol, Fruchtsäfte, Multivitaminsäfte, Bohnenkaffee, scharfe Gewürze, Salz, Süßigkeiten.

Sonderdiät bei Nahrungsmittelallergien: Anamnese, Hauttestungen (Prick- und Intrakutantests, Scratchtests), RAST-Tests geben wichtige Anhaltspunkte.
Wichtig ist auch die Kenntnis der Verwandtschaft der Inhalationsallergene mit Nahrungsmittelallergenen (Kreuzallergien).
Verwandtschaft zwischen Inhalationsallergenen und nutritiven Allergen (*Illing, Gronauer, 1991; Gall et al., 1990; Wütherich, Hofer, 1986*):

- Beifuß – Sellerie, Paprika, Kamille, Currymischungen
- Baumpollen – Stein- und Kernobst
- Gras- und Getreidepollen – Mehle, Getreide
- Kräuter- und Blumenpollen – Kräuter, Gemüse, Gewürze, Kräutertees, Naturheilmittel
- Getreidepollen – Mehle, Getreide
- Rinderepithel – Milch, Käse, Quark, Joghurt, Rindfleisch.

Sonderdiät bei Unverträglichkeit von tierischem Eiweiß: Eine rein vegane Ernährung ohne Milch und Ei ist bei Erwachsenen für eine Dauer von mindestens 4 Wochen bei allen Ekzemerkrankungen indiziert. Bei autoimmunologischen Erkrankungen kann sie als Dauerernährung notwendig sein (*Bruker, 1991, Bircher-Benner ,1984, Spiller, 1987, Thiel, Ilies o.J., Kingreen, 1989, Kingreen, 1989, Spiller, 1991, Schipperges et al., 1988*).
Um den täglichen Eiweißbedarf zu decken, müssen die pflanzlichen Proteine sorgfältig zusammengestellt werden (*Bruker, 1991, Gutjahr, 1986, Spiller, 1987, Kingreen, 1989, Ruzikka, 1987*).
Mögliche defizitäre Nährstoffe sind Thiamin, Riboflavin, Niacin, Vitamin B_6, Folsäure, Vitamin B_{12}, Kalzium, Eisen, Zink (*Heepe, 1990*).

Sonderdiät bei Unverträglichkeit von Nahrungsmittelzusatzstoffen: Nahrungsmittelzusatzstoffe können häufig besonders pseudoallergische Hautreaktionen auslösen (Übersichten bei *Brostoff, Challacombe, 1988, 2000; Häberle 1987; Maushaben 1994; Ring, Braunfalco 1987; Ring 1988; Wütherich, Hofer 1986; Zuberbier, Czarnetzki, 1992 u. 1993; Pliske et al., 1994*).
In der Vollwerternährung sind Nahrungsmittelzusatzstoffe nicht enthalten.

Sonderdiät bei Unverträglichkeit von biogenen Aminen: Nahrungsmittel, besonders solche, die mit Mikroorganismen bearbeitet werden, können einen hohen Gehalt an biogenen Aminen haben. Zu den biogenen Aminen zählen besonders Histamin, aber auch Tyramin, Phenyläthylamin, Serotonin, Dopamin, Synephrin. Besonders das Histamin kann pseudoallergische Reaktionen auslösen (*Pliske et al., 1994; Wantke et al., 1993*).

Nahrungsmittel, die einen hohen Gehalt an biogenen Aminen aufweisen (modifiziert nach *Pliske et al., 1994*):

- Käse: Zunahme des Amingehaltes mit dem Alter, hoher Histamingehalt bei Emmentaler und Roquefort

- Fisch: Frisch- und Kühlfisch nur bei unsachgemäßer Kühlung aminreich. Hohe Histaminwerte bei Makrelen, Hering und Thunfisch
- Wurst- und Fleischwaren: Histamin und Tyramin hoch in Rohwürsten (Salami) und Schinken. Frischfleisch allgemein aminarm; im Schweinefleisch können höhere Aminwerte vorkommen
- Sauerkraut: hohe Histamin- und Tyraminwerte bei unpasteurisierten Produkten
- Bananen, Tomaten, Ananas und Avocado: Enthalten vor allem Serotonin, Dopamin und Tyramin
- Orangen, Mandarinen: Gehalt an Synephrin
- Himbeeren: Gehalt an Histamin und Tyramin.
- Spinat: histaminhaltig
- Samenkeimlinge: beim Keimvorgang können biogene Amine entstehen
- Walnüsse: enthalten Serotonin
- Hefeextrakt: enthält Histamin und Tyramin
- Wein: kann relativ hohe Histaminwerte haben – besonders Rotwein. Histaminwirkung durch Alkohol verstärkt!
- Kakao, Schokolade: vor allem tyramin- und phenyläthylaminhaltig

Neben den genannten Nahrungsmitteln, die biogene Amine in größerer Menge enthalten, gibt es auch Nahrungsmittel, die im Körper die Produktion von biogenen Aminen anregen können (*Wütherich, Hofer, 1986; Pliske et al., 1994*). Hierzu zählen Eiklar, Schalentiere, Erdbeeren, Tomaten, Schweinefleisch und bestimmte Weinsorten.

Schimmelpilzallergien: Auch die ubiquitär vorhandenen Schimmelpilze kommen als Allergen in Betracht. Gelegentlich kann auch eine vollwertige Kost mit Schimmelpilzen kontaminiert sein. Viel häufiger muss aber bei industriell hergestellter Nahrung damit gerechnet werden, dass bei der Herstellung Enzyme aus Schimmelpilzen verwendet wurden (*Schlacke, Fuchs, 1989*), so z.B. bei der Bierherstellung und Sojaproteingewinnung, bei Instantlebensmitteln, Schnellkochprodukten, bei der Aromagewinnung aus Hutpilzen, bei der Stärkeproduktion, bei Hartbackwaren (Plätzchen), Instantkaffeepulver, Fruchtsäften (enzymatisches Schälen, z.B. von Orangen), bei der Traubenzuckerproduktion und beim Diabetikerbier.

Sonderdiät bei Nickelallergie: Nickelkontaktekzeme können durch die orale Aufnahme von Nickel verschlimmert werden (*Häberle, 1987 u. 1989; Maushagen, 1994*). Daher ist bei schweren Nickelkontaktekzemen eine nickelarme Ernährung empfehlenswert.

Nickelhaltige Nahrungsmittel (*Maushagen, 1994*) sind:

- Gemüse: Bohnen, Erbsen, Kartoffeln, Karotten, Linsen, Mais, Pilze, Rhabarber, Spargel, Spinat, Tomaten, Wirsing, Zwiebeln
- Obst: Bananen, Birnen
- Käse: Edamer
- Fische und Schalentiere: Hering, Austern
- Nüsse: Erdnüsse
- europäische Gewürze
- Schokolade
- Vollkornbrot (Gerste, Hafermalz, Roggen, Weizen)
- Reis
- Backpulver
- Getränke: Kakao, Kaffee, Tee, Wein, Bier
- Konservenkost
- saure Speisen, die in Stahlgeschirr gekocht wurden.

Sonderdiät bei Perubalsamallergie: Bei einer Kontaktallergie auf Perubalsam besteht die Möglichkeit, besonders bei Neurodermitikern, dass folgende Nahrungsmittel einen Ekzemschub auslösen können (*Veien, 1985*):

- Zitrusfrüchte: Ananas, Grapefruit, Mandarine, Nektarine, Orange, Zitrone
- Gewürze: Curry, Nelke, Pfeffer, Zimt
- würzige Getränke: Colagetränke, Likör, Wermut, Wein
- eingelegter Hering
- künstliche Aromastoffe.

Sonderdiät bei glutensensitiven Erkankungen: Die Dermatitis herpetiformis Duhring ist häufig glutensensitiv.

Glutenhaltige Getreidesorten sind Weizen, Roggen, Hafer, Gerste, Dinkel, Grünkern. Glutenfreie Getreidesorten sind Mais, Reis, Hirse, Buchweizen. Darüber hinaus gibt es eine Vielzahl an glutenfreien Nährmitteln, Teigwaren, Backwaren, Backmischungen, Fertiggerichten, Suppen, Soßen und Säuglingsnahrungen.

Ernährungstherapie im Säuglings- und Kindesalter: Die Ernährungsbedingungen beim Fetus, Säugling, Kleinkind und Kind unterscheiden sich grundsätzlich von denen beim Erwachsenen (*Pliske et al., 1994; Spiller, 1987; Schlierf, Kohlmeier, 1991*).
Gerade für das Säuglings- und Kleinkindalter gilt, dass die Ernährung so vollwertig wie möglich sein muss (*Meyer, 1989; Pliske et al., 1994*). Durch Allergien oder Unverträglichkeiten bedingte Sonderdiäten dürfen keinesfalls zu einer Fehlernährung des Kindes führen.
Zur Prophylaxe einer Neurodermitis und/oder einer Nahrungsmittelallergie sollten sich werdende Mütter möglichst vollwertig ernähren und Genussgifte (**cave**: Passivrauchen!) meiden.

Vier- bis sechsmonatiges Stillen stellt für Kinder mit hoher Atopieinzidenz einen sehr großen Schutz dar (*Bayerl, Voigtländer, 1993; Wahn, 1994*). Wenn Stillen nicht möglich ist, sollten diese Kinder, wie auch nach dem Abstillen, »hypoallergene« Nahrung erhalten. Sie enthält Proteinhydrolysate aus Molke, Kasein oder Sojaeiweiß, deren Allergie auslösende Wirkung durch Hitzebehandlung und enzymatische Spaltung stark reduziert wurde. Da die Sojaallergie im Kleinkindalter ansteigt, sollte auf sojahaltige Säuglingsnahrung verzichtet werden. Erst jenseits des 6. Lebensmonats sollte eine potenziell allergenhaltige Zusatzernährung eingeführt werden.

Die Inzidenz atopischer Erkrankungen in den ersten Lebensjahren steigt proportional mit der Anzahl der Nahrungsmittel, die das Kind während der ersten 4 Lebenswochen erhält (*Wahn, 1994*).

Zur Diagnostik und Therapie der kindlichen Neurodermitis kommen infrage:

- Suchdiät nach Stemmann (*Stemmann, 1987*)
- Suchdiät nach Bock und Sampson (*Beier, Disch, 1994; Rebien, 1991*).

Ernährungstherapie des alten Menschen: Alte Patienten werden sich mit einer radikalen Ernährungsumstellung oft schwer tun. Hier muss häufig mit viel Phantasie und Einfühlungsvermögen das Maximum einer verträglichen Ernährung gesucht werden. Besonders berücksichtigt werden muss die geringe Kauleistung. Rohkost ist daher in fein geriebener oder gepresster Form anzubieten.

Ernährungstherapie bei psychosomatischen oder psychiatrischen Erkrankungen: Junge Patientinnen mit Anorexia nervosa oder Bulimia nervosa und gleichzeitigen Hauterkrankungen drängen häufig den Arzt zu rigiden Ernährungsmaßnahmen. Bei nicht ausgeprägter Unterernährung lassen wir diese Patientinnen durchaus 5 Tage fasten und gehen dann auf eine Vollwertkost über. Wir hatten in Einzelfällen den Eindruck, dass nach der kompletten Nahrungseinschränkung die Lust am Essen wieder deutlich stieg.
Noch problematischer sind Patienten aus dem neurotischen oder schizophrenen Formenkreis, die sich von Nahrungsmitteln vergiftet fühlen. Sie halten ihre Erkrankung für eine Allergie und haben einen eigenen Speiseplan entwickelt, der sie in die Fehlernährung treiben muss. Es ist wichtig, dass der ernährungstherapeutisch tätige Arzt dieses Krankheitsbild richtig einordnet und die Patienten in Zusammenarbeit mit einem Psychiater berät.

Muster für einen Rotationsplan. Abänderung je nach individuellen Ergebnissen aus der serologischen und intrakutanen Allergiediagnostik. (nach: Siedentopp, U., Schwarz, S.; institut für Umweltkrankheiten, Bad Emstal)

LM-Gruppe	Montag	Dienstag	Mittwoch	Donnerstag	Freitag	Samstag	Sonntag
Kohlenhydrat-träger	6 Reis 6 Hirse 6 Mais 41 Carob 41 Bohnen 41 Erbsen 41 Linsen 41 Soja 80 Topinambur	27 Buchweizen 81 Amaranth 24 Kastanienmehl	6 Weizen 6 Roggen 6 Hafer 6 Gerste 6 Dinkel 70 Batate 47 Tapioka	74 Kartoffeln 28 Quinoa 41 Carob 41 Bohnen 41 Erbsen 41 Linsen 41 Soja	6 Reis 6 Hirse 6 Mais 80 Topinambur	27 Buchweizen 81 Amaranth 70 Batate 24 Kastanienmehl	74 Kartoffeln 6 Weizen 6 Roggen 6 Hafer 6 Gerste 6 Dinkel 28 Quinoa 47 Tapioka
Eiweisträger	41 Sojamilch und -produkte 117 Makrele 117 Thunfisch 107 Schellfisch 147 Ziegenkäse 147 Ziegenmilch	145 Kuhmilch und -produkte: Gouda, Joghurt 145 Rindfleisch 145 Kalbfleisch 146 Lamm,Hammel 146 Schafkäse 146 Schafmilch	137 Huhn 137 Hühnerei 142 Schweinefleisch	41 Sojamilch und -produkte 134 Ente, Gans 147 Ziegenkäse 147 Ziegenmilch	145 Kuhmilch und -produkte: Gouda, Joghurt 145 Rindfleisch 145 Kalbfleisch 124 Forelle 124 Lachs 107 Kabeljau 107 Dorsch	41 Sojamilch und -produkte 142 Schweinefl. 146 Lamm, Hammel 146 Schafkäse 146 Schafmilch	137 Huhn 137 Hühnerei 134 Ente, Gans 143 Wild (Hirsch, Reh)
Fette u. Öle	41 Sojaöl 80 Sonnenblumenöl 80 Färberdistelöl 6 Maiskeimöl Butterfett	79 Kürbisöl 69 Olivenöl 8 Kokosfett *Walnussöl 75 Sesamöl 145 Butter	80 Sonnenblumenöl 80 Färberdistelöl 6 Weizenkeimöl *Leinöl Butterfett	41 Sojaöl 79 Kürbisöl 69 Olivenöl 8 Kokosfett Butterfett	80 Sonnenblumenöl 80 Färberdistelöl 6 Maiskeimöl 6 Weizenkeimöl 75 Sesamöl 145 Butter	79 Kürbisöl 69 Olivenöl Butterfett	6 Weizenkeimöl *Leinöl 8 Kokosfett
Gemüse und Salate	80 Schwarzwurzel 80 Endivie 80 Chicorée 80 Kopfsalat 80 Eisbergsalat 41 Grüne Bohnen 65 Karotte 65 Pastinake 65 Sellerie 65 Fenchel	79 Zucchini 79 Kürbis 79 Gurke 34 Avokado 28 Mangold 28 Spinat 28 Rote Beete 69 Olive *Feldsalat *Champignons	36 Grünkohl 36 Blumenkohl 36 Brokkoli 36 Weißkohl u.a. 36 Radischen 36 Rettich 11 Lauch 11 Zwiebeln 11Spargel 11 Knoblauch	74 Tomate 74 Paprika 74 Aubergine 28 Mangold 28 Spinat 28 Rote Beete 41 Grüne Bohnen 79 Zucchini 79 Kürbis 79 Gurke	80 Schwarzwurzel 80 Endivie 80 Chicorée 80 Kopfsalat 80 Eisbergsalat 65 Karotte 65 Pastinake 65 Sellerie 65 Fenchel *Champignons 34 Avocado	11 Lauch 11 Zwiebeln 11 Spargel 11 Knoblauch 79 Zucchini 79 Kürbis 79 Gurke 69 Olive *Feldsalat	28 Manold 28 Spinat 28 Rote Beete 24 Tomate 74 Paprika 74 Aubergine 36 Grünkohl 36 Blumenkohl 36 Brokkoli 36 Weißkohl u.a. 36 Rettich 36 Radieschen

LM-Gruppe	Montag	Dienstag	Mittwoch	Donnerstag	Freitag	Samstag	Sonntag
Obst	52 Weintrauben 52 Sultaninen 25 Feige	66 Heidelbeere 66 Preiselbeere 79 Honigmelone	40 Apfel, Birne 40 Brombeere 40 Pfirsich 40 Erdbeere 40 Pflaume 40 Himbeere	45 Zitrone, Orange 52 Weintrauben 52 Sultaninen *Banane	39 Johannisbeere 39 Stachelbeere 66 Heidelbeere 66 Preiselbeere 25 Feige	40 Apfel, Birne 40 Brombeere 40 Pfirsich 40 Erdbeere 40 Himbeere 40 Pflaume 39 Honigmelone	45 Zitrone 45 Orange 39 Johannisbeere 39 Stachelbeere *Banane 8 Dattel
Nüsse und Samen	41 Alfalfa (Luzerne) 41 Erdnuss 80 Sonnenblumen-kerne *Haselnuss	75 Sesam *Mohn *Walnuss 5 Pinienkerne 8 Kokosnuss	*Leinsamen 48 Cashewkerne 48 Pistazien 40 Mandeln 36 Gartenkresse	41 Alfalfa (Luzerne) 41 Erdnuss *Haselnuss	75 Sesam *Mohn *Walnuss 5 Pinienkerne 80 Sonnenblumen-kerne	40 Mandeln 41 Alfalfa (Luzerne)	*Leinsamen 48 Cashewkerne 48 Pistazienkerne 36 Gartenkresse 8 Kokosnuss
Gewürze und Kräuter	Speisesalz 65 Kümmel 65 Petersilie 65 Kerbel 65 Dill 73 Bohnenkraut 73 Majoran 73 Pfefferminze 73 Rosmarin 73 Salbei 73 Thymian 52 Weinessig	Speisesalz *Saccharose *Vanille 5 wacholder-beeren 34 Zimt	Speisesalz 11 Knoblauch 11 Schnittlauch 40 Obstessig 36 Meerrettich	Speisesalz *Saccharose *Pfeffer 73 Bohnenkraut 73 Majoran 73 Pfefferminze 73 Rosmarin 73 Salbei 73 Thymian 52 Weinessig	Speisesalz 65 Kümmel 65 Petersilie 65 Kerbel 65 Dill 34 Zimt *Vanille 5 Wacholder-beeren	Speisesalz 11 Knoblauch 11 Schnittlauch 40 Obstessig	Speisesalz *Saccharose *Pfeffer 36 Meerrettich
Getränke	Mineralwasser 40 Hagebuttentee 73 Pfefferminztee 65 Fencheltee 80 Kamillentee 41 Rooibos-Tee (Rotbusch-Tee)	Mineralwasser *Zitronnen-verbene-Tee 55+Kakao 145 *Mate-Tee	Mineralwasser 6 Caro-Kaffe 40 Hagebuttentee 80 Kamillentee	Mineralwasser 41 Rooibos-/ Rotbusch-Tee 73 Pfefferminztee 52 Rotwein	Mineralwasser *Zitronen-verbene-Tee 65 Fencheltee 80 Kamillentee 55+ Kakao 145	Mineralwasser *Matetee 40 Hagebuttentee *Schwarzer Tee *Kaffee	Mineralwasser 6 Caro-Kaffe *Zitronen-verbene-Tee 6 Bier

*s. Text: „Hinweise zum Gebrauch des Rotationsplanes“: Nr. 13, S. 130

Praktische Hinweise

Im Mittelpunkt jeder Ernährungstherapie steht das Ernährungsgespräch (*Pudel, 1985 u. 1993*). Hier ist detailliert zu klären, wie und unter welchen Bedingungen sich der Patient bisher ernährt hat. Vorlieben und Abneigungen, bekannte und mögliche Unverträglichkeiten müssen registriert werden. Am besten geeignet ist ein Ernährungstagebuch, in das der Patient für eine Woche einträgt, was er isst und trinkt. Anschließend müssen die Bedeutung der Ernährung für die aktuelle Erkrankung und die Möglichkeiten einer Ernährungstherapie dargestellt werden.
Allerdings ist eine Ernährungsberatung mehr als eine Informationsvermittlung. Es handelt sich um ein Kommunikations- und Trainingsprogramm in kleinen Schritten, welches das Ernährungsverhalten des Patienten ernährungsphysiologisch optimiert.
Nach gemeinsamer Stellung der Verhaltensdiagnose müssen mit dem Patienten die Ernährungsziele definiert werden. Dann sind die Ziele auf ihre mögliche Erreichbarkeit hin zu überprüfen (Zielhierachie). Schließlich müssen die Maßnahmen zur Ernährungsumstellung detailliert geplant werden.
Rigide Kontrollen sowie sehr starre Diätpläne führen häufig zum Scheitern jeglicher Ernährungsumstellung.
Zur praktischen Umsetzung der Ernährungstherapie ist ein Kochkurs unumgänglich. Zusätzlich gibt es hervorragende Kochbücher (*Bircher-Benner, 1979; Gutjahr, 1986; Heintze, 1994; Hölzle, o.J., Jorde et al., 1988; Krauß, 1958; Leitzmann, Millon, o.J., Schnitzer, o.J., Thiel, Ilies, o.J., Weber et al., 1994*).
Sollen Suchdiäten durchgeführt werden, so müssen im Ernährungstagebuch auch die jeweiligen Beschwerden mit dem Zeitpunkt ihres Auftretens eingetragen werden.
Im Ernährungsgespräch sollte auch auf die Eßkultur eingegangen werden. Das hastige Herunterschlingen der Nahrungsmittel, viel reden und streiten oder fernsehen beim Essen stören die Nahrungsmittelaufnahme erheblich (*Lützner, 1993*).
Zur Ernährungsberatung gehört außerdem ein Wort zur Darmpflege. Nur 30 % aller Erwachsenen haben einen normalen Stuhlgang: Sie entleeren 1–2× täglich, regelmäßig zur gleichen Zeit, gut geformt (weder knollig noch breiig noch durch Gase zerrissen) und mit dem angenehmen Gefühl, richtig entleert zu sein (*Lützner, 1993*).
Zur Sicherung der Diagnose einer latenten Obstipation empfiehlt Lützner folgendes: 1 EL ungeschrotete Weizenkörner in Wasser hinunterspülen und die Zeit bis zum Erscheinen im Kot messen; 48 Stunden sind zu lang, 24 Stunden sind normal.

Literatur

1. Anemüller, H.: Naturheilverfahreb – Ernährungstherapie. Vollwert. Grunddiät mit Ableitungen, 5. Aufl. Hippokrates 1998
2. Anemüller, H.: Ernährungstherapie in Schimmel, K.-Ch. Lehrbuch der Naturheilverfahren. Band I Hippokrates-Verlag 1990
3. Bayerl, C. Voigtländer, V.: Muttermilch – trotz Umweltbelastung eine Prophylaxe der Neurodermitis? therapeutikon 7, 91–96, 1993
4. Beier, Ch., Disch, R., Latex-Kontakturticaria mit gleichzeitig vorliegender TypI-Sensibilisierung gegenüber Bananen, Avocado und Maronen. Allergologie 17, 268–270, 1994
5. Bock, S.A., Sampson, H.A., Atkins, F.M., Zeiger, R.S., Lehrer, S., Sachs, M., Bush, R.K., Metcalfe, D.D.: Double-blind, placebo-controlled food challenge (DBPCFC) as an office produce: a manual. J. Allergy Clin. Immunol. 82, 986–997, 1988
6. Brostoff, J.: Food Allergies and Food interactions. The complete guide to their identification and treatment. Inner Traditions, 2000
7. Dangela, G. Bauernschmitt P.: Haut und Ernährung. naturamed 6, 317–323, 1992
8. Deutsche Gesellschaft für Ernährung e.V.: Ernährungsbericht 1992. Eigenverlag
9. Elmadfa, I., Leitzmann, C.: Ernährung des Menschen UTB, 3. Aufl. 1998
10. Eisenmann, A., Ring, J., von der Helm, M., Meurer, O., Braun-Falco, O.: Vasculitis allergica durch Nahrungsmittelallergie. Hautarzt 39, 318–321, 1988
11. Fahrner, H.: Fasten als Therapie, 2. neubearbeitete u. erweiterte Aufl. (Hippokrates 1991)
12. Fenner, G.: persönliche Mitteilung
13. Gall, H. Kalveram, K.J., Forck, G. Tümmers, U.: Kreuzallergie zwischen Kiwi, Thilproteinasen,

Pollen und Nahrungsmitteln. Allergologie 13, 447 - 451, 1990

14. Halber, S., Salfeld, K.: Diätetische Maßnahmen in der Dermatologie früher – ein geschichtlicher Überblick. H+G 62, Suppl 1, 116–20, 1987
15. Häberle, M.: Übersicht – Neue Konzepte. Zur Problematik diätetischer Empfehlungen bei Lebensmittelunverträglichkeiten-lebensmittelchemische und klinisch-praktische Aspekte bei peroraler Nickelsensibilisierung. Zbl. Haut 153, 1–9, 1987
16. Häberle, M.: Übersicht– Neue Konzepte. Klinische und lebensmittelchemische Aspekte bei Unverträglichkeitsreaktionen auf Salicyat- und Additiva-haltige Lebensmittel. Zbl. Haut 153, 75–95 1987
17. Häberle, M.: Nickelallergie – Mechanismen der oralen Auslösung und deren diätetischer Behandlung in Reimann, H. J.: Nahrungsmittelallergie. (Dustri-Verlag 1989)
18. Hall, R. P.: Dietary Management of Dermatitis Herpetiformis. Arch Dermatolog 123, 1378a–1380a, 1987
19. Hausen, B.M.: Allergiepflanzen–Pflanzenallergene. ecomed Verlagsanstalt 1988
20. Heepe, F. : Diätetische Indikationen, 3. vollst. überarb. Aufl. (Springer-Verlag1998)
21. Herrmann, M. E., Hahn, A., Bermann, R., Wahn, U.: Prävention atopischer Erkrankungen – welche Rolle spielt die Frühernährung? Allergologie 15, 254–262, 1992
22. John, J.: Ernährungsrichtlinien bei Neurodermitis-Kindern? Biolog. Medizin 4, 530–532 1989
23. Hötzel D., Kling-Steines B.: Alternative Ernährung – eine Bewertung anhand von Beispielen. Akt. Ernähr.-Med. 16, 78–81 1991
24. Kasper, H.: Ernährungsmedizin und Diätetik., 9. Aufl. (Urban und Fischer, 2000)
25. Kadunce, D.P., McMurry, M.P., Avots-Avotins, A., Chandler, J.P., Meyer, L. J., Zone, J. J.: The Effect of an Elemental Diet with and without Gluten on Disease Activity in Dermatitis Herpetiformis. J Invest Dermatol 97, 175–182, 1991
26. Kingreen, J. Ch.: Die Vollwerternährung als Basistherapie der Neurodermitis in Neurodermitis und Vollwerternährung. (Haug Verlag 1991)
27. Kingreen, J.-Ch.: Ekzem Therapie ohne Kortison DIA-GM 5. 423–425, 1989
28. von Koerber, K., Männle, Th., Leitzmann,C.: Vollwert-Ernährung 9. überarb. Aufl., Haug-Verlag 1999
29. Leonard, J., Fry, L.: Dermatitis herpetiformis in Brostoff, J. Challacombe St. J.: Food Allergy and Intolerance Bailliere Tindall 1987
30. Lützner, H.: Aktive Diätetik. (Hippokrates Verlag 1993)
31. Maushagen E.: Untersuchungen zu Pathogenese der Neurodermitis atopica unter besonderer Berücksichtigung von Nahrungsmittel-unverträglichkeiten. Dissertation Aachen 1994
32. N.N: Infothek »Alternative Ernährungsformen«: Die Haysche Trennkost. Ernähr.-Umsch. 12, 1988
33. Niggemann, B., Wahn,U., Sampson, H.A.: Proposals for standardization of oral food challenge tests in infants and children. Pediatr. Allergy Immunol. 5, 11–13 1994
34. Orfanos, C.E., Garbe, C.: Therapie der Hautkrankheiten (Springer, 1995)
35. Pike, M., Atherton, D.J.: Atopic Eczema in Brostoff, J. Challacombe, St. J. Food Allergy and Intolerance, Bailliere Tindall 1987
36. Plewig, G., Kligman, A.M.: Akne und Rosazea, 2. vollst. überarb. u. erweit. Aufl. (Springer 1994)
37. Pudel, V.: Praxis der Ernährungsberatung (Springer 1985)
38. Pudel,V.: Ernährungsberatung. Deutsches Ärzteblatt 90 1993
39. Rackett, S.C., Rothe, M.J., Grant-Kels, J. M.: The role of dietary manipulation in the preventention and treatment of cutaneous disorders J Am Acad Dermatol 29, 447–461, 1993
40. Rauch, E.: Die Darmreinigung nach F.X. Mayr. 42. Aufl. (Haug, Heidelberg 2001)
41. Rebien, W.: Diätetische Behandlung atopischer Erkrankungen im Kindesalter. Allergologie 14, 157–160, 1991 42. Riemann-Lorenz, K.: Rechtzeitig vorbeugen. UGB Forum 5, 262–265, 1994
43. Ring, J., Braun-Falco, O.: Allergie-Diät: Verfahren zur Diagnostik und Therapie von Nahrungsmittel-Allergien und Pseudo-Allergien. Hautarzt 1987 38, 198–205, 1987
44. Ring J.: Angewandte Allergologie. MMV-Medizinverlag 1988
45. Runow, K.D.: Klinische Ökologie. Angewandte Umweltmedizin, 2. Aufl. (Hippokrates-Verlag, 1994)
46. Ruppert, V.: Therapie allergischer Krankheiten. Dustri-Verlag, 1979
47. Ruzicka,Th.: Diagnostik von Nahrungsmittelallergien. Hautarzt 38 10–15, 1987
48. Schata, M., Jorde,W.: Allergische Erkrankungen durch Schimmelpilze. Dustri 1989 48a. Schata, M.: pers. Mitteilung
49. Schipperges H., Vescovi, G., Geue, B., Schlemmer J.: Die Regelkreise der Lebensführung. Deutscher Ärzteverlag, 1988
50. Schlierf, G., Kohlmeier, L.: Ernährungsabhängige Erkrankungen des Erwachsenen. Zbl. Hyg. 191, 307–315, 1991
51. Spiller, W.: Ernährungstherapie bei allergischen Erkrankungen in Neurodermitits und Vollwerternährung (Haug-Verlag 1991)
52. Veien, N.V. et al.: Oral challenge with balsam of Peru. Contact Dermatitis 12, 1985

53. Wallenstein, W., Kersten, W.: Untersuchungsergebnisse eines Urticariakollektivs. Alllergologie 7 115–119, 1984
54. Wahn, U.: Der Weg des Allergikers unter dem Einfluß von Erbgut und Umwelt. Der Allergiker-Spezial 94, 50–51
55. Wahn, U., Thiemeier, M., Ganster, G.: Kuhmilchallergie bei Säuglingen und Kleinkindern. Allergologie 7 361–363, 1984
56. Wantke, F., Götz, M., Jarisch R.: Die histaminfreie Diät. Hautarzt 44 512–516, 1993
57. Winkelmann, R. K.: Food sensivity and urticaria or vasculitis In: Brostoff, J., Challacombe S.J.: Food Allergy and Intolerance (Bailliere Tindall, London 1986)
58. Wüthrich, B.: Gibt es Nahrungsmittelallergien vom Typ III? Allergologie 13, 371–375 1990
59. Wüthrich, B., Hofer, T.: Nahrungsmittelallergien. Schweiz. med. Wschr. 115 1428–1438, und 1437–1442, 1985, und 116, 1401–1410, 1986
60. Zentralinstitut für die kassenärztliche Versorgung in der Bundesrepublik Deutschland: Gesundheitsberatung durch Ärzte (Deutscher Ärzte-Verlag 1988)
61. Zuberbier, T., Czarnetzki, B.M.: Nahrungsmittelunverträglichkeit. Teil I Hautarzt 43, 805–811, 1992
62. Zuberbier, T., Czarnetzki, B.M.: Nahrungsmittelunverträglichkeit. Teil II Hautarzt 44 57–62, 1993

Heilfasten

Hellmut Lützner

Def.: Heilfasten umfasst Verzicht auf Nahrung, Genussmittel und entbehrliche Medikamente für eine begrenzte Zeit (5 Tage bis 5 Wochen), reichliche Flüssigkeitszufuhr, Sorge für regelmäßige Darmentleerung und ausreichend Bewegung. Fasten ist keine Diät, sondern steht im Gegensatz zur Ernährung: ein Nichtessen, Ernährung von innen, Leben aus körpereigenen Nahrungsreserven. Fasten kann als metabolische und psychische Sondersituation gewertet werden.

Wirkungen auf die Haut

Erwähnt seien nur vier Hauptwirkungsrichtungen:
1. Allgemein: antiphlogistisch, analgetisch auch für die Haut, antipruriginös.
2. Kosmetische Wirkung: Entquellung der Subkutis, vermehrte Abschilferung des Deckepithels, beschleunigte Zellneubildung, Straffung der elastischen Fasern des Bindegewebes.
3. Allergiebehandlung: Fasten ist die erste Stufe in der diätetischen Strategie; es birgt mehrere Vorteile in sich selbst:

- konsequenteste Allergenkarenz
- Allergeneliminierung über den Darm als vikariierende Ausscheidungsfläche von rund 300 m² Oberfläche (Haut ca. 2 m²)
- Abbau und Ausscheidung von Antikörperkomplexen werden vermutet
- endogene Hyposensibilisierung über Darm und Haut, damit Abbau hypersensitiver Reaktionsweisen
- didaktisch günstiger Einstieg in eine langfristige Ernährungsumstellung, Eliminations- oder Rotationsdiät

4. Bei komplexen chronischen Erkrankungen, Immunkrankheiten: Langes Fasten vermag oft in unlösbar erscheinende Syndrome verändernd einzugreifen. Dabei sind »Fastenkrisen« in Kauf zu nehmen, d.h. phasenhaft akute Verschlimmerungen des Leidens (wie die »Erstverschlimmerung« der Homöopathen) als Zeichen erwachender Selbstheilungsvorgänge. Fastenklinik!

Es erfolgt ein Eingriff in den submikroskopischen Feinbereich: Entsorgung des Grundgewebes (bindegewebige Faserstruktur, zelluläre Elemente, nervales Gitternetz) und Wiederherstellung der Mikrozirkulation (Verringerung der Dicke der kapillaren Basalmembran). Dadurch gelingt offenbar eine Immunmodulation – gemeinsam mit dem schrittweisen Abbau von abgelagerten Immunkomplexen.

Anwendung in der Dermatologie

Indikationen:

- Neurodermitis/endogenes Ekzem im Erwachsenenalter (*Lützner, 1994*)
- akute und chronische Urtikaria (*Lützner, 1993*)
- Allergien, insbesondere gegen Nahrungsmittel/-zusatzstoffe; Fasten als Basisbehandlung vor Ernährungstherapie
- infektionsbegleitende Dermatosen, Grundbehandlung
- Pyodermien v.a., Furunkulose, Akne
- Psoriasis vulgaris
- Fettstoffwechselstörungen der Haut
- Vaskulitiden
- Porphyria cutanea tarda.

Kontraindikationen:

- ungenügender Ernährungszustand/fehlende Gewichtsreserve
- katabole Krankheitsstadien, z.B. bei Karzinomen, Tbc usw.
- fehlende Motivierbarkeit zu eingreifendem Verzicht
- Zumutbarkeit, berufliche und soziale Belastungsphasen.

Praktische Hinweise

Heilfasten bewährt sich in seiner Kurzform (5–10 Tage) als Einstieg in eine Langzeiternährungstherapie (Verzichttraining, Aller-

genkarenz, erste Stufe einer Eliminationsdiät, Ruhigstellung einer akuten Phase.
Es setzt den fastenerfahrenen Arzt voraus – mehrmalige Selbsterfahrung, Weiterbildungskurs (*Lützner, 1993*).
Das eigentliche Heilfasten dauert länger: 14–28 Tage. Es ist der strengste diätetische Eingriff zur Heilung einer chronischen Erkrankung und setzt die Fastenklinik bzw. den ausgebildeten Fastenarzt voraus. Einweisung wie in ein Krankenhaus mit Begründung: Intensivdiätetische Behandlung in einer Fachklinik für ernährungsabhängige Krankheiten (Rückfrage: dermatologische Fälle?). Wünschenswert: Dermatologe an einer Fastenklinik oder dermatologische Klinik mit Fastenabteilung/Fastenarzt.

Basisbehandlung des akuten Schubes:
1. Kurzzeitfasten. Zitrusfrüchte, Obstsäfte und Süßsäfte meiden.
2. Strenge Rohkost (ohne Milch und scharfe Gewürze).
3. Ausscheidungen fördern.
4. Absorption von Allergenen und toxischen Metaboliten.
5. Lokale Hautpflege und Juckreizstillung.
6. Beruhigung des Vegetativums: Frischluftliegen, pflanzliche Sedativa, Homöopathika.
7. Psychotherapeutische Krisenintervention.

Ziel einer solchen zunächst klinischen Akutbehandlung darf nicht nur Hilfe in der Not sein, sondern auch die Kenntnis einer Hilfe zur Selbsthilfe zu Hause.

Literatur und Adressen

1 Buchinger, O. sen.: Das Heilfasten. 23. unver. Aufl. (Hippokrates, 1999)
2 Fahrner, H.: Fasten als Therapie. 2. Aufl. (Hippokrates, 1991)
3 Lützner, H.: Patientenratgeber »Wie neugeboren durch Fasten« und »Richtig essen nach dem Fasten«,(Gräfe und Unzer 1999)
4 Lützner, H.: Aktive Diätetik (Hippokrates, 1993)
5 Lützner, H.: Aktive Diätetik bei Neurodermitis oder endogenem Ekzem. Ärztezeitschr. f. Naturheilverf. 6, 433–438, 1994
6 Wilhelmi de Toledo, F.G., Klepzig, H.: Kurze Geschichte des Fastens. Ärztezeitschr. f. Naturheilverf. 4, 250–258, 1994

Seminare »Heilfasten und Naturheilverfahren im Selbsterlebnis« Organisation: ZÄN, 72250 Freudenstadt, Alfredstr. 21
Ärztegesellschaft Heilfasten und Ernährung, Sekretariat Wilhelm-Beck-Str. 27, 88662 Överlingen
Deutsche Fastenakademie (dfa), Mühlenweg 22, 88633 Heiligenberg/Steigen.

Homöopathie

Markus Wiesenauer

Def.: Die Homöopathie ist eine Arzneimitteltherapie, die nach derzeitigem Verständnis eine Reiz- und Regulationsbehandlung darstellt. Daraus resultieren die therapeutischen Möglichkeiten und Grenzen: Durch das homöopathische Arzneimittel wird ein individueller Arzneireiz gesetzt, der beim kranken Menschen eine Reaktion in Gang setzt (»Anregung körpereigener Selbstheilungskräfte«), die im Idealfall zu einer Heilung führt im Sinne einer kausal-kurativen Behandlung. Dabei basiert die Homöopathie auf dem phänomenologischen und vergleichenden Arzneimittelbild und Krankheitsbild, das durch den Ähnlichkeitssatz beschrieben wird.

Wirkungen

Wenngleich es für die homöopathische Therapie bei dermatologischen Erkrankungen bislang nur wenige klinisch kontrollierte Studien gibt, so kann doch auf ein umfassendes Erfahrungswissen (Empirie) zurückgegriffen werden. Dem homöopathischen Wirkprinzip liegen regulationstherapeutische Effekte zugrunde. Demnach können folgende Erkrankungen besonders gut homöopathisch behandelt werden:

- chronische bakterielle und virale Hauterkrankungen und insbesondere deren Rezidive (z.B. Furunkel, Warzen)
- akute und chronische Allergosen (z.B. atopisches Ekzem, Urtikaria)
- Ekzemkrankheiten.

Die therapeutischen Möglichkeiten hängen auch von der Vorbehandlung sowie der allgemeinen Reaktionslage des Patienten ab. Dementsprechend ist die Homöopathie nicht geeignet zur Erstbehandlung von Epizoonosen und Wurmerkrankungen oder von sexuell übertragbaren Hauterkrankungen. Ebenso wie bei Malignomen kann die Homöopathie jedoch zur Nachbehandlung im Sinn einer spezifischen Abwehrsteigerung eingesetzt werden.

Praktische Hinweise

Nach Indikationsstellung für eine homöopathische Behandlung hängt das weitere Vorgehen in erster Linie vom Krankheitsprozess (akut/chronisch) sowie von der Vorbehandlung ab.

Es empfiehlt sich die Erhebung einer möglichst vollständigen Anamnese nach homöopathischen Kriterien. Dieser lange Weg der Arzneimittelfindung ist unabdingbar für eine sinnvolle Behandlung chronischer Erkrankungen (Personotropie) und Conditio sine qua non für z.B. Autoimmun- und Systemerkrankungen, wobei sich hier ebenfalls die Zusammenarbeit mit einem ausgewiesenen homöopathischen Arzt empfiehlt. In keinem Fall sollten solche Krankheitsbilder ohne genügende praktische Erfahrung mit Konstitutionsmitteln in Hochpotenzen behandelt werden!

Aus praktisch-therapeutischer Sicht empfiehlt sich folgendes Vorgehen (vgl. *Gawlik, 1992*; *Köhler, 1998 u. 1999; Zimmermann, 1984*):

- Bei **akuten und subakuten Krankheiten:** Behandlung auf der organotropen Ebene unter Beachtung des so genannten vollständigen Symptoms; Verwendung des homöopathischen Arzneimittels in tiefen Potenzen (z.B. D4, D6, D12) mit 3–4× tgl. Applikation (initial) und Reduzierung auf 1–2× tgl. res-pektive Absetzen bei fortschreitender Besserung (bei eindeutiger Verschlechterung Therapiepause wegen möglicher Erstverschlimmerung). Bei Persistenz der Symptomatik ist die homöopathische Indikationsstellung einschließlich Arzneimitteldiagnose nochmals zu überprüfen und gegebenenfalls zunächst die Potenz des Homöopathikums zu wechseln.
- Bei **chronischen Krankheiten:** Es sollte grundsätzlich eine umfassende Anamnese angestrebt werden, um das Konstitutionsmittel (= streng individuell gewähltes personotropes Homöopathikum) auswählen zu können.

Ist dieses Verfahren beispielsweise wegen

zu weniger »charakteristischer und eigenheitlicher« Symptome nicht möglich oder besteht eine längere allopathische Vorbehandlung (lokal/systemisch), dann empfiehlt sich aus rein pragmatischen Gesichtspunkten folgendes Verfahren:

- Patienten, die längere Zeit **vorbehandelt** wurden, bedürfen einer systematischen Therapieplanung. Bei längerer externer Vorbehandlung empfiehlt sich die allmähliche Umstellung (Schaukeltherapie) auf homöopathische Externa und das zusätzlich individuell gewählte Homöopathikum.

Wurde der Patient extern und/oder intern vorbehandelt, ist ein Unterdrückungssymptom wahrscheinlich. Nach *Braun* (*1996*) erkennen wir im Unterdrückungssysmptom die nachteiligen Folgen suppressiver äußerer Einwirkungen bzw. Eindrücke, die ein wichtiges Reaktionsphänomen in einem erkrankten Organismus zum Verschwinden brachten, die Krankheit selbst aber in ihren wesentlichen pathogenetischen Bezügen unbeeinflusst ließen. Der Kranke fühlt sich in der Folge nicht erleichtert, sondern erfährt eine allgemeine Verschlimmerung unter Verlagerung der Symptomatik auf andere Organe und Funk-tionsbereiche. In diesem Zusammenhang interessiert insbesondere das medikamentös verursachte Unterdrückungssyndrom. Hierbei wird – vergleichbar mit der Akupunktur – eine Deblockade insbesondere durch Sulfur C30 als streng individuelle Einzelgabe respektive bei anamnestisch bekannter Medikamentunverträglichkeit durch Nux vomica C30 erreicht. Anschließend empfiehlt sich oftmals, vor allem auch bei intestinaler Symp-tomatik (z.B. Flatulenz, Meteorismus, Diarrhö im Wechsel mit Obstipation) die Einnahme von Okoubaka D3.
Darüber hinaus ist auf Wechselwirkungen zwischen Haut und anderen Organsystemen zu achten (»Folgen unterdrückter Hautausschläge«). Hier ist auf die Speziallitaratur zu verweisen.

Das primäre Ziel muss sein, die »allopathische« Vorbehandlung sukzessive zu reduzieren respektive abzusetzen. Das genannte Vorgehen ist sinnvoller, als vom Patienten zu fordern, alle externen Dermatotherapeutika sofort abzusetzen und das personotrope Homöopathikum einzusetzen.

- Gerade während der Behandlung chronischer Krankheiten ist die Beachtung kotherapeutischer Regeln wichtig. Darunter versteht man im engeren Sinn das Vermeiden von »schädigenden Reizen«, die möglicherweise die homöopathische Arzneimittelwirkung »stören respektive im ungünstigen Fall auslöschen« können. Dazu zählen insbesondere Kaffee, Gewürze und ätherische Öle sowie allopathische Arzneimittel. Sie sind möglichst zu vermeiden. (Pharmaka wie z.B. Insulin dürfen aber keinesfalls abgesetzt werden.)

Eigenblutnosode: Einen wichtigen Stellenwert hat auch die Eigenblutnosode (vgl. Tab. unten). Dabei wird dem Patienten ein Blutstropfen (= Ursubstanz) entnommen (Finger-

Eigenblutnosode

1 Tropfen Patientenblut
+
99 Tropfen Äthanol 36 %:
gemischt und 10× kräftig geschüttelt
→ C1 (= 1. Zentesimalpotenz)
1 Tropfen C1
+
99 Tropfen Äthanol 36 %:
gemischt und 10× kräftig geschüttelt
→ C2 (= 2. Zentesimalpotenz)
usw.
(Die Herstellung der benötigten Potenzen kann über die Apotheke als Rezeptur erfolgen, wobei der Ausgangsstoff die 1. Zentesimalpotenz darstellt.)
Übliche Arzneistärken (Potenzen) und deren Dosierung sind:

C5:	3×/Wo. morgens nüchtern 5 Tr.
C7:	2×/Wo. morgens nüchtern 5 Tr.
C9:	2×/Wo. morgens nüchtern 5 Tr.
C12:	1×/Wo. morgens nüchtern 5 Tr. jeweils über 4 Wo.

beere, Ohrläppchen) und nach homöopathisch-pharmazeutischen Vorschriften weiterverarbeitet (potenziert). Generelle Indikationen für Eigenblutnosoden sind hyperergische Krankheitszustände, im klassischen Sinn Al-lergosen, aber auch Autoimmunerkrankungen. Die Dosierung ist – wie in der Homöopathie üblich – streng individuell zu handhaben. Bei Kindern und besonders reagiblen Erwachsenen wie auch bei an Autoimmunerkrankungen leidenden Patienten ist die Einmaldosis auf 1–3 Tropfen zu begrenzen, um »überschießende« Reaktionen des Immunsystems nicht zu provozieren.

Schließlich ist darauf hinzuweisen, dass die Homöopathie mit anderen Naturheilverfahren kombiniert werden kann. Dabei werden im Rahmen eines naturheilkundlichen Behandlungskonzepts insbesondere organotrope Homöopathika eingesetzt, die oftmals miteinander kombiniert werden (»fixe« Kombinationen). Sie enthalten idealerweise 3–5 Einzelmittel mit sich ergänzender organotroper Wirkungsrichtung; sie bedürfen keiner Individualisierung und werden deshalb aufgrund einer klinischen Diagnose eingesetzt.

Dosierungsrichtlinien:

Stadium	Applikationsfrequenz	Beispiel
akut	alle halbe oder volle Std. 3 Tr./1 Tbl.	Urtikaria
subakut	alle 2 Std. 3 Tr./1 Tbl.	Furunkel
chronisch oder seltener	2–3× tgl. 5 Tr./1 Tbl.	endogenes Ekzem
Bei eintretender Besserung ist das Intervall entsprechend zu verlängern!		

Bei Kindern, während der Schwangerschaft und Stillzeit werden bevorzugt Globuli und Tabletten eingesetzt; Dilutionen können wegen des Alkoholgehalts in Wasser verdünnt werden. Dabei entsprechen (3) 5 Globuli = (3) 5 Tropfen = 1 Tablette. Tabletten können auch zerstoßen werden.

Informationen

Fortbildung

- Wer sich intensiver mit der Homöopathie beschäftigen und auch mit Hochpotenzen konstitutionell behandeln möchte, sollte Kurse z.B. in Freudenstadt, Baden-Baden, Bad Brückenau, Celle oder Detmold besuchen. Informationen hierzu beim Deutschen Zent-ralverein homöopathischer Ärzte, Adresse siehe Anhang.
- Die Adressen weiterbildungsermächtigter niedergelassener Ärzte und Kliniken sind bei den jeweiligen Landesärztekammern zu erfahren.

Literatur (Auswahl)

1 Bayr, G.: Hahnemanns Selbstversuch mit der Chinarinde im Jahre 1790 (Haug, Heidelberg 1989)
2 Gawlik, W.: Homöopathie und konventionelle Therapie, 3. Überarb. Und erw. Aufl. (Hippokrates, Stuttgart 1997)
3 Gebhardt, K.H. (Hrsg): Stauffers Homöopathisches Taschenbuch, 26. Aufl. (Haug, Heidelberg)
4 Hahnemann, S. Organon der Heilkunst, 6. Aufl. (Haug, Heidelberg 1996)
5 Kent, J.T.: Repertorium der homöopathischen Arzneimittel, 14. Überarb. Aufl. (Haug, Heidelberg, und Hippokrates, Stuttgart 1998)
6 Köhler, G.: Lehrbuch der Homöopathie, Band I. 7. überarb. Aufl. Band II, 4. Überarb. u. erw. Aufl., 1998 (Hippokrates, Stuttgart)
7 Metzger, J. Gesichtete Homöopathische Arzneimittellehre (Haug, Heidelberg, 1999)
8 Tauscher, M.: Therapiehandbuch Homöopathie. Materia medica mit Fallbeispielen, 2. Aufl. (Urban & Fischer, Stuttgart, 2000)
9 Wagner, H., Wiesenauer, M.: Phytotherapie (Deut. Apotheker-Verlag, Stuttgart 1995)
10 Wiesenauer, M., Elies, M. Praxis der Homöopathie, 3. Aufl. (Hippokrates, Stuttgart, 2000)
11 Wiesenauer, M., Elias, M.: Pädiatrische Praxis der Homöopathie, 3. Überarb. Aufl. (Hippokrates, Stuttgart 1998)
12 Zimmermann, W.: Homöopathische Arzneitherapie (Sonntag, Regensburg, 2001)

Zeitschriften (Auswahl)

Allgemeine Homöopathische Zeitung. Haug, Heidelberg
Zeitschrift für Klassische Homöopathie. Haug, Heidelberg

Mikrobiologische Therapie

Raphael Shimshoni/Andreas Rüffer

Def.: Orale oder parenterale Verabreichung von Mikroorganismen oder deren Bestandteilen zu therapeutischen Zwecken. Für die Effektivität in vielen Bereichen der Medizin gibt es zahlreiche Hinweise (Goldin 1998).
Verwendung finden vornehmlich Produkte von apathogenen E.-coli-Stämmen, Enterokokken und Lactobacillen:

Präparat	Inhalt
Symbioflor® I Tr.	Enterococcus faecalis (Zellen + Autolysat aus 10^7 Bakterien)
Symbioflor® II Tr.	E. coli (Zellen + Autolysat aus 10^7 Bakterien)
Pro-Symbioflor® Tr.	steriles Autolysat von E. coli + Enterococcus faecalis (Autolysat aus 10^7 Bakterien)
Mutaflor® Kps.	lebensfähige E. coli Stamm Nissle
Colibiogen® Tr.; Inj.	Zell- und eiweißfreier Extrakt aus E. coli
Rephalysin® C Drg.	Getrocknete Kultur physiologischer E. coli mit nicht lebensfähigen Keimen
Omniflora® Kps.	Kulturlyophilisat Lactobacillus gasseri, Bifidobacterium longum 8×10^8

Wirkungen auf die Haut

Die Wirkung von mikrobiologischen Präparaten auf die Haut erfolgt indirekt durch den positiven Einfluss auf das Immunsystem und die damit verbundene Stabilisierung der Haut-Schleimhaut-Barriere (Abb. 22)..

Anwendung in der Dermatologie

Eine Anwendung von mikrobiologischen Präparaten ist als unterstützende Therapie bei allen dermatologischen Erkrankungen mit ursächlicher Beteiligung des Immunsystems sinnvoll. In der Literatur sind entsprechende Behandlungen für folgende Erkrankungen beschrieben: Neurodermitis (Lykova et al. 1996), Psoriasis, allergische Erkrankungen (Majamaa 1997), Urtikaria (Ring et al. 199), Quinckesches Ödem, Purpura, Akne, chronisch-rezidivierende Furunkulose.

Neben der immunmodulierenden Wirkung werden für Präparate mit Stoffwechselprodukten von E. coli, insbesondere bei der parenteralen Anwendung, auch antiallergische Effekte propagiert, die denen von Antihistaminika ähneln.

Grundsätzlich ist anzumerken, dass dermatologische Symptome i.d.R. keine eigenständigen Erkrankungen, sondern nur den »oberflächlichen« Ausdruck verschiedenster Grundstörungen darstellen. Ein wichtiger Störfaktor, vor allem bei allergischen Hauterscheinungen, sind hierbei Imbalancen im intestinalen Ökosystem, dessen diagnostische (Stuhlflora, sIgA-Gehalt im Stuhl, Verdauungsparameter usw.) und individuelle therapeutische Berücksichtigung in der Dermatologie daher große Bedeutung besitzt. Die mikrobiologische Therapie dient in diesem Zusammenhang der Stimulation des darmassoziierten Immunsystems und damit der Stabilisierung der Barrierefunktion des Darms.

Praktische Hinweise

- Grundsätzlich ist eine immunmodulierende Therapie nur sinnvoll bei Erkrankungen, die ursächlich im Immunsystem begründet und/oder über dieses zu beeinflussen sind. Eine entsprechende Diagnostik vor und während der Behandlung ist empfehlenswert. Neben der Untersuchung von Immunparametern im Blut kommt besonders der Bestimmung des sIgA im Stuhl Bedeutung zu. Letztere wird von spezialisierten Labors durchgeführt und gestattet Aussagen über den Zustand des darmassoziierten Immunsystems. Verminderte sIgA-

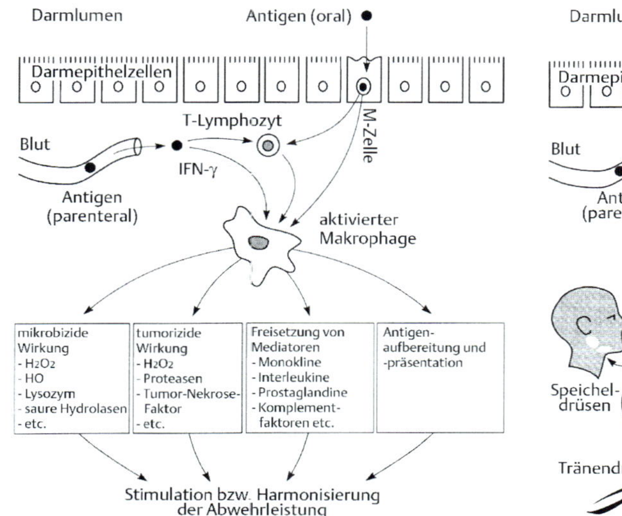

Abb. 22a: Wirkung auf die Abwehrleistung

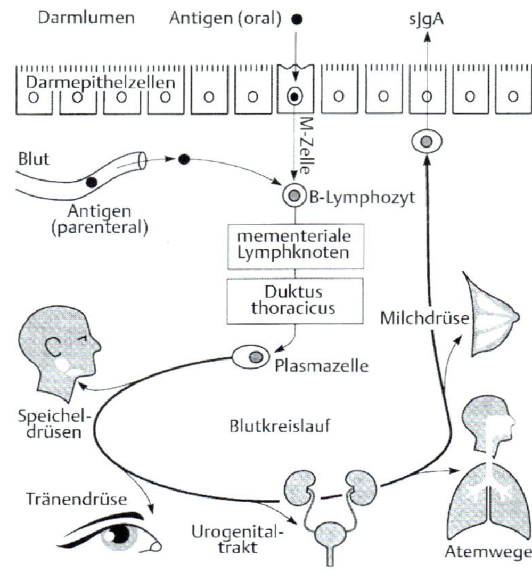

Abb. 22b: Der Weg der Antigene

Gehalte im Stuhl sind eine Indikation für eine mikrobiologische Therapie.

- Nach parenteraler Applikation mikrobiologischer Präparate sind die Patienten für 30 min hinsichtlich möglicher Überreaktionen unter Beobachtung zu halten (vor allem Pa-tienten mit Allergieneigung).

- Bei oraler Applikation mikrobiologischer Präparate ist zur Erreichung eines therapeutischen Effekts eine Mindestmenge an Mikroorganismen von 10^7-10^8 KbE (Kolonie bildende Einheiten) notwendig.

- Unterschiedliche Immunogenität der Mikroorganismen beachten: E. coli u.a.

Enterobacteriaceae sind bei oraler Anwendung beispielsweise stärker immunogen als Lactobacillus sp., Bifidobacterium sp. und Enterococcus sp.; daher individueller Einsatz in Abhängigkeit von der Reaktionslage des Patienten:

▶ Bei überschießenden Reaktionen entsprechend schwächere Antigene wählen.
▶ Bei Nichtansprechen (Kontrolle des fäkalen IgA) stärkere Antigene und/oder andere Applikationsart einsetzen.
▶ Die Behandlungsdauer richtet sich nach Art und Schwere der Erkrankung, daher Verlaufskontrollen (Immunparameter im Blut, Bestimmung des fäkalen IgA im Stuhl).

Literatur

J. Ring, S. Plötz, S. Thomson und D. Abeck: Die biologische Urtikaria-Therapie. Klinische Prüfung der Symbioselenkung mittels einer randomisierten, monozentrischen, placebo-kontrollierten Doppelblindstudie zur Bestimmung der Wirksamkeit bei chronisch-idiopathischer Urtikaria. Publiziert im Internet, München 1999

Majamaa H. & Isolauri E. (1997) Probiotics: a novel approach in the management of food allergy. J. Allergy Clin. Immunol 99, 179–185, 1997

Lykova et al. Z. Mikrobiol. Epidemiol 1996

Goldin BR: Health benefits of probiotics. Br J Nutrition 80, Suppl. 2 S. 203–207, 1998

Neuraltherapie

Monika Vogel

Def.: Neuraltherapie ist eine regulative Behandlungsmethode zur Beeinflussung funktioneller Störungen. Durch Lokalanästhetikainjektionen wird neben der anästhetisierenden Wirkung auch ein zellmembranspezifischer Effekt genutzt.

Geschichte: Bereits 1898 beschrieb Schleich die Anwendung von Lokalanästhetika auch zu Heilzwecken. Das klassische Neuraltherapeutikum Procain führte Einhorn 1905 als erstes synthetisches Lokalanästhetikum unter dem Namen Novocain ein. Namhafte Ärzte wie Spiess, Leriche u.a. hoben die antientzündliche Wirkung der Lokalanästhetika und deren Einfluss auf das sympathische Nervensystem hervor.
Die Begründer der Neuraltherapie sind die Gebrüder Ferdinand und Walter Huneke (1925). In der »Heilanästhesie« verwendeten sie in großem Umfang Procain (Impletol) zur lokalen und Segmenttherapie. Der Begriff »Neuraltherapie« wurde von dem Berliner Arzt v. Roques 1938 geprägt.
F. Huneke beobachtete im Laufe seiner Behandlungen bei der Störfeldausschaltung das »Sekunden-Phänomen« (1940): Nach Unterspritzung einer Knienarbe kam es bei einer Patientin mit chronischem Schulterschmerzen »Sekunden«-schnell zu kompletter Schmerzfreiheit. Die Gebrüder Huneke untersuchten daraufhin systematisch die Effekte von Narben und anderen Störfeldern auf chronische Krankheitssymptome. Sie stellten fest, dass die Unterspritzung mit Procain vielfach zu einer Besserung oder Abheilung führte.
Obwohl diese Methode aufgrund praktischer Erfolge und einer großen Anhängerschaft grundlegende Bedeutung in der Medizin erhielt, stiess die Deutung der auftretenden Phänomene bei vielen Schulmedizinern und Wissenschaftlern auf geringe Akzeptanz. Erst die moderne Grundlagenforschung über das Zelle-Milieu-System (Pischinger und Heine 1983), die Informationsübertragung durch Photonenquanten (Popp) und die Einbeziehung kybernetischer Informationstheorien über die Matrix machen die pathophysiologischen Abläufe der Neuraltherapie heute schrittweise erklärbar.

Anwendungsformen

Aus der Anamnese und der klinischer Untersuchung wird das therapeutische Vorgehen festgelegt.
Unter Berücksichtigung eines patientenschonenden, sparsamen und gezielten Einsatzes der Neuraltherapie ergeben sich drei Anwendungsformen, die sinnvollerweise kombiniert werden können:

- **Lokale Anwendung:** umfasst
  - die subkutane und intrakutane Umspritzung bzw. Unterspritzung der veränderten Gewebebezirke (z.B. Effloreszenzen, Entzündungen, Primärherde, Insektenstiche, Wucherungen, Ulzerationen, Narben usw.) mit feinster Nadel vom Rand her.
  - die Infiltration von großflächigen Hautgebieten mit Air-bloc (z.B. große Narben, Herpes zoster-Effloreszenzen, Neuralgie-Areale).

- **Segmentbehandlung:** umfasst
  - Injektionen an alle Strukturen, die von einem spinalen Segment und den dazugehörigen Grenzstrangganglien bzw. großen Ganglienplexus innerviert werden (Haut, Unterhaut, Muskulatur, Sehnen, Periost, Gelenke, inneres Organ sowie Nerven und Ganglien);
  - Quaddelung der Haut (Head'sche Zonen);
  - Injektion an Nervenaustrittspunkte, Triggerpunkte, Periostpunkte;
  - Facetteninfiltration nach *Mink*;
  - Injektion an die Spinalwurzel (*Fervers* und *Shaw*);
  - Injektion an den Grenzstrang, an Ganglien, an Ganglienplexus.

● **Störfeldbehandlung:** Da jede Stelle des Körpers durch abgelaufene oder noch aktive Entzündungen oder durch Reizprozesse chemischer, physikalischer oder traumatischer Ursache Störfeldcharakter erlangen kann, wird der Organismus von Dauerreizen belastet, wobei eine erneute Belastungssituation einen Sekundärreiz darstellen kann, der in einem prämorbiden Terrain (Locus minoris resistentiae) den Ausbruch von Krankheitssymptomen bewirkt.

Störfeld

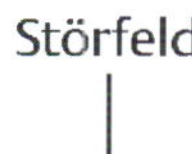

Organismus mit Locus minoris resistentiae

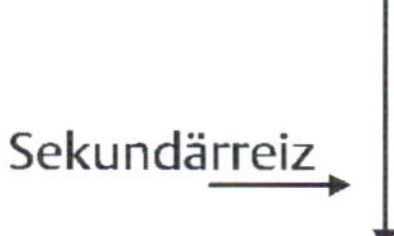

Ausbruch von Krankheitssymptomen

Es ergibt sich daraus die neuraltherapeutische Behandlungsstrategie der in Frage kommenden Organe bzw. der morphologischen Regionen (Vgl. Anamnese, klinische Untersuchung). Die meisten Störfelder liegen im Kopfbereich (Stirn-, Kieferhöhlen; Zahn-Kieferbereich, Tonsillen, Ohren). Zur Diagnostik sind die Adler-Langer'schen Druckpunkte hilfreich. Spezielle Injektionstechniken erlauben die Behandlung innerer Organe.

Anwendung in der Dermatologie

Die Neuraltherapie wird in der Dermatologie nach den gleichen Prinzipien wie in der Schmerztherapie eingesetzt, d.h. als lokale, segmentale und Störfeldbehandlung. Den Weg des neuraltherapeutischen Vorgehens findet man mit Hilfe der genauen klinischen Untersuchung und Anamnese.

● **Lokale Behandlung:** Lokale Reize chemischer und physikalischer Qualität sowie Toxine führen meist zu begrenzten Hautreaktionen. Diese werden auch lokal behandelt, d.h., sie werden mit dem Lokalanästhetikum ein- bis zweimal wöchentlich um- bzw. unterspritzt, um Entzündungen, allergische Reaktionen (Verhinderung des Arthus-Phänomens) und Infektionen einzudämmen. Es betrifft alle Effloreszenzen, Infektionen der Haut, Einwirkungen von Toxinen, z.B. Insektenstiche, Schlangenbisse und allergische Reaktionen, Verbrennungen und Erfrierungen. Weiterhin können benigne Tumoren, Pigmenterkrankungen, Haarerkrankungen, Narbenbildung, Wundheilungsstörungen und Ulzera lokal neuraltherapeutisch behandelt werden.

● **Segmentbehandlung:** Die Haut als Projektionszone innerer Organe reagiert bei deren funktionellen Störungen stellvertretend als Ausscheidungsorgan. Dies kann Hauterkrankungen zur Folge haben. Da die Haut (Head'sche Zone) mit den entsprechenden spinalversorgten Partnern eines Segmentes und dem inneren Organ nerval verschaltet ist, wird durch Injektion an einen oder mehrere Partner eines spinalen Segmentes (Haut, Unterhaut, Muskulatur, Gelenke, inneres Organ) über kutiviszerale und viszerokutane Reflexe ein regulativer Einfluss bewirkt.

Die neuraltherapeutische Segmentbehandlung erfolgt durch:

- Quaddelung der Haut bei Infiltration;
- Injektion an Spinalnerven;
- Injektion an die kleinen Wirbelgelenke als indirekte Injektion an den Grenzstrang des Sympathikus nach *Mink* (entsprechend den Hua Tuo-Punkten der Akupunktur):

Herz	Th 4/5
Lunge	Th 3/4 7/8
Magen	Th 6/8
Pankreas	Th 7/8
Leber	Th 6/10
Niere	Th 10/11
Blase	Th 12/L1
Bein	L 2/3
Gyn. Raum	L 1/-3, L5/S1, S2/3

- Injektion direkt an den Grenzstrang des Sympathikus,
- Injektionen an Ganglien und Ganglienplexus.

Die Störfelder aus dem Kopfbereich (Nasennebenhöhlen, Zähne, Tonsillen, Ohren) bedingen regelmässig Kopfgelenksstörungen, die wiederum über Funktionsketten fortgeleitet werden (C0/C1 – C4 – Th4 – Th10 – L5/S1-6).

Die zu diesen Segmenten gehörenden Organe werden dadurch fazilitiert und verlieren einen Teil ihrer optimalen Leistungsfähigkeit (ohne paraklinisch fassbare Parameter). Im entsprechenden Dermatom ist dies an Veränderungen des Verquellungszustandes, der Farbe und Funktion ablesbar. Der Ausbruch eines Herpes zoster im Innervationsbereich eines Spinalnervs, kann auf die Erkrankung des zum Segment gehörenden inneren Organes hindeuten.
Milieuveränderungen im Dermatom, hervorgerufen durch Erkrankungen innerer Organe, können die lokale Infektion durch Bakterien, Viren und Pilze begünstigen. Die Zuordnung ist am leichtesten über die »Schröpfzonen nach Abele« zu erkennen. Auch Somatotopien sind zur Diagnose und Therapie von Hauterkrankungen heranzuziehen.
Die neuraltherapeutische Behandlung funktionsgestörter Organe über das Segment, den Grenzstrang, die Löschung über Funktionsketten ist Voraussetzung zur Leistungsoptimierung dieser Organe und der daraus folgenden Verhinderung der Ausleitung über die Haut.
Besonders somatoviszerale Afferenzen aus dem dysbiotisch, toxisch belasteten Darm (Th 10) bedingen Leber- und Nierenausleitungsstörungen und erhöhen Afferenzmuster über Sympathikus und Vagus zum Ganglion cervicale superius, d.h. zu Kopfgelenken und Auslösung von Funktionsketten. Die muskulösen Fehlhaltungen mit statischer Fehlhaltung bedingen auch eine verminderte Vitalkapazität und reduzieren dadurch die Sauerstoffversorgung des Körpers mit möglichen Veränderungen der Haut.

- **Störfeldbehandlung:** Störfelder können durch Reizüberflutung zur Entgleisung der Homöostase führen und somit auch dermatologische Erkrankungen bedingen (s. Segmenttherapie). Bei generalisierten Erkrankungen der Haut ist immer eine Störfeldsuche angezeigt, da jede Erkrankung störfeldbedingt sein kann. Ca. 70 % aller Störfelder liegen im Kopfbereich (Nasennebenhöhlen, Zähne, Tonsillen, Ohren). Durch Fehlernährung, Spurenelementmangel, Schwermetallbelastung usw. beeinträchtigte innere Organe, wirken im Sinne eines Störfeldes auf den Organismus. Bei der Behandlung der Folgekrankheiten ist es sinnvoll, die Störfeldbehandlung mit der Segmenttherapie zu kombinieren, um die Ausscheidungsfähigkeit der inneren Organe zu verbessern.

- **Weitere neuraltherapeutische Anwendungen:** Wenn die spinale Reflexleitung unterbrochen ist, kann die neuraltherapeutische Injektion in oder an Gefässe erfolgen. Somit wird über das sympathische Gefässgeflecht und die Ausbreitung über vasale Zonen behandelt. Durch Injektionen an übergeordnete Ganglien (G. cervicale superius, Keilbeinhöhle mit Wirkung auf die Hypophyse) kann bei Autoimmunerkrankungen und kortisonabhängigen Krankheitsbildern regulativer Einfluss genommen werden.

Praktische Hinweise

- **Anamnese:** Wichtig ist es, mögliche Störfaktoren auf die Grundregulation zu finden. Erhoben werden chronologische Angaben des Patienten über alle seit der Geburt durchgemachten Krankheiten, physischen und psychischen Belastungssituationen. Das können sein:

- Dentitionen mit auffälliger Belastungssymptomatik z. B. Fieber, Durchfälle, Leistungsknick (Durchbruch der Weisheitszähne);

- Pubertätskrisen (Menarche, Kohabitarche, Geburten);
- Operationen (Tonsillektomie, Appendektomie, usw.), Unfälle;
- durchgemachte Erkrankungen (Diphtherie, Scharlach, Sinusitiden, Otitiden, gyn. Erkrankungen usw.);
- Zahnbehandlungen (evtl. Panoramaaufnahme anfordern).

Die Fragen nach Erbkrankheiten (fam. Disposition) und der Lebensweise (Raucher, Noxen, Stress, Ernährung usw.) geben Aufschlüsse über geschwächte bzw. prämorbide Organbereiche. Alle Narben sind für die Störfeldfindung wichtig, besonders die von schlecht heilenden Wunden oder juckende und gereizte Narben (z.B. Nabelheilstörungen und Milchschorf häufig bei Neurodermitis).

● **Klinische Untersuchung:**Bei der Ganzkörperuntersuchung ist besonders auf Narben zu achten. Auch kleinste Verletzungsnarben können Störfeldcharakter haben.

- Hautveränderungen (z.B. Verquellungen, Entzündungen, Pigmentierung, Behaarung, Schuppung usw.) in segmentale Bezüge zu inneren Organen bringen (Head'sche Zonen);
- Beurteilung des Waldeyer'schen Rachenringen (TE-Narben, roter Saum) als Abwehrorgansystem;
- Beurteilung des Zungenbelages (Schwächen von Organsystemen);
- Zähne (Füllungen, verschiedene Metalle, Zahnstellung);
- Einbeziehung von Akupunkturmeridianen und Somatotopien, um funktionelle Ketten zu erkennen und diese komplex zu behandeln.

- Ertasten der Adler-Langer'schen Druckpunkte: (Lit.: Langer, Ärztezeitschr. f. Nathf. 35, 10 (1994)). Sie dienen der schnellen Feststellung aktiver Störfelder im Kopfbereich. Es sind druckschmerzhafte Verquellungszonen im Bereich der Querfortsätze der HWS von C 1-7, die subokzipital im Bereich des N. occipitalis minor und paravertebral im Bereich der Querfortsätze der HWS liegen. Druckpunkte werden zugeordnet bei

C 0 Erkrankungen der Stirnhöhle und des oberen Nasenrachenraumes;
C 1 Störungen der Kieferhöhle, Siebbeinzellen und des unteren Nasenraumes. Gleichzeitiger Druckpunkt am N. supra- bzw. infraorbitalis beweist den lokalen Zusammenhang;
C 2 Erkrankungen der Zähne des Oberkiefers;
C 3 Erkrankungen der Zähne des Unterkiefers;
C 4-7 Erkrankungen der Tonsillen und der Ohren bei längerer Krankheitsdauer;
C 7 bzw. oberer Trapeziusrand (entsprechend 3E 15) bei frischen Tonsillen- und Ohrenerkrankungen, auch als typische Infektfolgen.

● **Neuraltherapeutika:** Zur neuraltherapeutischen Injektion werden Lokalanästhetika vom Estertyp wie Procain oder vom Amidtyp wie Lidocain in 0,5- bis 1,0 %iger Lösung ohne Zusätze verwendet. Procain besitzt eine kürzere Halbwertzeit und damit eine bessere Steuerbarkeit und geringere Toxizität als Lidocain. Procain hat auf Grund seiner Metaboliten (Diaethylaminoaethanol) neben dem sympatholytischen noch den gefäßdilatatorischen Effekt. Bei Verwendung von Durchstichflaschen mit Konservierungsstoffen (Methyl-4-hydroxybenzoat) kann eine Parabenallergie möglich sein, deshalb Ampullen verwenden.

Maximaldosen:
300 mg = 30,0 ml 1,0 %iges Procain

200 mg = 20,0 ml 1,0 %iges Lidocain

Zwischenfälle treten meist durch Überdosierung infolge zu großer Mengen Lokalanästhetika oder zu hoher Anflutungsgeschwindigkeit im Blut bei Injektion in stark durchblutete Regionen auf. Intoxikationen äußern sich in anfänglichen Unruhezuständen mit Krämpfen (Hemmung der deszendierenden Hemmung), die in Lähmungen mit Bradykardie und Blutdruckabfall übergehen können (s. Notfallmaßnahmen: Schocktherapie). Allergische Reaktionen sind von einer Urtikaria bis zu anaphylaktischen Schock möglich, sowohl durch das Medikament als auch durch die Konservierungsstoffe (s. Notfallmaßnahmen: Allergie).

● **Indikationen:** Die Neuraltherapie ist als adjuvante Maßnahme grundsätzlich bei einer großen Anzahl von dermatologischen Erkrankungen einsetzbar. Schwerpunkt sind:

- Chronische Schmerzen
- Erregerbedingte Hauterkrankungen
- Chronisch entzündliche Dermatosen.

● **Kontraindikationen**:

- Mangel an Pseudocholinesterase (Myasthenia gravis);
- Blutungsneigung (Hämophilie, Antikoagulantien)

Die entsprechenden Injektionstechniken müssen in Spezialkursen erlernt werden (Lit.: Badtke/Mudra, Neuraltherapie; Dosch, Lehrbuch der Neuraltherapie nach Huneke). Von der Injektion tieferer Strukturen wie Ganglien und Nervenplexen ist dem Ungeübten dringend abzuraten.

Ordnungstherapie

Matthias Augustin

Def.: Umfassendes, übergeordnetes Behandlungsprinzip der Naturheilverfahren, mit dem der Patient in seiner Lebensordnung und hinsichtlich seiner Behandlung begleitet wird. Zur Ordnungstherapie gehören die psychosomatischen, soziokulturellen, politischen, ökonomischen und ökologischen Bedingungen des Patienten.

Entstehung: Der Begriff »Ordnungstherapie« wurde von Kneipp im 19. Jahrhundert geprägt, der diese als eine seiner 5 Therapiesäulen ansah. Die Ordnungstherapie gehört somit zu den klassischen Naturheilverfahren, wenngleich sie von Kneipp selbst nie definiert wurde. In Anlehnung an den antiken Begriff »Diaita«, welchen die Griechen nicht nur für die Ernährung, sondern für die gesamte Lebensweise verwendeten, versuchte Kneipp ordnend auf die Lebensführung seiner Patienten einzuwirken. In der Annahme, dass eine gestörte Ordnung im Organismus zu Krankheiten führt bzw. der Gesundung entgegensteht, bezogen Kneipp und später auch andere Therapeuten die Vermittlung von Ordnungsprinzipien in das Heilungskonzept ein.

Unter dem Titel »Ordnungsgesetze des Lebens« veröffentlichte Bircher-Benner 1937 ein grundliegendes Werk zu der Ordnung von Lebensrhythmus, Seelenleben, körperlichen Vorgängen und der Nahrung.
Aus heutiger Sicht sind die ordnungstherapeutischen Prinzipien hochaktuell, da sie eine umfassende, somatische wie psychosomatische Faktoren einbeziehende Therapie unter weitgehender Aufklärung und Mitverantwortung des Patienten propagieren.

Wirkungen der Ordnungstherapie

Als übergeordnetem Behandlungsprinzip kommen der Ordnungstherapie keine distinkten Wirkungen zu. Sie hat aber zum Ziel, die Selbstverantwortung des Patienten zu fördern, in primärer wie auch sekundärer bzw. tertiärer Sicht präventiv zu wirken, den Patienten zu mehr Bewusstsein über seine Gesundheit zu führen und die Lebensqualität des Patienten zu verbessern (salutogenetisches Prinzip). Auch kann die Ordnungstherapie zu einer ökonomisch günstigeren Behandlung beitragen.

Anwendungsformen

Ordnungstherapeutische Maßnahmen begründen sich im ärztlichen Gespräch und im Arzt-Patienten-Verhältnis. Hier werden die erforderlichen einzelnen Maßnahmen für die Behandlung besprochen, koordiniert und eingeleitet. Häufig zur Anwendung kommen Ansätze, wie sie im Rahmen der psychosomatischen Grundversorgnung erworben werden. Jede Art weiterer Therapie bis hinzu psychotherapeutischen Maßnahmen können indiziert sein (siehe psychosomatische Medizin).
Von großem Wert für das ordnungstherapeutische Vorgehen sind auch Grundkenntnisse der psychosomatischen Medizin, aus der sich wiederum Indikationen zu psychotherapeutischen Maßnahmen oder Entspannungsverfahren ableiten können.

Anwendung in der Dermatologie

Insbesondere bei vielen chronischen und chronisch rezidivierenden Dermatosen kommt der Lebensführung und der Patienten-Mitverantwortung eine hohe Bedeutung zu (Tab. 17, S. 327. Gesundheitsbewusstes Verhalten und die Vermeidung von Triggerfaktoren sind z.B. für die chronisch entzündlichen Dermatosen wie Psoriasis, Neuroder-

Tab. 11: Bereiche der Ordnungstherapie bei Hauterkrankungen

Lebensführung
- Lebens/Arbeitsrhythmus
- Einplanen von Erholung und Urlaub
- Nahrung – Qualität, Aufnahme
- Umweltbelastungen
- persönliche Ressourcen?

Psychosoziale »Ordnung«
- Lebensqualität – wo eingeschrängt?
- sozialer Austausch
- Sexualität
- Glaubensfragen
- persönlicher Lebenssinn, Prioritäten

Therapie
- Nutzung von Licht, Luft, Wasser, Wärme
- Einhalten von Therapieplänen
- Erörtern von Therapiealternativen
- Beratung, Bestätigung
- Risikoverhalten
- Arzt-Patient-Verhältnis

mitis, Akne oder periorale Dermatitis von großer Bedeutung. Ebenso ist bei praktisch allen Hauterkrankungen die Compliance des Patienten für den Krankheitsverlauf mitentscheidend. Zu den ordnungstherapeutischen Maßnahmen gehört etwa die Vermittlung von Eigenverantwortung und Mitarbeit bei chronischen Wunden (z.B. Ulcus cruris) oder malignen Hauttumoren unter Chemoimmuntherapie.

Grundsätzlich ist also bei jeder dermatologischen Behandlungsmaßnahme ordnungstherapeutisches Denken und Handeln indiziert. Dies gilt um so mehr, je therapieresistenter die Erkrankung ist und je stärker psychosoziale Faktoren in den Behandlungsverlauf hineinspielen.

Praktische Hinweise

Vgl. Kapitel »Psychosomatische Medizin«, S. 350

Literatur

1 Adler, R., Bertram, W., Haag, A. (Hrsg.): Integrierte Psychosomatische Medizin in Praxis und Klinik (Schattauer, Stuttgart 1992)
2 Bircher-Benner, M.: Ordnungsgesetze des Lebens (Bircher-Benner, Friedrichsdorf 1999)
3 Dethlefsen, T.: Krankheit als Weg (Goldmann, München 2000)
4 Kienle, G.S.: Der sogenannte Placeboeffekt (Schattauer, Stuttgart 1995)
5 Kollath, W.: Die Ordnung unserer Nahrung (Haug, Heidelberg 1998)
6 Köster, W.: Spiegelungen zwischen Körper und Seele (Haug, Heidelberg)
7 Lowen, A.: Bioenergetik. Therapie der Seele durch Arbeit mit dem Körper (Rowolth, Reinbek 1998)
8 Uexküll, T. et al. (Hrsg.): Lehrbuch der Psychosomatischen Medizin. 5. neubearb. u. erweiterte Aufl. (Urban & Fischer, München 1995)

Orthomolekulare Medizin

Matthias Augustin

Def.: Nährstofftherapie; Behandlung mit körpereigenen, für die Gesundheit wichtigen Substanzen (nach *Linus Pauling*). Verwendet werden vorwiegend Vitamine, Mineralstoffe, Aminosäuren, Fettsäuren, Enzyme oder vitaminähnliche Substanzen. Mit der erhöhten Zufuhr dieser Substanzen sollten a) etwaige Mangelzustände ausgeglichen und b) pharmakologische Effekte erzielt werden.

Entstehung: Die orthomolekulare Therapie wurde zuerst von Linus Pauling in den USA propagiert, der insbesondere die höchst dosierte Vitamin-C-Anreicherung der Ernährung vertrat. Durch die zunehmenden Erkenntnisse der Wichtigkeit von Nährstoffen für den Organismus gewann auch die Substitutions- oder Pharmakotherapie dieser Substanzen an Bedeutung. die Dosierungsrichtlinien für die tägliche Zufuhr bzw. therapeutische Zufuhr von Nährstoffen sind bis heute nicht ausreichend vereinheitlicht.

Wirkungen der orthomolekularen Therapie

Den in Tab. 12 genannten Nährstoffen kommen jeweils bestimmte, z.T. sehr breite Funktionen im Organismus zu. Die Substitution mit diesen Nährstoffen im Mangelzustand führt zu einer Verbesserung der jeweiligen Funktionseinbußen. Die Wirkung erhöhter therapeutischer Gaben bei Abwesenheit von Mangelzuständen wird uneinheitlich bewertet und muss für jeden der Stoffe einzeln diskutiert werden. Zahlreiche Wirkungen der Nährstoffe auf die Haut werden diskutiert.

Anwendungsformen

Orthomolekulare Präparate werden in der Regel peroral, z.T. parenteral eingesetzt. In manchen Fällen ist auch eine topische Anwendung möglich (z.B. Calcipotriol, zinkhaltige Externa).

Anwendungen in der Dermatologie

Nebenwirkungen und Kontraindikationen

Die wichtigsten Kontraindikationen und Nebenwirkungen sind in Tab. 14 zusammengefasst.

Praktische Hinweise

Diagnostik von Nährstoffmangelzuständen

Nährstoffe können in Serum, Vollblut, Urin und Haarproben analysiert werden. Die Aussagekraft jedes einzelnen Materials ist jeweils begrenzt und muss für den einzelnen Nährstoff kritisch gesehen werden.

Therapie mit orthomolekularen Präparaten

Mangelzustände der jeweiligen Nährstoffe sind relativ selten und bedürfen neben einer anamnestischen Erklärung auch eines diagnostischen Nachweises. Häufiger werden Nährstoffe daher bei erhöhtem Bedarf (z.B. Schwangerschaft, Rekonvaleszenz, starke physische oder psychische Belastungen) eingesetzt. Die in Tab. 11 genannten therapeutischen Dosierungen gelten hier nur bedingt, eher ist die Situation im Einzelfall ausschlaggebend. In der Regel sollte eine unterstützende Behandlung mit orthomolekularen Präparaten für mehrere Monate durchgeführt und der Verlauf kritisch beobachtet werden, bevor Aussagen über ihre Wirksamkeit möglich sind.

Tab. 12: Tageszufuhr und therapeutische Dosierung wichtiger Nährstoffe

Nährstoff	empfohlene Tageszufuhr mit der Nahrung	therapeutische Dosierung
Vitamin A	4000–5000 I.E.	10 000–50 000 (Schwangere max. 8000–10 000) I.E.
β-Carotin	3 mg	5–50 mg
Vitamin B_1	1,0–1,5 mg	10–1000 mg
Vitamin B_2	1,2–5 mg	10–50 mg
Niacin (B_3)	15–20 mg	50–4000 mg
Pantothensäure	4–7 mg	50–1000 mg
Vitamin B_6	1,5–2,0 mg	10–200 mg
Folsäure	0,16–0,2 mg	0,4–5 mg
Vitamin B_{12}	2 µg	10–1000 µg
Biotin	30–100 µg	300–5000 µg
Vitamin C	75 mg	50–10 000 mg
Vitamin D	200 I.E.	400–1000 I.E.
Vitamin E	8–12 I.E.	100–1200 I.E.
Vitamin K	65–80 µg	30–100 µg
Pangamsäure	5 mg	bis 240 mg
Lezithin	1–3 g	5–10 g
Chrom	50–200 µg	100–300 µg
Eisen	10–18 mg	10–100 mg
Fluor	1 mg	1–(100, ggf. bei Osteoprose) mg
Jod	0,1–0,25 mg	0,1–1,5 mg
Kalium	3–4 g	1–8 g
Kalzium	800–1200 mg	1000–1500 mg
Kupfer	1–3 mg	2–4 mg
Magnesium	280–350 mg	300–900 mg
Mangan	2–5 mg	2–50 mg
Molybdän	75–250 µg	100–1000 µg
Selen	50–200 µg	50–300 µg
Zink	12–15 mg	20–100 mg
Umrechnung: 1 g = 1000 mg = 1 000 000 µg		

Die Anwendung von Vitamin- und Antioxidanzien-Präparaten (z.B. Glutation, Selen) im Rahmen der Malignomtherapie wie auch bei chronischen Erkrankungen ist heute weit verbreitet, jedoch nur teilweise durch Studien belegt.

Ein weiterer Einsatzbereich von orthomolekularen Substanzen ist die Behandlung von Schwermetallbelastungen, z.B. in den folgenden Antagonistenpaaren: Kalzium–Aluminium, Calcium–Blei, Selen–Quecksilber, Zink–Kadmium.

Tab. 13: Häufig genannte dermatologische Indikationen orthomolekularer Präparate

	Vitamin C	Vitamin B_{12}	Vitamin B_6	Vitamin B_2	Vitamin B_1	Vitamin E	Vitamin A	Vitamin D	Lysin	ZInk	Pantothensäure	Kalzium	Magnesium	Mangan	Methionin	Omega-3-Fettsäuren	β-Carotin	Filsäure	Lithiumsuccinat	Selen	Eisen	Kupfer	Phenylalanin
Acne vulgaris						×	×			×										×			
Allergien	×						×				×	×	×	×	×								
Alopezie			×	×						×	×				×							×	
Aphthen	×									×											×		
atopisches Ekzem																×							
Glossitis		×	×	×														×					
Herpes labialis	×								×														
Herpes simplex	×								×														
Herpes zoster		×																					
Immunstimulation	×		×				×			×													
malignes Melanom	×					×				×													
mukokutane Kandidose										×													
palmoplantare Hyperkeratose							×																
Psoriasis								×												×			
Schmerz					×																		×
seborrhoisches Ekzem																		×	×				
Stomatitis										×											×		
Urtikaria/ Quincke-Ödem	×											×					×						
Wundheilung	×																	×					
Zahnfleischbluten	×																						

Tab. 14: Nebenwirkungen/Kontraindikationen der orthomolekularen Substanzen

Nährstoff	mögliche Nebenwirkungen, Kontraindikationen
Vitamin A	Fruchtschädigung in der Schwangerschaft (Schwangere max. 8000–10 000 I.E./Tag)
β-Carotin	Vitamin A
Vitamin B_1	selten Überempfindlichkeitsreaktion
Niacin (Vitamin B_3)	Patienten mit hohen Harnsäurespiegeln wegen Gefahr der Ablagerung von Harnsäure in den Gelenken, Auslösung von Gichtanfällen
Vitamin C	in sehr hohen Dosen (10 g und mehr) Magenbeschwerden oder Durchfall möglich
Vitamin D	nicht bei zuviel Kalzium im Blut (Hyperkalzämie), vorsichtig bei bekanntem Nierensteinleiden oder Sarkoidose anwenden, in der Schwangerschaft keine hohen Dosen (über 400 I.E.)!
Eisen	Eisenspeicherkrankheiten und Eisenverwertungsstörungen, Magen-Darm-Beschwerden oder Verstopfung kommen bei hohen Dosen recht häufig vor
Kalium	nicht bei eingeschränkter Nierenfunktion oder Morbus Addison anwenden, als Nebenwirkungen können Übelkeit, Erbrechen, Sodbrennen, Blähungen, Durchfälle auftreten, bei Verwendung retardierter Präparate (verzögerte Abgabe des Wirkstoffes) in seltenen Fällen Magenschleimhautschäden und Magen-Darm-Blutungen
Kalzium	nicht bei stark eingeschränkter Nierenfunktion
Magnesium	nicht bei stark eingeschränkter Nierenfunktion anwenden, bei hoher Dosierung sind Durchfälle möglich
Zink	nicht bei stark eingeschränkter Nierenfunktion anwenden
Fluor	sehr hohe Dosierungen: Schmelzdefekte, Störungen im Knochenstoffwechsel
Jod	Hyperthyreose

Informationen

Adressen

- Stiftung zur Internationalen Förderung der Orthomolekularen Medizin, Postfach, CH-8640 Rapperswil
- Analyselabors (Haarmineralanalyse, Urin, Serum, Vollblut): Micro Trace Minerals, Labor Blaurock-Busch, Röhrenstr. 20, 91217 Hersbruck, Tel. 09151/4332
- Minerallab Schweiz, Postfach, CH-8800 Thalwil
- Laboratorium für spektralanalytische und biologische Untersuchungen Dr. Bayer GmbH, Bopserwaldstr. 26, 70184 Stuttgart

Literatur

1. Burgerstein, Lothar: Burgersteins Handbuch Nährstoffe. 9. Aufl. (Haug-Sachbuch, 2000)
2. Griffith, H.W.: Complete Guide to Vitamins, Minerals and Supplements (Fisher Books, Tucson, Arizona 1988)
3. Pfeiffer, C.C.: Nährstofftherapie bei psychischen Störungen. 4. Aufl. (Karl F. Haug, Heidelberg 1993)
4. Schmiedel, V. (Hrsg.): Ganzheitliche Diätetik (Aescura, München 1998)
5. Schünke et al.: Orthomolekulare Medizin. 1. Aufl. (Bio-Medoc, Lürschau 1991)
6. Schünke, G., Kuhlmann, D., Lau, W.: Arbeitsbuch Orthomolekulare Medizin (Hippokrates, Stuttgart 1996)
7. Vitamine, Mineralstoffe, Spurenelemente in der Medizin, Ernährung und Umwelt. Periodisch erscheinende Zeitschrift (Hippokrates,

Physikalische Therapien
Hydro- und Thermotherapie

Jürgen Rohde

Def.: Hydrotherapie ist die Anwendung des Wassers in festem, flüssigem und dampfförmigem Aggregatzustand als Therapie (zur Heilung und Linderung von Krankheiten und Beschwerden), zur Prophylaxe (z.B. Abhärtungsmaßnahmen zur Steigerung der unspezifischen Abwehrkräfte des Organismus), zur Rehabilitation und Metaphylaxe.
Thermotherapie ist die therapeutische Nutzung von Wärmeanwendungen. Man unterscheidet Wärmetherapie (Wärmezufuhr) und Kryotherapie (Wärmeentzug).

Wirkungen auf die Haut

Die Haut hat eine Oberfläche von ca. 2 m², ist Grenzschicht (Barriere) des Organismus zur Außenwelt und hat wichtige Aufgaben in der Konstanterhaltung der Konzentration der Stoffe im gesamten Organismus. Die Haut ist nach außen und nach innen durchlässig, und so hat die Hydrotherapie gute Wirkungsmöglichkeiten. Die Haut ist das erste Erfolgsorgan für die hydrotherapeutischen Reize. Sie führen zu:

- Durchfeuchtung der Haut
- Aufquellung der obersten Epidermisschichten
- auf der anderen Seite hat ein Bad entfettenden und austrocknenden Effekt auf die Haut
- Steigerung der Absorptionsfähigkeit der Haut für Lichtstrahlen, dadurch Steigerung der Heliotherapiewirkung
- Anregung der Schweißsekretion und Ausscheidung von Stoffen (= perkutane Entgiftung)
  - ▶ Erhöhung der Leistung der Schweißdrüsen (örtlich begrenzt und allgemein), z.B. ansteigendes Armbad oder im Wickel
  - ▶ Schweißabsonderung von ½ l/Tag bei Sauna, Dampfbad oder lang liegender Packung ist möglich. Das ausgeschiedene Wasser entstammt dem Gesamtwasserhaushalt
- Verbesserung der Hauttrophik und damit Verbesserung von Turgor, Tonus und Elastizität der Haut
- Beseitigung von Hautunreinheiten. Bei einem Vollbad werden eine Milliarde Keime abgeschwemmt, die als Anflug- oder Haftkeime an der Haut vorhanden sind und unter bestimmten Bedingungen auch pathogen werden können. Beim Hautkranken wird das Bad zum Heilmittel; Schuppen, Sekrete, Borken und Salbenreste werden entfernt
- Normalisierung des Vasomotorenspiels in den Blutspeichern der Subkutis (vgl. *Krauß, 1990b*).

Wirkungen der Hydrotherapie **auf die Gewebe:**

- Beeinflussung der Durchblutung
- Beeinflussung der Lymphzirkulation
- Veränderung der Intensität des Gewebestoffwechsels
- Verbesserung der Trophik i.S. geweblicher Regeneration
- Regeneration des Bindegewebes durch kombinierte helio- und hydrotherapeutische Behandlung und Stimulierung der Gewebserneuerung (vgl. *Krauß, 1990b*).

Wirkungen ansteigender Teilbäder:
1. Phase: Durchblutungsverbesserung z.B. der gebadeten Extremität.
2. Phase: Durchblutungsverbesserung der segmental angekoppelten inneren Organe.
3. Phase: Durchblutungsverbesserung der gesamten Hautoberfläche.

Wirkungen des Saunabades auf die Haut (vgl. *Krauß, 1990b*):

- Funktionssteigerungen und Anpassungstraining betreffen alle Hautfunktionen.
- Die stärkste Wärmeaufladung und Temperaturbewegung erfolgt in der Haut (nach 45 min sind z.B. 41,5–43 °C an der Haut

gemessen worden) und in der Unterhaut (40,5 °C nach 45 min Sauna).

- Ein starker Sekretstrom der Schweißdrüsen (Schweißausbruch) und Abschilferung der Epidermis zusammen mit der Hauttemperaturerhöhung bewirken eine erhebliche Keimreduzierung.
- Steigerung der örtlichen Intensität des Stoffwechsels; ebenfalls Anregung der Immunleistungen in den Mesenchymkomplexen der Haut.
- Durch den Gehalt des Schweißes an Milch- und Brenztraubensäure führt die starke Anregung der Schweißsekretion zur Verstärkung des für die Haut wichtigen »Säuremantels« und damit schlechten Bedingungen für pathogene Keime.
- Die Sauna bewirkt also eine Verbesserung des Hautgewebeturgors, Erweichung und Beseitigung von Hyperkeratosen und Verhütung von Pyodermien.

Durch die Sauna erfolgt ein Funktionstraining der Haut, besonders i.S. der Thermoregulation. Die Vervollkommnung der reaktiven Abläufe betrifft sowohl die Empfindlichkeit der Rezeptoren, die Änderung der Durchblutung als auch die Anpassung der Schweißsekretion. Diese lässt sich durch das Saunabaden trainieren. Durch das Training mit Warm- und Kaltreizen in der Sauna werden die so genannte »Abhärtung« trainiert und Erkältungskrankeiten verhütet (vgl. *Engel, 1990*).

Lokale **Wirkungen von Kaltreizen:**
1. Phase: Gefäßkontraktion.
2. Phase: Weitstellung der Kapillaren, Hautrötung.

Allgemeine **Wirkung der Kältetherapie:**
- Schmerzlinderung
- Entzündungshemmung, Ödem- und Blutungshemmung
- Muskelentspannung
- Minderung von Körpertemperatur und Stoffwechsel
- Minderung der Durchblutung.

Anwendung in der Dermatologie

Hydrotherapie: Die Hydrotherapie hat für die Behandlung von Hautkrankheiten eine große Bedeutung. Schwerpunkte der hydrotherapeutischen Anwendungen bei dermatologischen Erkrankungen sind:

Auflagen: z.B. bei lokalen, akuten nässenden Entzündungen, akuten nässenden Neurodermitispartien, Ulcus cruris (Auflagen, getränkt mit Abkochungen von Eichenrinde, Zinnkraut oder Kamille).

Wickel: z.B. bei nässender akuter, Neurodermitis.

Waschungen: Akne.

Bäder, besonders mit Zusätzen: Zu Indikationen und Kontraindikationen vgl. Tab. 5, S. 127 .

▶ Überwärmungsbäder (Erzeugung von Hyperthermie) wirken oft günstig bei chronischen allergischen Hauterkrankungen.

Sauna: (*Richter, 1975; Krauß, 1987*) Psoriasis, chronische Neurodermitis, Sklerodermie (vgl. *Brenke, 1991*), Furunkulose, Akne.
Kontraindikationen: ansteckende Haut- und Geschlechtskrankheiten, Gefäßerkrankungen.

Kneipp-Hydrotherapie: Sehr große Erfahrungen mit der Kneipp-Therapie bei Hautkrankheiten hat *Nolting (1986)*: Es werden Hautkrankheiten im Einzelnen aufgeführt, bei denen die Kneipp-Therapie günstige Wirkungen hat: Erythema exsudativum multiforme, allergisches Kontaktekzem, nummuläres, bakterielles Ekzem, atopische Dermatitis, seborrhoisches Ekzem, periorale Dermatitis, Lupus erythematodes, Dermatomyositis, progressive Sklerodermie, Ichthyosis, Dyskeratosis follicularis, Psoriaris vulgaris, Parapsoriasis, Lichen ruber planus, Dermatitis herpetiformis, Pemphigusgruppe, Dermatitis solaris, variköser Symptomenkomplex, Skabies, Impetigo contagiosa, Erysipel, Warzen, Pilze.

Als besonders **wichtige Indikationen** für die Kneipp-Therapie gibt *Nolting (1986)* an:

- Neurodermitis
- seborrhoisches Ekzem
- Acne vulgaris (wegen der häufigen begleitenden Hypotonie und spastischen Durchblutungsstörungen)
- progressive Sklerodermie
- Warzen an Händen und Füßen (Patienten haben spastische Durchblutungsstörungen und feuchte, kalte Hände und Füße)
- Mykosen (an Händen und Füßen, Nagelbefall – Beseitigung der Faktoren, die eine Mykose begünstigen) – antimyzetisch wirksam sind Zimtöl und Bohnenkraut.

Indikationen für die **Thermotherapie** nach *Zierz (1958)*:

Wärme: Schmerzhafte Furunkel, Schweißdrüsenabszesse, Paronychie, örtliche Dampfbäder bei Akne.

Kälte:

- kalte Umschläge bei akut entzündlichen Hauterkrankungen: Erysipel, Lymphangitis, Lippenfurunkel
- Kryochirurgie
- Ganzkörperkältetherapie (vgl. *Fricke, 1990*): Beschrieben werden gute Wirkungen bei Kollagenosen (z.B. Sklerodermie): Verbesserung der Bewegungsmöglichkeiten, Leistungssteigerung und Verbesserung des Allgemeinbefindens
- Winterschwimmen (vgl. *Brenke u. Brenke, 1991*): zum Teil gute Wirkungen bei Sklerodermie.

Praktische Hinweise

Auflagen: 4–5 Lagen Mull werden mit kaltem Wasser oder Abkochungen von Eichenrinde, Zinnkraut oder Kamille getränkt und auf das zu behandelnde Hautareal gelegt und ca. alle Viertel- bis halbe Stunde erneuert.

Wickel: Ein Leinentuch wird in kaltes Wasser getaucht, ausgewrungen und z.B. zirkulär um den Arm gelegt, ohne größere Faltenbildung. Darüber kommt noch ein Moltontuch und dann Einwickelung in eine Decke. Der Wickel muss nach 5–10 min erwärmt sein und bleibt 60 min. liegen. Dann abwickeln und abschließende kalte Waschung.

Sauna: Es werden 2–3 Saunagänge durchgeführt mit einer zehnminütigen Abkühlungsphase. Unten sind die niedrigsten (50–65 °C) und auf der obersten Stufe die höchsten Temperaturen (um 90–95 °C). Zur guten Bekömmlichkeit des Saunabades tragen ein leerer Magen, Darm und Blase sowie warme Hände und Füße bei.
Tip: Der Schweißausbruch während der Sauna, der auch zur subjektiven Erleichterung führt, wird angeregt durch ein ansteigendes Fußbad vorher und durch Trinken heißen Linden- oder Holunderblütentees.

Medizinische Bäder (Teil- und Vollbäder) mit pflanzlichen Zusätzen haben sich sehr in der Dermatologie bewährt (vgl. *Krauß, 1987*; *Pratzel, 1992*).

Kryotherapie: Cave: Vorsicht mit Eisbeuteltherapie im Genitalbereich, besonders in Hodennähe (vgl. *Braun-Falco, 1984*)!

Regeln zur Wasserbehandlung von Hauterkrankungen:

- »Wo Nässe ist, muss Nässe hin!«, z.B. nässende akute Ekzeme müssen feucht behandelt werden. Regel: »Feuchte Umschläge bei feuchten Dermatosen!« (vgl. *Christophers u. Ständer, 1997*)
- Trockene Behandlung (Puder) führt bei nässenden Ekzemen zur Verkrustung und Verstopfung der Ausscheidungswege der Haut, und die Entzündung setzt sich verstärkt fort.

- Häufige Wasseranwendungen führen durch Entfettung zur Austrocknung der Haut. Deshalb muss nach Wasserbehandlungen nachgefettet werden.
- Bei Zusatzbädern erst das Wasser in die Wanne laufen lassen, dann die Zusätze zugeben.
- Hauterkrankungen mit trockener, schuppiger Haut reagieren sehr günstig auf Ölbäder. Dabei wird ein dünner Ölfilm über die gesamte Haut gezogen. Deshalb diesen Film nicht durch Abrubbeln mit dem Handtuch zerstören. Keine großen Abtrocknungszeremonien, nur kurz abtupfen (vgl. *Pratzel, 1992*)!
- Sauna wirkt in Prophylaxe und Metaphylaxe sehr günstig. Wird der Schweiß nicht gut vertragen, dann nach der Sauna abduschen.
- Nach dem Solebad abduschen, sonst Hautreizungen möglich.
- Sauna und Sonne helfen gut bei Psoriaris.
- Teerbäder erzeugen UV- und Sonnensensibilität.

Wichtige Prinzipien in der Naturheiltherapie von Hauterkrankungen (vgl. *Milz, 1993*):
- Anregung der Selbstheilkräfte und des Selbstregulationsvermögens
- Förderung der Hautdurchblutung
- Maßnahmen zur Stoffwechselaktivierung
- Überwindung der »Abwehrschwäche« der Haut
- Entgiftung des Organismus über die Haut
- Aktivierung und Trainierung der Hautfunktionen
- keine »Unterdrückung« von Krankheitszeichen
- »Umstimmung« des Organismus anregen
- Immunstimulation anregen.

Methoden: Fußbäder, Packungen, Wickel, Kneipp-Verfahren (Güsse), Tautreten, Lymphdrainage.

Abhärtung zur Steigerung der körpereigenen Abwehrvorgänge. Folgende hydrotherapeutische Anwendungen kommen infrage: einfache wechselwarme bis kalte Waschungen, wechselwarme Dusche, Regenbrause, Kneippsche Arm- und Bein-Rumpf-Güsse (1–3× tgl.), Teil- und Vollbäder mit anschließenden kalten Waschungen oder Wickeln, Wassertreten, Taulaufen, Schneetreten, Eis- oder Winterschwimmen, Sauna mit Tauchbecken, Licht- und Luftbäder, Heliotherapie (Sonnenbestrahlungen), Balneo- und Klimatherapie (vgl. *Klingler-Mandig, 1961; Bühring, 1995*), Freibäder, Seebäder.

Die **Schweißsekretion der Haut** (und damit die Ausscheidungsfunktion) wird angeregt durch:
- Trinken von warmem Tee (Holunder- und Lindenblüte)
- warme Bäder (Bürstenbäder, Dauerbrause = Blutwäsche; vgl. *Lust (1978)*)
- Prießnitz-Wickel
- Packungen
- Sauna.

Folgende Umweltreize sind wichtige **Anregungen der Entgiftungsfunktion** der Haut: Sonne, Licht, Luft, Wärme, Kälte und Wasser. **Ferner:** Trockenbürstungen, Kneipp-Güsse, ansteigende Bäder, Schwitzen bei Körperarbeit. Lymphdrainagemassage regt die Entgiftungsfunktion der Haut an (vgl. *Das, 1990*).

Literatur

1 Brauchle, A.: Naturärztliche Klinik der Hautkrankheiten, Teil I (der Arzt, H. 9. 1931), Teil II (der Arzt, H. 10. 1931), Teil III (der Arzt, H. 11. 1931), Teil IV (der Arzt, H. 12. 1931)
2 Breithaupt, H., Demuth, F.: Physiologische Grundlagen der Kalt- und Warmtherapie, in Drexel, A., Hildebrandt, G., Schlegel K.F. und Weimann, G. (Hrsg.): Phys. Medizin Band 1 (Hippokrates, Stuttgart, 1990)
3 Brenke, A. und Brenke, R.: Grundlagen für prophylaktsiche und therapeutische Wärme- und Kälteanwendungen bei Gesunden und Hautkranken – dargestellt am Beispiel der progressiven Sklerodermie (Med. Dissert, Berlin, 1991)
4 Brock, F.E.: Hydro- und Thermotherapie, in: Bühring, M., Kemper, F.H.: Naturheilverfahren und unkonventionelle Medizinische Richtun-

gen, 24. Aufl. (Springer, Berlin, Heidelberg, 2000)
5 Buntrock, D., Meffert, H., Lehner, Th., Sönnichsen, N.: Balneophototherapie der Psoriasis – ein System zur ambulanten Behandlung (Dermatol. Monatsschr. 179, 1993)
6 Bühring, M., Kemper, F.H. (Hrsg.): Naturheilverfahren und unkonventionelle Medizinische Richtungen (Springer, Berlin, Heidelberg, 1995)
7 Camrath, J.E.: Physiotherapie (Thieme, Stuttgart, New York, 1983)
8 Conradi, E.: Die Auswirkungen thermischer Reizserien auf das Verhalten des gesunden und kranken Organismus (Z. Physiotherapie, Leipzig, 31, 1979)
9 Cordes, C., Zeibig, B.: Physiotherapie – Hydro- und Elektrotherapie (Volk und Gesundheit, Berlin, 1981)
10 Christophers, E. und Ständer, M.: Haut- und Geschlechtskrankheiten, 6. überarb. u. erw. Aufl. (Urban & Fischer, München, Wien, Baltimore, 1997)
11 Das, S.: Entgiften und Entschlacken (Thieme, Hippokrates, Enke, Stuttgart, 1990)
12 Dieckhöfer, K.: Grundzüge der Geschichte der Naturheilkunde und Naturheilverfahren, in: Schimmel, K.-Ch. (Hrsg.): Lehrbuch der Naturheilverfahren, Band I, 2. Auflage (Hippokrates, Stuttgart 1990)
13 Engel, P.: Sauna, in: Drexel, H., Hildebrandt, G., Schlegel, K.F., Weimann, G. (Hrsg.): Physikalische Medizin, Band 1 (Hippokrates, Stuttgart, 1990)
14 Fintelmann, V., Menssen, H.G., Siegers, C.P.: Phytotherapie Manual, 2. Auflage (Hippokrates, Stuttgart 1993)
15 Fricke, R.: Kryotherapie, in: Drexel, H., Hildebrandt, G., Schlegel, K.F. und Weimann, G. (Hrsg.): Physikalische Medizin, Band 1 (Hippokrates, Stuttgart 1990)
16 Gillert, O.: Hydro- und Balneotherapie, 11. Auflage (Pflaum, München 1995)
17 Gruner, S., Zwirner, A., Boonen, H., Sönnichsen, N.: Der Einfluß einer Behandlung mit Salz des Toten Meeres (Tomesa-Therapie) auf epidermale Lagerhanszellen – Eine klinische Studie (Zeitschrift für Hautkrankheiten, 65 ([12], 1990)
18 Klinger-Mandig, H.: Der Kreislaufkranke in der Sauna (Med. Dissertation, Berlin, 1952)
19 Klinger-Mandig, H.: Die normale und gestörte Hautfunktion in: Vogler, P. (Hrsg.): Grundfunktionen (Thieme, Leipzig, 1961)
20 Kneipp, S.: Meine Wasserkur, 64. Auflage (Verlag der J. Köschel'schen Buchhandlung, Kempten, 1896)
21 Krauß, H.: Die Sauna, 4. Auflage (Volk und Gesundheit, Berlin 1987)
22 Krauß, H.: Physiotherapie zur Hause, 5. Auflage (Hippokrates, Stuttgart, 1990)
23 Krauß, H.: Hydrotherapie, 5. Auflage (Volk und Gesundheit, Berlin, 1990)
24 Lahl, J.: Bericht Kneipp-Ärzte-Kongreß 1992 in Bad Wörishofen (Der Deutsche Dermatologe, 9, 1992)
25 Lange, A.: Schmerzbehandlung mit Thermotherapie (Physikalische Therapie 16, 3/95)
26 Lust, B.: Die Jungmühle, Das Bad der Blutwäsche durch die Dauerbrause, 2. Auflage (W. Sommer Verlag, Ahrensburg, 1978)
27 Milz, F.: Die biologische Ganzheitstherapie der Neurodermitis, in: Husel, M., Knaus, G. und Finck, H.: Natürlich heilen – Umweltmedizin heute (Ehrenwirth, München, 1993)
28 Noelle, B.-M.: Kälte im Therapieverbund (Jahn und Ernst, Hamburg, 1985)
29 Nolting, S.: Kneipp-Therapie bei Hautkrankheiten, in: Brüggemann, W. (Hrsg.): Kneipp-Therapie, 2. Auflage (Springer, Berlin, Heidelberg, New York, Tokyo, 1986)
30 Nolting, D.: Standortbestimmung der Kneipp-Therapie in der Dermatologie (Natur und Ganzheitsmedizin) Datenbank Nr. 67
31 Oelze, F.: Hydrotherapie, in Schimmel, K.-Ch.: Lehrbuch der Naturheilverfahren, Band I (Hippokrates, Stuttgart, 1990)
32 Pratzel, H.G. und Schnitzer, W.: Handbuch der Medizinischen Bäder (K. Haug, Heidelberg, 1992)
33 Prignitz, S.H.: Wasserkur und Badelust (Köhler und Amelung, Leipzig, 1986)
34 Richter, R.: Wir baden in der Sauna (Volk und Gesundheit, Berlin 1975)
35 Rohde, J.: Hydro- und Thermotherapie, in: Augustin, M. Schmiedel, V.: Praxisleitfaden Naturheilkunde, 3. vollst. überarb. Aufl. (Urban & Fischer, München 1999
36 Rosslenbroich, B., Saller, R.: Physikalische Therapien und Diagnostik im Überblick, in: Bührung, M., Kemper, F.H. (Hrsg.): Naturheilverfahren und unkonventionelle Medizinische Richtungen, 24. Aufl. (Springer, Berlin, Heidelberg, 2000)
37 Rothschuh, K.E.: Naturheilbewegung, Reformbewegung, Alternativbewegung (Hippokrates, Stuttgart, 1983)
38 Schilcher, H.: Phytotherapie in der Kinderheilkunde, 3. überarb. u. erw. Aufl. (Wissenschaftliche Verlagsgesellschaft mbH, Stuttgart, 1999)
39 Schilcher, H.: Kleines Heilkräuter-Lexikon 4. neubearb. u. erw. Aufl. (Hädicke, Weil der Stadt, 1999)
40 Schmidt, K.L.: zit. In: Ott, V.R.: Balneotherapie der Rheumaerkrankungen im Wandel der Medizin (Therapiewoche 29, 38, 1979)
41 Schnizer, W., Gehrke, A., Drexel, H., Pratzel, H.: Physiologische Grundlagen der Hydrotherapie und Bäderheilkunde, in: Brüggemann, W. (Hrsg.): Kneipptherapie, 2. Auflage (Springer, Berlin, Heidelberg, New York, Tokyo, 1986)
42 Schnizer, W., Schöps, P.: Thermo-, Hydro- und

Kryotherapie, in: Schmidt, K.L., Drexel, H., Jochheim, K.A. (Hrsg.): Lehrbuch der Physikalischen Medizin und Rehabilitation, 6. völlig überarb. Aufl. (Fischer & Urban, Stuttgart 1995)
43 Schott, H.: Zur Geschichte der Hydrotherapie, in: Bühring, M. und Kemper, F.H. (Hrsg.): Naturheilverfahren und unkonventionelle Medizinische Richtungen (Springer, Berlin, Heidelberg, 1993)
44 Sievers, E.: Sauna als Gesundheitstraining (Kneipp-Verlag, Wörishofen, 1977)
45 Ständer, M.: Erfahrungen mit Thermasole-Phototherapie bei Psoriasis vulgaris (Der Hautarzt, 29, 1978)
46 Thüler, M.: Wohltuende Wickel, 8. durchges. Auflage (Thüler, Maya, Worb, 1998)
47 Vogler, P.: Physiotherapie (Ungarische Akademie der Wissenschaften, Budapest, 1964)
48 v. Held-Ritt, E.: Prißnitz auf Gräfenberg oder treue Darstellung seines Heilverfahrens mit kaltem Wasser (Mörschner und Jasper, Wien, 1837)
49 Walther, J.: Hydrotherapie, in Drexel, H., Hildebrandt, G., Schlegel, K.H., Weimann, G. (Hrsg.): Physikalische Medizin, Band 1 (Hippokrates, Stuttgart, 1990)
50 Weimann, G.: Physikalische Therapie (Hippokrates, Stuttgart, 1993)
51 Weiß, R.F., Finkelmann, V.: Lehrbuch der Phytotherapie, 9. korr. Auflage (Hippokrates, Stuttgart, 1999)
52 Winternitz, W.: Die Hydrotherapie auf physiologischer und klinischer Grundlage, Erster Band, 2. Auflage (Urban und Schwarzenberg, Wien, Leipzig, 1890)
53 Woeber, K.: Hydro-, Balneo- und Klimatherapie in: Die Physikalische Therapie der Hautkrankheiten, in: Grober, J. Sievers, F.E. (Hrsg.): Handbuch der Physikalischen Therapie (Band IV) (Fischer, Stuttgart, 1968)
54 Zierz, P.: UV-Strahlen, Wärme, Kälte, Elektrizität, in: Gottron, H.A., Schönfeld, W.: Dermatologie und Venerologie, Band II, Teil 1 (Thieme, Stuttgart, 1958)

Bewegungstherapie

Jürgen Rohde

Def.: Bewegungstherapie (Syn.: Kinesitherapie) ist eine Therapie durch systematisch aufgebaute, gezielte adäquate Bewegung. Sie wirkt vor allem präventiv und rehabilitativ. Es gehören dazu: Krankengymnastik, Sporttherapie, Arbeitstherapie und Gesundheitssport.

Entstehung: Die Bewegungstherapie entwickelte sich besonders am Ende des 18. Jahrhunderts als Therapie bei traumatischen Schäden am Muskel- und Skelettsystem. Im 19. Jahrhundert entstand die »schwedische Gymnastik« und dann die »medico-mechanische Therapie« mit Apparaten, die sich in Europa und Amerika schnell ausbreitete. Nach dem Zweiten. Weltkrieg fand man dann wieder zurück zur nichtapparativen Übungstherapie, z.B. nach Operationen, Verletzungen und bei rheumatischen Erkrankungen. Neurophysiologisch begründete Verfahren nach Kabat (USA) und Bobath (England) erlangten bei der Rehabilitation gelähmter Patienten große Bedeutung. Auch wurde der Wert des Sportes bei der Rehabilitation von Paraplegikern erkannt.

Seit der Mitte des 20. Jahrhunderts hat sich das Körperbewegungstraining in der Rehabilitation von Herzkranken (besonders mit Zustand nach Herzinfarkt) durchgesetzt. Auf der anderen Seite erkannte man, dass Bewegungsmangel der Menschen in den Industriestaaten Ursache von Erkrankungen sein kann.

Verbreitung: In Deutschland hat das Bewegungstraining insbesondere bei z.B. Herzinfarkt innerhalb von Herzsportgruppen große Verbreitung gefunden und besonders auch während der AHB (Anschlussheilbehandlung) nach Operationen, Herzinfarkt usw. So z.B. nach Totalendoprothese-Operationen, Bandscheibenoperationen und bei entzündlichen rheumatischen Erkrankungen hat die Bewegungstherapie in den Rehabilitationskliniken eine große Bedeutung.

Wirkungen

Allgemeine Wirkungen: (siehe *Müller-Limmroth, 1986 und Lang 1995*). Das therapeutische Ziel der Bewegungstherapie ist die Wiederherstellung der Funktion. Die allgemeine Leistungsfähigkeit des Patienten und seine Belastbarkeit müssen berücksichtigt werden. Folgen: Es gibt Effekte auf:

- **Bewegungsapparat** (an der Skelettmuskulatur: Kapilarisierung, Hypertrophie, Ökonomisierung des Stoffwechsels, Verbesserung von Kraft und Geschicklichkeit; und am Skelettsystem: Festigung von Bindegewebe, Knorpel, Knochen und der Muskelansätze)
- **Herz-Kreislauf-System** (Erhöhung des Herzvolumens, Senkung der Herzfrequenz und des Ruheblutdruckes, Verkleinerung des Minutenvolumens)
- **Blut** (Pufferkapazität wächst, Lipid- und Lipoidkonzentrationen im Blut werden gesenkt).
- **Atemsystem** (Anstieg der Vitalkapazität und des Atemgrenzwertes, Hypertrophie der Atemmuskulatur).
- **ZNS** (Bahnung und Festigung von Bewegungsmustern, Ökonomisierung der Bewegung, Mukeltätigkeit lädt das Nervensystem auf (9), durch Gymnastik strömen zahlreiche Impulse aus den Gelenk- und Muskelrezeptoren über die aktivierende Formatio reticularis zu anderen ZNS-Zentren) Entspannung und »Entmüdung« sind allgemeine Folgen der Bewegunsbehandlung; ebenso die Erhöhung der allgemeinen körperlichen Leistungsfähigkeit und der psychischen Stresstoleranz. Diese Effekte entsprechen den bekannten Trainingswirkungen auf den Organismus, sind aber wesentlich geringer ausgeprägt, da sehr häufig regelrechte Trainingsmaßnahmen bei Kranken infolge Einschränkung der Leistungsfähigkeit nicht möglich sind.

Wirkungen auf die Haut

- Verbesserung der Durchblutung und der Hautstoffwechselsituation
- Anregung des venösen und Lymphrückflusses
- Wechsel von Anspannung und Entspannung der Haut
- günstige Beeinflussung neurovegetativer und anderer kreislaufabhängiger Funktionsstörungen der Haut, z.B. kutane Thermoregulation (*Hornstein 1993*).

Wirksamkeit: (Mechanismen, Nachweise in Studien). Die Wirkungen des Trainings auf den Organismus sind genau untersucht und beschrieben (s.u.). Insbesondere wurde die Wirkung auf das Muskel- und Skelettsystem und das Herz-Kreislauf-System (z.B. bei Zustand nach Herzinfarkt) intensiv untersucht. Weitere Studien und Literatur in (1).

Anwendungsformen

- Krankengymnastik
- Sporttherapie
- Arbeitstherapie
- Gesundheitssport

Man unterscheidet zwischen:

- Übungen = systematisch sich wiederholende Bewegunsabläufe, führen zu einer Verbesserung der Koordination der Teilsysteme
- Training = planmäßige Wiederholung physischer Belastung, führt zu einer Steigerung der Leistungsfähigkeit des Organismus und seiner Teilsysteme.

Elemente der Kinesitherapie sind:

- Lagerungen
- aktive Bewegungen
- isometrisches Muskeltraining
- passive Bewegungen
- Reflexbewegungen
- Körpertastarbeit
- Entspannung
- Komplexbewegungen
- Bewegung im Wasser

Anwendung in der Dermatologie

- bei Hautatrophien: verbessern z.B. Schwimmen und Laufen die Durchblutung und regen den Hautstoffwechsel an.
- Dermatomyositis (*Weiman 1989*)
  - in der akuten Phase: Ruhigstellung, Lagerung und Durchbewegung der Gelenke zur Kontrakturprophylaxe
  - In der Abklingphase: aktive Koordinationsübungen
  - nach völligem Abklingen der Entzündung: statische und dynamische Übungen.
- Ulcus cruris und CVI: Gehen, Wandern, Barfußgehen, Zehenstandsübungen aktivieren die Sprunggelenkpumpe und verbessern die Durchblutung und den venösen Rückfluss.
- Akne: Gymnastik spannt die Haut und entspannt sie, intensiviert den Stoffwechsel, auch Wandern ist günstig.
- Chronisch-entzündliche Dermatosen: Trainingseffekt durch Wandern, Jogging, Schwimmen.

Praktische Hinweise

Bewegungstherapie bei Hauterkrankungen sollte so geführt werden, dass keine wesentliche Schweißbildung entsteht; oder hinterher gut abduschen (besonders bei Neurodermitis, da hier der Schweiß den Juckreiz provoziert).

Literatur

1 Bühring, M., Kemper, F.H. (Hrsg.): Naturheilverfahren und unkonventionelle medizinische Richtungen (Band 1), 24. Aufl. (Springer, Berlin, Heidelberg, 2000)
2 Conradi, E., Brenke, R. (Hrsg.): Bewegungstherapie-Grundlagen, Ergebnisse, Trends (Ullstein und Mosby, Berlin, 1993)
3 Conradi, E.: Kinesitherapie, in: Cordes, J.C.: Physiotherapie (Volk und Gesundheit, Berlin 1978)

4 Cordes, C., Arnold, W., Zeibig, B.: Physiotherapie – Bewegunstherapie (Volk und Gesundheit, Berlin 1987)
5 Hornstein, O.P.: Therapeutische Wirkung von Gruppensport bei Neurodermitikern (therapeutikon 7.3.1993)
6 Jung, K.: Bewegungstherapie, in: Schimmel, K.-Ch. (Hrsg.): Lehrbuch der Naturheilverfahren Band I (Hippokrates Verlag, Stuttgart, 1990)
7 Lang, E.: Kardiopulmonale Wirkungen von Krankengymnastik und rehabilitativem Sport, in: Schmidt, K.L., Drexel, H., Jochheim, K.-A.: Lehrbuch de Physikalischen Medizin und Rehabilitation (Urban & Fischer, München 1995)
8 Mucha, C.: Krankengymnastik in: Schmidt, K.-L. (Hrsg.) Lehrbuch der Physikalischen Medizin und Rehabilitation (Urban & Fischer, 1995)
9 Moschkow, W.N.: Heilkörperkultur in der Klinik der Inneren Krankheiten (Volk und Gesundheit, Berlin, 1990)
10 Müller-Limmroth, W.: Physiologische Grundlagen der Bewegungstherapie in: Brüggemann, W. (Springer, Berlin, Heidelberg, New York, Tokyo, 1986)
11 Rohde, J.: Bewegungstherapie, in: Augustin, M., Schmiedel, V. (Hrsg.): Praxisleitfaden Naturheilkunde, 3. vollst. überarb. Aufl. (Urban & Fischer, 1999)
12 Weiman, G.: Myopathien, in: Drexel, H., Hildebrandt, G., Schlegel K.F., Weimann, G. (Hrsg.): Physikalische Medizin, Band 2: Krankengymnastik und Bewegungstherapie (Hippokrates, Stuttgart, 1990)

Massagetherapie

Jürgen Rhode

Def.: Die Massagetherapie ist eine Therapiemethode zur Beeinflussung von Tonus und Turgor der Haut und Muskulatur, von Kontrakturen, Narben und Zirkulationsstörungen durch Dehnungs- und Zugreize, die von der massierenden Hand ausgeführt werden.

Wirkungen auf die Haut

- Steigerung der Durchblutung
- Venen- und Lymphentstauung
- Verbesserung von Turgor und Trophik von Haut und Subkutis
- Lösung von Adhäsionen zwischen Haut, Unterhaut und Faszien
- Freisetzung körpereigener Wirkstoffe (Histamin und Acetylcholin).

Indikationen vgl. Woeber (1968)

Manuelle Massage
- Acne rosacea
- eventuell Acne vulgaris
- entzündliche Ödeme bei atopischer Dermatitis (Lymphdrainage).

Apparative Massage
- Kompressionsmassage: Ödeme der Unterschenkel bei oberflächlichen und tiefen Thrombophlebitiden
- Vibrationsmassage (apparativ): Akne
- Saugdruckmassage (= synkardiale Massage): Ulcus crucis (arteriosklerotisch und diabetisch bedingt), Pernionen, Kombustionen.
- Unterwasserstrahlmassage: alle atrophisierenden, sklerosierenden und peripheren Stauungszustände der Haut und des Unterhautzellgewebes, alle Formen von »Beinleiden« infolge venöser Durchblutungsstörung, Mobilisierung immobiler Sprunggelenke in der Umgebung eines schmerzhaften Ulcus cruris, progressive Sklerodermie.

Kontraindikationen: Thrombophlebitis, akut entzündliche Zustände der Haut, Aorteninsuffizienz.

Praktische Hinweise

vgl. Woeber (1968)

Manuelle Massage bei Akne: Verschiebungen der Haut gegenüber der Unterhaut, Dauer der Massage am Behandlungsfeld 30 s, Gesamtdauer pro Sitzung 12 min, tgl. bis 3× wöchentlich.

Kompressionsmassage: Ödeme lassen sich innerhalb weniger Stunden bis Tage zum Schwinden bringen. Das Embolierisiko ist dabei bedeutend vermindert.

Vibrationsmassage: Infektionsgefahr ist verringert.

Saugdruckmassage: Behandlung des Patienten 10–30×, maximal tgl.

Unterwasserstrahlmassage: Dem Patienten wird von außen Bewegung, Muskel- und Gefäßtraining sowie Entspannung vermittelt. Bei progressiver Sklerodermie bringen Unterwasserdruckstrahlmassagen mit 1,5–2 bar über 20 min bei einer Wassertemperatur von 37 °C vorübergehende Besserungen. Zwischenschaltung von Heißduschen von 45–50 °C über 5 min ist gut möglich. Die Intensität des Unterwasserstrahls kann nach Gewöhnung auf 2,5 bis 3 bar erhöht werden.

Literatur

1 Asdonk, J.: Manuelle Lymphdrainage (Haug Verlag, Heidelberg, 1970)
2 Cordes, J.C., Arnold, W., Zeibig, B.: Physiotherapie – Massage (Volk und Gesundheit, Berlin, 1983)
3 Dicke, E., Schliack, H., Herms, E.: Bindegewebsmassage, 13. Aufl. (Hippokrates, Stuttgart, 2001)
4 Gläser, O.; Dalicho, A.W.: Segmentmassage (Thieme, Leipzig, 1972)

5 Günther, R., Jantsch, H.: Physikalische Medizin, (Springer-Verlag Berlin, Heidelberg, New York, 1986)
6 Hentschel, H.-D., Blum, B.: Massagetherapie, in: Schimmel, K.-Chr. (Hrsg.): Lehrbuch der Naturheilverfahren, Band I (Hippokrates, Stuttgart, 1990)
7 Kohlrausch, W.: Reflexzonenmassage in Muskulatur und Bindegewebe (Hippokrates, Stuttgart, 1959)
8 Krauß, H.: Leitfaden der physikalischen-diätetischen Therapie (Volk und Gesundheit, Berlin, 1977)
9 Krauß, H.: Periostbehandlung und Kolonbehandlung (Enke, Stuttgart, 1986)
10 Peter, E.: Massage in: Drexel, H., Hildebrandt, G., Schlegel, K.F., Weimann, G. (Hrsg): Physikalische Medizin, Band 3 (Hippokrates Verlag, Stuttgart, 1990)
11 Rohde, J.: Massagetherapie, in: Augustin, M., Schmidel, V.: Praxisleitfaden Naturheilkunde, 3. vollst. überarb. Auflage (Urban & Fischer, München, 1999)
12 Rulffs, W.: Massage, in: Schmidt, K.L., Drexel, H., Jochheim, K.H. (Hrsg.): Lehrbuch der Physikalischen Medizin und Rehabilitation (Urban & Fischer, München, 1995)
13 Sachse, J. (Hrsg.): Massage (Ullstein und Mosby, Berlin, 1992)
14 Schobert, H.: Klassische Massage, in: Bühring, M., Kemper, F.H. (Hrsg): Naturheilverfahren und unkonventionelle medizinische Richtungen, 24. Aufl. (Springer, Berlin, Heidelberg 2000)
15 Teirich-Leube, H.: Grundriß der Bindegewebsmassage. Anleitung zur Technik und Therapie, 13. Aufl. (Urban & Fischer, 1999)
16 Vogler, P.: Klinisches Lehrbuch der Physiotherapie (Verlag der Ungarischen Akademie der Wissenschaften, Budapest, 1964)
17 Werner, F.,T.: Manuelle Lymphdrainage und entstauende physikalische Maßnahmen, Grundlage – Durchführung – Indikationen (Physikal. Rehab. Kur Med. 5/1995)
18 Woeber, K.: Die Physikalische Therapie bei Hautkrankheiten, in: Grober, J., Stieve, F.E.: Handbuch der Physikalischen Therapie, Band IV (G. Fischer, Stuttgart, 1968)

Elektro- und Ultraschalltherapie

Jürgen Rohde

Def.: Elektrotherapie = Therapie mit elektrischen Strömen zur Behandlung, Nachbehandlung und Rehabilitation von Krankheiten mittels medizinisch-elektron. Geräte (s. Edel).
Ultraschalltherapie = Anwendung von Schallschwingungen im Ultraschallbereich zu therapeutischen Zwecken.
Wirkung auf die Haut: Erwärmung der Haut und Unterhaut, besonders bei der Kurzwelle im Kondensatorfeld, weniger im Spulenfeld, durch die Dezimeterwelle (Distanzstrahler und Muldenapplikator) und Mikrowelle (Distanzstrahler, Vaginalstrahler, keine Schleimhauterwärmung). Galvanisation hat hyperämisierende Wirkung auf die Haut; Entstehung eines scharf begrenzten Erythems unter der Elektrode, das 1–2 Stunden anhält.
Reizstrombehandlung der Obstipation bessert diese und die oft parallel dabei vorkommende Acne rosacea und Urtikaria.
Positive Iontophoresewirkungen wurden von Holzer bei verschiedenen dermatologischen Erkrankungen beschrieben (mit Adrenalin-, Koffeinbehandlungen, Histamin, Zinksulfatlösung, Magnesiumsulfatlösung u.a.m.).

Anwendung in der Dermatologie

Schwerpunkte (vgl. *Woeber, 1958 u. 1968*):

- Niederfrequenz- und Interferenzstromtherapie bei Hautkrankheiten infolge funktioneller peripherer Durchblutungsstörungen neuerdings auch bei Psoriasis beschrieben
- Reizstrombehandlung der Obstipation – besonders wenn sie Begleitsymptom der Acne rosacea und der Urtikaria ist
- Elektrophorese wurde 1944 von Holzer bei verschiedenen Hauterkrankungen beschrieben (Akne, Ekzem, Erysipel, Furunkulose, Pruritus, Seborrhö, Sklerodermie, Warzen und Wunden), konnte sich aber nicht durchsetzen.
- Ultrakurzwellen- und Mikrowellentherapie, wobei die Mikrowellentherapie eine erfreuliche Bereicherung ist.

Indikationen (vgl. *Woeber, 1958 u. 1968*): Tiefe Pyodermien (Furunkel, Karbunkel). KW haben heute bei diesen Erkrankungen nicht mehr die Bedeutung wie in der Vorantibiotikaära; vgl. *Rentsch (1985)*, Panaritien, Paronychien, Erysipel, Herpes zoster, Röntgenfrüh- und -spätschäden, Pernionen, umschriebene und progressive Sklerodermie.

Alle weiteren Indikationen, die von anderen Autoren gelegentlich als günstig für die Hochfrequenztherapie beschrieben wurden, haben sich an einer größeren Anzahl von Patienten nicht bestätigt.

Ultraschalltherapie

Indikationen:

- Ulcus cruris (auf venöser Grundlage mit kallös veränderten Rändern), (vgl. *Braun-Falco, 1996; Woeber, 1958* u. *1968)*
- Röntgenfolgezustände, z.B. Röntgenulkus und Gewebssklerosierung, Impulsschall als Mittel der Wahl
- Progressive und umschriebene Sklerodermie (Morphaea) (vgl. *Braun-Falco, 1996)*
- Herpes zoster – Nervenschmerzen
- Psoriasis arthropatica
- Dupuytrensche Kontraktur
- Narbenkeloide
- tiefe Pyodermien (Furunkel, Karbunkel – Behandlung mit dem Schallkopf erzeugt aber oft Schmerzen, daher keine Domäne der Therapie mehr).

Hin und wieder genannte Indikationen der Ultraschalltherapie, ohne dass gesicherte Erfahrungen vorliegen: Induratio penis plastica, Pruritus ani et vulvae, Dupuytrensche Kontraktur, postherpetische Neuralgien.

Tab. 15: Elektrophorese (Indikationen und einzelne Parameter (n. Holzer)

Haut-krankheit	Elektrodenangaben	Stromstärke	Zeit	wirksames Agens
Akne	von der Anode aus	5 mA	5 min	Adrenalin mit Zusatz von 5 % Ammoniak
Akne	von der Anode aus	5–10 mA	2–5 min, 2×/Wo.	Histamin (1:100.000)
chronisches Ulkus	Anode = aktive Elektrode			2%ige Zinksulfatlösung
Ekzem	Anode = aktive Elektrode	5 mA	10 min	Adrenalin mit Zusatz von 5%igem Ammoniak
chronisches Ekzem	2 × 2 cm Zinkblech-Elektrode; Anode ist differente Elektrode	4 mA bzw. 0,5 mA/cm²	8–10 min	2%iges Cocainum hydrochloricum
Erysipel	von der Kathode aus	5 Min. das Erysipel umkreisend; halbe Elektrode auf Erysipel 5 min		190%ige Jodkaliumlösung
Erysipeloid	von der Anode aus			Adrenalin, z.T. mit Zusatz von 5%igem Ammoniak
Furunkulose	von der Anode aus	5–10 mA	2–5 min	Histamin (1:100.000), 2×/Wo.
Pruritus	von der Kathode aus	5–10 mA	10 min	1%iges Bromnatrium
Seborrhö	von der Anode aus	10 mA	10 min	Adrenalin, z.T. mit Zusatz von 25 % Ammoniak
Sklero-dermie	von der Kathode aus	5 mA	20–40 min	1–3%ige Jodnatrium-lösung
Warzen	von der Anode aus	2–3 mA	15 min	3%ige Magnesiumsul-fatlösung
Wunden	von der Anode aus		30–40 min, 3×/Wo.	2%ige Zinksulfat-lösung

Tab. 16: Mikrowellentherapie (n. Woeber, 1968)

Hautkrankheit	Strahlen-form	Strahler-abstand cm	einzustel-lende Leistung W	Dosis	Behand-lungsdauer min	Anzahl der Sitzungen
Erfrierungen, lokal, frisch	R	10–15	20–30	I	3–8	3–6
Erfrierungen, lokal, alt	R	10–15	30–50	I–II	10	15–20
Erfrierungen, lokal, allg.	R	10–15	50-80	II–III	15–25	3–5
Furunkel	R	7–10	20–60	I–II	3–10	2–5
Karbunkel	R	7–10	20–60	I–II	3–10	2–5
Panaritien	R	10–15	10–20	I	5–10	3–8
Paronychien	R	10	20–30	I–II	3–10	5–10
Pyodermien	R	10	20–40	I–II–III	5	3–10
Röntgenulzera	R	10–15	30–60	I–II	5–10	5–10–15
Schweiß-drüsenabszess	R	8–10	20–40	I–II	2–8	5–10

Magnetfeldtherapie vgl. Hanusch (1988)

Wirkung und Indikationen:

- Verbesserte Regenerationsfähigkeit der Haut nach Transplantationen, bei Narben und Ekzemen. Neurodermitis und Dermatitiden sprechen besonders günstig an.
- Schnelleres Abheilen von Gefäßentzündungen und varikösen Ulzera.

Kontraindikationen: Virusinfekte, Mykosen, Herzschrittmacher-Patienten, schwere Herzleiden, akute Blutungen, Schwangerschaft, jugendlicher Diabetes.

Praktische Hinweise

Elektrophorese

Elektrophorese (Indikationen u. einzelne Parameter (nach *Holzer, 1944, s. Tab. 15, S. 317*)

Kurzwellentherapie

- Dosierung: 6–12×
- Intensität (Dosisstufen I–IV nach Schliephake):

Dosisstufe I:
Keine spürbare Wärme (ca. 20 W).
Dosisstufe II:
Gerade spürbare Wärme (ca. 40 W).
Dosisstufe III:
Deutlich angenehme Wärme (ca. 60 W).
Dosisstufe IV:
Kräftige, nicht unangenehme Wärme (ca. 120 W).

- Akute Erkrankungen: 5 min, Dosis 1, tgl.
- Subakute Erkrankungen: 5–15 min, Dosis II–III, 3×/Wo.
- Chronische Erkrankungen: 15–20 min, Dosis III–IV, 3×/Wo.
- Elektroden-Haut-Abstand: Ist bei der Kondensatorfeldmethode wichtig für die Erwärmungstiefe: Ein kleiner Abstand (1–2 cm) bringt Oberflächenerwärmung, ein großer (35 cm) führt zu Tiefenerwärmung.

Mikrowellentherapie

Tab. 16: Mikrowellentherapie (n. *Woeber, 1958 u. 1968*)

Ultraschalltherapie

Ölkontakt günstig.

- Geringe Intensitäten von 0,1 – 1 W/cm^2 regen Wachstum und Stoffwechsel an (= biopositive Effekte).
- Mittlere Intensitäten von 1,0 – 1,5 W/cm^2 beeinflussen das Zellgefüge thermisch und mechanisch stärker und führen zur Auflockerung von sklerosiertem und kallösem Gewebe.

Ein **akuter Prozess** benötigt geringere Intensitäten mit kürzeren Intervallen, ein **chronischer Prozess** benötigt höhere Intensitäten und längere Behandlungszeiten, denen genügend lange Pausen zwischengeschaltet sein sollen.

Dosierung:

- Niedrige, mittlere bzw. hohe Intensität: 0,3–0,6–0,9 W/cm^2.
- Kurze, mittlere bzw. lange Zeitstufen: 3–6–9 min pro Region.
- 3(–5)×/Wo., als Serie 6(–12)×. Danach Pause von mehreren Wochen bis Monaten.

Magnetfeldtherapie siehe Hanusch (1988)

Dosierung z.B. bei Neurodermitis:

- Frequenz 10–20.
- Dauer 15–20 min

Oft genügt nach klassischer Grundtherapie die Magnetfeldtherapie als Einzelanwendung.

Literatur

1 Gottron, H.A., Schönfeld, W. (Hrsg.): Dermatologie und Venerologie (Thieme, Stuttgart, 1958)
2 Hanusch, K.-H.: Magnetfeldtherapie (Dr. W. Jopp-Verlag, Wiesbaden, 1988)
3 Holzer, W.: Physikalische Medizin in Diagnostik und Therapie (Maudrich, Wien, 1944)
4 Rentsch, W.: Kurzwellen- und Mikrowellentherapie (Fischer, Jena, 1985)
6 Woeber, K.: Die Physikalische Therapie bei Hautkrankheiten, in: Grober, J., Stieve, F.E.: Handbuch der physikalischen Therapie, Band IV (Fischer, Stuttgart, 1968)
5 Woeber, K.: Der Ultraschall in der Dermatologie, in: Gottron, H.A., Schönfeld, W. (Hrsg.): Dermatologie und Venerologie (Thieme, Stuttgart, 1958)

Inhalationsbehandlung

Jürgen Rohde

Def.: Als Inhalationsbehandlung (Aerosoltherapie) bezeichnet man die Zerstäubung von Heilwässern und Medikamenten sowie deren Transport in die Atemwege aus Gründen der Therapie, Metaphylaxe und Rehabilitation.

Wirkungen auf die Haut

Die Wirkungen hängen ab vom inhalierten Aerosol und sind beschrieben worden bei der Inhalation

1. von Schwefelquellen, bei Patienten mit Psoriasis vulgaris, Akne und seborrhoischem Ekzem
2. von salzhaltigem Nord- und Ostseewasser an der Brandungszone der Meere bei Psoriasis vulgaris (vgl. *Harth, 1992*)
3. von Kamillenkopfdampfbädern bei Gesichtsakne.

Anwendungen in der Dermatologie

Besonders häufig werden in der Dermatologie Aerosole und Schwefelbäder eingesetzt. Die durch Inhalation von Schwefelwasserstoffgas (H_2S) aufgenommene Schwefelkonzentration liegt um ca. das 15fache höher als die perkutane Resorption. Nach Inhalation findet sich noch 20 Stunden später intrazellulär gespeicherter Schwefel im Stratum granulosum.

Die Indikationen für die Schwefelgasbäder sind dieselben wie bei den Schwefelwasserbädern. Die Schwefelgasbäder werden verordnet, wenn für Schwefelwasserbäder Kontraindikationen bestehen, wie z.B. bei Herzerkrankungen und arterieller Hypertonie. Die Schwefelgasbäder und die Schwefelgasinhalationen werden zur Mitbehandlung bestimmter Hauterkrankungen u.a. in der Dermatologie mit gutem Erfolg eingesetzt bei folgenden **Indikationen** (vgl. *Schick, 1991*): Ekzeme, Pyodermien, Psoriasis, Urtikaria, starker Juckreiz (wenn er anderweitig nicht beherrschbar ist).

Jordan et al. (1964) weisen darauf hin, dass auch die Akne u. a. Erkrankungen des seborrhoischen Formenkreises für die Schwefel-Aerosol-Therapie geeignet sind.

Kontraindiziert sind das Schwefelgasbad und die Schwefelgasinhalationen bei Asthma bronchiale (Schwefelgasinhaltion führt zu Sekreteindickung mit der Folge von Asthmaanfällen). Bei eitriger Bronchitis und Bronchiektasen hingegen werden mit der Schwefelgasinhalation günstige Effekte erzielt infolge Zunahme der phagozytotischen Aktivität (*Hildebrandt, 1985*).

Praktische Hinweise

Für das Schwefelgasbad gibt es z.B. in Nenndorf einen Schwefelgasbaderaum von ca. 1,5–2,5 m² Bodenfläche und 3 m Höhe. Der Schwefelwasserspringbrunnen steht an einer Wand, wo aus einer fontänenartig aufsteigenden Quelle das Wasser über Kaskaden herunterrieselt und unten in einem Becken gestaut wird (*Schick, 1991*).

Literatur

1 Hart, V.: Praxis der Naturheilverfahren (Hippokrates, Stuttgart, 1992)
2 Hildebrandt. G.: Balneologie (Band 2) von: Amelung, W., Hildebrandt, G. (Hrsg.): Balneologie und Medizinische Klimatologie (Springer, Berlin, Heidelberg, 1985)
3 Jordan, H.: Grundriss der Balneologie und Balneobioklimatologie (Thieme, Leipzig, 1964)
4 Schick, B.: Schwefelbäder, in: Pratzel, H.G., Bühring, M., Evers, A. (Hrsg.): Schwefel in der Medizin (Demeter, Gräfeling, 1991)

Phototherapie

Jürgen Rohde

Def.: Phototherapie ist die Verwendung natürlicher und künstlicher Lichtquellen zur Therapie, Pro- und Metaphylaxe sowie zur Rehabilitation.

Wirkungen auf die Haut

Die Wirkung des UV-Lichts ist abhängig von seiner Wellenlänge. Das UV-Licht wird in drei Wellenbereiche eingeteilt:

UVA (315–400 nm) führt an der Haut zu Bräunungsreaktionen und dringt am tiefsten in die Haut ein, bis zum Korium.

UVB (280–315 nm) dringt nur bis in die Basalzellschicht der Haut ein. Bewirkt die Bräunungsreaktion, Vitamin-D-Synthese, Entzündungsreaktionen bei Sonnenbrand und die Krebsentstehung.

UVC (unter 280 nm) wird normalerweise durch die Ozonschicht der Stratosphäre zurückgehalten und erreicht eigentlich die Erde nicht. Durchdringt das Stratum corneum nicht.

UV-Lichtwirkungen auf die Haut (nach *Becker-Casademont, 1993*):

- Erythembildung bei UVB-Bestrahlung; Maximum nach acht Stunden. Dadurch
- Steigerung der Hautdurchblutung
- Gefäßweitstellung und Ödembildung
- Pigmentierung (= »Bräunung«)
- Hyperkeratose (= Lichtschwiele)
- Dämpfung überschießender Immunreaktionen der Haut, immunsuppressive Wirkung
- DNS-Schädigung durch Bildung von Sauerstoffradikalen
- karzinogene Wirkung, spätere Entstehung von z.B. Basaliomen und Spinaliomen
- beschleunigt Hautalterung (»Landmannshaut« oder »Seemannshaut«)
- keimtötende, desinfizierende Wirkung bei Wunden durch Wirkung auf Zellkerne und Enzymsysteme und Eiweißdenaturierung
- Synthese von Vitamin D aus seinen Vorstufen in der Haut
- Erhöhung der Juckreizschwelle

Bei 40-minütiger **Eichotherm-Bestrahlung** (Orange- + UV-Licht):

- Erhöhung der Hauttemperatur auf 39–39,5 °C
- Photosensible Moleküle der Haut werden angeregt und setzen auf photochemischem Weg und über Enzyme wichtige Körperreaktionen in Gang. Die Temperatur steigt sogar in tieferen Hautgewebsschichten um 1–1,6 °C an.
- Das führt zu verstärkter Sauerstoffverbrennung und zu kräftiger Gewebsentschlackung mit steigender Durchblutung. Dadurch Anregung folgender Körperfunktionen:
  - ▶ Durchblutung (= Herz-Kreislauf-System)
  - ▶ Ausscheidung (= Niere, Darm und Haut)
  - ▶ Entgiftung (= Leber, Nieren und Lymphsystem)
  - ▶ Regulationsmechanismen (= Nervensystem und Körperdrüsen)
  - ▶ photochemische Fermentbildung sowie Stabilisierung des Hautsäuremantels und damit Steigerung der Körperabwehrkräfte.

  Es handelt sich also um eine echte Ganzheitsbehandlung.

Folgende **Erythemgrade** werden unterschieden:

0 = Suberythem – niedrigste Dosis, keine sichtbare Rötung = »sedative Dosis« für »sedative Kur« von 6 Behandlungen tgl. bis jeden 2. Tag.

1. Grad = Erythemschwelle; eben bemerkbare Rötung. Latenzzeit von einigen Stunden, ist nach 1–2 Tagen wieder verschwunden. 15 Behandlungen für tonisierende Kur, alle 2–3 Tage.

2. Grad = Reizdosis; geringe Rötung, klingt unter geringer Schuppung nach 3 Tagen ab, für therapeutische Kur 12 Behandlungen alle 2–3 Tage, 1.–2. Erythemgrad ist das Ziel,

Erythem muss vor jeder weiteren Bestrahlung abgeklungen sein. Ab 6. Behandlung soll es zur Bräunung kommen. Insgesamt 12 Behandlungen, dann 4 Wochen Pause.
3. Grad = Entzündungsdosis, intensive Rötung und Schuppung über 1 Woche. Für Erythemfeldbestrahlung geeignet.
4. Grad = Blasendosis; 2 h nach der Bestrahlung intensive Rötung, in Blasenbildung übergehend = Verbrennung 2. Grades.
Der Deutsche Psoriasis Bund e.V. (DPB) hat für Hautkranke einen UV-Bestrahlungspass herausgegeben, der zur lebenslangen Erfassung der UV-Strahlen gedacht ist, die den Patienten auf natürlichem oder künstlichem Weg erreichen. Der Pass soll vor zu häufiger UV-Bestrahlung und/oder zu hohen UV-Dosen schützen, weil sich die UV-Strahlendosen in der Haut summieren und zu chronischen Hautschäden bis hin zum Hautkrebs führen können. Durch genaue Registrierung aller Bestrahlungen kann abgeschätzt werden, wann die Toleranzgrenze der Haut erreicht ist. Damit bleibt die UV-Belastung selbst für verschiedene Ärzte und verschiedene Kliniken nachvollziehbar.

Es zählt auch die Sonnenlichtexposition beim Badeurlaub und bei der Kur am Meer.

Die Sonnenlichtempfindlichkeit der menschlichen Haut wird eingeteilt in **6 Hauttypen** (nach *Pathak et al., 1993* und *Christophers u. Ständer, 1992*), s. Tab. 17.

Eine andere **Hauttypeneinteilung** verwendet *Schultze (1992)*:
Typ E (Erythem): Hellhäutige, rotblonde, blasse Menschen, rasche Erythembildung, wenig Neigung zur Bräunung (ca. 15% der Bevölkerung).
Typ P (Pigment): Kaum Neigung zum Erythem, unter Bestrahlung nur Verstärkung der Pigmentierung (ca. 20% der Bevölkerung).
Typ E + P: Erythem- und Pigmentbildung in ausgeglichenem Ausmaß.
Nach *Finke (1993)* kann ein Mitteleuropäer mit durchschnittlicher Pigmentierung in diesen Breitengraden 70 000–90 000 Stunden Sonne auf der Haut schadlos überstehen, weil die Haut die natürliche UV-Strahlung ca. 80 Jahre gut kompensieren kann. Bei Abnah-

Tab. 17: Sonnenlichtempfindlichkeit der menschlichen Haut

Hauttyp	Bräunungs-tendenz	Sonnenbrand-tendenz	Haut-, Augen- und Haarfarbe	% der Bevölkerung (nördliches Europa)
I	keine	immer und erheblich, Haut schält sich schnell	Menschen mit heller Haut (keltisch), blaue Augen, rötliches Haar und Sommersprossen	2
II	gering	immer und erheblich	ähnlich, häufig braune Augen	12
III	häufig	selten	übliches Verhalten	75
IV	immer, über dem Durchschnitt, Sofortpigmentierung	gering–nie	weiß-bräunliche Hautfarbe, dunkle Augen, dunkle Haarfarbe, südliche Länder	10
V	sehr gut, Sofortpigmentierung	sehr selten	dunkelhäutig-braun, z.B. Indianer	
VI	intensiv, Sofortpigmenitierung	niemals	Schwarzhäutige	

me des Ozonschildes kann sich aber die Zeitspanne erheblich verkürzen.

Zur **Photokarzinogenese** beschreibt *Jung (1995)* folgende zwei Muster (vgl. auch *Proksch u. Hauschild, 1994*):

- Die kumulative lebenslange UV-Exposition führt zu epithelialen Hauttumoren (Basaliome und Spinaliome) in der 2. Lebenshälfte.
- Überstarke UV-Exposition in der Jugend erzeugt noduläre und oberflächlich sich ausbreitende Melanome. *Hönigsmann (1994)* hebt hervor, dass diese Melanome bereits zwischen dem 20. und 40. Lebensjahr diagnostiziert werden. Bei mehr als sechs schweren Sonnenbränden in der Kindheit ist die Inzidenz maligner Melanome erhöht.

Mehr als 90 % aller Formen von Hautkrebs entstehen unter dem Einfluss von UV-Strahlen. Nicht nur UVB, sondern auch UVA trägt zur Hautkarzinogenese bei. Beide Strahlentypen induzieren schon in suberythematösen Dosen DNS-Läsionen mit ihren molekulargenetischen Konsequenzen.

Der Bevölkerung muss der Zusammenhang zwischen Sonnenexposition und Hautkrebs klargemacht werden, um sie von der fixen Idee des »gesunden Braunseins« zu befreien (vgl. *Deris, 1994*). Wegen des Wintersports im Hochgebirge ist nach *Huber (1994)* die Lichtschutzberatung auch im Winter notwendig. Es müssen Strategien zum Schutz der Haut vor UV-Strahlen entwickelt werden, ebenso frühpräventive Untersuchungen der Kinder auf Nävi als Schutz vor maligner Melanomentwicklung (vgl. *Niedner, 1994*). Auch *Herrmann (1994)* fordert die Frühprävention des malignen Melanoms und einen vernünftigen Umgang mit dem Wunsch zur »gesunden« Hautfarbe.

Anwendung und Indikationen

Die Phototherapie machte seit Mitte der 70er Jahre eine Renaissance durch und hat bei der Behandlung von Hauterkrankungen eine große Bedeutung erlangt (*Meffert, 1995*). Es gibt folgende Schwerpunkte der Anwendung der Phototherapie in der Dermatologie:

- **Infrarotbestrahlung** (= Rotlicht), vgl. *Chlebarov u. Pratzel*:
  ▶ **Indikationen:** Zur Reifung von Furunkeln und Abszessen, Hordeolum, Dermatitis, nässende Ekzeme.
  ▶ **Kontraindikationen:** Bei Möglichkeit einer systemischen Überwärmung, Sensibilitätsstörung, dekompensierte Herzinsuffizienz, schwere Herzrhythmusstörungen, Zustand nach akutem Herzinfarkt, hormonelle Entgleisungen bei Diabetes mellitus, Schilddrüsenüberfunktion und Nebennierenrindeninsuffizienz, fortgeschrittene Durchblutungsstörungen.

- **Blaues Licht** hat nach *Flade (1994)* eine beruhigende Wirkung im akuten Stadium der Neurodermitis. Rötung, Hitze und Juckreiz werden besonders bei Kindern gelindert. Die Kinder schlafen danach besser ein. Auch *Kowarschick (1957)* verwendet Blaulicht beim subakuten bis chronischen Ekzem und *Scholtz (1955)* bei Pruritus.

- **Blaulicht** vom Hochdruckstrahler (wie es zur Behandlung der Neugeborenengelbsucht üblich ist). Mit großen Dosen von kurzwelligem, sichtbarem blauen Licht wurden Patienten mit Akne erfolgreich behandelt. Dieses Verfahren basiert auf der photodynamischen Inaktivierung und Destruktion des porphyrinspeichernden Propionibacterium acnes. Die klinische Wirksamkei ist allerdings mäßig.

- **Orangelicht** und UV-Bestrahlung mit dem Eichotherm-Gerät. Hiermit werden die Effekte der Tropensonne auf der Höhe des

Äquators nachgestellt. Es wird der Ablauf eines Sonnentages am Äquator simuliert und auf 40 Min zusammengedrängt. Der Anteil an UVB-Strahlen im Sonnenlicht ist auf Höhe des Äquators am günstigsten und löst positive photochemische Vorgänge in den tieferen Hautschichten aus (vgl. *Broschüre der Firma Eichotherm, o.J.*).

Indikationen: Psoriaris vulgaris, allergische Ekzeme, Neurodermitis, Acne vulgaris, Pruritus vulvae et ani.
Kontraindikation: Sonnenallergie.

UV-Licht-Bestrahlungen:

- **UVA-Therapie** als unterstützende Therapie bei (vgl. *Chlebarow, Pratzel, 1995*) atopischer konstitutioneller Neurodermitis (für Kleinkinder besonders zu empfehlen), Acne vulgaris (besonders im Winter), Vitiligo, Sklerodermie, Pruritus bei chronischer Niereninsuffizienz.

- **UVA1-Therapie** (hochdosiert = »High dose« UVA1) bei Neurodermitis im akuten Entzündungsstadium, das sonst kortisonbedürftig wäre (der den Sonnenbrand verursachende UVB-Anteil fehlt, daher sind höhere Lichtdosen möglich). Diese Therapie steht noch in den Anfängen (vgl. *Grimmel u. Jung, 1994*) und ist noch nicht in allen Hautkliniken etabliert. Die Bestrahlung ist 20× intensiver als bei üblicher UVA/B-Bestrahlung. Weitere Untersuchungen sind nötig, z.B. zum Hautkrebsrisiko.

Serfling et al. (1995) berichten präliminär über günstige Beeinflussung mit UVA1-Kaltlicht-Behandlung bei Patienten mit Lupus erythematodes. Es bleibt die Frage, ob diese Erfolge Zufall oder Hinweise für die zukünftige Therapie sind. *Meffert et al. (1993, 1994, 1995)* fanden, dass die UVA1-Therapie beim akut exazerbierten atopischen Ekzem eine stark antientzündliche Wirkung entfaltet. *Stege et al.* setzten hoch dosierte UVA1-Therapie effektiv bei Patienten mit Urticaria pigmentosa ein.

- **UVAB (auch SUP, selektive UV-Phototherapie).** Fluoreszenzröhren oder Quecksilberhochdrucklampen liefern eine breitbandige Strahlung aus dem UVB- (u. UVA-)Bereich mit Spitzen bei 305 und 325 nm (vgl. *Much, 1994; Chlebarow u. Pratzel, 1995*).

Indikationen zur unterstützenden Behandlung: Psoriasis (schlechte Wirkung bei Plaque-Psoriasis), Parapsoriasis, Mycosis fungoides, Pityriasis lichenoides chronica, polymorphe Lichtdermatose, seborrhoisches Ekzem, Neurodermitis, endogenes Ekzem, nummuläres Ekzem, Urticaria pigmentosa, chronisch-rezidivierende Urtikaria, urämischer Pruritus.
Kontraindikationen: Vgl. bei PUVA-Therapie, entsprechend den relativen Kontraindikationen.
Bei der »Aqua-SUP« wird der UVB-Strahler ins Wasserbad gebracht. Gute Effekte sahen *Hunziker et al.* bei Patienten mit palmoplantaren Problemdermatosen. Die SUP ist die Vorzugstherapie gegenüber der PUVA, besonders bei Kontraindikationen.

- **PUVA-Therapie** (= Psoralen + UVA; Psoralen = Furocumarin aus der Knorpelmöhre). Diese Therapie mit der großen Knorpelmöhre (Ammi majus) ist bei Vitiligo schon 1400 v. Chr. bekannt gewesen (vgl. *Grimmel u. Jung, 1994*). Diese Psoralengabe ist möglich als systemisch-orale Gabe, lokale Bepinselung, Creme- und Badebehandlung bestimmter Hautstellen.

Es handelt sich um eine Photochemotherapie. Man verwendet hauptsächlich das 8-Methoxypsoralen (Meladinine), das auch heute noch hauptsächlich aus Pflanzen gewonnen wird. Unter dem Einfluss der UV-Lichtbestrahlung kommt es zum wachstumshemmenden Effekt von Psoralen auf die Oberhautzellen; das führt zu einer Verringerung der Entzündungszellen und einer Verminderung des Infiltrats bei der Psoriasis.
Indikationen (vgl. *Much, 1994; Chlebarov u. Pratzel, 1995*): Psoriasis vulgaris und pustulosa und arthropathica, Parapsoriasis, Mycosis fungoides (1. Stadium). Nach *Breit (1995)*

noch nummuläres Ekzem und eosinophile pustulöse Follikulitis.
Relative Indikationen: Vitiligo, Pityriasis lichenoides chronica, Urticaria pigmentosa, Lichen ruber exanthemat., generalisiertes Granuloma anulare.
Absolute Kontraindikationen: Patienten mit malignen Melanomen in der Anamnese, schwere Nieren- und Leberschäden, Gravidität und Kinderwunsch, Epilepsie, Jugendliche unter 14 Jahren, Hauttyp I und II (weiße Haut, rote Haare, blaue Augen).
Relative Kontraindikationen: Hypotonie (wegen Stehkabine), Lupus erythematodes, Therapie mit photosensibilisierenden Substanzen, urämischer Pruritus, immunsupprimierte Patienten (Kortisontherapie oder AIDS-Erkrankte).

Ganzkörperbestrahlung nach *Braun-Falco, Plewg und Wolff, 1996* ist die PUVA-Therapie bei folgenden Indikationen anzuwenden: Psoriasis, atopisches Ekzem, Morbus Brocq und Mycosis fungoides, Pityriasis lichenoides chronica, Urticaria pigmentosa, polymorphe Lichtdermatose, persistierende Lichtreaktion, Lichturtikaria.
Für die **Teilkörperbestrahlungen:** Umschriebene Psorasisherde, umschriebene Mycosis-fungoides-Infiltrate, Alopecia areata, Granuloma anulare, Lupus vulgaris, Akne, granulomatöse Formen der Rosacea, periorale Dermatitis.

- Bei der **PUVA-Bad-Therapie** werden Methoxalen- und Trioxalenbäder durchgeführt mit nachfolgender UV-Bestrahlung. Diese Therapieform hat sich bislang nur in Skandinavien durchgesetzt und hat gegenüber der systemischen PUVA-Therapie wesentliche Vorteile. Bei Patienten, die wegen der gastrointestinalen (Übelkeit und Erbrechen) und systemischen Nebenwirkungen die Therapie abbrechen müssen, ist die PUVA-Bad-Therapie eine echte Alternative (vgl. *Lehmann, 1995*). *Röcken et al. (1995)* sahen mit der PUVA-Bad-Photochemotherapie erfolgreiche Rückgänge bei der zirkumskripten Sklerodermie. *Kerscher et al. (1995)* hatten mit der PUVA-Bad-Photochemotherapie sehr deutliche klinische Erfolge bei Lichen sclerosus et atrophicus und bei zirkumskripter Sklerodermie.

- **PUVA-Kombinationen:**
  - PUVA-Dithranol (Indikation: Plaque-Psoriasis)
  - PUVA-Calcipotriol (Indikation: Psoriasis)
  - PUVA-Retinoide (Indikation: pustulöse Psoriasis)
  - KUVA-Khellin (Indikation: Vitiligo)
  - PAUVA-Phenylalanin (Indikation: Vitiligo).

  Durch PUVA-Therapie scheint ein Tumorpromotoreffekt möglich, aber eine Tumorinitiation eher unwahrscheinlich (vgl. *Zimmermann et al., 1995*).

- **UVB-Therapie:** Zur unterstützenden Therapie bei chronischen Ekzemen.

- **UVAB-Therapie** (300–400 nm) hat geringen UVB-Anteil und großen UVA-Anteil und findet Verwendung bei Neurodermitis und Akne als ergänzende Therapie (vgl. *Grimmel, Jung, 1994*).

- **Balneo-Phototherapie:** Es werden die Bedingungen des Toten Meeres nachgestellt. Die UV-Bestrahlung wird mit dem Solebad kombiniert. Während der Bestrahlung wird im Meerwasser oder hochprozentiger Solelösung 10–15 min gebadet. Bei Bedarf wird zusätzlich mit SUP-Strahler (UVA1-Therapie) mit Suberythemdosis tgl. bestrahlt, als Ganz-, Teilkörper- und Nagelbestrahlung.
Indikationen: Psoriasis vulgaris, Parapsoriasis, Ichthyosis, Lichen ruber, Vitiligo, atopische Neurodermitis, chronisches Ekzem, schwere Akneformen.
Streit et al. (1995) erprobten die »ambulante Balneo-Phototherapie«, so z.B. PUVA-Bäder bei Psoriasis und Solebäder bei Psoriasis und Neurodermitis.

In diesem Modell verordneten 100 teilnehmende Ärzte 5000 ambulante Behandlungen pro Quartal. Eine Folgestudie soll die positiven Effekte nochmals überprüfen. *Ständer (1992)* inaugurierte die Thermalsole-Phototherapie (TSPT) mit 30% Salzwasserbädern und anschließender UV-Bestrahlung. Bei 83% der Patienten mit Psoriasis konnte eine sehr gute bis gute Abheilung erzielt werden.

- **UVA-/UVB-Therapie** (= Kombination von SUP + UVA-Bestrahlung).

Indikationen: Die gleichen wie bei UVAB (vgl. *Grimmel u. Jung, 1994*).

- **UVC-Therapie** (vgl. *Chlebarow, Pratzel, 1995*) gilt heute als obsolet.

Indikationen: Frühe torpide Ulzera (zur Keimzahlverminderung und Förderung von Granulation und Epithelialisierung).
Strahlenquelle: Hg-Hochdrucklampe ohne Filter.
Allgemeine **Kontraindikationen** für die Phototherapie (vgl. *Chlebarow u. Pratzel, 1995*): Lichtdermatosen, exazerbierte Dermatosen, Lupus erythematodes, akutes, nässendes photoallergisches Ekzem, exsudative, offene Tuberkulose, Hyperthyreose, Ulcus ventriculi et duodeni, Dekompensation Herz-Kreislauf, akute Nephritis, Kachexie, Hämophilie, starke Menstruationsblutungen, Röntgendermatitis.
Vorsichtige Bestrahlung notwendig wegen der Gefahr der Exazerbation bei:

- Hauterkrankungen im akuten Stadium (vgl. *Chlebarow u. Pratzel, 1995*): Psoriasis im Ausbruchstadium, Lichen ruber planus, Pityriasis rosea, Porphyrie.

Extrakorporale Photopherese (=ECP): Blutlymphozyten werden nach oraler Gabe von 8-Methoxypsoralen außerhalb des Körpers mit UVA-Licht bestrahlt und zurückinfundiert. *Prinz und Plewig (1995)* sehen darin eine wirksame alternative Therapieform für Patienten mit schweren Verlaufsformen des atopischen Ekzems. Nach *Knobler (1995)* ist die wichtigste Indikation für die ECP die erythrodermatische Variante des kutanen T-Zell-Lymphoms. Auch *Trautmann et al. (1995)* machten dieselben guten Erfahrungen mit der ECP bei diesem Krankheitsbild. Bei der Hälfte der Fälle erzielten sie Remissionen von im Durchschnitt 1,5 Jahren, und ein Drittel der Kranken zeigte eine Stabilisierung des Krankheitsverlaufs. *Ramaker et al. (1995)* setzten die ECP erfolgreich an 9 Patienten mit Sklerodermie ein.

Heliotherapie (Sonnenlichtbestrahlung)

Die Strahlung von Sonne und Himmel heißt Globalstrahlung. Die natürlichen Sonnenstrahlen sind bei der Therapie bestimmter dermatologischer Erkrankungen sehr wertvoll (vgl. *Much, 1994*).
Indikationen: Psoriasis vulgaris, Acne vulgaris, chronisch-rezidivierende Urtikaria, subchronisch-chronische Neurodermitis, Vitiligo, Alopecia areata, Ulcus cruris, schlecht heilende Wunden, bei Infektneigung zur Verbesserung der Abwehrkräfte.
Nach *Braun-Falco et al. (1996)* sprechen ebenfalls gut auf Heliotherapie an: Atopische Ekzeme, andere Ekzemformen, Parapsoriasisformen, Mycosis fungoides.
Kontraindikationen: Akute, nässende Ekzeme, Sonnenallergie (Lichtdermatose), Therapie mit photosensibilisierenden Medikamenten (z.B. orale Antidiabetika, Johanniskrautpräparate, Teerpräparate).
Schultze und Jungmann (1993) geben die in Tab. 18, S. 326 genannten Indikationen für die Heliotherapie und die empfohlene Strahlendosis an.

Lasertherapie

Laserstrahlen: Monochromatisches Licht, welches mit hoher Intensität tief ins Gewebe eingestrahlt werden kann (vgl. *Much, 1994*). Neue Lasersysteme sind:

Kupferdampf-Laser: Maximum bei 510 nm (grünes Licht).
Indikationen: Vulgäre Warzen, seborrhoische Akanthome, spitze Kondylome, Fibrome.

Tab. 18: Dermatologische Indikationen für die Heliotherapie (n. Schultze u. Jungmann)

Indikation	empfohlene Strahlendosis unterschwellig	empfohlene Strahlendosis bis Erythemschwelle
seborrhoisches Ekzem	+	
Neurodermitis bei Erwachsenen		+
Neurodermitis circumscripta (Brocq)		+
Neurodermitis mit starker vegetativer Fehlregulation	+ Cave: Überwärmung!	
Neurodermitis des Kleinkindes (exsud. Form)	+ Cave: Überwärmung!	
Säuglingsekzem	+ mit großer Vorsicht!	
Neurodermitis mit ichthyotem Einschlag		+
Ichthyosis		+ evtl. eine darübergehende Reizbestrahlung
Lichen ruber	+ mit großer Vorsicht!	
Prurigogruppe (Strophulus des Säuglings, Prurigo nodularis des Erwachsenen)		+
Erythema exsudativum multiforme	+ mit großer Vorsicht!	
Urtikaria (nicht frischer Zustand)	+	+
Dermatitis herpetiformis (Duhring)	+	+
Dyshidrosis	+	+
Pyodermien	+	+
Acne juvenilis und vulgaris		+ evtl. als Reizbestrahlung
Dermatomykosis (nach antimykotischer Vorbehandlung)	+	+
schlecht heilende Wunden	+	

Maximum bei 578 nm (gelbes Licht).
Indikationen: Hämangiome, Teleangiektasien, Spider-Nävi, Naevus flammeus.

Argonlaser: Maximum bei 485 nm (blaues) und bei 515 nm (grünes) Licht.
Indikation: Naevus flammeus (vgl. *Much, 1994* und *Grothewohl, 1993*).
Relative Indikationen: Teleangiektasien, Spider-Nävi, Hämangiome, Botryomykom, Angiofibrome, weiche dermale Nävi, seborrhoische Warzen, solare Keratosen, Virusakanthome, Adenoma sebaceum.

CO_2-Laser: Maximal bei 10 600 nm (infrarotes Licht), vgl. *Much (1994)*.
Indikationen: Virusakanthome (Kondylome), Fibrome, epidermale Nävi, Rhinophym, Hämangiome, Porokeratosen, aktinische Keratosen, Basaliom, Keratoakanthom, Leukoplakien, Gingivahyperplasie, Tätowierungen.

Neodym-Yag-Laser: Maximal bei 1060 nm (infrarotes Licht).

Relative Indikationen: M. Kaposi, Basaliome (multiple), Spinaliom, aktinische Keratosen.

Nach *Kortüm et al. (1995)* verhindert die Behandlung der Säuglingshämangiome mit gepulstem Farbstofflaser ein weiteres Größenwachstum und regt die spontane Rückbildung an (= »Anstoßbehandlung«).

Schwarz et al. (1995) setzen den 193-nm-ArF-Excimer-Laser mit Erfolg ein bei der Exzision verschiedener Hauttumoren und zur Revision von Tätowierungen, und *Kaufmann (1995)* verwendet gepulste Laser zur Laserablation pigmentierter epidermaler Nävi und bei professionellen Tätowierungen. Bei 4 von 5 Patienten mit chronisch vernarbendem, diskoidem Lupus erythematodes erbrachte die Behandlung mit Argonlaser eine anhaltende Abheilung (vgl. *Nürnberg et al., 1995*).

Softlaser: Keine ausreichenden Studiendaten.

Postulierte Indikationen: Herpes labiales, Herpes zoster, schlecht heilende Wunden, Narben (verhindert Keloidbildung).

Chlebrarow, Pratzel (1995) wenden den He-Ne-Laser an bei Ulcus cruris, Warzen und lokalen Schmerzzuständen.

Tab. 19: Therapie der Hautkrankheiten mit künstlicher UV-Bestrahlung, Sonne und Infrarot (n. Kimmig u. Wiskemann, 1968)

Diagnose	Bestrahlung ganz/lokal		optimaler Erythemgrad	Sonne	Infrarot
Acne vulgaris	+	+	mittelstark–stark	+	
Acne indurata		+	unterschwellig–schwach		
Psoriasis general.	+		schwach	+	
Psoriasis-Plaques	+		mittelstark–stark		
Parapsoriasis	+		mittelstark		
Pityriasis rosea	+		schwach		
Pityriasis versicolor		+			
bakterielles und seborrh. Ekzem	+		unterschwellig–schwach	+	
Furunkulose	+		unterschwellig–schwach		+ (lokal)
Hidradenitis		+		+	
Trichophytia profunda		+		+	
Folliculitis barbae		+	unterschwellig–schwach		
Ichthyosis vulgaris	+		unterschwellig–schwach	+	
Hauttuberkulose	+		unterschwellig–schwach	+	
Alopecia areata	+	+	stark–sehr stark		
Alopecia seborrh.	+	+	schwach		
Zoster-Neuralgien	zugeh. Spinalganglion		mittelstark		+
Lichen ruber planus	+		unterschwellig–mittelstark		
Lichen ruber verrucosus	+		stark-sehr stark		
Pruritus	+		unterschwellig	+	
torpide Ulzera	+	+	unterschwellig–schwach	+	
Vitiligo	+	+	vorsichtige Photosensibilisierung	+	+

Praktische Hinweise

Infrarotbestrahlung (vgl. Tab. 19 auf S. 327): 10–30 min aus 40–80 cm Entfernung mit angenehmer Wärmeempfindung, 3× tgl. 15 Behandlungen.

Blaues Licht mit Blaulichtlampe: 15 min lokale Bestrahlung (vgl. *Flade, 1991*).

Hochdruckblaulicht-Therapie der Akne (vgl. *Meffert, 1993*): Bestrahlung mit großen Dosen von kurzwelligem, sichtbarem Licht (mit den zur Behandlung der Neugeborenengelbsucht üblichen Geräten).

PUVA-Therapie: Hochleistungs-UVA-Strahler, 360 nm, geringe Leistung (0,5 J/cm²/min). Zur Behandlung ist Schutzbrille zu tragen! Beginn mit täglicher Ganzkörperbestrahlung mit steigenden suberythematogenen Dosen von max. 7–8 J (15–30 min, je nach Gerät, später 2 wö. Turnus). Ziel: Erscheinungsfreiheit (vgl. *Chlebarow u. Pratzel, 1995*).

UVAB: Hochdruck-Gasentladungsstrahler mit Metallhalogeniden, Schwerpunkt 300–320 nm. Beginn mit tgl. Ganzkörperbestrahlung mit steigenden suberythematogenen Dosen 3–10 min, später 2× wö. Turnus. Ziel: Erscheinungsfreiheit. Vorzugstherapie gegenüber PUVA, besonders bei Kontraindikationen.

UVA1-Therapie: Hochleistungs-UVA-Strahler, besonders UVA1-Strahler. Ganzkörperbestrahlung ca. 10 min, 5×/Wo., bis max. 20×. Schutzbrille tragen!

Photo-Soletherapie (= Balneo-Phototherapie): Hochdruck-Gasentladungsstrahler mit Schwerpunkt 300–320 nm (SUP-Strahler) oder Sonne. Vor der Bestrahlung wird in hochprozentiger Solelösung oder Meerwasser 10–15 min gebadet und anschließend mit suberythematogener Dosis tgl. bestrahlt.

Eichotherm-Bestrahlung, z.B.:

▶ dorsal:
Vorbestrahlung 8 min Hellorange
Hauptbestrahlung 5 min Hellorange + UV
Nachbestrahlung 6 min Hellorange

▶ dann ventral:
Vorbestrahlung 6 min Hellorange
Hauptbestrahlung 4 min Hellorange + UV
Nachbestrahlung 6 min Hellorange.

30 min Nachruhe und warme Flüssigkeit verabreichen. Die ersten 3–5 Bestrahlungen in 24-stündigem Intervall, dann weiter alle 48 Stunden.

Heliotherapie: Bestrahlung tgl. oder jeden 2. Tag mit suberythemalen Dosen, 6 Behandlungen. Nach jeder Behandlung soll leichtes Erythem auftreten. Dann Dosissteigerung maximal bis zum Erythem 1. Grades.

Softlaser: He-Ne-Laser 0,5–20 mW (632,8 nm), tgl. Bestrahlung kleiner Bereiche bis maximal 4 Wo.

Laser-Op. (vgl. *Much, 1994*):

▶ CO_2-Laser: Infrarot, Wellenlänge 10 600 nm, Ausgangsleistung 20–40 W, Effekt: Vaporisation, Karbonisierung, Schneiden, Wundheilung 3–4 Wo.

▶ Argonlaser: Blau-grün, Wellenlänge 485/515 nm, Ausgangsleistung 5 W, Effekt: Koagulation, Wundheilung 2 Wo.

▶ Neodym-Yag-Laser: Infrarot, Wellenlänge 1060 nm, Ausgangsleistung 100 W, Effekt: Koagulation, Wundheilung 6–8 Wo.

Regeln bei der Phototherapie der Hauterkrankungen (vgl. *Meffert, 1994*):

- Hautempfindliche Patienten (Hauttyp I und II) dürfen keine Helio- oder UV-Therapie bekommen. Im Zweifelsfall vorher Lichttestung (getrennt nach UVA, UVB) durchführen.
- Bei UV-Therapie Schutzbrille benutzen! **Cave:** Augenschäden, Sonne kann Linsentrübungen (grauer Star) verursachen! Genitalien bedecken.
- UV-Licht trocknet die Haut aus. Nach der Bestrahlung Haut mit Pflegesalbe rückfetten.
- Licht sensibilisierende Teerpräparate (Bäder) nicht mit UV-Bestrahlung oder Heliotherapie kombinieren.
- Vorheriges Baden und nasse Haut steigern die günstige Wirkung des UV-Lichts.
- Verbot der UV-Bestrahlung bei Erkrankung an Xeroderma pigmentosum, Porphyrie, Lupus erythematodes und andere sensiblen Dermatosen.
- Bei der UV-Heimbehandlung soll der Patient Buch führen: Tägliche Bestrahlungszeit, Besserung usw. Am besten UV-Bestrah-

lungspass des DPB (= Deutscher Psoriasis Bund e.V.).

Wichtige Tipps zum UV-Schutz bei Heliotherapie (nach *Niedner, 1994*):

- Sonnenschutzmittel eine halbe Stunde vor der Sonnenexposition auftragen.
- Eine nasse Haut lässt mehr UV-Strahlen durch.
- UV-Wirkung im Wasser: In 50 cm Wassertiefe treffen noch 60 % der UVB- und 85 % der UVA-Strahlen auf die Haut.
- Längeres Schwimmen und Abfrottieren entfernt Teile der Sonnenschutzcreme, daher erneuern!
- Glas lässt UV-Strahlen partiell passieren: 3 mm Fensterglas lässt 85 % UVA und 35 % UVB durch. Beim Autosicherheitsglas sind es 70 % bzw. 10 %.
- Kleidung lässt UV-Strahlen durch: Durch Polyäthylenfasern und Nylon gehen 42 % der UVB-Strahlen, durch trockenes Baumwollgewebe nur 10 %.
- Im Schatten wirken Streustrahlung und Reflexion (im Schnee und am Strand). Streustrahlung kann 50 % der direkten Bestrahlungmenge ausmachen.

Regeln zur Phototherapie der Neurodermitis nach *Harnack und Meffert (1993)*:

- Bei stärker entzündlicher Neurodermitis Licht mit größerer Wellenlänge verwenden.
- Bei mehr chronischer Neurodermitis Licht mit eher kürzerer Wellenlänge benutzen.

Literatur

1 Becke, H.: Eigene Mitteilung, 1994

2 Becker-Casademont, G., et al. (Hrsg.): Physikalische Medizin, Band 4 (Hippokrates, Stuttgart, 1993)

3 Braun-Falco, O., Plewig, G., Wolff, H.: Dermatologie und Venerologie, 3. Auflage (Springer, Berlin, Heidelberg, New York, Tokyo, 1984)

4 Breit, R.: PUVA-Therapie, Grundlagen und neue Entwicklungen (Abstrakt-Band, 38. Tagung, Deutsche Dermatologische Gesellschaft, Berlin, 29.4.-3.5.1995)

5 Chlebarov, S., Pratzel, H.G.: Phototherapie, in: Schmidt, K.L., Drexel, H., Jochheim, K.A. (Hrsg.): Lehrbuch der Physikalischen Medizin und Rehabilitation (G. Fischer, Stuttgart, Jena, New York, 1995)

6 Christophers, E., Ständer, M.: Haut- und Geschlechtskrankheiten, 5. Auflage (Urban und Schwarzenberg, München, Wien, Baltimore, 1992)

7 Deris, J.: Hautkrebs: Prävention (Extracta paediatrica 7/8, 1993), zitiert in: Selecta, Medizin aktuell, 7, 1994

8 Eichotherm-Broschüre der Firma Eichotherm, Elektromed. Apparate Eich, in 72784 Pfullingen

9 Flade, S.: Neurodermitis natürlich behandeln (Gräfe und Unzer Verlag, München, 1991)

10 Grimmel, M., Jung, E.G.: Sonne und Solarium - Genuss ohne Reue (Thieme, Stuttgart, 1994)

11 Grothewohl, J.H.: Laseranwendung in der Dermatologie, insbesondere bei vaskulären Veränderungen (Der Deutsche Dermatologe, H. 1, 1993)

12 Hamack, K., Meffert, H.: Neurodermitis (Ursachen, Behandlung und Hilfen, 2. Auflage (Wort und Bild, Baierbrunn, 1993)

13 Herrmann, M.: Frühprävention des malignen Melanoms (3. Forum »Gesundheit und Umwelt« der Bundesärztekammer, Berlin, zitiert in Heilberufe, 46, H. 5, 1994)

14 Hönigsmann, H., Melanomgefahr nach schweren Sonnenbränden (Vortrag 37. Tagung der Deutschen Dermatologischen Gesellschaft, Düsseldorf, zitiert in: Ärztezeitschrift für Naturheilverfahren, 35, H. 8, 1994)

15 Huber, P.: Lichtschutzberatung auch im Winter notwendig (Der Deutsche Dermatologe, 1, 1994)

16 Hunziker, Th., et al.: »Aqua-Sup« bei chronisch palmoplantaren Dermatosen (Hautarzt, 38, 1987)

17 Jung, E.G.: Photokarzinogenese (Abstrakt-Band, 38. Tagung der Deutschen Dermatologischen Gesellschaft, Berlin, vom 29.4.-3.5.1995)

18 Kaufmann, R.: Gepulste Laser - Stellenwert zur Hautablation und Therapie pigmentierter Hautveränderungen (Abstrakt-Band, 38. Tagung der Deutschen Dermatologischen Gesellschaft, 29.4.-3.5.1995)

19 Kerscher, M., et al.: PUVA-Bad-Photochemotherapie: Indikationen und praktische Durchführung (Abstrakt-Band, 38. Tagung der Deutschen Dermatologischen Gesellschaft,

Berlin, 29.4.-3.6.1995)
20 Kimmig, J., Wiskemann. A., zitiert von Woeber, K.: Lichttherapie in: Grober, J., Stieve, F.E. (Hrsg.): Handbuch der Physikalischen Therapie, Band IV (Fischer, Stuttgart, 1968)
21 Knobler, R.: Extracorporale Photopherese (Abstrakt-Band, 38. Tagung der Deutschen Dermatologischen Gesellschaft, Berlin, 29.4.-3.5.1995)
22 Kortüm, B., et al.: Therapie von Säuglingshämangiomen mit dem gepulsten Farbstofflaser (Abstrakt-Band, 38. Tagung der Deutschen Dermatologischen Gesellschaft, Berlin, 29.4.-3.5.1995)
23 Kowarschik, J.: Physikalische Therapie, 2. Aufl. (Springer, Wien, 1957)
24 Lehmann, P.: Bade-PUVA: Eine Alternative zur konventionellen PUVA-Therapie? (Abstrakt-Band, 138. Tagung der Deutschen Dermatologischen Gesellschaft, Berlin, 29.4.-3.5.1995)
25 Meffert, H.: Günstige Nebenwirkungen bei therapeutischer Anwendung ultravioletter Strahlung (Der Deutsche Dermatologe, 8, 1993)
26 Meffert, H.: UV-Licht als Therapeutikum (Heilberufe 46, 5/94)
27 Meffert, U., Serfling, U.: UVA-Therapie (Abstrakt-Band, 38. Tagung der Deutschen Dermatologischen Gesellschaft, Berlin, 29.4.-3.5.1995)
28 Much, Th.: Leitfaden der praktischen Dermatologie (Springer, Wien, New York, 1994)
29 Niedner. R.: Schutz der Haut vor UV-Strahlen (Heilberufe 46, 5/94)
30 Nürnberg, W., et al.: Argon-Laser - ein neues Therapieprinzip bei der Behandlung des chronisch diskoiden Lupus erythematodes (Abstrakt-Band, 38. Tagung der Deutschen Dermatologischen Gesellschaft, Berlin, 29.4.-3.5.1995)
31 Pathak, et al.: zitiert von Steigleder G.K.: Therapie der Hautkrankheiten (Thieme, Stuttgart, New York, 1993)
32 Prinz, B., Plewig, G.: Extrakorporale Photopherese als wirksame Therapie bei schwerem atopischem Ekzem (Abstrakt-Band, 38. Tagung der Deutschen Dermatologischen Gesellschaft, Berlin, 29.4.-3.5.1995)
33 Proksch, E., Hauschild, A.: Risiken der Sonnenexposition (Dtsch. med, Wschr. 119, 1994)
34 Ramaker, J., et al: Erfolgreicher Einsatz der extra-korporalen Photopherese bei der Sklerodermie (Abstrakt-Band, 38. Tagung der Deutschen Dermatologischen Gesellschaft, Berlin, 29.4 -3.5.1995)
35 Röcken, M., et al.: Erfolgreiche Behandlung der zirkumskripten Sklerodermie mit einer PUVA-Bad-Photochemotherapie (Abstrakt-Band, 38. Tagung der Deutschen Dermatologischen Gesellschaft, Berlin, 29.4.-3.5.1995)
36 Scholtz, H.-G.: Physikalische Diätetische Therapie, 4. Auflage (Thieme, Leipzig, 1955)
37 Schutze, R.: Das Strahlenklima der Erde (Steinkopf, Darmstadt, 1970) zitiert in: Bühring, M., Kühn, G., Kessler, B.: Überlegungen zur Heliotherapie (Heilkunst, 106, H. 10/1993)
38 Schwarz, B., et al.: Der 193 nm ArF-Excimer-Laser in der Dermatologie (Abstrakt-Bend, 38. Tagung der Deutschen Dermatologischen Gesellschaft, Berlin, 29.4.-3.5.1995)
39 Serfling, U., et al.: UVA1-Therapie des Lupus erythematodes - Zufall oder zukünftige Therapie (Abstrakt-Band, 38. Tagung der Deutschen Dermatologischen Gesellschaft, Berlin, 29.4. - 3.5.1995)
40 Ständer, M.: Ein neuer Weg der Psoriasisbehandlung: Die Thermalsole - Phototherapie (TSPT), in: Bühring, M. und Jung, E.G.: UV-Biologie und Heliotherapie (Hippokrates, Stuttgart, 1992)
41 Streit, V., et al.: Das Erprobungsmodell »Ambulante Balneo-Phototherapie« (Abstrakt-Band, 38. Tagung der Deutschen Dermatologischen Gesellschaft, Berlin, 29.4.-3.5.1995)
42 Trautmann, C., et al: Extrakorporale Photopherese (ECP) bei kutanem T-Zell-Lymphom. Auswertung von 21 Fällen (Abstrakt-Band, 38. Tagung der Deutschen Dermatologischen Gesellschaft, Berlin, 29.4.-3.5.1995)
43 Zimmermann, C., et al.: Fördert PUVA die Entstehung von epithelialen Hauttumoren? (Abstrakt-Band, 38. Tagung der Deutschen Dermatologischen Gesellschaft, Berlin, 29.4.-3.5.1995)

Balneo- und Klimatherapie

Jürgen Rohde

Def.: Balneotherapie (= Bäderheilkunde) ist die Behandlung mit bestimmten Kurmitteln (z.B. Heilwässer und Heilpeloide) in einem Kurort. Klimatherapie (= Klimaheilkunde) ist die therapeutische Nutzung des Klimas, welches ein Ausdruck ist für das mittlere Wettergeschehen an einem bestimmten Ort. Der Patient wird den Wetterelementen Luft, Wind, Sonne und Regen ausgesetzt.

Wirkungen auf die Haut

Balneotherapie vgl. Evers (1962).

Die Umstimmung der vegetativen Reaktionen steht im Mittelpunkt der Wirkungsmechanismen der Bäderbehandlung. So wirkt z.B. bei den **Schwefelbädern** der Schwefel in der wirksamen Sulfidform günstig bei seborrhoischer Dermatitis. Wichtig sind weiter der keratolytische Effekt und die hyperämisierende Wirkung, Steigerung der Kapillardurchblutung, Beseitigung von Stasen und Förderung des Kapillarstromes in der Haut. Von Rigler wurde 1887 die »Badereaktion« bei Hautleiden als Zeichen der starken Allgemeinwirkung beschrieben. Es ist eine »Erstverschlimmerung«; sie wird sehr häufig beobachtet und leitet den Heilungsprozess ein. Diese »Badeausschläge« waren seit dem Mittelalter bekannt und sind auch schon bei der Prießnitz- und Kneipp-Kur beschrieben worden. Es stellt sich in der Haut durch die Bäder eine gewisse Entzündungsbereitschaft ein, welche die örtlichen Abwehr- und Heilvorgänge ermöglicht. Allergische Reaktionen bei allergischen Dermatosen werden abgeschwächt als Ausdruck lokaler und allgemeiner Wirkungen. Die Wirkung der Badekur tritt auch bei Hauterkrankungen erst nach 2–3 Monaten ein. Dann erst ist eine Kurerfolgsbeurteilung möglich.

Wirkung der **externen Anwendung des Schwefels** auf die Haut (vgl. *Taube, 1991*):

- keratolytisch
- austrocknend (z.B. bei Ekzemen im Stadium der Bläschenbildung und bei Dyshidrosis)
- adstringierende Wirkung bei nicht gereizten Erosionen oder nässenden Ulzera
- sebostatischer Effekt bei Erkrankungen mit vermehrter Talgproduktion (z.B. seborrhoisches Ekzem oder Formenkreis Akne)
- milde antientzündliche Wirkung beim chronischen Ekzem
- antimikrobielle Wirkung z.B. beim mikrobiellen Unterschenkelekzem (Dermoepidermitis)
- Antiskabieswirkung bei Konzentrationen von 3–10%
- antiparasitäre Wirkung (vgl. *Stüttgen, 1991*)
- Verringerung von Gelenkbeschwerden (besonders bei Psoriasis arthropathica)
- Verbesserung der Hautdurchblutung = gefäßerweiternde Wirkung (sog. »Schwefelerythem«; vgl. *Schnizer, 1991*).
- Schmerz-, Juck- und Kälteempfindungen werden durch die Sulfid- oder H_2S-Wirkung auf die Hautrezeptoren gemindert (vgl. *Jordan, 1980*).
- Abschwächung allergischer Reaktionen (vgl. *Hildebrandt, 1985; Artmann, Pratzel, 1991*).

Nach Aufbringen von radioaktiven Schwefel enthaltenden Schwefelexterna beim Menschen wurde bereits 2 Stunden später radioaktives Sulfat im Urin gefunden. Der Einbau von äußerlich appliziertem Schwefel in Substanzen der Haut ist belegt (vgl. *Stüttgen, 1991*).

Klimatherapie

Die Klimafaktoren Licht, Sonne und Luft haben auf die Haut eine große heilende Wirkung. Insbesondere sind Umstimmungen der vegetativen Reaktionslage das Ergebnis, und weiterhin erfolgt durch die Klimatherapie eine »Abhärtung«, also Verbesserung der Abwehr bestimmter Infektionen. Das ist wichtig bei Furunkulose, rezidivierenden Abszessen, rezidivierendem Herpes labialis, rezidivierendem Erysipel und bei Acne vulgaris.

Wirksamkeit: Der Nachweis der Wirksamkeit der Balneo- und Klimatherapie ist Gegenstand vieler Untersuchungen und Studien. Es geht besonders um die Behandlung der Neurodermitis, der Psoriasis und der Akne. Aufgaben dazu und Literatur finden sich bei *Evers, Woeber, Nowack, Borelli und Fries* und *Orfanos*.
Studien über Schwefel bei der Behandlung der Hautkrankheiten siehe *Pratzel, Bühring, Evers*. Angaben zu Studien und gute Literaturzusammenstellung bei *Amelung und Evers* und *Amelung und Hildebrandt* sowie bei *Bühring und Kemper* für die gesamte Bäder- und Klimaheilkunde.
Studien zur Wirksamkeit (und viel Literatur = 1736) der Klimatherapie bei den wichtigsten Hautkrankheiten vgl. *Harnack (1975)*.

Anwendungsformen

In der **Balneotherapie** werden angewendet:

- Heilwässer als Bäder, Inhalationen und Trinkkuren
- Die Heilpeloide werden angewendet als Bäder, Packungen, Tampons und Knetungen.

In der **Klimatherapie** wird in Europa angewendet das

- Küsten- und Seeklima
- Wald- und Hügellandschaftsklima
- Mittelgebirgsklima und das
- Hochgebirgsklima.

Anwendung in der Dermatologie

Balneotherapie

Aus dem Bereich der Balneotherapie werden mit Erfolg Bäder mit Heilwässern angewendet. In der Zeit der wirksamen Externa (Antibiotika und Prednison) ist die Balneotherapie etwas in den Hintergrund gedrängt worden, sie kommt aber dann voll zur Anwendung, wenn die anderen Verfahren nicht zum Erfolg führen oder Resistenzen eingetreten sind.

Folgende **Heilwässer** werden insbesondere als Bäder bei folgenden **Indikationen** angewendet (vgl. *Woeber, 1968; Evers, 1962*):

- Sole- und Seebäder: Exsudatives Ekzem im Kindesalter, endogenes Ekzem, Neurodermitis circumscripta (Lichen chronicus Vidal), chronisches Kontaktekzem (berufsbedingt), Pruritus senilis, Dermatitis herpetiformis Duhring, Psoriasis vulgaris (UV-reiche Zeit im Mai, Juni, Juli), Acne vulgaris, Pyodermien, seborrhoisches mikrobielles Ekzem, Urtikaria, Dermatosen mit Bläschenbildung, erythemato-squamöse und papulöse Dermatosen.
- Schwefelbäder: Seborrhoisches mikrobielles Ekzem, chronisches Ekzem, Acne vulgaris, Psoriasis vulgaris, besonders mit Arthropathien (+ UV-Therapie) und Psoriasis inveterata, Ichthyosis, Urtikaria (auch U. factitia), Pruritus (essenzieller und senilis), Furunkulose, variköse Ekzeme, Sklerodermie (Linderung).
- Kohlensäurebäder: Periphere Durchblutungsstörungen, Thrombangitis oblit., M. Raynaud, Ulcus cruris, chronisches Ekzem, Phlegmonen, Sklerodermie (keine Heilung, aber Linderung).
- Kühle Schlamm- oder Moorsitzbäder (28 °C) bessern den Pruritus ani oder vulvae.
- Kühle Schlammpackungen (28 °C) wirken sehr gut bei varikösen Ekzemen und bei Ulcus cruris.

Nicht geeignet für die Bäderbehandlung sind Psoriasis exsudativa, irritabilis und rubra, Erythrodermia psoriatica.
Alkalische Wässer wirken bei chronischem Ekzem oft ungünstig.

Klimatherapie

Aus dem Bereich der Klimatherapie werden mit besonderem Erfolg die Seeklimakuren (Thalassotherapie an der Meeresküste, griech.

thalassa = Meer) und die Hochgebirgsklimakuren bei Hautkrankheiten durchgeführt (vgl. *Evers, 1962* u. *Woeber, 1968*).

Klimatherapeutisch beeinflussbare Hauterkrankungen (vgl. *Hartung, 1958; Borelli u. Fries, 1986*):

Indikationen (die Domänen sind kursiv gedruckt): *Neurodermitis* constitutionalis atopica (= endogenes Ekzem, Dermatitis atopica; wesentliche Besserung bis Erscheinungsfreiheit bei 90–95 % der Patienten bei Kuren im Hochgebirge bzw. an der Meeresküste), *chronisch rezidivierendes Ekzem*, seborrhoisches Ekzem (wesentliche Besserung), dyshidrotisches Ekzem (bis Erscheinungsfreiheit), Kontaktekzem (bei 85 % der Fälle), *Psoriasis vulgaris* (Erscheinungsfreiheit bis wesentlich gebessert, um 96 % in Davos), *chronische Urtikaria*, Parapsoriasis, Prurigo, Erythrodermien, chronisch rezidivierende Urtikaria, Dermatitis herpetiformis (Duhring), rezidivierendes Erythema exsudativum multiforme, Akneformen (Acne vulgaris und conglobata), *Mycosis fungoides* (auffällige Besserungen und Remissionen in Davos bei 76 % der Patienten), *Praemycosis*.

Kontraindikationen aus dermatologischer Sicht: Lichtdermatosen, Lichturtikaria, Erythematodes, Porphyrien.

Klimatherapie ist sinnvoll nur in echten Reizklimaten wie auf den grasarmen (nicht den »grünen«) Nordseeinseln, speziellen Bereichen der hochalpinen Zonen über 1500 m bei richtiger Talöffnung (nicht an den Nordseiten und nördlichen Vorgebirgen).

Harnack (1975) gibt folgende **Indikationen** an für Klimabehandlungen, weil ein günstiger Effekt zu erwarten ist:

- Wegen der UV-Strahlung (= Klima-Heliotherapie): Psoriasis, Pityriasis rubra pilaris, Parapsoriasisgruppe, Mycosis fungoides, Lichen ruber, Acne vulgaris, Pyodermien, Hauttuberkulose, Ichthyosis vulgaris, exsudative, lichenoide, chronische Dermatose, Dyskeratosis follicularis Darier.
- Durch das Zusammenwirken sämtlicher Klimafaktoren: Endogenes Ekzem, allergisches Kontaktekzem, dyshidrotischer Formenkreis, seborrhoisches Ekzem, Lichen simplex chronicus, Prurigogruppe, Urticaria chronica recidivans, Dermatitis herpetiformis, chronisch-rezidivierende Aphthen.

Harnack (1975) gibt als **unsichere Indikationen** für Klimatherapie an: Erythema exsudativum multiforme, Erythema anulare centrifugum (Darier), Erythema elevatum et diutinum, vesikulöse und bullöse Erkrankungen, Sklerodermie, Rosazea, Sarkoidose, Lymphogranulomatosis maligna, Retikulosen, Arzneimittelexantheme, Vitiligo, Alopecia areata, Hauterkrankungen bei inneren Störungen.

Obligate Kontraindikationen für Klimatherapie sind: Lichtdermatosen, Lupus erythematodes, Dermatomyositis, Erythrodermien, Erytheme, sklerodermieähnliche Erkrankungen, Rheumatismus der Haut, Reitersche Krankheit, hämorrhagische Diathesen, senile Atrophien, bösartige Neubildungen, Viruserkrankungen, akute bazilläre Erkrankungen und Zoonosen, Epizoonosen (Pedikulose, Skabies).

Indikationen der **Seeheilbäder** und **Seebäder** (vgl. *Wehsarg, 1958*): Ekzemerkrankungen (nur Nordsee), Keratosen, Urticaria chronica, erythemato-squamöse und papulöse Dermatosen, Psoriasis vulgaris (Mai/Juli günstig), Dermatosen mit Bläschenbildung, Pyodermien, Acne vulgaris, Kreislaufstörungen des Hautorgans.

Indikationen für **Hochgebirgsklimakur:** Lichen ruber, exsudatives Ekzem, Neurodermitis, Dermatitis herpetiformis, Psoriasis vulgaris, Acne vulgaris, chronisches exogenes Kontaktekzem, chronische Urtikaria, Prurigo nodularis, Mycosis fungoides.

Außer dem seborrhoischen Ekzem (hier besser Bäderbehandlung) sprechen die übrigen Ekzemformen besser auf Klimatherapie an, insbesondere auf Seeklima. Kälte-, Wärme- und Lichturtikaria sind durch Balneo- und Klimatherapie am wenigsten zu beeinflussen.

Praktische Hinweise

Balneotherapie

Kurorte mit **Meerwasserbädern:** Ost-, Nordsee, Mittelmeer.

Kurorte mit **Schwefelbädern:** Nenndorf, Aachen.

Kurorte mit **Solebädern:** Salzschlirf, Reichenhall, Dürrheim.

Klimatherapie

Kurorte mit **Seeklima:**

- Ostsee: Heiligendamm, Heiligenhafen, Timmendorfer Strand, Travemünde
- Nordsee: Baltrum, Borkum, Büsum, Cuxhaven, Helgoland, Juist, Langeoog, Norddorf/Amrum, Norderney, St. Peter-Ording, Spiekeroog, Wangerooge, Wenningstedt/Sylt, Westerland/Sylt, Wiltdün/Amrum, Wyk auf Föhr. (vgl. *Amelung, Becker, Jungmann, 1986*)
- Mittelmeer: Italien, Spanien
- Atlantischer Ozean: Kanarische Inseln
- Totes Meer: Deutsches Medizinisches Zentrum in Ein Bokek in Israel und in Salt Land Village in Jordanien.

Kurorte mit **Hochgebirgsklima** (in Höhe von 1500–1800 m über dem Meeresspiegel):

- Schweiz: z.B. Davos-Klinik für Dermatologie und Allergologie (Alexanderhaus-Klinik) 1560 m über dem Meeresspiegel
- Österreich: z.B. Ötztaler Alpen.

Literatur

1 Amelung, W., Becker, F., Jungmann, H.: Medizinische Klimatologie, in: Amelung, W., Hildebrandt, G. (Hrsg.): Balneologie und medizinische Klimatologie, Band 3, (Springer, Berlin, Heidelberg, New York, Tokyo, 1986)

2 Artmann, C., Pratzel, H.G.: Einfluss von Schwefelwasserstoffbädern auf das Immunsystem des Menschen in: Pratzel, H.G., Bühring, M., Evers, A. (Hrsg.): Schwefel in der Medizin (Demeter, Gräfelfing, 1991)

3 Borelli, S., Fries, P.: Praxis der Balneo- und Klimatherapie - Hautkrankheiten und Allergien, in: Amelung, W., Hildebrandt, G. (Hrsg.): Balneologie und medizinische Klimatologie, Band 3, (Springer, Berlin, Heidelberg, New York, Tokyo,1986)

4 Evers, A.: Hautleiden, in: Amelung, W., Evers, A. (Hrsg.): Handbuch der Bäder- und Klimaheilkunde (Schattauer, Stuttgart, 1962)

5 Harnack, K.: Biotropie der gesunden und kranken Haut (J.A. Barth, Leipzig, 1975)

6 Hartung, J.: Klimatherapie, in: Gottron, H.B., Schönfeld, W. (Hrsg.): Dermatologie und Venerologie, Band II, Teil 1, (Thieme, Stuttgart, 1958)

7 Hildebrandt, G.: Balneologie, in: Amelung, W., Hildebrandt, G., Balneologie und medizinische Klimatologie, Band 2, (Springer, Berlin, Heidelberg, New York, Tokyo, 1985)

8 Jordan, H.: Kurorttherapie, 2. Auflage, (Fischer, Jena, 1980)

9 Nowack, G.: Voraussetzungen zur optimalen Durchführung von Heilkuren bei Hautkrankheiten, in: Kukowka, A.: Physikalische Therapie und Balneologie (Volk und Gesundheit, Berlin, 1959)

10 Schnizer, W.: Balneotherapie, in: Hentschel, H.-D. (Hrsg.): Naturheilverfahren in der ärztlichen Praxis (Deutscher Ärzte-Verlag, Köln, 1991)

11 Stüttgen, G.: Schwefelbäder und -dermatika in der Dermatologie, in: Pratzel, H.G., Bühring, M., Evers, A. (Hrsg.): Schwefel in der Medizin (Demeter, Gräfelfing, 1991)

12 Taube, K.-M.: Therapie von Hautkrankheiten mit Schwefel, in: Pratzel, H.G., Bühring, M., Evers, A. (Hrsg.): Schwefel in der Medizin (Demeter, Gräfelfing, 1991)

13 Wehsarg, F.: Bädertherapie, in: Gottron, H.B., Schönfeld, W. (Hrsg.): Dermatologie und Venerologie, Band II, Teil 1, (Thieme, Stuttgart 1958)

14 Woeber, K.: Die Physikalische Therapie bei Hautkrankheiten, in Grober, J. und Stieve, F.E. (Hrsg.): Handbuch der physikalischen Therapie, Band IV, (G. Fischer, Stuttgart, 1968)

Phytotherapie

Matthias Augustin

Def.: Phytotherapie (Pflanzenheilkunde) umfasst die Anwendung pflanzlicher Heilmittel beim kranken Menschen (*Weiß 1991*). Pflanzliche Arzneimittel bestehen ausschließlich aus Pflanzen, Pflanzenteilen oder extrahierten Pflanzeninhaltsstoffen.

Die Therapie mit Heilpflanzen reicht weit in die Menschheitsgeschichte zurück und kann praktisch in allen vergangenen und gegenwärtigen Kulturen gefunden werden.

Auch in der modernen Medizin werden pflanzliche Ausgangsstoffe für die Therapie gewonnen. Dank Phytopharmakologie und Phytochemie konnten zahlreiche Pflanzen mit ihren Bestandteilen aufgeklärt und noch gezielter nutzbar gemacht werden (z.B. Digitalis). Auch in der Dermatologie werden zahlreiche, auf pflanzlichen Ausgangsprodukten beruhende synthetische Substanzen eingesetzt (Tab. 20).

Der Verbreitungsgrad pflanzlicher Präparate ist demgemäß auch in Deutschland groß, wobei sie in Naturheilkliniken und -praxen in noch größerem Umfang eingesetzt werden als in hochschulmedizinischen Einrichtungen. Hier wird die besondere Heilwirkung »banaler« Pflanzen wie z.B. Pfefferminze, Fenchel, Brennessel oder Johanniskraut oft noch unterschätzt.

Neben dem Einsatz in der professionellen Medizin haben pflanzliche Präparate einen festen Platz in der Volksmedizin, z.B. Kamillenpräparate bei Entzündungen, Melisse bei Erschöpfung, Baldrian bei Unruhe, Arnika bei äußerlichen Verletzungen.

Insgesamt nimmt der Handel mit pflanzlichen Heilmitteln einen stattlichen Teil des Pharmamarktes ein.

Wirkungen

Die Wirkung von Arzneipflanzen beruht auf pharmakologisch beobachtbaren Prozessen, die grundsätzlich Dosis-Wirkungs-Beziehungen unterliegen (»rationale Phytotherapie«). Alle Pflanzen enthalten eine Vielzahl von Einzelsubstanzen, z.B. ätherische Öle, Alkaloide, Flavonoide, Glykoside, Steroide oder Gerbstoffe, deren Einzelwirkungen nur bei einem kleinen Teil bereits aufgeklärt sind. Dem nahe liegenden Versuch, möglichst Reinsubstanzen zu isolieren und mit diesen zu behandeln, steht die Möglichkeit gegenüber, dass Pflanzeninhaltsstoffe als Gesamtextrakte einer Pflanze synergistische Wirkungen zeigen und zugleich nebenwirkungsärmer sein könnten als die Reinsubstanzen.

Ihrer natürlichen Herkunft gemäß, stellen die Inhaltsstoffe ein schwer gliederbares Sammelsurium unterschiedlicher Stoff- und Wirkungsgruppen dar. Versuchsweise lassen sich die Einzelwirkungen aus den Wirkstoffgruppen herleiten lassen (Tab. 21).

Nebenwirkungen

Auch die Nebenwirkungen pflanzlicher Produkte können beträchtlich sein. Neben der

Tab. 20: Aus Pflanzen abgeleitete synthetische Dermatika (Auswahl)

Dermatika	pflanzliche Ausgangsstoffe
Dithranol (Cignolin)	Chrysarobin aus *Andira araroba*
Meladinine (8-Methoxypsoralen)	Ammoidin aus *Ammi majus (Knorpelmöhre)*
Podophyllin	Podophyllotoxin aus *Podophyllum peltatum (Fußblatt)*
Salicylate	Salicin, Salicylalkohole aus *Salix alba (Weide)*
Thymol, Menthol	Menthae piperitae aus *Mentha (Pfefferminze)*
Tannin-Gerbstoffe	Acidum tannicum aus *Cortex quercus (Eichenrinde)*

Tab. 21: Wichtige Substanzgruppen in der dermatologischen Phytotherapie

Gruppe	Wirkungen	Pflanzenbeispiele	Indikationen
Saponine	antiphlogistisch antiexsudativ	Rosskastanie, Efeu	Veneninsuffizienz Ödeme
Flavonoide	spasmolytisch antiödematös, leicht antiphlogistisch	Gingko, Ringelblume	AVK (system.) Veneninsuffizienz Ödeme (ext.)
Phytosterole	antiphlogistisch	Dulcamara stipides	Ekzeme
ätherische Öle	hautreizend, durchblutungsfördernd, antimikrobiel	Eukalyptus, Thymian, Wacholder, Teebaum	Durchblutungs-störungen, evtl. superinfizierte Hautzustände
Adstringenzien (Gerbstoffe)	gerbend, eiweißfällend, z.T. antimikrobiell, antiphlogistisch	Eichenrinde, Zaubernuss (Hamamelis), Schwarztee Walnuss	Ekzeme, Erosionen, Wunden
Sesquisterpenlactone	Anregung der Magen-/Darmsekretion	Wermut, Enzian	begleitend in der Mikrobiologischen Therapie

Tab. 22: Wirkungen pflanzlicher Wund-Therapeutika bei topischer Anwendung

Pflanze	Wirkung an der Haut (extern)
Ananas/Bromelain	antiödematös
Arnika (Arnica montana)	antiphlogistisch, analgetisch, antimikrobiell, durchblutungsfördernd, adstringierend
Beinwell (Symphytum)	antimikrobiell, granulationsfördernd, durchblutungsfördernd, adstringierend, antimitotisch
Eichenrinde (Cortex quercus)	adstringierend, antibakteriell
Hirtentäschelkraut (Capsella bursa-past.)	blutstillend
Johanniskraut (Hypericum)	antiphlogistisch, antimikrobiell, durchblutungsfördernd, adstringierend
Kamille (Chamomilla)	antiphlogistisch, antimikrobiell
Ringelblume (Calendula)	antiphlogistisch, granulationsfördernd
Rosskastanie (Aesculus)	antiphlogistisch, antiödematös, Förderung der venösen Durchblutung
Sonnenhut (Echinacea)	immunstimulierend, wundsäubernd
Spitzwegerich (Plantago lanceolata)	adstringierend
Zaubernuss (Hamamelis)	antimikrobiell, durchblutungsfördernd, antiphlogistisch

akuten Toxizität einiger Pflanzen (z.B. Schöllkraut, Maiglöckchen) ist auch an schleichende Intoxikationen (z.B. Dauereinnahme von Abführtees) sowie an Kanzerogenität (z.B. Pyrrolizidinalkaloide in Huflattichtee) zu denken. Auch wegen möglicher Schwankungen in der Zusammensetzung und Konzentration der Inhaltsstoffe ist daher bei diesen Präparaten besondere Vorsicht geboten. Die Richtlinien der Aufbereitungskommission E, veröffentlicht u.a. im Bundesanzeiger, sollten stets beachtet werden.

Auch Kontaktallergien (z.B. auf Arnika) und Photosensibilisierungen (z.B. bei Johanniskrauteinnahme) kommen bei manchen Pflanzen gehäuft vor.

Bei sachgerechter Anwendung unter Beachtung der bekannten Nebenwirkungen und Gegenanzeigen stellen pflanzliche Präparate jedoch eine wertvolle, schonende Therapieergänzung auch für viele dermatologische Indikationen dar.

Wirkungen auf die Haut

Extern applizierte Phytopharmaka unterscheiden sich grundsätzlich nicht von synthetischen, was die pharmakologischen Prozesse an der Haut betrifft. Die Persorption und die Penetration hängen vom Vehikel ab, die Resorption erfolgt u.a. in Abhängigkeit von der Lipophilie der Wirksubstanzen.

Für beispielhaft ausgewählte Phytopharmaka in der Wundheilung finden sich die in Tab. 22 dargestellten Wirkungen bei externer Applikation.
Innerlich eingesetzte pflanzliche Mittel können indirekte Wirkungen auf die Haut ausüben. So lassen sich mit pflanzlichen Sedativa vegetative Unruhezustände und Schlafstörungen behandeln, die sich andernfalls verstärkend auf manche Ekzeme auswirken würden.
Für ausgewählte Phytopharmaka finden sich die in Tab. 23 dargestellten Wirkungen bei interner Applikation.

Anwendung in der Dermatologie

Die häufigsten in der Dermatologie verwendeten Pflanzen werden in der Tab. 23 sowie ausführlicher im Anhang S. 382ff vorgestellt.

Zusammenfassend kann der Phytotherapie ein fester Platz in der Dermatologie inklusive Phlebologie/Angiologie und Allergologie eingeräumt werden. Nachfolgend wird synoptisch ein Überblick über den derzeitigen Kenntnisstand von Wirksamkeit und Indikationen gegeben (Tab. 24). Die Angaben sollen nur Tendenzen aufzeigen; sie sind für eine differenzierte Darstellung zu ungenau. Hier sei auf das Therapiekapitel verwiesen.

Tab. 23: Wirkungen pflanzlicher Therapeutika bei innerlicher Anwendung

Pflanze	Wirkung auf das Vegetativum
Baldrianwurzel (Rad. valerianae)	beruhigend, dämpfend auf nervöse Hautreizungen
Hopfenzapfen (Lupuli strobulus)	sedativ, schlaffördernd
Johanniskraut (Herba hyperici)	mild sedierend, antidepressiv, anxiolytisch
Kava-Kavawurzelstock (Piperis methystici rhizoma)	anxiolytisch, schlaffördernd
Lavendelblüten (Flos lavendulae)	leicht sedierend
Melissenblätter (Folium melissae)	leicht sedativ, spasmolytisch, karminativ
Rauwolfiawurzel (Radix rauwolfiae)	sedierend, sympatholytisch, Blutdruck senkend

Tab. 24: Phytotherapeutika in der Anwendung bei dermatologischen Indikationen

Pflanze, Pflanzenteil	bot. Name	Indikation	Relevanz*
Aloe vera	Aloe barbadensis	Wundheilung kosmetische Präparate, Psoriasis	+
Ananas	Ananas comosus	Wundheilung, Ödeme, Traumen	+
Arnika	Arnica montana	Wundheilung, stumpfe Traumen, Venenerkrankungen	+
Ballonrebe	Cardiospermum halicacabamum	Ekzeme	++
Beinwell	Symphytum officinale	Wundheilung, Prellungen	O
Bittersüßstengel	Dulcamare stipides	Ekzeme	++
Bockshornklee	Trigonella foenum	Reifung von Furunkeln	O
Borretsch	Borago officinalis	atopische Dermatitis	++
Eichenrinde	Cortex quercus	Wundheilung, Ekzeme, Hyperhidrosis	++
Gingko	Gingko biloba	Durchblutungsstörungen, arteriell	++
Haferstroh	Avena stramentum	Ekzeme, seborrh. Juckreiz	+
Heublumen	Flores graminis	Furunkel, Abszesse	+
Hirtentäschelkraut	Capsella bursa pastoris	Blutungen, Verletzungen	O
Insektenblume	Chrysantememum cinerariifolium	Pediculosis, Skabies	O
Johanniskraut	Hypericum perforatum	Wundheilung, Depression, Unruhe	+
Kamille	Chamomilla	Wundheilung, Haut-/Schleimhautentzündungen, Proktitis, Ekzeme	++
Leinsamen	Lini semen	Reifung von Furunkeln	O
Mäusedorn, stechender	Ruscus aculaetus	CVI, Hämorrhoiden	+
Mahonia	Mahonia aquifolium	Psoriasis	++
Maiapfel	Podophyllum peltatum	Condylomata acuminata	O
Melisse	Melissa officinalis	Herpes simlex, nervöse Unruhe	++
Melonenbaum	Carica papaya	Wundheilung, Ödeme	O
Mistel	Viscum	Immunstimulation	++
Nachtkerze	Oenethora biennis	atopisches Ekzem	++
Perubalsam	Perubalsam	Wundheilung	O
Pfeffer, spanischer	Capsicum annuum	Neuralgien, Prurigo, Schmerzzustände	++
Ringelblume	Calendula officinalis	Wundheilung, Ekzeme	++
Rosmarin	Rosmarin officinale	akrale Durchblutungsstörungen	+
Rosskastanie	Aesculus hippocastanum	CVI, Hämorrhoiden, Prellungen	++
Sadebaum	Juniperus sabina	Condylomata acuminata	O
Salbei	Salvia officinalis	Stomatitis, Aphthen, Hyperhidrosis	+

Tab. 24: Fortsetzung

Pflanze, Pflanzenteil	bot. Name	Indikation	Relevanz*
Sarsaparille	Smilax regelii	Psoriasis	○
Schachtelhalm	Equisetum herba	Wundheilung, Ödeme	○
Schöllkraut	Chelidonium majus	Viruswarzen	○
Sonnenhut	Echinacea purpurea, pallida	Wundheilung, Viruserkrankungen	+
Spitzwegerich	Plantago lanceolata	Wundheilung, Insektenstiche	○
Steinkleekraut	Meliloti herba	CVI, Hämorrhoiden, Prellungen	+
Stiefmütterchen	Viola tricolor	Ekzeme, Milchschorf	+
Tormentillwurzel	Rhizoma tormentilla	Wundheilung	○
Walnuss	Juglans regia	Hyperhidrosis, Wundheilung, Ekzeme, Akne, Pyodermien	○
Wassernabel, asiatischer	Centella asiatica	Wundheilung, Narben	○
Weizenkleie	Triticum aestivum	Ekzeme, Juckreiz	++
Zaubernuss	Hamamelis virginiana	Ekzeme, Wundheilung, Hämorrhoiden, Venenerkrankungen	++
Zwiebel	Allium cepa	Narben, Keloide	+

*Relevanz für dermatologische Indikationen: ++ häufige Verwendung, + mäßige Verwendung, ○ eher selten eingesetzt. Diese Einteilung gibt keine Aussagen über die Wirksamkeit der Präparate.

Tab. 25: Zusammenfassende Bewertung der Phytotherapie bei Hautkrankheiten

Indikationen	Bemerkung	Bew.	in Betracht kommende Pflanzen	Fertigpräparate
Abszesse	nur zur Abszessreifung	2	Leinsamen, Heublumen, Eichenrinde, Bockshornklee	R
Akne		2	Mönchspfeffer, Aloe, Ichthyol-Präparate, Gänseblümchen, Kamille,	Agnolyt® Tr., Mastodynon® Tr., Rez., Aknichthol® Lsg., Rez., Kamillenpräparate
allergisches Kontaktekzem		2	s. Ekzemerkrankungen	
Alopecia diffusa		3	Brennessel, Birkenblätter, Klettenwurzel, Enzian	Haarwässer mit Brennessel und Birkenblättern, sonst Rez.
Aphthose		2	Myrrhe, Salbei Lsg.	Salviathymol®
atopisches Ekzem	1) γ-Linolensäure 2) Tees 3) Externa	2	1) Borretsch, Nachtkerzensamen 2) Stiefmütterchen, Sarsaparille, Bittersüßstengel 3) wie Ekzeme	1) Quintesal, Epogam® Kps. 2) Rez.
bullöse Dermatosen		2	wie Wundheilung	
Candidosen		2	Myrrhe, Eichenrinde, Kamille	
Dekubitus			wie Wundheilung	1
Durchblutungs-störungen, arteriell		3	Gingko	Tebonin®
Ekzem-erkrankungen	s. auch Juckreiz	2	Bittersüßstengel (Dulcamara), Kamille, Eichenrinde, Stiefmütterchen (auch Tee), Haferstroh, Walnussblätter (auch Tee) Hammamelis	Cefabene® S., Robugen Kamillensalbe, Kamillosan® S., Hewekzem novo®, andere Rez.
Epizoonosen		2	Pyrethrum (Chrysanthemum)	Goldgeist® forte
Erythema nodosum		3	Weidenrinde (Cortex salicis)	Rez.
Fieber		3	Weidenrinde (Cortex salicis)	Rez.
Foetor ex ore	1) lokal 2) p.o.	2	1) Salbei, Myrrhe, Kamille 2) Salbei, Thymian, Anis, Wermut	Salbei-Lutschpastillen
Follikulitis		2	Kamille, Echinacea, Lavendel, Eichenrinde, Kalmuswurzel	Kamillen- und Echinacea-präparate
Furunkel und Karbunkel	1) zur Reifung 2) Immunstimul.	1	1) Leinsamen, Heublumen, Eichenrinde, Bockshornklee 2) Echinacea, Eleuterokokk-Wurzel	1) Rez. 2) Echinacea-präparate, Eleu-Kokk®
genitale Kondylome	Immun-stimulation	3	Podophyllum, Sadebaum (Juniperus), Thuja	Condylox®, Rez.
Gonorrhö		4		
Granuloma anulare		4		

Tab. 25 Fortsetzung

Indikationen	Bemerkung	Bew.	in Betracht kommende Pflanzen (Reihenfolge nach Wirkstärke)	Fertigpräparate
Hämorrhoiden		2	Zaubernuß (Hamamelis), Roßkastanie, Steinkleekraut, Stech. Mäusedorn, Kamille	Hamadest S., Hametum® Cr., Hametum® N Hämorrhoidal-Supp.
Herpes simplex	1) Viruzidie 2) Immunstimul.	2	1) Melissenblätter, Johanniskrautöl 2) Echinacea pallida/purpurea	1) Lomaherpan® Cr., Rez. 2) Echinacea-präparate
Herpes zoster	1) postzosterische Neuralgie 2) Immunstimul.	1	1) Capsaicin (aus Pfefferschote) 2) Echinacea pallida/purpurea	1) Dolenon® S. 2) Echinacea-präparate
Hyperhidrosis		1	Salbei, Eichenrinde, Walnussblätter	Sweatosan® N Drg., Rez.
Immun-stimulation und -modulation	1) allgemein 2) bei Tumoren 3) Zytostase	2	1) Echinacea pallida/purpurea, Eleutherococcus, Baptisia, Eupatorium, Thuja 2) Mistel 3) Eibenrinde (Taxol), Podophyllum	1) Echinacea-präparate, Eleu-Kokk Liq., Drg., Esberitox® N Drg., toxi-loges N, Pascotox® N 2) Iscador®, Helixor®, Eurixor®, Visorel Amp. 3) Paclitaxel, Condylox®
Impetigo	1) extern 2) intern	2	1) Kamille, Echinacea, Lavendel, Eichenrinde, Kalmuswurzel 2) Echinacea, Eleuterokokk-Wurzel	1) Kamillen- und Echinacea-präparate 2) Echinacea-präparate, Eleu-Kokk®
Insektenstiche		2	Spitzwegerich, Zwiebel, Arnika	Rez., frische Pflanzen, Arnica Kneipp® Tkt., Gel, S.
intestinale Wurm-erkrankungen	1) Bandwürmer 2) Madenwürmer	2	1) Wurmfarn, Kürbis 2) Knoblauch, Mohrrübe, Bärenlauch, Rainfarn	Rez. bzw. frische Pflanzen
Juckreiz	1) extern 2) intern s. auch Ekzeme	2	1) Pfefferminze (Menthol), Thymian (Thymol), Kampfer, Lavendel, Haferstroh, Capsaicin 2) Stiefmütterchen, Sarsaparille	1) Pruricalm Lsg., Retterspitz® Gelee, Lavendel-Bäder, sonst Rez. 2) Rez.
Lichen ruber planus	s. Juckreiz	3		
Lupus erythematodes		2	Kräuter der traditionellen chinesischen Medizin (Tripterygium W., Artemisia A., Lianas Sirup)	nur in chinesischer Medizin
Lymphödeme		2	Schierling, Digitalis, Colchicum, Bilsenkraut, Podophyllum	Ungt. lymphaticum UGM

Tab. 25 Fortsetzung

Indikationen	Bemerkung	Bew.	in Betracht kommende Pflanzen (Reihenfolge nach Wirkstärke)	Fertigpräparate
Malignome		3	s. Immunstimulation	
Melasma		4		
Mollusca contagiosa		3	s. Immunstimulation	
Mykosen		2	Äther. Öle (Thymian, Koriander, Lavendel, Teebaum, Lemongras)	
Narbenbildung (Keloide)		3	Zwiebel	Contractubex® Gel
Pediculosis		2	Pyrethrum (Chrysanthemum)	Goldgeist® forte Lsg.
periorale Dermatitis		3	Schwarztee	Rez. Umschläge
Pityriasis versicolor		3	s. Mykosen	
Präkanzerosen		4		
Prurigo simplex		1	Capsaicin, Menthol, Kampher	Dolenon® S.
Psoriasis		1	Mahonia aquifolium, Sarsaparille Aloe,	Rubisan®, Sarsapsor® S., Aloe, Rez. Trisona®
psychovegetative Verstärkung von Hautsymptomen		2–3	Baldrian, Johanniskraut, Hopfen, Melisse	Diverse Präparate auch Teerez.
Rosazea		3	Kamille, Eichenrinde, Stiefmütterchen (auch Tee), Haferstroh, Walnußblätter (auch Tee)	
seborrhoisches Ekzem		2	Haferstroh, Hamamelis	
Skabies		2		
Stomatitis		1	Myrrhe, Salbei, Kamille	Salviathymol® Tr., Ad-Muc® S., Kamillenpräparate
Tinea-Erkrankungen	vorwiegend In-vitro-Daten	2	Kampfer, Nelken, Lavendel, Kümmel, Thymian, Knoblauch	Rez. (jeweils ätherische Öle)
Traumen und postoperative Zustände		2	Arnika, Ananasenzyme, Beinwell, Rosskastanie, Steinkleekraut, Stech. Mäusedorn	Arnica Kneipp® Tkt., Gel, S., Wobenzym® N Drg., Kytta-Pflaster®, Ungt. lymphaticum UGM
trockene Haut		2	Sojaöl, Nachtkerzenöl	Balneum Hermal® Ölbad
Ulcus cruris		2	Kamille, Beinwell, Papaya- und Ananasenzyme, Eichenrinde	
Urtikaria		4		

Tab. 25 Fortsetzung

Indikationen	Bemerkung	Bew.	in Betracht kommende Pflanzen	Fertigpräparate
Varikosis und CVI		2	Rosskastanie, Steinkleekraut, Stech. Mäusedorn, Johanniskraut, Arnika	Venostasin®, Aescusan®, Venalot®, Phlebodril® Tbl., Johanniskrautöl, Arnica Kneipp® S.,Cr.
Verbrennungen und Sonnenbrand		2	Aloe, Hamamelis Eichenrinde, Schwarztee, Arnika	
Viruswarzen		3	Schöllkraut	Rez.
Vitiligo		2	Sanddorn, Khellin	Propar 40 Salbe, Rez.
wunde Haut		1	wie Wundheilung	
Wundheilung		1	Kamille, Ringelblume, Arnika, Johanniskraut, Sonnenhut (Echinacea), Papaya- und Ananasenzyme, Eichenrinde, Perubalsam, Beinwell, Aloe, Tormentillwurz, Zaubernuss (Hamamelis), Spitzwegerich, Walnussblätter	s. bei Einzelpflanzen

Legende:
1= Sinnvolle Indikation, Wirksamkeit durch kontrollierte Studie belegt
2= Bedingt sinnvolle Indikation, Wirksamkeit z.T. belegt
3= Mögliche Indikation, Wirksamkeit durch Erfahrungsberichte beschrieben
4= Fragliche Indikation, keine oder negative Berichte zur Wirksamkeit
Rez. = Kein Fertigpräparat, freie Rezeptur

Umfangreiche Literatur beim Autor

Psychosomatische Medizin und Psychotherapie

Ina Zschocke

Def.: Psychosomatische Medizin ist die Lehre von den körperlich-seelischen Wechselwirkungen bei Entstehung, Verlauf und Behandlung von Krankheiten. Psychotherapie im psychosomatischen Kontext dient der Behandlung psychisch bedingter körperlicher Erkrankung sowie den psychischen Folgeerscheinungen somatischer Krankheiten. Durch die Beeinflussung des psychischen Erlebens und Verhaltens sollen Entwicklungsprozesse in Gang gesetzt bzw. die Krankheitsverarbeitung beeinflusst werden.

Verbreitung und Institutionalisierung

Die psychosomatische Medizin als eigenständigen Bereich, der auch als unabhängiges Fach an den Universitäten vertreten ist, gibt es nur in Deutschland. Als »psychosomatische Grundversorgung« wurde sie 1987 in die Rahmenrichtlinien der Kassenärztlichen Vereinigung eingeführt. Damit wird dem Tatbestand Rechnung getragen, dass bei einem nicht geringen Teil der Patienten psychische Faktoren bei der Krankheitsentwicklung eine Rolle spielen, die bislang ungenügend berücksichtigt wurden. Das derzeit überwiegend praktizierte Konzept psychosomatischer Versorgung ist die Konsiliararbeit, die in den 30er Jahren in den USA entstand und in den 50er und 60er Jahren

Abb. 23: Juckreiz-Kratz-Zirkel

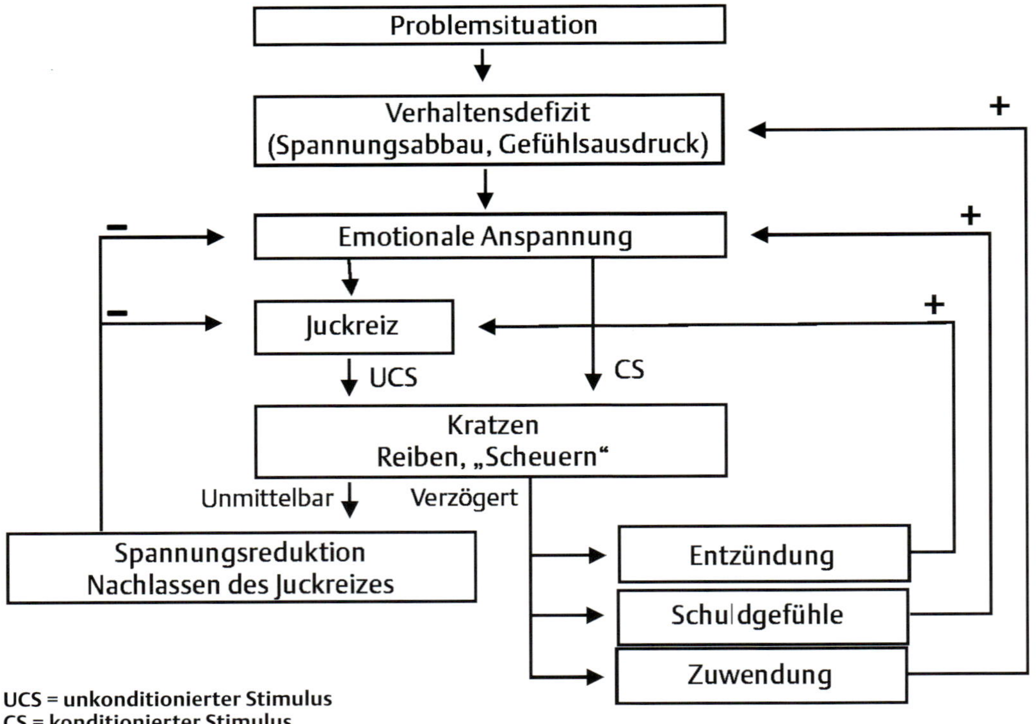

UCS = unkonditionierter Stimulus
CS = konditionierter Stimulus

insbesondere von *Engel (1977)* weiterentwickelt wurde. Psychosomatisch dermatologische Behandlungen im stationären Rahmen sind in den Universitätskliniken durch eine konsiliarische Versorgung gewährleistet, in Rehabilitationskliniken werden psychotherapeutische Angebote in die Therapie integriert. Im ambulanten Bereich bieten sich Balint-Gruppen als Supervisionsmöglichkeit für niedergelassene Dermatologen an.

In ihrer klinischen Ausprägung ist die psychosomatische Medizin im deutschsprachigen Raum traditionell mit der psychoanalytischen Behandlung verbunden. Das psychosomatische Herangehen umfasst individuelle und interaktionelle psychodynamische Gesichtspunkte, besonders auch die Widerstände auf Seiten der Patienten wie auch der Dermatologen. Es wird versucht, den Patienten bislang nicht berücksichtigte oder verleugnete psychosomatische Einsichten zu vermitteln. Bei der Therapie sollen Zusammenhänge zwischen der Erkrankung und vorbestehenden oder aus der Erkrankung resultierenden Belastungen umgesetzt werden. Die psychosomatische Anamnese (S. 352) wird somit integraler Bestandteil der Diagnostik.

In den letzten Jahren ist eine zunehmende Öffnung anderer Therapierichtungen wie der Verhaltensmedizin (*Böddeker, 1976; Scholz, 1989; Schubert, 1989; Hermanns* und *Scholz, 1993; Stangier, 1993*), oder der Körpertherapie (*Niepoth, 1993*) für psychosomatische Fragestellungen zu beobachten. Die Erweiterung der traditionell psychodynamischen Behandlung trägt der Tatsache Rechnung, dass neben intrapsychischen Konflikten andere Faktoren wie das soziale Umfeld oder bestimmte Verhaltensmuster an Krankheitsentwicklung und -verlauf beteiligt sein können.

Der verhaltensmedizinische Nutzen in der Dermatologie wird in jüngster Zeit vermehrt diskutiert, wobei der Zusammenhang zwischen Juckreiz, Kratzverhalten und Hautbefund bei atopischer Dermatitis bislang am besten belegt ist. Die Bedeutung der Verhaltensebene im sog. Juckreiz-Kratz-Zirkel ist in Abb. 23 (*Stangier et al., 1987*) illustriert.

Die Beteiligung der psychosomatischen Medizin an der Krankenversorgung innerhalb der medizinischen Institutionen hängt wesentlich vom erfassten Bedarf ab. Vorsichtige Schätzungen psychogener Störungen bei Patienten eines Allgemeinkrankenhauses liegen danach bei ca. 30 % (*Mayou und Hawton, 1986; Huyse, 1989*). Im Bereich der Dermatologie differenziert *Fitzpatrick (1987)* den Anteil psychisch mitbedingter Hauterkrankungen bei verschiedenen Diagnosen wie folgt (Tab. 25). Die Angaben beruhen auf einer Erhebung an 4576 Patienten in einem Jahr.

Tab. 26: Psychosomatischer Anteil dermatologischer Erkrankung (nach *Fitzpatrick* 1987)

Diagnose	Häufigkeit emotionaler Mitbeteiligung (%)
Handekzeme (Dyshidrosisform)	76
atopische Dermatitis	70
alle Ekzeme außer Kontaktekzem	56
Akne vulgaris	55
nummuläres Ekzem	52
seborrhoische Dermatitis	41
bakterielle Infektionen	29
vulgäre Warzen	17
Kontaktekzeme	15
Pilzinfektionen	9
Basaliom	0
Keratosen	0
Nävi	0

Wirkungen

Psychosomatische Zusammenhänge sind auf konzeptueller Ebene in Abhängigkeit von zeitgenössischen Strömungen entwickelt worden. Je nach theoretischen Grundannahmen bieten die Modelle Erklärungen an, die von einer tiefenpsychologischen Sicht über Konstrukte auf Verhaltensebene bis hin zu psychosomatischen Prozessen auf molekularer Ebene reichen. Die Modelle sind weniger als sich ausschließende Alternativen, sondern als wechselseitig sich ergänzende Annahmen gedacht.

Modelle psychosomatischen Verständnisses

S. Freud, Konversionsmodell: Unter Konversion versteht Freud die Umsetzung psychischer Konflikte in somatische Symptome. Die Symptombildung stellt demnach einen Versuch zur Lösung psychischer Konflikte dar, der unter psychoökonomischen Gesichtspunkten dem Zweck dient, unerträgliche oder unangenehme Affekte zu vermeiden. Das Konversionsmodell wurde von Freud zunächst zur Erklärung hysterischer Symptomatik entwickelt und stellte weniger ein psychosomatisches Modell dar. Im erweiterten Sinn ist das Konversionsmodell inzwischen auch immer wieder auf den Bereich der Hautkrankheiten angewendet worden, so z.B. bei der Hypothese der Vermeidung eines Nähe-Distanz-Konfliktes bei Patienten mit Acne vulgaris.

E. Alexander, Theorie krankheitsspezifischer psychodynamischer Konflikte: Nach E. Alexander lassen sich zwei psychodynamische Grundmuster zur Erklärung psychogener körperlicher Symptome heranziehen: Neben dem bereits erwähnten Konversionsmodell nach Freud fasst Alexander unter dem Begriff Organneurose (auch vegetative Neurose) die Erkrankungen zusammen, die als funktionelle Begleiterscheinungen von chronisch unterdrückten emotionalen Spannungen zu verstehen sind. Die Spezifität bei vegetativen Störungen ist in der zugrunde liegenden Konfliktsituation und der Reaktionsweise zu sehen. Den zentralen Konflikt bei psychosomatischen Krankheiten bildet der Abhängigkeitskonflikt als Resultat einer gestörten Mutter-Kind-Beziehung. Die Spezifitätsannahme gilt inzwischen als nicht haltbar.

Aus dem dermatologischen Bereich zählt nach v. Uexküll die atopische Neurodermitis zu den vegetativen Neurosen.

A. Mitscherlich, Konzept der zweiphasigen Verdrängung: Nach Mitscherlich erfolgt der Lösungsversuch seelischer Konflikte in zwei Schritten. Im ersten wird versucht, den Konflikt mit psychischen Mitteln i.S. einer neurotischen Symptombildung zu lösen. Das dadurch eingeengte Ich hat nun noch weniger Möglichkeiten, die chronische Belastung zu bewältigen. In einem zweiten Schritt erfolgt dann die Ausbildung körperlicher Symptome. Im Bereich der Hauterkrankung sieht man dieses Phänomen z.B. bei Psoriasispatienten, deren Hauterscheinungen nach Trennung von Beziehungspartnern auftreten. Die Aktualisierung des nicht psychisch zu bewältigenden neurotischen Konfliktes führt zum Ausweichen auf den somatischen Bereich.

Lerntheoretisches Modell: Die Lerntheorie beschreibt psychisches Erleben anhand von Lernprozessen, die auf Verhaltensebene stattfinden. Zur Erklärung psychosomatischer Erkrankungen sind dabei zwei Hypothesen relevant. Durch fehlgeleitete Lernprozesse kommt es zu Verhaltensstörungen, wobei i.S. der Konditionierung durch das Zusammentreffen eines zunächst neutralen mit einem aversiven Reiz eine emotionale Reaktion, meist Angst, gelernt wird. Der gelernte Affekt wiederum kann zu einem auslösenden Reiz für körperliche Reaktionen im Bereich des autonomen Nervensystems bzw. des Immunsystems werden. Welches Organ dabei betroffen ist, hängt von interindividuell unterschiedlichen vegetativen Reaktionsbereitschaften ab. Das verbindende Moment zwischen der Verhaltensstörung und der Hauterkrankung ist somit der erlernte Affekt. Ein urtikarieller Schub kann aus lerntheoretischer Sicht als zweistufige Reaktion auf eine Angst auslösende Situation verstanden werden, bei der die Angst zu einer vermehrten Histaminausschüttung führt. Bei der Behandlung psychosomatischer Krankheiten stehen die Analyse von dem Schub vorausgehender Situationen sowie die Modifikation von Verhaltensmustern im Vordergrund.

Stressmodell: Das Stresskonzept von H. Selye beschreibt die somatische Reaktion auf einen Stressor in seiner Theorie des »allgemeinen Anpassungssyndroms«. Es treten 3 aufeinander folgende Phasen auf: Körperliche Alarmreaktion, Widerstand gegen den Stressor und schließlich Zusammenbruch des Organismus bei andauerndem Stressor. Für die psychosomatische Medizin hat sich das Konzept von Arthur u. Rahe bewährt, das Krankheit als eine Funktion der Wahrnehmung und Verarbeitung der bestehenden Lebenssituation beschreibt. Bei Hautkrankheiten, die i.S. einer Stressreaktion (z.B. Alopecia areata bei chronischem Beziehungskonflikt) zu verstehen sind, stünden die Betrachtung der spezifischen Wahrnehmung des Konfliktes, die eingesetzten Abwehrmechanismen und das Krankheitsverhalten nach Ausbruch der Erkrankung im Vordergrund der Behandlung.

Psychoneuroimmunologie (PNI): Die PNI umfasst die auf neuronalem Wege vermittelten Zusammenhänge zwischen Psyche und Immunaktivität, wobei dem Hypothalamus eine entscheidende Mediatorfunktion zuzukommen scheint. Die im Stressmodell beschriebene Reaktion auf äußere Stressoren kann auf diesem Wege mittels einer psychischen Belastung erklärt werden, die das Immunsystem schwächt. Klinische Beobachtungen belegen den Zusammenhang zwischen dem Ausmaß psychischer Belastungsfaktoren und der Empfänglichkeit für Krankheiten bzw. deren Verlauf.

Systemisches Modell: Die systemische Betrachtung integriert stärker als die anderen Modelle die Bedeutung der Umwelt für die psychische Entwicklung des Einzelnen und richtet den Fokus der Betrachtungsweise auch auf die sozialen Beziehungen. Damit trägt sie der Tatsache Rechnung, dass eine individuelle Entwicklung im sozialen Kontext vonstatten geht und Lernprozesse als Interaktionsprozesse zwischen Individuum und Umwelt und besonders relevanten Bezugspersonen zu verstehen sind. Störungen werden vor diesem Hintergrund verstanden als systemische Fehlregulation und sind damit Ausdruck belastender, meist familiärer Entwicklungsprozesse, die vom Patienten als Symp-tom dargestellt werden. Das systemisch-psychosomatische Modell hat bei spezifischen Krankheitsbildern wie den Essstörungen an Bedeutung gewonnen. Im Bereich der Dermatologie ist v.a. die Mutter-Kind-Beziehung bei atopischer Dermatitis auf Seiten des Kindes Gegenstand von Untersuchungen gewesen. So konnte in Studien gezeigt werden, dass der Hautbefund des Kindes eng mit der Kontingenz der Reaktion der Mutter auf das Kratzverhalten des Kindes zusammenhängt. Nichtkontingente Aufmerksamkeit führt dabei zu nachlassendem Kratzen, wodurch sich der Hautbefund bessert.

Anwendungsformen

Wirkweise von Psychotherapie in der psychosomatischen Medizin

Entsprechend den unterschiedlichen Modellvorstellungen psychosomatischen Verständnisses bei der Entstehung von Hauterkrankungen bestehen verschiedene Annahmen zur Wirkweise psychosomatisch-psychotherapeutischer Behandlung. Unter der Vielzahl psychotherapeutischer Verfahren sind es die Psychoanalyse, die Verhaltenstherapie, die Gesprächspsychotherapie und die systemische Therapie, die umfassende konzeptuelle Annahmen zur Ätiologie psychischer Störungen beinhalten und daraus ein therapeutisches Handeln ableiten. Daneben gibt es Therapieverfahren, die z.T. als technische Erweiterungen der vier genannten grundlegenden Psychotherapierichtungen verstanden werden können. Die Gestalttherapie oder auch das Psychodrama u.a.

können darunter gefasst werden. Schließlich sind Therapieformen zu nennen, die als therapeutisches Agens »Hilfsmittel« einsetzen, wie es die Körpertherapie, Tanztherapie, Musiktherapie usw. tun.

Die folgende Darstellung psychotherapeutischer Verfahren wird sich auf die genannten grundlegenden Psychotherapierichtungen beschränken, wobei die Gesprächspsychotherapie wegen eines fehlenden differenziellen Konzeptes psychosomatischer Störungen unberücksichtigt bleibt.

Ausgeweitet hat sich in den letzten Jahren die Interventionsforschung. Dieser Bereich bestätigt die Vielzahl effektiver Therapiemethoden, die für die psychosomatische Versorgung von Patienten mit Hautkrankheiten relevant sind. Die Verhaltenstherapie verzeichnet dabei den größten Zuwachs.

Psychoanalytische Verfahren

Die ersten vier der angeführten Theorien sind aus einer tiefenpsychologischen Betrachtung hervorgegangen. Nach *Hoffmann u. Hochapfel (1991)* ist die psychoanalytische Therapieform durch folgende Charakteristika gekennzeichnet:

- spezifisches äußeres Setting
- freie Assoziation bei der »Materialgewinnung«
- Auflösung unbewusster Konflikte im Zentrum der therapeutischen Arbeit
- entscheidende Bedeutung von Übertragung und Widerstand
- Bedeutung der Verschränkung von Übertragung und Gegenübertragung.

Die Tiefenpsychologie geht davon aus, dass ein Krankheitssymptom einen Lösungsversuch bestehender Konflikte darstellt.

Für eine therapeutische Behandlung bedeutet dies, neben dem Hautsymptom auch die Bedeutung des Symptoms i.S. der dahinter liegenden Konfliktthematik zu beachten. Im tiefenpsychologischen Verständnis besetzt ein Symptom so lange eine Funktion, wie der dem Symptom zugrunde liegende Konflikt nicht gelöst ist. Versucht man also, die Hautkrankheit auf symptomatischer Ebene zu therapieren, wird die Therapie entweder erfolglos bleiben oder aber zu einer Verschiebung auf Symptomebene führen.

Ziel der Therapie ist in der psychoanalytischen Theorie die Auflösung der Funktion des Symptoms und somit des psychodynamischen Konfliktes. Die Psychoanalyse oder analytische Psychotherapie versucht deshalb, Konflikte aufzudecken und die Problemlösefähigkeit des Individuums mittels einer Ich-Stärkung zu erweitern. Dies geschieht durch die Deutung dessen, was der Patient in der freien Assoziation äußert, auf Inhaltsebene. Auf Beziehungsebene kommt der Deutung von Widerstand und Übertragung eine entscheidende Rolle zu. Die Psychoanalyse geht davon aus, dass der Therapeut am Beziehungsgeschehen beteiligt ist. Daher bietet die Supervision, wie sie in Balint-Gruppen angeboten wird, eine Möglichkeit, sich der Übertragungs- und Gegenübertragungsprozesse bewusst zu werden.

Verhaltenstherapie

Die auf dem lerntheoretischen Modell basierende Verhaltenstherapie betrachtet psychosomatische Krankheitsbilder als Resultat erlernten Fehlverhaltens. Die Therapie stellt deshalb die Auflösung symptomgenerierender und -aufrechterhaltender Verhaltensweisen sowie das Erlernen alternativen Verhaltens in den Mittelpunkt. Das Kratzverhalten bei Neurodermitikern stellt einen Ansatzpunkt für Verhaltenstherapie im dermatologischen Bereich dar.

Systemische Therapie/ Familientherapie

Die systemische Therapie erweitert die Perspektive der Symptombetrachtung um soziale Bezugssysteme, die für den Patienten relevant sind. Die Familientherapie trägt der Tatsache Rechnung, dass Individuen sich im

Kontext sozialer Beziehungen entwickeln. Für die Symptomgenerierung psychosomatischer Krankheiten bedeutet dies, dass das Symp-tom Ausdruck eines systemischen Geschehens ist.

Der Fokus der Betrachtungsweise ist bei den verschiedenen systemischen Schulen sehr unterschiedlich. Die psychoanalytische Richtung sieht das Symptom als Ausdruck abgewehrter familiärer Konflikte bzw. Konflikte in dem für den Patienten relevanten Beziehungssystem. Die strukturelle Familientherapie richtet den Blick auf Strukturaspekte familiärer Bindungen, wobei v.a. Grenzverschiebungen eine Rolle spielen. Das Auftreten eines psoriatischen Schubes bei aktuellen Beziehungskonflikten oder bei Beginn einer Beziehung kann vor diesem Hintergrund erklärt werden. Die dritte Richtung der Familientherapie ist mehr entwicklungsorientiert und stellt die Bedeutung lebenszyklischer Prozesse der Familie in den Vordergrund. Symptome im Rahmen einer neuen Lebenssituation bzw. in Zeiten, die einschneidende Veränderungen und neue Entwicklungsaufgaben mit sich bringen, lassen sich vor diesem Hintergrund betrachten.

Sonstige Verfahren

Neben den genannten psychotherapeutischen Verfahren sollen noch kurz Behandlungsformen skizziert werden, die im dermatologischen Bereich zur Anwendung kommen bzw. zu denen aufgrund wissenschaftlicher Untersuchungen gesicherte Daten zur Wirksamkeit vorliegen. Aus einer umfangreichen Literaturrecherche der letzten 20 Jahre wird deutlich, dass in zunehmendem Maß anstelle von tiefenpsychologischen Einzelfallberichten kontrollierte Studien zu verschiedenen Interventionsformen durchgeführt wurden. Im Einzelnen handelt es sich um Entspannungsverfahren/Hypnose, Verhaltenstherapie und Patientenschulung.

Entspannungsverfahren: Unter der Vielzahl bestehender Entspannungsverfahren sind das autogene Training von *Schultz (1973)* und die progressive Muskelrelaxation nach *Jacobson* die am häufigsten frequentierten Verfahren, die auch bei dermatologischen Erkrankungen Anwendung finden. Beim autogenen Training wird der Patient in ca. 10–15 Sitzungen angeleitet, vegetative Abläufe (Schweregefühl, Wärmegefühl, Herzschlag) einzuüben, deren psychisches Korrelat eine ausgeprägte Entspannung und Ruhe ist. Die progressive Muskelrelaxation intendiert ebenfalls eine indirekte psychische Entspannung, die, anders als beim autogenen Training, nicht über vegetative Abläufe, sondern über motorische Entspannung vermittelt wird.

Im dermatologischen Bereich können die Verfahren v.a. bei chronischen Krankheitsbildern eingesetzt werden, bei denen eine Verstärkung der Symptomatik durch automatisierte Verhaltensmuster eintritt, z.B. Steigerung des Juckreizes durch Kratzen bei Neurodermitikern. Entspannungsverfahren bieten hier die Möglichkeit, Verhaltensabläufe zu unterbrechen. Zuletzt konnte *Ehlers (1995)* in einer kontrollierten Studie an Neurodermitikern zeigen, dass die Anwendung der Methode nach Jacobsen zur signifikant stärkeren Reduktion des Kratzverhaltens in der Interventionsgruppe gegenüber der Kontrollgruppe führt.

Patientenschulung: Die Patientenschulung ist in den letzten Jahren in verschiedenen Bereichen organischer Erkrankungen als therapeutisches Mittel eingesetzt worden. Die Patienten werden dabei zumeist in Gruppensitzungen, die sich über mehrere Wochen erstrecken, über organische Ursachen, mögliche Auseinandersetzungsformen und Bewältigungsstrategien der Erkrankung informiert. Im Mittelpunkt steht dabei ein eigenverantwortlicher Umgang mit der Erkrankung. Im dermatologischen Bereich ist die Patientenschulung besonders bei Patienten mit atopischer Dermatitis zum Bestandteil einer integrierten Therapie geworden. Diese hat sich in mehreren Studien als erfolgreich in Bezug auf die Veränderung des Hautbefundes (*Gieler et al., 1996; Stangier et al., 1993*) erwiesen.

Anwendung in der Dermatologie

Entwicklung von Haut und Psyche

Um die Besonderheiten des Erlebens von Hauterscheinungen zu verstehen, ist es hilfreich, sich die verschiedenen Bedeutungsaspekte der Haut sowie die enge Verknüpfung zwischen Psyche und Haut in ihrer Entwicklung zu vergegenwärtigen (*Augustin 1995, Augustin 1997*).

Schon im Embryonalstadium nimmt das ungeborene Kind Reize aus der mütterlichen Umgebung über die Haut auf. Sie dient gleichsam der Vermittlung von Geborgenheit, Wärme und Schutz. Nach der Geburt ist der hilflose Säugling für seine Entwicklung nicht nur auf Nahrung, sondern auch auf Körperkontakt und Zärtlichkeit über die Haut angewiesen.

Eine zentrale Bedeutung des Hautkontaktes für das wachsende Kind – zunächst an der Brust der Mutter – liegt darin, dass er die Entwicklung des Ichgefühls unterstützt und damit die allmähliche Abgrenzung des Ich vom Nichtich seiner Umgebung vermittelt. Erst im Laufe des vieltausendmaligen Erfühlens der eigenen Körperoberfläche und der Umgebung bildet sich die Identität des Kindes aus. Die auch über die Haut erworbene Individualität jedes Menschen spiegelt sich beispielhaft in der Einmaligkeit seines Fingerabdrucks wider.

In der gesamten menschlichen Entwicklung stellt die Haut eine Brücke zwischen Umwelt und erlebten Erfahrungen dar. Sie kann bei einem negativen Verlauf zum Ausdrucksorgan einer gestörten Persönlichkeitsentwicklung werden. Hat ein Kind z.B. zum Erfühlen von sich und seiner Umgebung keine Gelegenheit, z.B. weil es am Lecken und Anfassen gehindert wird, so entstehen Entwicklungsdefizite, die sich später in psychischen oder psychosomatischen Zustandsbildern äußern können.

Umgekehrt können in diesen frühkindlichen Phasen Hauterkrankungen, z.B. eine Neurodermitis, die Beziehungen des Kindes zu Eltern und Umwelt nachhaltig stören (*Ring, 1986; Prochazka, 1989; Scheer, 1981*).

Beim Jugendlichen und beim Erwachsenen gewinnt die Haut als Vermittlerin sexueller Reize eine zusätzliche Bedeutung. Auch hier stehen Hauterkrankungen nicht selten mit Beziehungsstörungen im Zusammenhang, können sich Partnerschaftskonflikte unter Beteiligung der Haut abspielen. Eine Psoriasis kann in diesem Sinne z.B. eine bestehende Nähe-Distanz-Ambivalenz widerspiegeln und gleichzeitig als Signal der Abgrenzung an die Umgebung dienen *(Gieler, 1986)*. Der Patient kann sich so andere »vom Leib halten«.

Beim alten Menschen wirft die Haut, der Rinde eines Baumes ähnlich, mehr und mehr Falten und lässt in ihren würdevollen Furchungen die lebenslangen, engrammartig gespeicherten Einwirkungen seelischer und körperlicher Einflüsse auf diesen Menschen erkennen.

Als sichtbare und demonstrable Grenzfläche nach außen ist die Haut auch Gegenstand äußerer Veränderungen. So dienen Haut und Anhangsorgane vielen Menschen als Objekte der Beschmückung, etwa durch Frisuren, Schminken und Lackieren von Nägeln. Hinter diesen Tätigkeiten verbirgt sich mehr als nur das Verschönern des Integumentes – sie können in einer tieferen Bedeutung auch als Möglichkeiten der Signalgebung und Artikulation intrapsychischer Vorgänge an die Umwelt verstanden werden, besonders deutlich z.B. bei Punkern. Auch Tätowierungen sind häufig mit einer eigenen Konfliktdynamik assoziiert *(Bosse, 1972)* und drücken – wie das Schminken – Anteile der Persönlichkeit des Trägers aus.

Zusammengefasst kommen der Haut in der gesunden Entwickung des Menschen folgende psychische Funktionen zu:

- Vermittlung von Kontakt
- Abgrenzung nach außen, Individualisierung
- Aufnahme von Reizen
- sexuelle Stimulation
- Signalisierung, Beschmückung.

Klinische Ebene dermatologischer und psychischer Zusammenhänge

Die Art psychosomatischer Zusammenhänge ist in den vergangenen Jahren mehrfach zu klassifizieren versucht worden, wobei die Grenzen der Einteilungen jeweils an den interindividuellen Unterschieden psychogener Anteile bei meist multikausalen dermatologischen Krankheitsbildern deutlich wird. *Bräutigam (1973)* unterscheidet je nach Richtung psychologischer Einflüsse drei Kategorien von Hauterkrankungen: Die erste Gruppe bilden Dermatosen, die aufgrund ihrer pathogenen Besonderheiten wie Entstellung oder auch Juckreiz zu psychischer Belastung der Patienten führen. Demgegenüber stehen primär psychogene Erkrankungen wie Artefakte, die sich in Hauterscheinungen ausdrücken. Den zentralen Bereich psychosomatischer Zusammenhänge bilden Hauterkrankungen, bei denen dispositionell genetische sowie umweltbedingte Faktoren vorliegen, die durch akute seelische Belastungen zur Manifestation von Dermatosen führen können.

Inzwischen international anerkannt ist die klinische Klassifikation psychokutaner Krankheiten von *C. Koblenzer (1983)*. Sie unterscheidet drei Kategorien, die allerdings nicht scharf voneinander abgegrenzt werden können:

- ▶ Die erste Kategorie umfasst Krankheiten, die im strengen Sinne psychosomatisch, d.h. ausschließlich psychogen verursacht sind.
- ▶ In die zweite Kategorie fallen Erkrankungen, bei denen psychogene Faktoren eine entscheidende Rolle bei der Auslösung spielen.
- ▶ Unter der dritten Kategorie lassen sich Hauterkrankungen subsummieren, die durch genetische bzw. Umweltfaktoren ausgelöst werden, deren Verlauf aber wesentlich durch psychischen Stress bestimmt wird.

Der Versuch, Dermatosen unter psychosomatischen Gesichtspunkten zu klassifizieren, dient der Indikationsstellung und soll bei der Entscheidung zu einer psychotherapeutischen Behandlung behilflich sein. Dabei sollte nicht übersehen werden, dass eine eindeutige Klärung somatogener und psychodynamischer Einflüsse am individuellen Einzelfall erfolgen muss. Die psychophysiologischen Reaktionsmuster, z.B. Gänsehaut und Erblassen, demonstrieren die Fähigkeit der Haut, körperliche Emotionen darzustellen. Betrachtet man den Symbolgehalt der Haut, werden Erkenntnisse über die Persönlichkeitsstruktur des betreffenden Patienten möglich. So kann jemand »eine dünne Haut haben«, Verzweiflung kann sich in Kratzen und Masochismus in Artefakten ausdrücken. Über die Haut kommuniziert der Patient auf einer nonverbalen Ebene. Die Entschlüsselung der nonverbalen Kommunikationsinhalte ist somit Gegenstand der Bearbeitung psychodynamischer Gesichtspunkte bei Dermatosen im Rahmen einer psychosomatischen Behandlung.

Praktische Hinweise

Im Gegensatz zur konventionellen Dermatologie, die zur Behandlung von Hauterkrankungen festgelegte Therapieschemata entwickelt hat, orientiert sich die psychosomatische Behandlung stärker am Einzelfall. Das dermatologische Symptom wird auf psychodynamischer Ebene als Versuch betrachtet, bestehende Konflikte zu lösen, die sich aus der Vernetzung der Faktoren »kindliche Entwicklung«, »Persönlichkeitsstruktur« und »situative Bedingungen« ergeben. Die Konfliktdynamik, die sich im Symptom widerspiegelt, zu verstehen, ist Ziel der psychosomatischen Behandlung.

Der erste Schritt einer solchen Behandlung ist die Erhebung der biografischen, familiären und sozialen Anamnese, um sich als Behandler ein Bild von der Bedeutung des Symptoms zu machen. In den Erstkontakten, die aufgrund der Hauterscheinung zustande kommen, stehen somatische Aspekte der Erkrankung im Vordergrund. In dieser Phase ist es wichtig, ein gegenseitiges Vertrauensverhältnis aufzubauen, sodass psychische Inhalte zugelassen werden können. Aufgrund der Beschränkung der zeitlichen Möglichkeiten und mangels psychotherapeutischer Ausbildung wird sich die psychosomatische Behandlung seitens des Dermatologen auf kürzere Begegnungen beschränken. Es geht deshalb weniger darum, eine psychotherapeutische Behandlung durchzuführen, sondern vielmehr eine Entscheidung bzgl. einer psychotherapeutischen Behandlung zu treffen und den Boden dafür zu bereiten, indem man den Patienten für die psychogenen Anteile der Erkrankung sensibilisiert und ihn zur Therapie motiviert.

Psychosomatische Anamnese

Neben der Erfassung des organischen Krankheitsbildes zur vorläufigen Diagnosestellung gibt es zwei wesentliche Bestandteile der psychosomatischen Anamnese, nämlich den Aufbau einer tragfähigen Arzt-Patienten-Beziehung sowie das Herausarbeiten der biografischen Situation des Patienten, in der die Symptome eine Bedeutung erhalten. Besonders durch letzteren Punkt unterscheidet sich die psychosomatische Anamnese von einer konventionellen dermatologischen Behandlung. Anders als beim Abfragen von Symptomen soll sich hier ein Gespräch zwischen Arzt und Patient entwickeln, das der Patient mitgestalten und in das er somit seine eigenen Vorstellungen in Bezug auf seine Krankheit einbringen kann.
Neben der verbalen Kommunikaton erhält der Arzt außerdem einen Eindruck von dem Patienten durch die Beachtung der averbalen Kommunikationsebene wie Körperhaltung, Gestik und Redeweise.
Das diagnostische Gespräch beginnt meist mit der Schilderung der Symptome, deren Auftreten Anlass zur ärztlichen Konsultation ist. Dabei ist es wichtig, die Reihenfolge ihres Auftretens, ihre Merkmale im Einzelnen sowie ihre Wechselbeziehungen zu registrieren. Jedes Symptom kann nach den Kategorien Lokalisation, Qualität, Intensität, zeitliche Zusammenhänge, Begleitumstände, verstärkende Einflüsse und Begleitsymptome charakterisiert werden. Eine genaue Beschreibung der Symptome gibt oftmals schon erste Anhaltspunkte für psychosomatische Zusammenhänge.
Nach der Charakterisierung des Symptoms soll dessen Einbettung in einen Zusammenhang erfolgen, der die horizontale wie die vertikale Zeitachse umfasst. Es wird somit versucht, die Bedeutung des Symptoms vor dem Hintergrund der biografischen und sozialen Entwicklung des Patienten sowie seiner jetzigen Beziehungs- und Lebensumstände zu verstehen. Eine Rückbeziehung von Lebensereignissen auf Ausbruch und Verlauf der Erkrankung gibt ebenso wie die Anamnese von Krankheiten in der Familie oftmals Hinweise auf psychosomatische Zusammenhänge. Unter systemischer Perspektive ist außerdem die Bedeutung des Symptoms innerhalb des Familiensystems relevant. Fragen nach der Veränderung familiärer oder anderer sozialer Beziehungen durch die Erkrankung geben Aufschluss über die Funktion der Krankheit.

Anamneseaspekte und Wechselbeziehungen:

- Biografische Krankheitsgeschichte: Frühere Erkrankungen und Verlauf, subjektive Krankheitstheorien, Coping.
- Dermatologisches Symptom: Lokalisation, Qualität, Intensität, zeitlicher Zusammenhang, Begleitumstände, verstärkende Einflüsse, Begleitsymptome.
- Familienanamnese: Soziale Zusammenhänge, Erkrankungen in der Familie, Umgang mit Krankheit, Veränderung des Familiensystems, sekundärer Krankheitsgewinn.
- Entwicklungsanamnese: Life events, berufliche Entwicklung.

- Sozialanamnese: Soziale Integration/ Freundeskreis, Partnerbeziehung, Veränderung der Beziehung durch Krankheit, sekundärer Krankheitsgewinn.

Indikation zur Psychotherapie

Aus der Sicht des Patienten lassen sich grundsätzlich drei Stufen der psychischen Betroffenheit durch die Erkrankung unterscheiden:
1. keine ersichtlichen psychosozialen Faktoren
2. deutliche psychosoziale Beteiligung, »gesundes« Coping
3. starke psychische Belastung, psychosomatische Störung.

Aus der psychischen Betroffenheit lassen sich drei Stufen unterschiedlicher therapeutischer Implikationen ableiten:

- somatisch orientierte Behandlung
- psychosomatische Grundversorgung
- psychotherapeutische Interventionen.

Aus der Einteilung der Dermatosen in Gruppen unterschiedlich starker psychogener Anteile nach Koblenzer geht hervor, dass es bestimmte Krankheitsbilder wie die Artefakte gibt, deren Ätiologie rein psychogen ist. Bei Hauterscheinungen dieser Gruppe ist eine psychiatrische Behandlung indiziert. Eine solche wie auch eine psychotherapeutische Behandlung scheitert bei diesen Patienten aber oft an ihren Widerständen und ihrer mangelnden Motivierbarkeit. Dies leuchtet unmittelbar ein, wenn man bedenkt, dass die betreffenden Patienten zum Ausdruck eines psychischen Leidensdrucks das Organ Haut gewählt und somit eine Ansprechbarkeit auf psychische Inhalte zu vermeiden versucht haben. Die Annäherung an psychosomatische Zusammenhänge muss hier besonders vorsichtig erfolgen; die Phase der Motivierung ist verlängert.

Bei der zweiten Gruppe von Krankheitsbildern sind psychosomatische Aspekte bis zu einem gewissen Anteil an der Krankheitsursache mitbeteiligt. Hier muss die psychotherapeutische Indikation am Einzelfall erfolgen. Die Indikation zur Psychotherapie lässt sich nach *Gieler et al. (1996)* am besten mithilfe der didaktischen Aufteilung der Patienten nach Dermatosen und psychosomatischen Gesichtspunkten ermitteln. Die zunächst rein somatische Behandlung wird erst in einem zweiten Schritt um psychodynamische Inhalte erweitert, wodurch die Compliance erhöht und die Symptomheilung verbessert wird. Die Entscheidung zu einer Psychotherapieindikation fällt hier von Seiten des behandelnden Arztes danach, ob sich in der biografischen und sozialen Anamnese Hinweise auf Lebensereignisse und Konflikte ergeben, die in einem zeitlichen Zusammenhang mit dem Ausbruch der Erkrankung bzw. dem Auftreten erneuter Schübe wie beim atopischen Ekzem und bei der Psoriasis stehen. Weitere Anhaltspunkte ergeben sich aus der Gestaltung der Arzt-Patienten-Beziehung, wenn sie auf Beziehungsmuster schließen lässt, die für bestimmte Hauterkrankungen charakteristisch sind. Schließlich gibt es bei den verschiedenen Dermatosen gehäuft auftretende Konfliktbereiche, auf die in der psychosomatischen Anamnese verstärkt geachtet werden sollte.

Die dritte Gruppe bilden Dermatosen, deren psychogener Anteil bei Ausbruch der Erkrankung zu vernachlässigen ist, die aber aufgrund ihrer Pathogenität zu psychischen Belastungen führen. In diesem Fall ergeben sich aus der psychosomatischen Anamnese weniger Anhaltspunkte für eine Psychotherapieindikation. Das Augenmerk muss hier verstärkt auf den Unterschieden vor und nach Ausbruch der Erkrankung, auf der Krankheitsverarbeitung und den formulierten symptombedingten Beschwerden, besonders im sozialen Bereich, liegen. Patienten mit krankheitsbedingten Belastungen sind i.a. eher psychotherapiemotiviert als Patienten, deren Hauterkrankung sich als psychosomatisch im ätiologischen Sinn darstellt.

Literatur

1 Alexander, F.: Psychosomatische Medizin. 4. unveränderte Aufl. De Gruyter, Berlin 1995.
2 Augustin M, Zschocke I: Erleben und Verarbeitung von Hauterkrankungen aus psychosomatischer Sicht. Acta empirica medica 44, 255–259.
3 Augustin M, Zschocke I: Wege zu ganzheitlichem Handeln bei Hauterkrankungen. In: Condreau G, Dogs W, Meinhold W (Hrsg.): Ganzheitlich verstehen und heilen. S. 152–162, Haug Verlag 1997.
4 Bosse, K.: Psychosomatische Gesichtspunkte in der Dermatologie. In: Th. v. Uexkuell: Psychosomatische Medizin. S. 1016–1038. Urban & Schwarzenberg München 1986.
5 Gieler, U., Stangier, U., Ernst, R.: Psychosomatische Behandlung im Rahmen der klinischen Therapie von Hautkrankheiten. S. 23–36. In: Bosse/Gieler (Hrsg.): Seelische Faktoren bei Hautkrankheiten, 2. überarb. Aufl., Huber Verlag, 1996.
6 Hermanns, N., Scholz, O.B.: Psychologische Einflüsse auf die Dermatologie – eine verhaltensmedizinsche Sichtweise. In: Gieler, U., Stangier, U. et al. (Hrsg.): Hauterkrankungen in psychologischer Sicht. S. 180–192, Hogrefe Verlag für Psychologie, Göttingen 1993.
7 Hoffmann, S.O., Hochapfel, G.: Neurosenlehre, Psychotherapeutische und Psychosomatische Medizin. Compactlehrbuch, 6. Aufl., Schattauer, Stuttgart 1999.
8 Huyse, F.: Systemic Interventions in Consultation/Liason Psychiatry. Free University Press, Amsterdam 1983.
9 Koblenzer, C.S.: Psychosomatic Concepts in Dermatology. A Dermatologist-Psychoanalst's Viewpoint. Arch Dermatol – Vol 119, 501–512, 1983.
10 Mayou, R., Hawton, K.: Psychiatric Disorder in the general hospital. Brit. J. Psychiatry, 149, 172–190, 1986.
11 Niepoth, L.: Körpertherapie in der Dermatologie. In: U. Gieler, U. Stangier et al (Hrsg.): Hauterkrankungen in psychologischer Sicht. S. 38–45, Hogrefe Verlag für Psychologie, Göttingen 1993.
12 Scholz, O.B.: Verhaltensmedizin bei Hauterkrankungen. In.: Wahl, R., Hautzinger, M.(Hrsg.): Verhaltensmedizin. Konzepte, Anwendungsgebiete, Perspektiven. Deutscher Ärzteverlag, Köln 1989.
13 Schubert, H.-J.: Psychosoziale Faktoren bei Hauterkrankungen. Vandenhoeck & Ruprecht, Göttingen 1989.
14 Schultz, J.H.: Das autogene Training. Thieme Verlag, Stuttgart, 1973.
15 Stangier, U.: Falldarstellung: Verhaltenstherapeutische Problemanalyse bei Neurodermitis. In: Gieler, U., Stangier, U. et al. (Hrsg.): Hauterkrankungen in psychologischer Sicht. S. 213–240, Hogrefe Verlag für Psychologie, Göttingen 1993.
16 Uexkuell, T. et al.: Psychosomatische Medizin. 5. neubearb. u. erw. Aufl. Urban & Fischer, München 1986.
17 Vogel, P.: Psychotherapie und Psychopharmakotherapie in der Dermatologie. Der Hautarzt 27, 519–524, 1976.
18 Zeitschrift: Dermatology & Psychosomatics, Karger-Verlag Basel – Freiburg, offizielles Organ des AK Psychosomatische Dermatologie der DDG und der European Society for Dermatology and Psychiatry (ESDaP); erscheint vierteljährlich.

Reflexzonentherapie am Fuß (RZF)

Matthias Augustin

Def.: Bei der Reflexzonentherapie am Fuß (RZF) werden ausgesuchte Zonen des Fußes – besonders der Fußsohle – durch Massieren behandelt. Die Zonen werden mit bestimmten Organen in Verbindung gebracht.

Wirkungen

Die Reflexzonentherapie wirkt über Techniken, mit denen die jeweiligen Zonen des Fußgewebes massiert und dabei z.T. aktiviert oder beruhigt werden. Die Massage in den Zonen soll sich auf die damit verbundenen Organe oder Körperbereiche auswirken.

Neben einer anregenden (tonisierenden) Technik gibt es auch eine eher beruhigende

Abb. 24: Reflexzonen am Fuß (H. Marquardt, 2001).

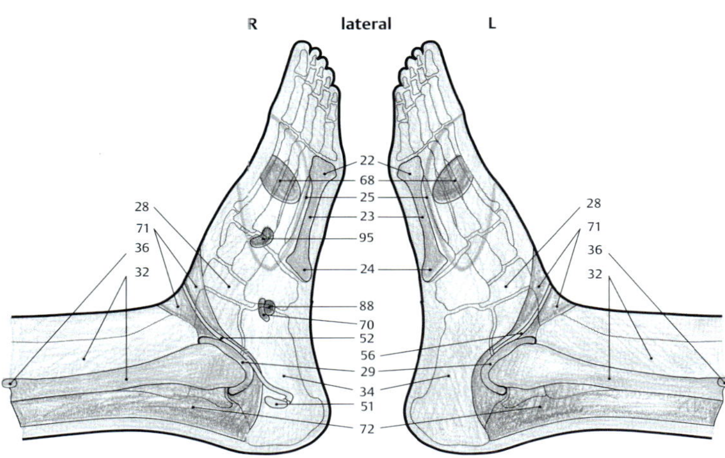

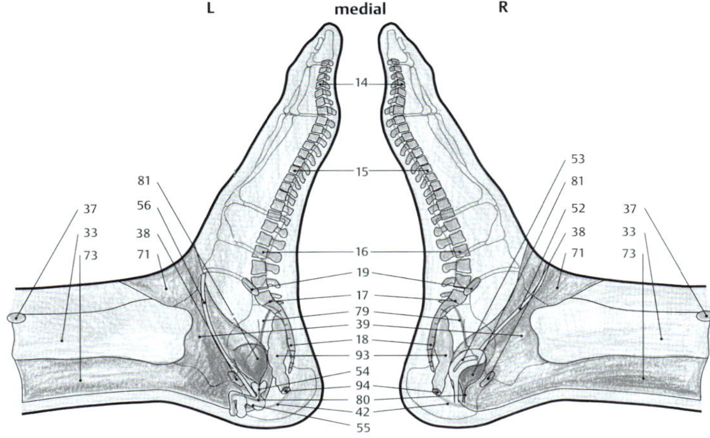

Sinnesorgane, Hormonsystem
51 Ovar
52 Eileiter
53 Uterus
54 Prostata
55 männl. Glied und Hoden
56 Samenstrang und Leistenkanal

Gehirn, Herz, Lymphsystem
68 weibl. Brust
70 Appendix
71 Lymphe Leistengebiet
72 Lymphe Oberschenkel lateral
73 Lymphe Oberschenkel medial

Harnwege
79 Harnleiter
80 Harnröhre
81 Blase

Verdauungstrakt
88 Bauhin-Klappe
93 Rektum
94 After
95 Gallenblase

Knochen, Muskeln, Gewebe
14 Halswirbelsäule
15 Brustwirbelsäule
16 Lendenwirbelsäule
17 Kreuzbein
18 Steißbein
19 Promontorium
22 Schultergelenk
23 Oberarm
24 Ellenbogen
25 Thoraxrand
28 Bauchdecke
29 Hüftbereich
32 Oberschenkel lateral
33 Oberschenkel medial
34 Gesäßmuskulatur
36 Knie lateral
37 Knie medial
38 Symphyse
39 Symphysenbereich
42 Beckenboden

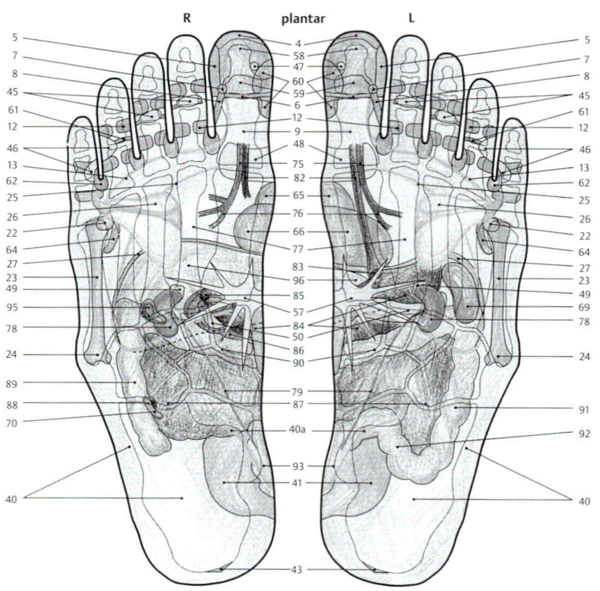

Gehirn, Herz, Lymphsystem
58 Großhirn
59 Kleinhirn
60 Hirnstamm, Rückenmark
61 Ohrtrompete
62 Lymphe Kopf/Hals
63 seitl. Halslymphgebiet
64 Lymphe Axilla
65 Aorta, obere Hohlvene
66 Herz
67 Thymus
68 weibl. Brust
69 Milz
70 Appendix
71 Lymphe Leistengebiet

Atemorgane
74 Nasenrachenraum
75 Luftröhre
76 Bronchialäste
77 Lungen

Harnwege
78 Niere
79 Harnleiter

Verdauungstrakt
82 Speiseröhre
83 Mageneingang Kardia
84 Maden
85 Magenausgang-Pylorus
86 Dünndarm-Duodenum
87 Dünndarm-Jejunum, Ileum
88 Bauhin-Klappe
89 aufsteigender Dickdarm
90 querliegender Dickdarm
91 absteigender Dickdarm
92 Sigmoid
93 Rektum
95 Gallenblase
96 Leber

(sedierende) Technik, die bei zu starken Reaktionen durchgeführt wird.

Anwendung

Indikationen: Die RZF eignet sich als ergänzende Therapie bei folgenden Erkrankungen:

- Funktionelle Organbeschwerden,
- Verdauungstrakt: Gastritis, Obstipation (akut und chronisch), Diarrhö, Meteorismus, Hämorrhoiden.
- Urogenitaltrakt: Nierensteine, gynäkologische Beschwerden.
- Herz, Kreislauf: Angina pectoris (nur ergänzend), Krampfadern, Lymphödeme.
- Atmungsorgane: Nasennebenhöhlenentzündungen, Heuschnupfen, Bronchitis, Asthma bronchiale.
- Nervensystem: Schmerzzustände verschiedenster Art und Genese, z.B. Zahnschmerzen, Schwindel, Hörsturz, Schluckauf.
- Haut: Urtikaria, atopische Dermatitis u. a. chronische Dermatosen.
- Bewegungs- und Haltungsorgane: Zervikalsyndrom, Schulter-Arm-Syndrom, Ischiasbeschwerden.
- Psychosomatische Erkrankungen: Schlafstörungen, Anorexia nervosa, Bulimie, Beschwerden der Wechseljahre.

Nach unseren Erfahrungen eignet sich die RZF vorzüglich zu Entspannung und vegetativem Ausgleich. Die postulierten Organwirkungen bedürfen weiterer Nachprüfungen durch kontrollierte Studien.

Kontraindikationen: Die Reflexzonentherapie ist nicht geeignet für Patienten mit folgenden Krankheitsbildern:

- allgemeine Erkrankungen, die mit hohem Fieber, starken Entzündungen einhergehen
- Psychosen
- entzündliche und schmerzhafte Erkrankungen des Fußes.

Literatur

1 Marquardt, H.: Praktisches Lehrbuch der Reflexzonentherapie am Fuß, 5. Überarb. u. erw. Aufl. (Hippokrates, Stuttgart 2001)

Sauerstoff- und Ozontherapien, HOT

Matthias Augustin

Def.: In der Sauerstofftherapie wird nativer Sauerstoff (O_2) zur Inhalation oder Insufflation verwendet.
Bei den verschiedenen Ozontherapien kommt Ozon (O_3) als O_2/O_3-Gemisch mittels Injektion oder externer Begasung zur Anwendung.
Die hämatogene Oxydationstherapie (HOT) ist eine kombinierte UV-Bestrahlung und Oxygenierung entnommenen Blutes, welches nach Aufbereitung reinfundiert wird. Für die alleinige **UV-B**estrahlung des **B**lutes (meist aus dem UV-C-Bereich) hat sich der irreführende Begriff UVBB eingebürgert.

Die genannten Verfahren sind unabhängig voneinander entwickelt worden und müssen auch hinsichtlich ihrer Anwendung voneinander unterschieden werden. Aus methodischen Gründen sollen sie dennoch gemeinsam behandelt werden, da sich ihre Wirkungen u.a. über die des Sauerstoffs bzw. die Bildung von reaktiven Sauerstoffintermediaten (ROI) entfalten. Auch werden ihnen gleichermaßen rheologische Wirkungen nachgesagt, so dass ihre Indikationsbereiche in der Dermatologie ähnlich sind.

Allgemeine Wirkungen

Ozon hat in Abhängigkeit von der Konzentration eine mikrobizide Wirkung, welche bei der lokalen Applikation genutzt wird. Im extrakorporalen Blut bewirkt es über die Bildung reaktiver Sauerstoffmetaboliten eine Oxidation biologischer Membranen und Rezeptoren. An virusinfizierten Zellen soll dies zur selektiven Zytolyse und Virostase führen (nach *Rilling, 1990*), an Phagozyten zu einer Aktivierung der Phagozytosefunktionen, an Erythrozyten zur Induktion des oxidativen Metabolismus inklusive der biologischen Redoxsysteme und zu erhöhtem Zellstoffwechsel. In Tumorzellkulturen wurden synergistische Wirkungen von Ozon mit Radiatio und Chemotherapeutika beobachtet (*Zänker, 1987*).

Intravasal kommt es nach (*Rilling, 1990*) zu einer Verbesserung der O_2-Utilisation und des O_2-Gradienten, zu vermindertem Sludge der Erythrozyten und damit zu verbesserter Rheologie. Auch eine Oxidation von Proteinmolekülen, z.B. Albumin, wurde beobachtet.
Die Wirkmechanismen der **HOT** und der **UVBB** sind bislang nicht ausreichend aufgeklärt. Angenommen wird zum einen eine Wirkung über die Bildung reaktiver Sauerstoffmetaboliten (vgl. Mechanismen der Ozontherapie), zum Weiteren über Veränderungen der Ladungen löslicher Moleküle im Serum, z.B. Albumin (*Dehmlow, 1989*). Auch eine direkte UV-Wirkung auf die zellulären Bestandteile des Blutes ist anzunehmen. Die daraus resultierenden klinischen Wirkungen sind allerdings noch nicht geklärt. Aus den beobachtbaren Effekten im Blut wie Hemmung der Thrombozytenaggreagation (*Frick, 1982*) und Aktivierung der Fibrinolyse (*Frick, 1975*) lassen sich jedoch günstige Wirkungen auf die Hämodynamik ersehen. Auch eine Immunaktivierung durch verbesserte Phagozytosefunktionen wird diskutiert (*Frick, 1990*, in Segal). Ob über mögliche umstimmende Effekte hinaus noch weitere spezifische Wirkungen vorliegen, bedarf der Überprüfung.

Wirkungen auf die Haut

Ozon: Über die direkte therapeutische Wirkung des Ozons auf die Haut und auf die Mechanismen der Wundheilung liegen keine verwertbaren Berichte vor. Die postulierten Wirkungen des Ozons scheinen bei topischer Applikation mikrobizide Effekte zu beinhalten, während bei systemischer Applikation eine Wirkung über die kutane Durchblutung zu vermuten ist. Auch könnten immunmodulierende Faktoren von Bedeutung sein.

HOT/UVBB: Auch hier sind Wirkungen auf die Haut durch die systemischen Effekte auf das Gefäßsystem sowie möglicherweise auf die Immunzellen zu erklären. Im Sinne einer Regulationstherapie gehen von der HOT/UVBB unspezifische Reize auf Bindegewebe und Haut aus, die einer Umstimmung entsprechen würden.

Wirksamkeit und Nebenwirkungen

Die Wirksamkeit der Ozontherapie wurde für die lokalen, antimikrobiellen Effekte wie auch für rheologische Veränderungen gezeigt. Inwieweit weitere, z.B. metabolisch oder immunologisch nutzbare Wirkungen bestehen, ist noch nicht ausreichend belegt worden.

Über die Nebenwirkungen der Ozonapplikation herrschen unterschiedliche Meinungen. Während die Schädlichkeit inhalierten Ozons zweifelsfrei ist, gibt es für die Resorption topisch applizierten Ozons keine Grenzwerte. Systemisch appliziertes Ozon wird von seinen Verfechtern als in therapeutischen Dosierungen harmlos und nebenwirkungsarm bezeichnet. Allerdings wird von der intravenösen und hyperbaren Gabe abgeraten *(Rilling, 1990)*.

Als **Kontraindikationen** gelten akute Alkoholintoxikation, frischer Herzinfarkt, Blutungsneigung, Gravidität, Hyperthyreose, zerebrale Krampfleiden, Thrombopenien und vorausgegangene Überempfindlichkeitsreaktionen auf Ozon.

Anwendungsformen

O_2-Therapie

Wird häufig im Rahmen der Sauerstoff-Mehrschritt-Therapie nach Ardenne eingesetzt.

Ozontherapie

Folgende dermatologisch relevante Anwendungsformen werden von der Ärztlichen Gesellschaft für Ozontherapie genannt (vgl. Infoblatt Nr. 1):

Injektionsbehandlungen:

- Kleine Eigenblutbehandlung: Entnahme venösen Blutes (ca. 10 ml), Zufügen des O_2/O_3-Gemisches (ca. 10 ml), Reinjektion i.m.
- Große Eigenblutbehandlung: Entnahme venösen Blutes (ca. 60 ml), Zufügen des O_2/O_3-Gemisches, Reinfusion i.v.
- Injektionen intraarteriell, s.c., i.c., i.m.

Topische Anwendungen:

- Hautbegasung mit O_2/O_3-Gemisch
- Ozonwasser (Schleimhautbehandlung, Dampfbad)
- ozonisiertes Olivenöl (Hautbehandlung)
- Darminsufflation (Darmbehandlung).

Anwendung in der Dermatologie

O_2-Therapie

Die Sauerstofftherapien sind in der Dermatologie von geringer Bedeutung. Allenfalls die O_2-Mehrschritt-Therapie könnte in der Malignombehandlung adjuvant sinnvoll sein, ferner bei Gefäßerkrankungen.

In den genannten Indikationsbereichen der Ozontherapien liegen bislang ebenfalls nur für die arteriellen und venösen Durchblutungsstörungen umfangreichere Studien vor, aus denen eine Wirksamkeit dieser Verfahren hervorgeht.

Ozontherapie

Die Ozontherapie wird bei einer Vielzahl dermatologischer Indikationen eingesetzt, wenngleich kontrollierte Studien meist fehlen (Tab. 27).

Als Applikationsformen des Ozons werden bei den dermatologischen Indikationen sowohl die kleine als auch große Eigenbluttherapie wie auch Ozonbegasung und ozonisiertes Olivenöl verwendet (Tab. 28).

Tab. 27: Dermatologische Indikationen der Ozontherapien und Literaturbelege

Indikation	1	2	3	4	5	Literatur
Abszesse		x				nach Rilling 1990
Akne				x		nach Wolff 1982
Allergien					x	nach Rilling 1990, Wolff 1982
Analekzem					x	nach Rilling 1990
arter. Durchblutungsstör.	x					Rokitansky 1977 und 1979, Lang 1976
CVI				x		Bircher 1975, Wolff 1982
Dekubitus				x		nach Wolff 1982, Werkmeister 1979
Epidermophytie					x	nach Rilling 1990
Ekzeme, chron.					x	nach Rilling 1990
Furunkulose		x				nach Rilling 1990
Follikulitis				x		
Gangrän					x	nach Rilling 1990
Herpes labialis		x				Mattassi 1981
Herpes zoster		x				Mattassi 1981
Karzinomtherapie				x		Varro 1974, Washüttl 1981
Narbenkeloide					x	nach Rilling 1990
Stomatitis					x	nach Rilling 1990
Thrombophlebitis				x		nach Rilling 1990, Bircher 1975
Ulcus cruris		x				Tabakova 1972
Verbrennungstraumen		x				Held 1983
Wundheilungsstörungen				x		Werkmeister 1979, Rokitansky 1982

Nachweise:
1= Publizierte Studien mit ausreichender methodischer Sicherung
2= Publizierte Studien mit unklarer oder nicht aussreichender methodischer Sicherung
3= Einzelkasuistiken mit gut belegten Verläufen
4= Einzelkasuistiken mit unklarer Dokumentation
5= Literaturnennung ohne gesicherte Herkunft

Tab. 28: Applikationsformen der Ozontherapie bei dermatologischen Indikationen

Indikation	KEB	GEB	O_3-Begasung	O_3-Öl	O_3-Balneother.
Abszesse	x				
Akne	x				
Allergien	x	x			
Analekzem			x	x	
arter. Durchblutungsstör.	intraarter. Inj.				x
CVI	s.c. Inj.				
Dekubitus			x	x	
Epidermophytie			x	x	
Ekzeme, chron.			x	x	
Follikulitis	x				
Furunkulose	x				
Gangrän	intraarter. Inj.				
Herpes labialis	x	x			
Herpes zoster	x	x		x	
Karzinomtherapie	x	x			
Narbenkeloide			x	x	
Stomatitis					x (O_3-Wasser)
Thrombophlebitis	i.v. Inj.				
Ulcus cruris			x	x	
Verbrennungstraumen			x		
Wundheilungsstörungen			x		

HOT

HOT und UVBB werden am häufigsten bei venösen und arteriellen Durchblutungsstörungen gesehen werden.

Beurteilung: Im Bereich der weiteren dermatologischen Indikationen sind die Wirksamkeit und der praktische Nutzen der Ozontherapien wie auch der HOT und der UVBB bislang nicht ausreichend belegt. Als möglicherweise immunstimulierende und umstimmende Verfahren sind sie dennoch von potenziellem Interesse.

Für die genannten Indikationen stehen jedoch andere naturheilkundliche Verfahren zur Verfügung, die in ihrer Wirksamkeit besser belegt und hinsichtlich ihrer Nebenwirkungen als risikoärmer einzuschätzen sind.

Literatur

1 Fodor, L.: Sauerstofftherapie (Trias, Stuttgart 1987)
2 Rilling, S.: Viehbahn, R.: Praxis der Ozon-Sauerstoff-Therapie (VfM Fischer, Heidelberg 1990)
3 Segal, J.; Seng, G.: Methoden der UV-Bestrahlung von Blut (Hippokrates, Stuttgart 1990)
4 Stadtlaender, H.: HOT. Haug, Heidelberg 1981
5 Stockburger, D.: Ozon (Sommerverlag, Teningen 1991)
6 von Ardenne, M.: Sauerstoff-Mehrschritt-Therapie (Thieme, Stuttgart 1987)
7 Wolff, H.: Das medizinische Ozon (VfM, Fischer, Heidelberg 1982)

Übende Verfahren
Atemtherapie
Matthias Augustin

Die Atemtherapie umfasst die Behandlung von Störungen der gesunden Atmung durch körperliche und seelische Erkrankungen. Darüber hinaus kann mit der Atemtherapie auf den körperlichen und seelischen Zustand des Gesamtorganismus eingewirkt werden. Atemtherapie ist somit nicht nur die Behandlung der Atmung, sondern auch die Behandlung von Kranken mittels Atmung.

Wirkungen

Die im Rahmen von Massage und Krankengymnastik angewendete Atemtherapie wirkt über die Einübung von Atemtechniken, Stabilisierung der Atem- und Atemhilfsmuskulatur sowie die Mobilisierung von Volumenreserven. Sie dient daher insbesondere der Ökonomisierung der Atmung und der Behandlung akuter Atemstörungen.
Die so genannte psychophysische Atemtherapie nach Middendorf und auch andere atemtherapeutische Verfahren im Grenzbereich zwischen Naturheilverfahren und Psychotherapie wirken »eutonisierend«, d.h., sie verhelfen dem Patienten dazu, in seinem seelischen und körperlichen Befinden einen ausgeglichenen, harmonischen Zustand zu erreichen. Neurophysiologisch lässt sich dies durch eine Kopplung des Atemzentrums mit anderen vegetativen Zentren sowie mit der gesamten Sensomotorik erklären. Unter der Atemtherapie kommt es zu einer Bewusstwerdung der körperlich-geistigen und geistig-seelischen Bezüge. Insgesamt werden innere Spannungen und Unruhe abgebaut, die Ausgangspunkt weiterer körperlicher Beschwerden sein können.

Praktische Hinweise

Die Atemtherapie nach Middendorf u.a. erfordert eine intensive Schulung und Übung. Sie kann nach Anleitung aber auch selbständig fortgeführt werden. Die entsprechenden Therapeuten sind meist in der AFA organisiert (früher »Ärztliche Arbeitsgemeinschaft für Atempflege«, jetzt »Verband der Pneopäden, Arbeitsgemeinschaft für Atempflege«). Von dieser Vereinigung der Atemtherapeuten sind auch Listen der Therapeuten erhältlich.
Die physiotherapeutische Atemtherapie wird meist von Krankengymnasten oder auch Mitarbeitern der Krankenpflege durchgeführt. Diese Übungen sind relativ leicht erlernbar und können (bzw. müssen) selbständig weitergeführt werden.

Anwendung

Indikationen: Die psychophysiologische Atemtherapie nach Middendorf ist bei folgenden Erkrankungen bewährt:
- psychosomatische Störungen mit organ- oder organsystembezogenen Symptomen, z.B. funktionelle Atemstörungen, Asthma bronchiale, Bronchitis, Emphysem, Hyperventilationssyndrom, funktionelle Stimmstörungen, funktionelle Störungen des Verdauungs- und des Herz-Kreislauf-Systems
- psychovegetative Spannungs- und Erschöpfungszustände
- Allergien
- psychogene Hauterkrankungen
- Migräne
- Schlafstörungen
- Menstruationsbeschwerden
- funktionelle und degenerative Erkrankungen des Bewegungssystems (Haltungsschäden, Skoliosen, HWS- und LWS-Syndrome), rheumatoide Arthritis, M. Bechterew
- Rehabilitation nach Operationen und schweren Krankheiten, Tumornachsorge, begleitende Therapie bei schweren therapeutischen Interventionen (Bestrahlung, Chemotherapie)
- Rehabilitation von Patienten nach psychiatrischer Behandlung
- Zwänge, Phobien, Erwartungsängste, depressive und hysterische Fehlhaltungen bis

hin zu mittleren Schweregraden, Trauerreaktionen nach Tod und Trennung, Essstörungen, Borderline-Syndrom in Zusammenarbeit mit einem Psychotherapeuten

- Anwendung in der Geriatrie (Mobilisierung, Vitalisierung)
- schwangerschaftsbegleitende Arbeit als Therapie oder zur Geburtsvorbereitung.

In der Praxis hat sich gezeigt, dass das Verfahren im Rahmen der genannten Indikationen vor allem bei leichten bis mittleren Schweregraden als alleinige therapeutische Maßnahme erfolgreich angewandt werden kann. Nicht selten erschließt die psychophysische Atemtherapie denjenigen psychosomatisch Kranken den Zugang zur Psychotherapie, die ihr zunächst zurückhaltend gegenüberstanden.

Kontraindikationen: Nicht oder nur unter großer Vorsicht anwendbar ist das Verfahren bei:

- schwer gestörten klinischen Patienten
- schwerer psychasthenischer Halt- und Ich-Schwäche
- Phasen akuter physischer oder psychischer Entgleisung
- Hypochondrie.

Literatur

1 Derbolowsky U, Derbolowsky R: Atem ist Leben. Junfermann-Verlag, Paderborn
2 Fischer K, Kemman-Huber E: Der bewusste zugelassene Atem – Theorie und Praxis der Atemlehre. (Urban & Fischer, München, Jena 1999)
3 Höfler H.: Atemtherapie und Atemgymnastik (Thieme Verlag, Stuttgart 1995)
4 Middendorf I: Der Erfahrbare Atem – Eine Atemlehre (Junfermann-Verlag, Paderborn 1984)

Entspannungsverfahren

Matthias Augustin und
Ines Campagnolo

Entspannungsverfahren sind übende Methoden, mit denen bei regelmäßiger Anwendung ein Zustand vermehrter Entspannung erreicht werden kann. Aufgrund der sehr weit reichenden Wechselwirkung zwischen körperlicher bzw. psychischer Entspannung und Körperfunktionen betreffen die positiven Effekte der Entspannung eine Vielzahl von Körperfunktionen und Organen.
Unter den medizinisch genutzten Entspannungsverfahren nehmen das autogene Training und die progressive Muskelentspannung nach Jacobsen den breitesten Raum ein. Weitere Verfahren wie das Yoga, das Qi-Gong, die Feldenkrais-Therapie und die verschiedenen Meditationsformen unterscheiden sich in ihren Techniken und Denkansätzen voneinander, haben jedoch die gemeinsame Eigenschaft, dass über das Erreichen eines Ruhezustandes Körperfunktionen normalisiert und ein psycho-vegetativer Ausgleich geschaffen wird. Als typische verifizierbare Befunde finden sich bei diesen Entspannungsverfahren u.a. der Rückgang von Herzfrequenz und Blutdruck, Veränderungen im EEG, Verbesserung der Hautdurchblutung, Senkung des Tonus der quergestreiften Muskulatur und Veränderungen von Immunfunktionen (T-Zell-Subpopulationen, sekretorisches IgA, NK-Zell-Aktivität).

Für die Auswahl der geeigneten Entspannungsverfahren gilt, daß es unter den genannten Methoden keine "geeigneten" und "ungeeigneten" Verfahren gibt, sondern dass mit dem Patienten das für ihn Passendste ausgewählt werden sollte. Allen Verfahren ist im übrigen gemein, dass sie nach einer Lernphase vom Patienten selbst durchzuführen sind. Der Patient muß daher über die Notwendigkeit regelmäßigen Übens informiert und hierfür motiviert werden.

Neben den unspezifischen, allen Verfahren gemeinsamen Effekten lassen sich noch spezifische Wirkungen erkennen. So können beim autogenen Training durch formelhafte Vorsätze autosuggestive, der Hypnose ähnliche Effekte erzielt werden. Dem gegenüber weist beispielsweise die Feldenkrais-Therapie Besonderheiten in der psycho-motorischen Koordination und Bahnung auf.

Insgesamt wird die Auswahl des Entspannungsverfahrens bei gegebener Indikation auch von den örtlichen Verhältnissen und der Verfügbarkeit guter Therapeuten abhängen. Es ist anzuraten, die Qualität der Angebote zu überprüfen und den Patienten eher Kurse mit medizinischem Hintergrund durch erfahrene Therapeuten als "Freizeitkurse" an Volkshochschulen oder Sportvereinen vorzuschlagen.

Autogenes Training

Def.: Übendes Verfahren, bei dem durch formelhafte Vorsatzbildung (Autosuggestion) eine Entspannung erreicht wird.

Geschichte

Das autogene Training hat seine Wurzeln in der Hypnose-Behandlung, wie sie zu Beginn des 20. Jahrhunderts vornehmlich von Psychoanalytikern durchgeführt wurde. Der Begründer des autogenen Trainings, H.E. Schulz, erkannte in den 20er Jahren, dass die in der Hypnose erreichten psychischen und körperlichen Zustände auch durch die Autosuggestion des Patienten in Form von kurzen Formeln zu erreichen waren. Die damit verbundene hohe Autonomie des Patienten sowie die hohe Flexibilität in der Anwendung veranlassten Schulz, dieses Verfahren außerhalb der psychotherapeutischen Behandlung breiter einzusetzen. In den folgenden Jahrzehnten gewann das autogene Training als unterstützende Maßnahme in der psychosomatischen Therapie, in der rehabilitativen Behandlung sowie in der Sport- und Leistungsmedizin an Bedeutung. Das autogene Training ist heute weit verbreitet und wird neben den medizinischen Zentren auch vielfach an Volkshochschulen erlernt.

Allgemeine Wirkungen

1. **Körperlich:** Senkung von Herz- und Atemfrequenz, Erhöhung des Hautwiderstandes, Verminderung des Muskeltonus insgesamt des Senkung des Sympathikotonus (vergleiche Einführung zu Entspannungsverfahren).
2. **Psycho-vegetative Effekte:** Emotionaler Ausgleich, Minderung psychischer Unruhe, Stimmungsaufhellung.

Dermatologische Wirkungen

Je nach Formulierung der Übungen kann eine Vermehrung oder Verminderung der Hautdurchblutung erreicht werden. Damit geht ein deutlich wahrnehmbares Kühle- oder Wärmeempfinden einher, welches bei richtiger Anwendung zu einem insgesamt angenehmeren Gefühl auf der Haut führt. In Verbindung damit kann die Schweißsekretion herab- oder heraufgesetzt werden. Bei geübten Anwendern kommt es zu einer Verminderung von Juckreiz und Hautentzündung.

Bei Langzeitanwendung hat sich gezeigt, daß das autogene Training zu einer Besserung des Hautbefundes beiträgt und mit einer Verminderung von Salben- und Corticosteroidverbrauch einhergeht. In vielen Fällen kommt es bei richtiger Anwendung zu einer Senkung der Schmerzen, so dass Schmerzmittel eingespart werden können.

Indikationen

Das Indikationsspektrum richtet sich nach der psycho-vegetativen Verfassung der Patienten. Grundsätzlich können alle Hauterkrankungen adjuvant behandelt werden. Besonders sinnvoll ist die Anwendung, wenn bei der jeweiligen Hauterkrankung vegetative Symptome wie Juckreiz, Schmerzen und Anspannung auftreten. Auch die mit Hauterkrankungen verbundenen psychischen Belastungen können - unabhängig von der Art der Hauterkrankungen - Indikationen zum autogenen Training sein.

Unerwünschte Effekte und Kontraindikation

Besonders in der Anfangsphase kommt es während des Übens oft zu einer Verstärkung von subjektiv erlebten Symptomen, z.B. Juckreiz, Schmerzen, Herzklopfen, Schwindel. Auf diese Erscheinung muß der Patient vorbereitet sein, und sie müssen in den Therapiesitzungen besprochen werden. Schwere Nebenwirkungen sind allerdings nicht zu erwarten.
Kontrandikationen sind Psychosen, ausgeprägte Depressionen, ausgeprägte Persönlichkeitsstörungen, schwere Neurosen und (relative Kontraindikation) Suchterkrankungen.

Durchführung

Die Übungen des autogenen Trainings werden in Einzelschritten innerhalb von ca. sechs bis zehn Übungsstunden aufgebaut. Vom Patienten sind feste Formeln zu erlernen und diese auch in Heimübungen anzuwenden.

Die folgenden Formeln gehören zum Grundprogramm:
1. „Ich bin ganz ruhig"
2. „Mein rechter Arm ist ganz schwer"
3. „Mein rechter Arm ist ganz warm"
4. „Mein Herz schlägt ruhig und kräftig"
5. „Atmung ruhig, es atmet mich"

6. »Sonnengeflecht strömend warm«
7. »Stirn angenehm kühl«

Pro Sitzung werden in der Regel ein bis zwei neue Übungen aufgenommen. Jede Übung wird anhand von kleinen Beispielen verständlich gemacht, die Funktion der Übung erläutert, ggf. eine Vorübung durchgeführt. Die enge Verbindung zwischen visuellen Eindrücken und Körperfunktionen kann beispielsweise durch einfache Versuche verdeutlicht werden, etwa die Reaktion der Kursteilnehmer auf eine hochgehaltene ausgedrückte Zitrone, bei der praktisch jeder Mensch Speichelfluss bekommt.

Neben den Grundübungen können weitere, auf die jeweilige medizinische Situation des Patienten abgestimmte formelhafte Vorsätze hinzugefügt werden. Diese sollten möglichst einfach gehalten, dem Patienten verständlich und in der Formulierung frei von negativen Begriffen (z.B. besser „Rauchen gleichgültig" statt »Nichtrauchen«) gehalten werden.

Wichtig für die Durchführung des autogenen Trainings:

Raum: In der Anfangsphase ruhig, nicht zu hell.
Position: Im Sitzen (»Droschkenkutschersitz«) oder im Liegen.
Übehäufigkeit: Ca. zwei- bis dreimal täglich.
Übedauer: Wenige Minuten.
Kursrahmen: In der Regel empfiehlt sich die Durchführung in einer Gruppe von maximal 12 bis 15 Teilnehmern. Neben ökonomischen Gründen spricht aber das bessere Lernen voneinander für die Gruppe.
Die Übungen werden anfangs vom Übungsleiter vorgesprochen, sollten jedoch schnell von den Patienten selbst gedacht (innerlich vorgesprochen oder als Schrift vorgestellt) werden.

Progressive Muskelrelaxation nach Jacobson

Def.: Entspannungsverfahren, bei dem die Zeilgruppen des Körpers systematisch nacheinander angespannt und wieder entspannt werden.

Geschichte

Die progressive Muskelrelaxation (= progressives Muskelrelaxations-Training, Tiefenmuskelentspannung) wurde in etwa zeitgleich zum autogenen Training in Deutschland durch Jacobsen in den USA entwickelt. Aufgrund seiner schnellen Erlernbarkeit fand das Training insbesondere in den USA weite Verbreitung in der Medizin und im Sport.

Allgemeine Wirkungen

Durch die systematische Anspannung und nachfolgende Entspannung von Muskelgruppen wird Entspannung als ein erreichbarer, angenehmer Prozess bewusst wahrgenommen. Ausgehend von der Muskelentspannung kommt es im Körper zu weiteren Effekten, z.B. vegetativem Ausgleich.

Dermatologische Wirkungen

Diese entsprechen im wesentlichen denen des autogenen Trainings.

Durchführung

In entspannter Sitzhaltung werden in feststehender Reihenfolge die einzelnen Muskelgruppen des Körpers durchgegangen, beginnend an der dominanten Hand und dem Unterarm und endend am nicht dominanten Fuß. Bei jeder Muskelgruppe werden folgende Schritte durchgeführt:

1. Konzentration auf die Muskelgruppe.
2. Auf Zeichen des Therapeuten langsames und allmähliches Anspannen der Muskelgruppe, Halten des maximalen Spannungszustandes für ca. fünf Sekunden.

3. Auf weiteres Zeichen des Therapeuten hin Lockerlassen und Entspannung der Muskelgruppe.
4. Während des Lockerns wird sich auf den Entspannungszustand der Muskulatur konzentriert.

Dermatologische Indikationen

Behandelbar sind praktisch alle Hauterkrankungen. Sinnvolle Indikationen liegen bei psycho-vegetativ bedingten Verschlechterungen der Hauterkrankung vor, ferner bei Schlafstörungen, Muskelspannungszuständen vegetativer Unruhe.

Unerwünschte Effekte und Kontraindikation

Wie beim autogenen Training kann es auch bei der progressiven Muskelrelaxation zu Unwohlsein und störenden Sensationen in der Anfangsphase kommen. Die Kontraindikationen entsprechen denen des autogenen Trainings.

Umweltmedizin

Matthias Augustin

Def.: Teilbereich der Medizin, der sich mit der Diagnostik, Therapie und Vorbeugung umweltbedingter Erkrankungen befasst. Im weiteren Sinne zählen zu umweltmedizinischen Erkrankungen alle durch Umweltfaktoren mitbeeinflussten Krankheiten, im engeren Sinne solche, die durch anthropogene Wirkfaktoren aus der Umwelt entstanden sind.

Entstehung: Zu allen Zeiten waren Menschen von umweltbedingten und auch durch Umweltschäden bedingten Erkrankungen betroffen. Im Rahmen des Industriezeitalters und der Bevölkerungsexplosion des 19. und 20. Jahrhunderts hat das Ausmaß an umweltbedingten Erkrankungen zugenommen. Erst in den letzten Jahrzehnten ist jedoch das Bewusstsein über die Zusammenhänge zwischen Umweltfaktoren und einzelnen Krankheiten so gestiegen, dass sich ein eigener Zweig »Umweltmedizin« entwickeln konnte. Wichtige Schritte für die Etablierung der Umweltmedizin waren in Deutschland die Aufnahme der Zusatzbezeichnung »Umweltmedizin« in die Muster-Weiterbildungsordnung (95. Ärztetag 1992) sowie die Einrichtung eines umfangreichen umweltmedizinischen Weiterbildungsangebotes durch Ärztekammern und weitere ermächtigte Einrichtungen. Trotz einer ständig steigenden Zahl von umweltmedizinisch tätigen Ärzten, umweltmedizinischen Einrichtungen und Forschungsprojekten sind bis heute zahlreiche umweltmedizinische Fragestellungen nicht ausreichend geklärt, beginnend mit der Festsetzung biologisch sinnvoller Grenzwerte für Umweltnoxen über kausale Zusammenhänge zwischen Umwelteinflüssen und einzelnen Erkrankungen bis hin zur Frage, wie die umweltmedizinischen Syndrome (z.B. MCS) in ihrer Ätiologie zu bewerten sind.

Die Bedeutung der Umweltmedizin für die Dermatologie

Die Haut ist bei weitem das größte der Umwelt direkt ausgesetzte Organ. Sowohl als Aufnahmeorgan für Stoffe aus der Umwelt als auch als von umweltbedingten Erkrankungen betroffenes Organ hat es eine hohe umweltmedizinische Bedeutung (Tab. 29 und 30). Für die dermatologische Therapie ist es deshalb unerlässlich, die wichtigsten Wechselwirkungen zwischen Umweltfaktoren und Hauterkrankungen bzw. allergischen Erkrankungen zu kennen. Innerhalb der Umweltmedizin ist es ebenso unverzichtbar, dass dermatologische Fachkenntnisse in Diagnostik, Therapie und Prävention umweltbedingter Erkrankungen einfließen.

Umweltbedingte Erkrankungen und Syndrome mit dermatologischer Bedeutung

Folgende dermatologisch wichtige Erkrankungen weisen deutliche Zusammenhänge in Auslösung und Unterhaltung mit Umweltfaktoren auf:

1. Kontaktallergien
2. kumulativ-toxische Ekzeme
3. atopische Dermatitis
4. Urtikaria
5. Autoimmunerkrankungen mit Beteiligung der Haut
6. Einlagerungserkrankungen der Haut
7. degenerative Erkrankungen der Haut
8. maligne Tumoren der Haut

Bei den folgenden Erkrankungen kann im Einzelfall ein Zusammenhang zwischen Umweltfaktoren und Hauterscheinungen bestehen:

1. Psoriasis vulgaris
2. Acne vulgaris
3. mikrobiell bedingte Erkrankungen der Haut

Durch Schädigung der Hautbarrierefunktionen wie auch der kutanen Abwehr, z.B. nach Strahleneinwirkung oder flüssige Noxen, ist das Wachstum pathogener Keime auf der Haut günstig.
Neben den genannten dermatologischen Erkrankungen können für die dermatologisch-allergologische Behandlung die nachfolgenden Syndrome von Bedeutung sein:

Umweltmedizinische Syndrome

Umweltbezogene funktionelle Syndrome

Hierzu zählen Erkrankungen mit in der Regel breitem und uneinheitlichem somatischen und psychischen Symptomspektrum, für die seitens der Patienten meist eine Umweltbelastung als ursächliche Erklärung genannt wird, ohne dass dies durch klinische, laborchemische oder toxikologische Befunde gesichert ist. Für einen Großteil der Syndrome liegen bislang keine einheitlichen Kriterien der Diagnose vor, auch ist ihre Pathogenese weitgehend unklar.
Aufgrund der Fixierung der Patienten auf ein kausales Erklärungsmodell wie auch aufgrund des hohen Leidensdruckes sind die Beschwerden und Erklärungen seitens der Patienten wiederum ernst zunehmen und in die Diagnostik einzubeziehen. Neben guten umweltmedizinischen Kenntnissen sind auch hohe Fähigkeiten der Patientenführung erforderlich.

»Sick-Building-Syndrom« (SBS)

Komplex von Symptomen, die wiederholt in bestimmten Gebäuden auftreten oder dort verstärkt werden und nach Verlassen der Gebäude abklingen. Im Vordergrund stehen Reizung der Bronchialschleimhäute und Konjunktividen, Atembeschwerden und Kopfschmerzen, ferner allgemeines Unwohlsein, Müdigkeit und Konzentrationsstörungen.
Dermatologisch werden Schleimhautreizungen, Trockenheit der Haut, verschiedenartige Hautausschläge, Haarausfall sowie »Allergien« geschildert.
Diagnosestellung: Hierfür gibt es keine einheitlichen Kriterien. In einem Teil der Fälle können durch eine Gebäudebegehung, Raumluftanalysen, Materialproben und Biomonitoring Rückschlüsse auf die zugrunde liegende Belastung gezogen werden. Meist ist dies nicht möglich, sodass die Diagnose allein aufgrund der Anamnese mit eindeutiger Verschlechterung bei Betreten des Gebäudes und ebenso eindeutiger Besserung nach Verlassen gestellt wird.

Multiple Chemical Sensitivity (MCS)

Überreaktion gegenüber vom Patienten vermuteten Chemikalien in Luft, Nahrung oder Wasser. Die Symptome der Überreaktionen sind vielfältig und individuell unterschiedlich. Das Auftreten der Symptome ist meist expositionsabhängig, oft aufgrund von Geruchsreizen.
Das erstmals in den 70er Jahren in den USA beschriebene Syndrom ist kausal ungeklärt. Eine Vermutung besagt, dass aufgrund einer genetischen Disposition und einer zusätzlichen Grundbelastung mit umweltbedingten Noxen eine hohe Reaktionsbereitschaft entsteht, die dann durch bestimmte Reize wiederholt ausgelöst werden kann. Als ursächliche Noxen werden Chemikalien verschiedener Art (z.B. Holzschutzmittel, Pestizide, Lösungsmittel, Schwermetalle) vermutet. Nach anderen Autoren liegt eine psychosomatische Störung vor.
Diagnosestellung: Vgl. MCS-Kriterien nach Rea (1987).

MCS-Kriterien nach Rea

Immer sind folgende Kriterien beim MCS-Syndrom zu finden:

- **Gesamtkörperüberlastung:** Überladung durch multiple Umweltnoxen. Dabei ist die Expositionsintensität, die die Symptomatik auslöst, meist sehr niedrig. Die vorangegangene unterschwellige Belastung wird häufig nicht der sich aufschaukelnden Symptomatik zugeordnet.

- **Anpassung und Bipolarität:** Im Anpassungsstadium rufen die Noxen Stimulations- und Entzugsreaktionen hervor. Gelingt die Anpassung an die Noxe nicht mehr, folgen Depressionsreaktionen, d.h. manifeste Erkrankungen treten auf.

- **Biochemische Individualität:** Die Antwort auf Umweltnoxen hängt vom individuellen genetischen Muster der gerade bestehenden Gesamtkörperbelastung und dem Ernährungsstatus ab.

- **Wechselphänomen:** Die Vielschichtigkeit der Symptomatik ist auffällig und kann sich bei einem Individuum im zeitlichen Ablauf der Erkrankung in den Schwerpunkten wandeln. Zusätzlich können mehrere Organsysteme gleichzeitig oder nacheinander betroffen sein.

- **Ausbreitungsphänomen:** Die Erkrankung tritt auch nach Exposition gegenüber neuen, bisher nicht kontaktierten Chemikalien auf. Sie muss gegenüber einer Allergie abgegrenzt werden, die erst nach einer Sensibilisierung beginnt. Wie bei einer Allergie sind jedoch auch wachsende Empfindlichkeit und die Einbeziehung neuer Organmanifestationen bekannt.

Chronic-Fatigue-Syndrom (CFS)

In ihrer Existenz und Definition noch nicht einheitlich akzeptiertes Syndrom, das als Leitsymptom Müdigkeit, Erschöpfung sowie eine Vielzahl zusätzlicher Symptome aufweist. Für das CFS werden zwei Definitionen mit zahlreichen Haupt- und Nebenkriterien gebraucht (nach CDC und nach Fukuda).
Das zunächst in den 80er Jahren in den USA beschriebene Syndrom ist ätiologisch unklar. Als Auslöser beschrieben wurden chronische Virusinfekte, toxische Umwelteinflüsse, psychiatrische und psychosomatische Faktoren. Es ist praktisch eine Ausschlussdiagnose, wenn zahlreiche andere Ursachen einer chronischen Müdigkeit auszuschließen sind.

»Klinisches Öko-Syndrom«

Polysymptomatische Beschwerden bei Patienten, die selbst oder deren Ärzte die Symptome als umweltbedingt ansehen, ohne dass hierfür ätiologische Anhaltspunkte vorliegen.
Dieses Syndrom weist Überschneidungen zu den anderen umweltbezogenen funktionellen Syndromen auf, unterscheidet sich aber von MCS durch die fehlende Auslösung über einen Einzelreiz, vom CSF durch das Fehlen von Erschöpfung als Leitsymptom, vom Sick-Building-Syndrom durch den fehlenden Zusammenhang mit einer Symptomverschlechterung in Gebäuden.

Belastung und Phobie durch Zahnamalgam

Oftmals ist unklar, ob die durch den Patienten geäußerten Beschwerden im Zusammenhang mit Zahnamalgam durch toxische oder chronische subtoxische Einflüsse bedingt sind oder eher als psychogene Reaktion angesehen werden müssen. Aufgrund der häufig unspezifischen, vielgestaltigen Symptome ist auch an Somatisierungsstörungen zu denken. Die häufig in Betracht gezogene Allergie auf Amalgam ist relativ selten und erklärt sicherlich nur die Beschwerden eines kleinen Teils der Patienten.
Für Dermatologen wichtige Erscheinungen im Zusammenhang mit der Amalgamproblematik sind: Stomatitiden, rezidivierende Schleimhautschwellungen im Mundbereich, Aphthosen, Lichen ruber planus, »Amalgamtätowierung« (gräuliche Quecksilbersulfidablagerungen im Zahnfleisch), periorale Dermatitiden sowie andrologische Probleme (z.B. verminderte Spermienmotilität).

Strahlenkrankheit

Summe der Folgeerscheinungen auf akut oder chronisch einwirkende ionisierende Strahlung oberhalb einer Schwellendosis.
Im Hautbereich treten bei hohen akuten

Tab. 29: Bereiche von Umweltbelastung mit dermatologischer Bedeutung

Bereich	Belastung	dermatologische Folge
1. Wasser	mikrobielle Besiedlung z.B. Zerkariendermatitis	z.B. Schwimmbad-/Whirlpool-Dermatitis
2. Luft	SO_2, Ruße	erhöhtes Risiko zu Typ-I-Allergien
3. Klima	UV-Strahlung	z.B. erhöhtes Hautkarzinomrisiko
4. Strahlung	Strahlenbelastung bei KKW-Störfällen	z.B. erhöhtes Hautkarzinomrisiko nach Tschernobyl
5. Nahrung	1. Nahrungsmitteladditiva, 2. biogene Amine	pseudoallergische Reaktionen mit Flush, Urtikaria
6. Rauchen	Nikotin, Kondensate	z.B. akrale Durchblutungsstörungen, Spermiendysfunktion, evtl. Psoriasis, Handekzeme
7. Körperpflege und Kleidung	Deos, Parfums, Kosmetika	z.B. allergische, photoallergische Reaktionen, Kontaktallergien

Tab. 30: Dermatologisch und allergologisch relevante Umweltschadstoffe

Noxe	Vorkommen	dermatologische Bedeutung	allgemeine Bedeutung
Arsen	Früher Medizin (Psoriasis), außerhalb Deutschlands Holzschutzmittel, weltweit in der Industrie	bei chronischer Intoxikation Rhinitis, Schleimhautreizungen, Hyperkeratosen, akneiforme Hautveränderungen im Gesicht, Basaliome und Spinaliome	Polyneuropathie, weitere Malignome
Benzol	Luftschadstoff aus Verkehr	als Lösemittel Hautreizungen, kumulativ-toxische Dermatitiden	v.a. neurovegetative Symptome
Blei	Verkehr, Batterien, sonstige Metallwerkstoffe	bei Intoxikation bräunlich-ikterische Verfärbung der Haut, Bleisaum an Schleimhäuten	Blutbildveränderungen, neurovegetative Symptome und Polyneuropathien, kanzerogen im Tierexperiment, hämolytische Anämie
Cadmium	Batterien, Kunststoffe, Teil von Legierungen	Schleimhautentzündungen	Nierenfunktionsstörungen, Knochenerkrankungen, bei akuter Aufnahme Erbrechen, Lungenödeme
Dioxine	chemische Industrie	diskutiert werden multiple Haut- und Haarerkrankungen	kanzerogene und neurotoxische Effekte, Immunsuppression, metabolische Störung
(FCKW)	Treibmittel, Kältemittel in Kühlanlagen, Lösemittel in der Industrie	Kontaktdermatitis, Schleimhautirritation	akute inhalative Störungen
Form-aldehyd	Ausgangsstoff in chemischer Industrie mit weiter Verbreitung	Kontaktallergien (häufig Berufsallergien)	bei akuter Einwirkung Schleimhautreizungen
Isocyanate	vor allem Schaumstoffe in der Kunststoffindustrie	Schleimhautreizung, allergische Kontaktdermatitis	Reizung des Atemtraktes, Lungenödeme

Noxe	Vorkommen	dermatologische Bedeutung	allgemeine Bedeutung
künstliche Mineral-fasern	Isolier- und Dämmungsstoffe	Haut- und Schleimhautreizung	
Lindan	Insektizid, Antiparasitikum	in hohen Dosen Schleimhautreizung	Neurotoxizität
Nickel	Metallwerkstoffe, Schmuck	Kontaktallergien, Nickelkrätze	Schädigung der Atemwege, bei hoher akuter Belastung multiples Organversagen
Nitrat, Nitrit	Landwirtschaft, darüber in Grundwasser und Nahrung, Pökelsalz	allgemeines Kanzerogen durch Nitrosamine	
Penta-chlor-phenol (PCP)	Holzschutzmittel, weit verbreitetes Konservierungsmittel in Farben, Textilien etc., heute in Deutschland verboten	Kanzerogen, bei chronischer Einwirkung Haarausfall, allergische Reaktionen	neurovegetative Symptome, Schädigung von Leber und Nieren, Schädigung der Genitalorgane
Ophthal-säure-ester	weit verbreitet in Kunststoffen, Pestiziden, Kosmetika	Blockierung von Östrogenrezeptoren, dadurch theoretisch Fortpflanzungsstörung bei hoher Exposition	
Ozon	bodennah erhöhte Konzentrationen durch UV-Strahlung in Verbindung mit Verkehrsemissionen	in hohen Dosen Schleimhautreizungen (diskutiert wird auch die Begünstigung von allergischen Sensibilisierungen)	Reizung der Atemwege
Platin	Schmuckindustrie, Katalysatoren, Zahnmedizin	bei hoher Exposition an Arbeitsplätzen Platindermatitis, auch Schleimhautreizungen Kontaktallergien; selten auch bei Trägern von platinhaltigem Zahnmaterial	
Poly-chlorierte Biphenyle (PCB)	Zusatz zu Kunststoffen, Kühlmitteln, sonstigen Werkstoffen (seit 1978 in Deutschland verboten)	bei chronischer Intoxikation Haarausfall, Juckreiz, Parästhesien, Chlorakne	neurologische Störungen, Lebertumoren
Pyre-throide	weit verbreitet als Insektizide, darüber in Textilien, Pflanzenprodukten	bei akuter Einwirkung Schleimhautreizung, Parästhesien, bei subakuter Anwendung Verstärkung allergischer Symptomatik, Rötungen, Juckreiz	neurologische Symptome, hirnorganische Erkrankungen, psychische Störungen
Queck-silber	Elektroindustrie, chemische Industrie, früher in der Landwirtschaft, Zahnamalgam, Wirkstoff in medizinischen Lösungen, Wunddesinfizienz	Intoxikation: Entzündung der Mundschleimhaut, ferner Kontaktallergien	je nach Dauer der Exposition und der Quecksilberverbindung: Neurotoxizität, multiple Magen-, Darm- und Nierenschäden
Selen	Elektroindustrie, Stahlproduktion, Glas- und Keramikproduktion, Selenmedikamente	chronische Vergiftung: Haar und Nagelveränderungen, schuppende Erytheme	Kopfschmerzen, Übelkeit, Erbrechen, Reizung der Atemwege
Thallium	industrielle Produktion, Rattengift, Myokardszintigraphie	reversibler Haarausfall	Übelkeit, Erbrechen, Koma, Polyneuropathien, Nierenstörungen, Myokardnekrosen

Strahlendosen Nekrosen auf, bei geringeren Dosen Strahlenerytheme. Chronische Folgeerscheinungen sind Wundheilungsstörungen, chronische Ulzera, Narbenzustände sowie Malignome der Haut (Strahlenkarzinom).

Holzschutzmittel-Syndrom (HMS)

Besonders in Deutschland seit den 70er Jahren bekanntes Syndrom, bei dem es nach chronischem Kontakt mit Holzschutzmitteln zu Reaktionen an Haut und Schleimhäuten sowie zu neurologischen und psychischen Erscheinungen kommt. Wie bei den anderen Syndromen besteht auch hier eine Kontroverse über die Kausalkette und über die Eigenständigkeit des Syndroms. Aufgrund ihrer negativen biologischen Wirkungen sind allerdings zahlreiche Bestandteile der früheren Holzschutzmittel inzwischen verboten, darunter Pentachlorphenol (PCP), Lindan (Hexachlorzyklohexan), Formaldehyd und DDT.

Dermatologisch und allergologisch relevante Umweltschadstoffe

Dermatologisch relevante Umweltbelastungen finden sich in vielen Bereichen (Tab 29). Die für die dermatologisch-allergologische Praxis wichtigen Schadstoffe sind in Tab. 30 zusammengefasst.

Umweltmedizinische Diagnostik

Zur umweltmedizinischen Diagnostik gehören die folgenden Schritte:

1. allgemeine und umweltmedizinisch erweitere Anamnese
2. körperliche Untersuchung
3. Vorort-Begehung (Wohnraum, Arbeitsplatz)
4. allgemeine Labordiagnostik
5. umweltmedizinische Analytik (Tab. 31)

Umweltmedizinische Analytik

Die sachgerechte Durchführung von umweltmedizinischen Untersuchungen (Tab. 32) setzt eine gute Kenntnis der umweltmedizinischen Zusammenhänge unbedingt voraus, um die Kosten der Analytik gering zu halten und eine Fehlinterpretation von Daten zu vermeiden. Bereits durch Anamnese, Untersuchung und Begehung der Expositionsorte lassen sich unnötige teure Bestimmungen vermeiden.

Biologisches Effektmonitoring: Bei diesem Verfahren werden statt Schadstoffkonzentrationen aus verschiedenen Geweben (Tab. 33) funktionelle Effekte im Körper gemessen (Tab. 34). Dieses erlaubt stärker als reine quantitative Analytik eine Abschätzung des individuellen Risikos bei Schad-

Tab. 31: Umweltmedizinische Analytik

	äußere Belastung	innere Belastung	biochemische Effekte	Empfänglichkeit
Analytik	Umweltmonitoring: Schadstoffmonitoring in Wasser, Boden, Luft, Lebensmitteln, Bedarfsgegenständen, Baumaterial	Biomonitoring: Schadstoffmessung in Blut, Urin, Frauenmilch, Haaren, Zähnen, Gewebe	biologisches Effektmonitoring: Messung biochemischer Veränderungen	Empfänglichkeitsmonitoring: Untersuchung auf genetische Defekte
Marker	Marker der äußeren Belastung	Marker der inneren Belastung	Effektmarker	Empfänglichkeitsmarker
Bewertung	Grenzwerte, ADI = acceptable daily intake	Referenzwerte, kritische Grenzkonzentrationen	biochemische Veränderungen nachweisbar?	genetische Defekte nachweisbar?

Tab. 32: Bestimmungsgrenzen und Kosten bei Innenraumuntersuchungen

Substanz	Bestimmungsgrenze in der Raumluft	Kosten (ca.) für Probenahme, Dokumentation, Analytik, Begutachtung (Stand 2000)
Radon	ca. 5 Bq/m³	100,– DM
Asbest/KMF	ca. 100 Fasern/m³	800,– DM
Schimmelpilzsporen	ca. 10–50 KBE/m³	450,– DM
Kohlendioxid	ca. 50 ppm	150,– DM
Ozon	ca. 5–10 µg/m³	300,– DM
Ammoniak	ca. 1 µg/m³	300,– DM
Formaldehyd	ca 5 µg/m³	300,– DM
Benzol	ca. 1–3 µg/m³	alle zusammen: 500,– DM
Toluol	ca. 1–3 µg/m³	s.o.
n-Hexanal	ca. 1–5 µg/m³	s.o.
Tetrachlorethen	ca. 1–5 µg/m³	s.o.
4-Vinyl-1-Cyclohexen	ca. 1 µg/m³	s.o.
Glykole, Glykolether, Glykolester	ca. 5 µg/m³	zusammen: 500,– DM
Phenole	ca. 1 µg/m³	300,– DM
Mono-Chlornaphthaline	ca. 0,1–1 µg/m³	450,– DM
PCP/Lindan	ca. 5–10 ng/m³	520,– DM
PCB	ca 15 ng/m³ (Summe)	600,– DM
PAH	je ca. 0,5 ng/m³	600,– DM
polychlorierte Dibenzo-p-Dioxine/ Furane	ca. 0,1 pg TEQ/m³	3000,– DM

Tab. 33: Materialien zur Umweltanalytik

Blut, Serum	Nachweis von Pestiziden, Lösemitteln, Schwermetallen
Urin	Nachweis von Pyrethroiden, Nikotin, Quecksilber und Drogen
Haar	Nachweis von Schwermetallen und Drogen. Von einer Haaranalyse zur individuellen aktuellen Umweltbelastung wird abgeraten
Gewebe	Untersuchung von Fettgewebe bei Nachweis von lipophilen Schadstoffen kann indiziert sein (z.B. Dioxine, PCB)
Speichel	Abschätzung von Quecksilberbelastung aus Amalgamfüllungen, selten auch Nachweis toxischer Schwermetalle in Dentallegierungen (z.B. Palladium). Hier ist eine quantitative Metallanalyse von Schleifstaub der Legierung zuverlässiger
Atemluft	Nachweis flüchtiger Umweltnoxen, sofern diese noch im Körper vorhanden sind
Muttermilch	Analyse auf Pestizide und andere Noxen zum Schutz des Säuglings

Tab. 34: Effektmonitoring von Schadstoffen

Noxe	Effektmarker	biochemischer Effekt	Gesundheitsstörung
Alkylphosphate	CHE↓	Hemmung der Acetylcholinesterase	Miosis, Speichelfluss, Bradykardie u.a.
Blei	FEP↑	Hemmung der Hämsynthetase	Bleianämie
Cadmium	β_2-Mikroglobulin	tubuläre Rückresorptionsstörung	Cadmium-Nephropathie
Ethylenoxid	Hämoglobin-addukte	Genmutationen	Karzinom
PAK, z.B. Benzo(a)pyren	DNA-Addukte	Genmutationen	Karzinom

stoffexpositionen. Die Verfahren des Effektmonitorings sind derzeit noch in der Entwicklung, nur wenige sind für den Routinebetrieb geeignet.

Umweltmedizinische Diagnostikverfahren

Häufige Verfahren sind:

1. $CaNa_2$-EDTA-Test
2. DMPS-Test
3. Kaugummi-Test auf Amalgam/Quecksilber
4. Haaranalyse
5. biologische Dosimetrie
6. Urinanalysen
7. SPECT und PET

PET und SPECT stellen die einzigen funktionellen Untersuchungsmethoden dar, die allerdings für die umweltmedizinische Diagnostik noch nicht ausreichend validiert sind.

Begriffserklärungen

ADI-Wert (acceptable daily intake): Tolerable tägliche Aufnahme von Schadstoffen, wie sie auch bei lebenslanger Aufnahme zu keinen nachweislichen Gesundheitsschäden führt.

ALARA (as low as reasonably achievable): Reduktion von Umweltrisiken gemäß technischer und wirtschaftlicher Machbarkeit, ungeachtet der verbleibenden gesundheitlichen Restschäden.

BAT (Biologischer Arbeitsstoff-Toleranzwert): Maximal zulässige Konzentration von Noxen am Arbeitsplatz in Körperflüssigkeiten (Blut, Urin) oder Alveolarluft. Der BAT-Wert ist so bemessen, dass bei üblicher Wochenarbeitszeit keine gesundheitlichen Beeinträchtigungen auftreten.

DTA (duldbare tägliche Aufnahmemenge): Dem ADI-Wert entsprechender Parameter, der in Deutschland auch für solche Noxen verwendet wird, für die kein ADI-Wert existiert.

EKA (Expositionsäquivalente für krebserzeugende Arbeitsstoffe): Analoger Wert zum BAT für krebserzeugende Arbeitsstoffe.

LOAEL (lowest observed adverse effect level):
Niedrigste Dosis einer Noxe, die keine beobachtbare schädliche Wirkung aufweist.

MAK (maximale Arbeitsplatzkonzentration): Maximal zulässige Konzentration von Arbeitsstoffen als Gas, Dampf oder Schwebstoffe in der Luft am Arbeitsplatz, bei der bei langjähriger, wöchentlich 40-stündiger Exposition keine gesundheitliche Beeinträchtigung zu erwarten ist.

MEK (maximale Emissionskonzentration): Obergrenze des erlaubten Ausstoßes luftverunreinigender Stoffe.

MIK (maximale Immissionskonzentration): Maximalwerte der Belastung mit definierten Schadstoffen für die Bevölkerung (im Gegensatz zum MAK, der nur am Arbeitsplatz gilt).

NOEL (no observed effect level): Maximale Schadstoffdosis, bei der im Tierversuch nach chronischer Exposition keine Schädigung feststellbar ist.

NOAEC (no observed adverse effect concentration): Maximale Schadstoffkonzentration in Geweben, bei denen im Tierversuch keine Schädigungen aufgetreten sind.

PL (permissible level): Höchstwerte für Schadstoffe in einzelnen Lebensmitteln, ohne dass bei typischer Ernährungsgewohnheit der ADI-Wert für die Schadstoffe überschritten wird.

PTWI (provisional tolerable weekly intake)-Wert: Vorläufig duldbare wöchentliche Aufnahmemenge von Schwermetallen in Nahrungsmitteln, festgelegt von WHO und FAO.

TRK (technische Richtkonzentration): Richtwerte für krebserzeugende oder -verdächtige Substanzen, für die kein MAK-Wert definiert ist.

TE oder TEQ (Toxizitätsäquivalente): Angaben zur Toxizität eines Gemisches aus gleichartig wirkenden Toxinen. Die Konzentrationen der einzelnen Substanzen werden mit ihrem TEQ multipliziert und dann auch addiert.

Umweltmedizinische Therapie

Folgende grundsätzliche Therapiestrategien können unterschieden werden:
1. Ermittlung und Eliminierung einwirkender Noxen
2. Dilution oder Ausscheidung im Körper befindlicher Noxen
3. Gabe von Antidots
4. Stoffwechselaktivierung, Nährstoffsubstitution
5. Behandlung von Immunstörungen
6. allgemeine Regulationstherapie

Informationen

Umweltmedizinische Ambulanzen und Beratungsstellen

Hygiene-Institut Cottbus
Umweltmedizinische Ambulanz
Thiemstr. 104
03050 Cottbus
03 55 / 48 81 50

Klinisch-Diagnostischer Bereich (Karlshorst) des BgVV
Umweltmedizinisches Beratungszentrum
Waldowallee 117
10318 Berlin
0 30 / 50 10 12 32

ZAUM – Zentrum für Arbeits- und Umweltmedizin e.V.
Möllendorffstr. 9
10367 Berlin
0 30 / 5 50 93 44
TU Berlin Kooperations- und Beratungsstelle für Umweltfragen (KUBUS)
Steinplatz 1
10623 Berlin
0 30 / 3 15 28 42

Bezirksamt Charlottenburg von Berlin, Gesundheitsamt
Umweltmedizinische Beratungsstelle
Wilmersdorfer Straße 98–99
10629 Berlin
0 30 / 3 43 01

Bezirksamt Steglitz von Berlin, Gesundheitsamt
Umweltmedizinische Ambulanz
Schloßstr. 80
12154 Berlin
0 30 / 79 04 36 20

Krankenhaus Spandau
Neurologische Abteilung
Lynarstr. 12
13578 Berlin
0 30 / 33 60 72 53

Klinikum
Umwelttoxikologische Ambulanz
Augustenburger Platz 1
13353 Berlin
0 30 / 4 50 50

Gemeinschaftskrankenhaus Spandau/Havelhöhe
Neurologische Klinik
Kladower Damm 221
14089 Berlin
0 30 / 3 64-01-4 08/4 09

Umweltmedizinische Ambulanz
Institut für Hygiene und Umweltmedizin
Universität Greifswald
Hainstr. 26
17487 Greifswald-Eldena
0 38 34 / 84 10 21

Behörde für Arbeit,
Gesundheit und Soziales
Abt. Gesundheit und Umwelt
Umweltmedizinische Beratungsstelle
Sachsenstr. 10
20097 Hamburg
0 40 / 78 96 45 50

Umweltmedizinische Beratungsstelle
Gesundheitsamt Lübeck
Schmiedestr. 7
23552 Lübeck
04 51 / 1 22 53 21
Forschungszentrum Borstel
Medizinische Klinik –
Umweltmedizinische Ambulanz
Parkallee 35
23845 Borstel
0 45 37 / 18 80

Niedersächsisches Landesgesundheitsamt
Hannover
Abteilung Umweltmedizin
Rosebeckstr. 4–6
30449 Hannover
05 11 / 4 50 50

Landesinstitut für den öffentlichen
Gesundheitsdienst NRW
Westerfeldstr. 37–37
33611 Bielefeld
05 21 / 8 00 70

Gesundheitsamt des Landkreises
Marburg-Biedenkopf
Umweltmedizinische Ambulanz
Schwanallee 23
35037 Marburg
0 64 21 / 1 89-1 53/1 28

Umweltmedizinische Beratungsstelle
Abt. Allgemeine Hygiene und Umweltmedizin
Universität Göttingen
Windausweg 2
37073 Göttingen
05 51 / 39 49 59

Medizinisches Institut für Umwelthygiene
an der Universität Düsseldorf
Umweltmedizinische Beratungsstelle
Auf'm Hennekamp 50
40225 Düsseldorf
02 11 / 3 38 92 10

Gesundheitsamt Dortmund
Umweltmedizinische Beratungsstelle
Hövelstr. 8
44137 Dortmund
02 31 / 5 00

Gesundheitsamt Essen
Umweltmedizinische Beratungsstelle
Bernerstr. 7
45127 Essen
02 01 / 8 85 31 27

Hygiene-Institut des Ruhrgebietes
Umweltmedizinische Ambulanz
Rotthauserstr. 19
45879 Gelsenkirchen
02 09 / 1 58 63 04
DISU – Dokumentations- und Informationsstelle
für Umweltfragen;
Kinderärzte, Kinderhospital
Iburger Str. 200
49082 Osnabrück
05 41 / 58 48 60

Gesundheitsamt Köln
Umweltmedizinische Ambulanz
Neumarkt 15–21
50667 Köln
02 21 / 2 21 27 72

Institut für Hygiene und Umweltmedizin der
RWTH Aachen
Umweltmedizinische Ambulanz
Pauwelsstr. 30
52074 Aachen
02 41 / 8 08 82 86

Hygiene-Institut der Universität Bonn
Umweltmedizinische Ambulanz
Siegmund-Freud-Str. 27
53105 Bonn
02 28 / 28 55 23

Stadt Frankfurt am Main
Stadtgesundheitsamt
Braubachstr. 18–22
60311 Frankfurt
0 69 / 21 28 39 70

Gesundheitsamt der Stadt Wiesbaden
Umweltmedizinische Beratungsstelle
Dotzheimer Str. 38/40
65185 Wiesbaden
06 11 / 31 33 13

Universitäts-Frauenklinik Heidelberg
Endokrinologische Umweltsprechstunde
Voßstr. 9
69115 Heidelberg
0 62 21 / 56-78 56/83 21

Institut und Poliklinik für Arbeits- und Sozialmedizin
Universität Heidelberg
Hospitalstr. 1
69115 Heidelberg
0 62 21 / 5 60

Klinikum der Universität Heidelberg
Umweltmedizinische Ambulanz
des Hygiene-Instituts
Im Neuenheimer Feld 324
69120 Heidelberg
0 62 21 / 56 78 04

Kurpfalzkrankenhaus
Nephrologie und Hämodialyse
– Umweltsprechstunde
Bonhoefferstr. 5
69123 Heidelberg
0 62 21 / 88 29 10

Landesgesundheitsamt
Baden-Württemberg
Umweltmedizinische Beratungsstelle
Wiederholtstr. 15
70174 Stuttgart
07 11 / 1 84 92 52

Kassenärztliche Vereinigung
Nord-Württemberg
Umweltmedizinische Ambulanz
Albstadtweg 11
70567 Stuttgart
07 11 / 7 87 52 80

Universitäts-Frauenklinik Tübingen
Umweltsprechstunde
Schleichstr. 4
72076 Tübingen
0 70 71 / 2 98-22 11/56 82

Universität Freiburg
Institut für Umweltmedizin und
Krankenhaushygiene
–Umweltmedizinische Ambulanz
Hugstetterstr. 55
79106 Freiburg
07 61 / 2 70 54 71

Umweltambulanz
Toxikologische Abteilung
Klinikum Rechts der Isar der TU München
Ismaningerstr. 22
81675 München
0 89 / 4 14 01

Umweltberatungsstelle des Gesundheitsreferates
der Stadt München
Implerstr. 9
81371 München
0 89 / 2 33 00

Institut und Poliklinik für Arbeits-,
Sozial- und Umweltmedizin
Universität Erlangen-Nürnberg
Schillerstr. 25 + 29
91054 Erlangen
0 91 31 / 85 32 12

UBF–Umweltmedizinische Beratungsstelle
der Frauenklinik am Elisabeth-Krankenhaus
St. Elisabeth-Str. 23
94315 Straubing
0 94 21 / 7 10 16 51

IfU – Institut für Umweltkrankheiten
Im Kurpark 1
34308 Bad Emstal
0 56 24 / 80 61

Reha- und AHB-Klinik Waldeck
Langemarckstr. 15
34537 Bad Wildungen
0 56 21 / 80 46 00

Städtische Kinderklinik Gelsenkrichen
Abteilung Allergologische Umweltmedizin
Westerholterstr. 142
45892 Gelsenkrichen
02 09 / 3 69-1

Klinikum Rechst der Isar
Toxikologische Abteilung
Ismaninger Str. 22
81675 München
0 89 / 41 40-22 01

Literatur

1 Arzt und Umwelt: ¼-jährlich, Ökologischer Ärztebund, Braunschweiger Str. 53 b, 28205 Bremen
2 Beyer, A., Eis, D.: Praktische Umweltmedizin (Springer, Berlin 1994)
3 Böse-O'Reilly, S., Kammerer, S., Mersch-Sündermann, V., Wilhelm, M.: Leitfaden Umweltmedizin, 2. Aufl. (Urban & Fischer 2001)
4 Daschner, F.: Umweltschutz in Klinik und Praxis, 2. überarb. Aufl., Springer, Berlin 1997
5 Daschner, F.: Praktische Krankenhaushygiene und Umweltschutz (Springer, Berlin 1997)
6 Hulpke, H., Koch, H.A., Wagner, R. (Hrsg.): Römpp Lexikon Umwelt, 2. neubearb. Aufl. (Thieme, Stuttgart 1999)
7 Katalyse E.V.: Das Umweltlexikon (Kiepenheuer und Witzsch, Köln 1993)
8 Katalyseinstitut: www.umweltlexikon-online.de
9 Marquardt, H., Schäfer, S.G.: Lehrbuch der Toxikologie, Sonderausgabe (B.I.-Wissenschaftsverlag, Mannheim 1997)
10 Neuburger, N.: Kompendium Umweltmedizin, Promedico-Verlag f. Wissenschaft, Hamburg 1993
11 Runow, K. D.: Klinische Ökologie, 2. Aufl., (Hippokrates, Stuttgart 1994)
12 Seidel, H. J.: Umweltmedizin (Thieme, Stuttgart 1998)
13 Umweltmedizin in Forschung und Praxis: 1/4jährlich, ecomed-Verlag, Rudolf-Diesel-Str. 3, 86899 Landsberg
14 Umwelt und Gesundheit: 1/4jährlich, Haug-Verlag, PF 10 28 40, 69018 Heidelberg
14 Wichmann, H. E., Schlipköter, H. W., Fülgraff, G.: Handbuch der Umweltmedizin: Toxikologie, Epidemiologie, Hygiene, Belastungen, Wirkungen, Diagnostik, Prophylaxe (Ecomed, Landsberg/Lech 2000)

V Suchen & Finden

1. Heilpflanzen mit dermatologischen Indikationen

Matthias Augustin

Aloe vera

Aloe stammt aus Südafrika, Westindien und dem subtropischen Amerika. In der Medizin wird vornehmlich der eingedickte Saft von A. ferox (zusammen mit einigen Hybriden auch als Kap-Aloe bezeichnet) und A. barbadensis (auch Curacao-Aloe genannt) genutzt. Aloe vera als meistverwendete Droge besteht vornehmlich aus A. barbadensis.
Inh.: Anthranoide (besonders Aloin), Bitterstoffe.
Wirk.: An der Haut antiphlogistisch, wundheilungsfördernd.
NW: Bei topischer Anwendung selten allergische Reaktionen. Bei peroraler Anwendung abführende Wirkung, eventuell Bauchschmerzen und hämorrhagische Gastritis, bei Gravidität abortiv.
Ind: Bagatellwunden, Sonnenbrände, Psoriasis vulgaris, Kosmetika.
KI: Allergien gegen die Droge.
Anw.: Verwendung finden meist Aloe-vera-Gele, die Heteropolysaccharidschleime aus ausgepressten Blättern enthalten.
Präp.: Bestandteil zahlreicher Kosmetika.
Bew.: Studien sprechen mehrheitlich für eine wundheilungsfördernde Wirkung. Signifikante Überlegenheit gegenüber Grundlage fand sich in zwei Psoriasisstudien. In der dermatologischen Therapie dennoch bislang selten eingesetzt.

Ananas (Ananas comosus)

Nutzpflanze amerikanischen Ursprungs. Heute in allen tropischen Zonen im Anbau.
Inh.: Pflanzensäuren, Bromelain. Bromelain ist ein Gemisch proteolytischer Enzyme (Endopeptidasen).
Wirk.: An der Haut antiödematös, antiphlogistisch.
NW: Selten allergische Reaktionen.
Ind.: Lokal: Versuchsweise bei schlecht heilenden Wunden. Systemisch: Posttraumatische Schwellungen und Entzündungen.
KI: Allergie gegen Bestandteile der Droge.
Anw.: Fertigarznei.
Präp.: Z.B. Wobenzym N, Traumanase.
Bew.: Die bislang vorliegenden Studien sprechen für antiphlogistische Wirkungen und vermutlich auch für eine Resorption der Enzymproteine über den Magen-Darm-Trakt. Die Therapie mit Fertigpräparaten ist jedoch vergleichsweise teuer.

Arnika (Arnica montana)

In den europäischen Mittelgebirgen verbreitete Pflanze aus der Familie der Asteraceae.
Inh.: Sesquiterpenlactone, vornehmlich Helenalin, ferner Flavonoide, ätherisches Öl, Kumarine, Cholin, andere Bitterstoffe.
Wirk.: Antiphlogistisch, analgetisch, antimikrobiell bei topischer Anwendung.
NW: Bei topischer Anwendung relativ häufig allergische Kontaktdermatitis, bei unverdünnter Anwendung auch irritative Reaktionen. Cave: Bei innerlicher Anwendung in hohen Dosen Schwindel, Diarrhö, Herzrhythmusstörungen bis zum kardialen Schock.
Ind.: Stumpfe Traumen, Muskel- und Gelenkschmerzen, Insektenstiche, Thrombophlebitis, Veneninsuffizienz.
KI: Unverträglichkeitsreaktionen gegen die Droge.
Anw.: Tinctura arnicae, kann für Einreibungen oder Umschläge verwendet werden. Als Wundsalbe kann rezeptiert werden: Tinctura arnicae 5,0, Eucerin cum aqua ad 50,0.
Präp.: Zahlreiche Arnikasalben verschiedener Hersteller, z.B. Arnica Kneipp Salbe®, Arnica Heel Salbe®.
Bew.: Häufig verwendete Pflanze mit belegter schmerzstillender und antiphlogistischer Wirkung. Einsatz wird durch die Sensibilisierungsrate beschränkt, daher nicht auf offenen Wunden anwenden.

Ballonrebe (Cardiospermum halicacabum)

Inh.: Phytosterole.
Wirk.: Antiphlogistisch.
NW: Selten Unverträglichkeitsreaktionen.
Ind.: Leichte bis mittelschwere Ekzeme, Nachbehandlung nach Kortikosteroiden.
KI: Unverträglichkeiten gegen die Droge.
Anw.: Salbe.
Präp.: Halicar® S.
Bew.: Nur wenige Studien; diese sprechen für Wirksamkeit bei leichteren Ekzemen.

Beinwell (Symphytum officinale)

Aus Mitteleuropa stammende Pflanze aus der Familie der Borretschgewächse.
Inh.: Allantoin, Pyrrolizidinalkaloide, Gerb- und Schleimstoffe.
Wirk.: Granulationsfördernder Effekt durch Allantoin, adstringierend und desinfizierend durch Gerbstoffe. Insgesamt wundheilungsförderned.
NW: Pyrrolizidinalkaloide erwiesen sich im Tierversuch als hepatotoxisch und kanzerogen. Die interne Anwendung von Beinwellzubereitungen ist daher kontraindiziert, bei äußerlicher Anwendung muss eine Nutzen-Risiko-Abwägung vorgenommen werden. Durch das BGA wurde eine Begrenzung der Anwendungsdauer von sechs Wochen pro Jahr festgelegt. Die Resorptionsrate für die Alkaloide gilt jedoch als sehr gering.
Ind.: Schlecht heilende Wunden, stumpfe Traumen, Hämatome, Thrombophlebitis. Verwendet werden sollten nur pyrrolizidinalkaloidfreie Präparate.
KI: Siehe NW.
Anw.: Salben, Umschläge, Umschlagpasten.
Präp.: Kytta-Plasma F, Kytta-Salbe F, Traumaplant Salbe. Diese Präparate enthalten nach Herstellerangaben erheblich reduzierte Konzentrationen von Pyrrolizidinalkaloiden.
Bew.: Nach den vorliegenden Studiendaten gut wirksame Pflanze, ihre Anwendung ist jedoch mit dem Restrisiko der Kanzerogenität abzuwägen.

Bittersüßstengel (Dulcamarae stipites)

Bittersüß ist ein Nachtschattengewächs, welches in weiten Teilen Europas, Afrikas und Asiens heimisch ist. Die Droge wird aus den getrockneten Stengelanteilen gewonnen.
Inh.: Steroidalkaloide, Saponine, Gerbstoffe, Pektine.
Wirk.: Tierexperimentell steroidähnliche Wirkungen, die in klinischen Studien bislang nicht zweifelsfrei belegt werden konnten. In letzteren fanden sich aber gewisse antiekzematöse Effekte.
NW: Bei topischer Anwendung bislang keine publizierten NW. Bei systemischer Anwendung in hohen Dosen Intoxikationserscheinungen durch die Alkaloide möglich.
Ind.: Leichte Ekzeme.
KI: Keine bekannten.
Anw.: Salben, Cremes, Tinkturen.
Präp.: Cefabene® Salbe, Dolexaderm® Salbe.
Bew.: Halbseitenvergleichende Studien deuten Wirksamkeit bei Ekzemen an, weitergehende Studien fehlen.

Bockshornklee (Trigonella foenum)

Vornehmlich im Mittelmeergebiet und Südwestasien heimische Pflanze aus der Familie der Hülsenfruchtgewächse.
Inh.: Bockshornsamen enthalten sehr viel Schleim, ferner Proteine, Saponine, Flavonoide und Bitterstoffe.
Wirk.: Aufgrund des hohen Schleimgehaltes Wirkung als Emolliens und Wärmespeicherung.
NW: Selten Unverträglichkeitsreaktionen an der Haut.
Ind.: Reifung von Furunkeln, Abzessen und Panaritien.
KI: Keine bekannten.
Anw.: Breiumschlag. Hierzu 50 g Droge mit einer Tasse heißem Wasser kochen und zu dickem Brei verrühren. In ein Leinentuch oder Mull geben und möglichst heiß auftragen. Drei- bis viermal täglich anwenden.
Präp.: Keine bekannten Fertigpräparate, als Semen foenugraeci rezeptierbar.
Bew.: Wirkungsvolle Behandlungsform zur Reifung von Abszessen, in der Anwendung jedoch relativ aufwendig.

Borretsch (Borago officinalis)

Aus dem Mittelmeerraum stammende Pflanze aus der Familie der Borretschgewächse.
Inh.: Gerb- und Schleimstoffe, Kieselsäure, im Öl der Samen Linolsäure und hoher Anteil an Gamma-Linolensäure.
Wirk.: Adstringierend und Schleim bildend.
NW: Im Kraut befindliche Pyrrolizidinalkaloide wirken hepatotoxisch und karzinogen. Diese sind im Öl der Samen nicht enthalten.
Ind.: Borretschsamenöl wird wegen seines hohen Gehaltes an Gamma-Linolensäure als Nahrungsergänzungsmittel insbesondere bei atopischer Dermatitis eingesetzt. Sonst keine dermatologischen Indikationen.
Anw.: Borretschöl in Kapselform oder als offenes Öl.
Präp.: Quintesal® Kapseln.
Bew.: Studien zur Wirksamkeit von Gamma-Linolensäure bei atopischer Dermatitis wurden vorwiegend für Nachtkerzensamenöl-Präparate durchgeführt (siehe dort).

Eichenrinde (Cortex quercus)

Trauben- und Stieleiche sind weit verbreitete Bäume in Europa und angrenzenden Zonen. Medizinisch genutzt wird die Eichenrinde.
Inh.: Vornehmlich Catechin-Gerbstoffe, Flavonole (Quercetin).
Wirk.: Stark adstringierend, leicht antiseptisch und antiphlogistisch.

NW: Bei äußerlicher Anwendung keine nennenswerten NW.
Ind.: Ekzeme, Pernionen, Hyperhidrosis, Hämorrhoiden, schlecht heilende Wunden, leichte Entzündungen der Schleimhäute.
Anw.: Fertige Zubereitungen als Lösungen und Extrakte, native Eichenrinde als Droge.
Präp.: Rezeptierbar als Cortex quercus. Fertigpräparate: z.B. Silvapin Eichenrindenextrakt®, Eichenrindenextrakt Spitzner®.
Bew.: Bewährtes Präparat bei den genannten Indikationen, heute zum Teil durch synthetische Tannine (z.B. Tannolactsubstanz) ersetzt.

Gingko (Gingko biloba)

In Südostchina heimischer Baum aus der Familie der Gingkogewächse, der in Europa in Parks angepflanzt wurde.
Inh.: Flavonoide, darunter Kämpherol, Quercetin und Flavonoidglykoside, Diterpene und Sesquiterpene, Gerbstoffe.
Wirk.: Der Spezialextrakt EGb 761 als häufigst untersuchte Substanz wies tierexperimentell und klinisch eindeutige antihypoxische, antiischämische und durchblutungsfördernde Eigenschaften auf.
NW: Selten Magen-Darm-Reaktionen oder Unverträglichkeitsreaktionen an der Haut.
Ind.: Intern: Periphere arterielle Durchblutungsstörungen, zerebrale Durchblutungsstörungen, Extern: gelegentlich Bestandteil von Kosmetika.
Anw.: Aufgrund der Möglichkeit von Überdosierungen sollten nur Fertigpräparate mit standardisierten Extrakten eingesetzt werden.
Präp.: Tebonin®, rökan®, Kaveri®.
Bew.: Unter Evidenz-Gesichtspunkten weitgehend erwiesene Wirksamkeit bei leichten Formen von peripheren und zentralen Durchblutungsstörungen. Aus dermatologischer Sicht bei Ulcus crurus mixtum sowie bei Ulzera aufgrund von diabetischer Makroangiopathie zu erwägen.

Haferstroh (Avena stramentum)

Auf allen Kontinenten verbreitete Nutzpflanze.
Inh.: Haferstroh enthält Kieselsäuren, Flavonoide, Saponine und Kalziumsalze.
Wirk.: Das getrocknete Haferstroh soll antientzündliche und antipruriginöse Wirkungen haben, ohne dass diese bisher in Studien ausreichend verifiziert wurden.
NW: Keine bekannten.
Ind.: Unterstützend bei entzündlichen und seborrhoischen Hauterkankungen.
Anw.: 100 g geschnittenes Haferstroh werden mit 3 l Wasser 20 min gekocht und die Flüssigkeit nach Abseihen einem Vollbad zugesetzt. Anwendung auch in Form von Extrakten.
Präp.: Fertigpräparate: Haferstroh-Badeextrakt naturrein Schupp.
Bew.: Aus der Volks- bzw. Erfahrungsmedizin stammende Erkenntnisse, die bislang nicht in Studien untersucht wurden.

Heublumen (Flores graminis)

Heublumen sind Gemische von getrockneten Wiesenpflanzen, insbesondere Gräsern. Sie werden durch Sieben trockenen Heus gewonnen.
Inh.: Keine definierten Inhaltsstoffe bekannt.
NW: Allergische Reaktionen an Haut oder Schleimhäuten.
Ind.: In Form von Heublumensäckchen bei rheumatischen Beschwerden, kolikartigen Magen-/Darmschmerzen, in der Dermatologie bei Begleitarthritiden, zur Abszessreifung sowie zur vegetativen Beruhigung.
KI: Allergie gegen Gräserpollen.
Anw.: Heublumenbad: 500 g Heublumen mit 3 l Wasser übergießen, kurz aufkochen, nach 30 min abseihen und dem Badewasser zusetzen. Heublumensäckchen: Heublumen in Leinensäckchen füllen, mit siedendem Wasser übergießen und ca. 15 min im Wasser stehen lassen. Anschließend Leinensäckchen auspressen, in ein Leinentuch schlagen und auf die gewünschten Stellen auflegen (Heusäckchentemperatur ca. 40–45 °C).
Präp.: Fertige Heublumensäcke können in Apotheken bezogen werden, Silvapin® Heublumen/Kräuter-Extrakt N.
Bew.: Aus der Volksmedizin stammende Wärmetherapie, die bei Gelenkschmerzen und zur vegetativen Beruhigung in Form von Leibauflagen sinnvoll sein kann.

Hirtentäschelkraut (Capsella bursa pastoris)

In Europa und Nordafrika heimische Pflanze aus der Familie der Kreuzblütengewächse.
Inh.: Flavonoide, Kaliumsalze, fraglich biogene Amine.
Wirk.: Schwache hämostyptische Eigenschaften.
NW: Keine bekannten.
Ind.: Aus der Volksmedizin stammendes Hämostyptikum, keine empfohlenen Indikationen.
Anw.: Teeaufguss aus ca. 2 TL Droge auf eine Tasse Wasser. Kann für Tees (zwei- bis viermal täglich kleine Tasse) sowie Umschläge verwendet werden. Fertigpräparate liegen für gynäkologische Indikationen vor.
Bew.: Keine gesicherten und empfehlenswerten Anwendungsbereiche.

Insektenblume (Chrysanthemum cinerariifolium)

Vornehmlich im Mittelmeerbereich wachsende Pflanze aus der Familie der Asteracee.
Inh.: Ester der Chrysanthemumsäure und der Pyrethrinsäure, insbesonde Pyrethrin I und II, ferner Sesquiterpenlactone.
Wirk.: Neurotoxische Wirkungen auf Insekten, daher Insektizid.
NW: In hohen Dosen neurotoxische Wirkungen bei Menschen, auch Kontaktdermatitiden.
Ind.: Vorbeugung und Behandlung von Skabies, Pedikulosis und anderen Arten von Insektenbefall.
Präp.: Pyrethrumextrakte sind in Goldgeist forte® Lösung enthalten.
Bew.: Die Pyrethrum-Präparate werden hinsichtlich ihrer Toxizität für Menschen und der Nutzen-Risiko-Abwägung kontrovers diskutiert. Die Anwendung in Fertigarzneimitteln ist üblich.

Johanniskraut (Hypericum perforatum)

Aus Europa und angrenzenden Gebieten stammende Pflanze aus der Familie der Teestrauchgewächse.
Inh.: Hypericin, Hyperforin, ätherische Öle, Flavonoide, Gerbstoffe.
Wirk.: Äußerliche Anwendung: Adstringierend (Gerbstoffe), antibakteriell (Hyperforin), antiphlogistisch (Flavonoide). Innerlich: Beruhigend, antidepressiv, stimmungsaufhellend.
NW: Photosensibilisierend, sonst gut verträglich.
Ind.: Oleum hyperici (»Rotöl«) wird als Wundheilmittel bei Verbrennungen, Sonnenbrand und Verletzungen eingesetzt. Die innerliche Anwendung ist bei psychovegetativen Störungen, leichten Depressionen, nervöser Unruhe und Erschöpfung indiziert. Dies gilt auch für entsprechende Zustände in Verbindung mit Hauterkrankungen.
Anw.: Äußerlich als Salbe oder Öl, innerlich als Tabletten, Tee, Oleum hyperici kann gleichlautend rezeptiert werden.
Präp.: Systemisch: Hyperforat®, Neuroplant®, Sarsin®, Psychotonin®. Lokal: Jukunda Rotöl®, Kneipp Johanniskrautsalbe®.
Bew.: Die antidepressive Wirkung von Johanniskrautpräparaten ist unbestritten und kann auch bei chronisch-entzündlichen Hauterkrankungen genutzt werden. Die topische Anwendung bei chronischen Dermatosen sowie in der Wundbehandlung ist bislang nicht ausreichend untersucht worden. Erste in vitro-Daten sprechen für antimikrobielle Effekte.

Kamille (Matricaria chamomilla)

Die echte Kamille ist in Europa und angrenzenden Zonen weit verbreitet. Sie gehört zur Familie der Korbblütengewächse und stellt eine der am häufigsten verwendeten medizinischen Pflanzen dar.
Inh.: In den Kamillenblüten findet sich ätherisches Öl, darin Chamazulen, Bisabolol und Bisaboloide, ferner Flavonoide, Kumarinderivate und Monoterpene wie Penen, Camphen und Limonen. Das Chamazulen entsteht bei der Destillation aus seiner Vorstufe, dem Matricin. Die Zusammensetzung der Inhaltsstoffe schwankt gemäß Standort, Wachstumsbedingungen, Sorte und Verarbeitung stark.
Wirk.: Antiphlogistisch, spasmolytisch, antimikrobiell und ulkusprotektiv.
NW: Selten allergische Reaktionen, bei häufigem Gebrauch in hohen Dosierungen evtl. Schwindel, Konjunktivitis und Unruhezustände.
Ind.: Verletzungen der Haut und Schleimhäute, Wundheilungsstörungen, Schleimhautentzündungen, Ekzeme, entzündliche Erkrankungen im Anal- und Genitalbereich.
Anw.: Teeaufguss mit 1 gehäuften EL Droge auf eine Tasse kochenden Wassers, nach 10–15 min abseihen, für Umschläge und Spülungen, zum Gurgeln oder als Tee. Alkoholische Extrakte (enthalten höhere Anteile ätherischen Öls), Kamillenöl, Salben, Cremes und Badezusätze.
Präp.: Z.B. Kamillensalbe Robugen®, Matmille-Salbe®, Kamillosan® Salbe; Kamillenbad Ritsert®, Kamillosan® Lösung, Kamillenbad Robugen®.
Bew.: Zweifelsfreie Wirksamkeit als topisches Antiphlogistikum und Wundtherapeutikum. Günstiges Verhältnis zwischen Wirkung und geringfügigen Nebenwirkungen. Nur mäßiggradige antimikrobielle Wirkung, daher primär bei Pyodermien weniger geeignet. Antiekzematöse Wirkung wurde in kontrollierten Studien demonstriert, liegt jedoch im schwachen Bereich.

Lein(samen) (Linum usitatissimum)

Lein (Flachs) ist eine weltweit kultivierte Pflanze aus der Familie der Leingewächse. Medizinische Verwendung finden in erster Linie die Leinsamen (Lini semen).
Inh.: Fettes Öl, Schleim, Proteine und Blausäureglukoside.
Wirk.: Äußerlich Schleimhautprotektiv, erweichend auf Furunkel.
NW: Bei topischer Applikation keine nennenswerten.

Ind.: Reifung von Furunkeln und Abszessen.
Anw.: Für heißen Breiumschlag ca. 50 g Leinsamenmehl in ein Leinensäckchen geben, 10 min in heißes Wasser hängen, leicht ausdrücken, dann heiß auf die zu behandelnde Stelle legen.
Präp.: Für die äußerliche Anwendung keine Fertigpräparate.
Bew.: Bewährtes Hausmittel zur Abszessreifung, jedoch vergleichsweise aufwendig in der Herstellung.

Mäusedorn, stechender (Ruscus aculaetus)

Aus dem Mittelmeerraum stammende Pflanze aus der Familie der Asparagaceae.
Inh.: Steroidsaponine, darunter Ruscin, Ruscosid.
Wirk.: Antiphlogistisch, ödemprotektiv und venentonisierend, jedoch nur mäßig starke Wirkungen.
NW: Keine nennenswerten Beschreibungen.
Ind.: Bestandteil von Venenmitteln und Hämorrhoidalpräparaten.
Anw.: In Hämorrhoidalzäpfchen, diversen Salben und peroral als Kapseln.
Präp.: Phlebodril® Kapseln, Salbe, Rusco rectal® Zäpfchen und Salbe.
Bew.: Bisherige Studien deuten auf mögliche Wirksamkeit bei Venenerkrankungen hin, bedürfen aber weiterer Überprüfung. Insgesamt keine häufige Droge.

Mahonia (Mahonia aquifolium)

Aus Nordamerika stammende traditionelle Heilpflanze der Indianer.
Inh.: Alkaloide, darunter Berberinsulfat, Berbamin.
Wirk.: Antiphlogistisch, antiproliferativ.
NW: Selten allergische Reaktionen.
Ind.: Psoriasis vulgaris.
Anw.: Salbe, Creme. Berberin kann auch als Monosubstanz rezeptiert werden.
Präp.: Rubisan® Salbe, Creme, dreimal täglich applizieren.
Bew.: Die vorliegenden Studien weisen auf eine Wirksamkeit von Mahonia aquifolium bei leichter bis mittelschwerer Psoriasis hin.

Maiapfel (Podophyllum peltatum)

Vorwiegend in Nordamerika beheimatete Pflanze aus der Familie der Berberizengewächse, deren Wurzelstock zur Herstellung der Droge dient.
Inh.: Podophyllin (Podophyllotoxin), verschiedene Peltertine.
Wirk.: Antimitotische Wirkung durch Bindung an Tobulin und Inhibition der Bildung von Mikrotobuli. An der Haut reizend und schälend.
NW: Toxische Kontaktdermatitis bis zu Nekrosen.
Ind.: Condylomata acuminata, seltener auch Verrucae vulgaris.
KI: Schwangerschaft wegen fruchtschädigender Wirkungen (Resorption auch bei kleinflächiger Anwendung nicht ausgeschlossen).
Anw.: 10–20%ige äthanolische Lösung. Diese darf nur auf die Warzen selbst getupft werden, die Umgebung ist mit Zinkpaste abzudecken.
Präp.: Condilox® Tinktur (enthält 5 mg Reinsubstanz in 1 ml alkoholischer Lösung). Damit an drei aufeinanderfolgenden Tagen zweimal täglich die Kondylome betupfen.
Bew.: Wirksame, jedoch eher umständliche Behandlungsform, die inzwischen häufig von der laserchirurgischen Behandlung abgelöst wurde.

Melisse (Melissa officinalis)

Aus dem Mittelmeerbereich stammende, inzwischen auch in Mitteleuropa weit verbreitete Kulturpflanze aus der Familie der Lippenblütengewächse.
Inh.: Ätherische Öle, darunter Citronellal, Citral, Gerbstoffe und Flavonoide, Bitterstoffe, Triterpene.
Wirk.: Beruhigend, vegetativ ausgleichend, leicht sedativ. Bei topischer Anwendung evtl. virustatisch.
NW: Nicht bekannt.
Ind.: Nervös bedingte Einschlafstörungen, Unruhe, psychovegetative Beschwerden. Äußerlich Anwendung bei Herpes-simplex-Infektionen.
Anw.: Teezubereitungen: 2–3 TL geschnittene Droge mit einer Tasse heißem Wasser übergießen, nach 10 min abseihen, mehrmals täglich eine Tasse trinken. Auch als Salbe, in Fertigpräparaten.
Präp.: Kneipp Melissen-Pflanzensaft®, Lomaherpan® Creme (gegen Herpes). Systemisch in Kombinationspräparaten: Sedaselekt®, Sedareston® Pascosedon S®, Sedapasc N®.
Bew.: Bewährt als vegetativ ausgleichende Droge, äußerlich gegen Herpes labialis nur mäßiggradige Wirkung.

Melonenbaum (Carica papaya)

In den Tropen weit verbreitete Pflanze aus der Familie der Caricaceae.
Inh.: Gemisch protelytischer Enzyme, darunter Papain und Chymopapain.
Wirk.: Proteolytische Wirkung. Experimentell antihelminthische Wirkung gegen Nematoden.
NW: Selten allergische Sensibilisierung.
Ind.: Wundheilung, Ödeme.
Anw.: Fertigarzneimittel.
Präp.: Inhaltsstoffe in verschiedenen Kombinations-Enzympräparaten, z.B. Wobenzym N®. Topisch in Vermizym®.

Bew.: Als Antihelmintikum fragliche Wirkung, zur Wundtherapie kaum als Monosubstanz verwendet.

Mistel (Viscum album)

In Europa und Asien heimischer Halbschmarotzer aus der Familie der Mistelgewächse.
Inh.: Viscotoxine, Lectine, Viscumproteine, Polysaccharide, Flavonoide, Biogenamine, Phenolcarbonsäure, Licnane, Phytosterole.
Wirk.: Tierexperimentell und in vitro stimulatorische Wirkung auf Monozyten und Lymphozyten, Induktion der Synthese von Zytokinen wie IL-1 und TNF-alpha.
NW: An den Injektionsstellen lokale Reizwirkung. In größeren Dosierungen Kopfschmerzen, Schwindel, Fieber möglich.
Ind.: Adjuvante Therapie von Malignomen, allgemeine Immunstimulation und Roborierung.
KI: Vorausgegangene Unverträglichkeitsreaktionen, fragliche KI Hirnmetastasen.
Anw.: Äthanolischer Auszug, nur Fertigpräparate.
Präp.: Iscador-Serie® (Weleda), Helixor-Serie® (Wala).
Bew.: Die günstigen experimentellen Effekte von Mistelpräparationen wurden in klinischen Studien bei malignen Hauttumoren bisher nicht repliziert. Aufgrund der Ergebnisse einer multizentrischen EORTC-Studie sowie einer retrospektiven eigenen Studie kann die Gabe von Mistelpräparaten als adjuvante Therapie von Hauttumoren nicht generell empfohlen werden. Da viele Patienten über verbesserte Allgemeinbefindlichkeit unter der Behandlung berichten, kann sie unter diesem Aspekt dennoch eingesetzt werden.

Nachtkerze (Oenethora biennis)

Ursprünglich aus Nordamerika stammende, inzwischen in weiten Teilen der Welt eingebürgerte Pflanze aus der Familie der Nachtkerzengewächse.
Inh.: Zahlreiche essenzielle Fettsäuren, insbesondere Gamma-Linolensäure, weitere Linolensäuren, Linol- und Ölsäure.
Wirk.: Ausgleich von Mangel an Gamma-Linolensäure, möglicherweise auch heilungsfördernde Wirkung bei Ekzemen.
NW: In hohen Dosierungen sind Übelkeit, Kopfschmerzen und Verdauungsstörungen möglich. Sehr selten allergische Reaktionen.
Ind.: Atopisches Ekzem, Substitution von Gamma-Linolensäure und anderen essenziellen Fettsäuren bei erhöhtem Bedarf.
Anw.: In Kapseln als Fertigpräparat, ferner als offenes Öl.
Präp.: Epogam® Kapseln, Efamol® Kapseln u.a.
Bew.: Die Studienergebnisse zur systemischen Wirksamkeit beim atopischen Ekzem sind insgessamt kontrovers. Eine Mehrzahl der plazebokontrollierten Arbeiten weist auf signifikante Effekte hin, insbesondere bei Kindern. Möglicherweise profitieren nur Subgruppen von Patienten mit atopischer Dermatitis von der Gamma-Linolensäure-Substitution. Topische Studien zeigen leichte antiphlogistische Effekte.

Perubalsam

Aus der Stammrinde des Perubalsambaumes gewonnene dickflüssige Masse. Die Pflanze ist vorwiegend in Mittel- und Südamerika beheimatet.
Inh.: Cinnamein (Gemisch aus Estern der Zimt- und Benzoesäure), Beta-Nerulidol, freie Zimtsäure.
Wirk.: Mäßig antiseptisch, granulationsfördernd, antiparasitär, fraglich entzündungs- und schmerzhemmend.
NW: Allergische Reaktionen (sowohl Soforttyp- als auch Typ-IV-Reaktionen möglich).
Ind.: Wundtherapie, Hämorrhoiden, selten als Antiparasitikum.
KI: Bekannte Allergien gegen die Substanz.
Anw.: Perubalsam kann in Salbengrundlagen gemischt werden. Es wird auch Süßwaren, Limonaden, Tabakerzeugnissen und Mundwässern als Geschmackskorrigienz beigefügt.
Bew.: Aufgrund der häufigen allergischen Sensibilisierung sollte auch wegen ausreichender Therapiealternativen Perubalsam nur noch in Ausnahmefällen eingesetzt werden.

Pfeffer, spanischer (Capsaicin)

Wahrscheinlich aus Mexiko stammende Pflanze aus der Familie der Nachtschattengewächse, die auch in Europa und Nordamerika als Nutzpflanze eingesetzt wird. Die Droge wird aus den getrockneten Früchten gewonnen. Neben dem spanischen Pfeffer (Capsicum annuum) werden auch die Früchte des Cayennepfeffers (Capsicum frutescens) verwendet.
Inh.: Capsaicinoide (höherer Gehalt bei Capsicum frutescens) darunter als Hauptkomponente Capsaicin, ferner Karotinoide, Flavonoide und Ascorbinsäure.
Wirk.: Capsaicin bewirkt bei topischer Anwendung eine Dilatation der Blutgefäße mit nachfolgendem Wärmegefühl und Hautrötung, in höheren Konzentrationen kommt es zu Haut- oder Schleimhautreizungen. Bei wiederholter Anwendung kommt es zu einer »Auswaschung« von Neuropeptiden aus den freien Nervenendigungen mit nachfolgend geringerer Hyperämisie-

rung und zunehmender Analgesie.
NW: Hautreizungen bis zu bullösen Reaktionen.
Ind.: Schmerzzustände an Gelenken und Bindegewebe, postzosterische Neuralgien, Prurigoerkrankungen und andere stark juckende Dermatosen.
KI: Keine Anwendung auf Schleimhäuten und offenen Wunden.
Anw.: Salben, Pflaster.
Präp.: Dolenon® Salbe (enthält 5 % Cayennepfefferextrakt entsprechend 0,05 % Capsaicin), Kneipp Rheumasalbe Capsicum N® (enthält 4 g Pfefferextrakt entsprechend 1 % Capsaicin), ABC Wärmepflaster N®. Rezeptiert werden kann z.B. Capsaicin 0,01 in Neribas® Basissalbe ad 100,0.
Bew.: Bei postzosterischen Neuralgien und Prurigo simplex subacuta oft gutes Ansprechen, Behandlung sollte jedoch vorsichtig begonnen werden.

Ringelblume (Calendula officinalis)

In Europa weit verbreitete Pflanze aus der Familie der Korbblütengewächse. Verwendung finden die Blüten.
Inh.: Ätherisches Öl mit Mono- und Sesquiterpenketonen, Flavonoide, Triterpensaponine und Triterpenalkohole, Karotinoide, Kumarine, Sterole.
Wirk.: Leicht entzündungshemmend, granulationsfördernd und antimikrobiell.
NW: Keine bekannt.
Ind.: Leichte Formen von Ekzemen, Entzündungen im Mund- und Rachenraum sowie kleinere Wunden. Häufige Anwendung in Kosmetika und Körperpflegeprodukten.
Anw.: Salben, Tropfen für Spülungen und Umschläge. Zubereitung eines Teeaufgusses: 1 gehäuften TL Droge mit einer Tasse siedenden Wassers übergießen, nach 10–15 min abseihen, für Spülungen und Umschläge.
Präp.: Calendumed® Salbe, Calendula Salbe Helixor®, Kneipp Ringelblumensalbe, zahlreiche Kombinationspräparate.
Bew.: Für die genannten Indikationen liegen bislang keine kontrollierten klinischen Studien vor. Die Wirkung von Calendula officinalis auf Ekzeme scheint geringer als die anderer antiphlogistisch wirksamer Phytotherapeutika zu sein, allerdings ist Calendula sehr gut verträglich.

Rosmarin (Rosmarinus officinalis)

Aus dem Mittelmeerraum stammende Heil- und Gewürzpflanze, die zur Familie der Lippenblütengewächse gehört.
Inh.: Ätherisches Öl mit 1,8-Cineol, Kampher, Alpha-Pinen, Borneol, ferner Rosmarinsäure, Bitterstoffe, Flavonoide.
Wirk.: Aufgrund des ätherischen Öls hautreizende und durchblutungsfördernde Wirkungen, aufgrund des Geruches anregend.
NW: Selten allergische Reaktionen.
Ind.: Allgemeine Anregung von Kreislauf und Vegetativum, Zustände in denen eine Hyperämisierung der Haut erwünscht ist, z.B. akrale Durchblutungsstörungen.
KI: Cave: Abendliche Anwendung kann zu Einschlafstörungen führen.
Anw.: Ätherisches Öl in Fertigpräparaten, Teeaufguss, äthanolischer Auszug. Zubereitung eines Teeaufgusses: 1–2 TL Droge mit einer Tasse siedenden Wassers übergießen, nach 10–15 min abseihen, für Wickel und Waschungen, auch als Tee trinkbar. Für Bäder 40 g Droge mit 1 l Wasser aufkochen, nach 20–30 min abseihen und dem Bad zusetzen.
Präp.: Z.B. Silvapin® Rosmarinblätterextrakt, Perozon® Rosmarinölbad N, diverse Rosmarinsalben.
Bew.: Gut wirksames und meist als sehr angenehm empfundenes Mittel zur Tonisierung und Kreislaufanregung in Bädern.

Rosskastanie (Aesculus hippocastanum)

Ursprünglich in Vorderasien beheimateter Baum aus der Familie der Rosskastaniengewächse, der in Mitteleuropa weit verbreitet ist. Verwendung finden die Samen.
Inh.: Zahlreiche Triterpensaponine, darin Alpha- und Beta-Aescin, Flavonoide, Gerbstoffe.
Wirk.: Antiödematös, antiexsudativ, venentonisierend.
NW: Bei peroraler Aufnahme Schleimhautreizungen möglich, sonst keine bekannten.
Ind.: Varizen, Hämorrhoiden, andere venöse Stauungssituationen, Ödeme, z.T. auch Ulcus cruris.
KI: Niereninsuffizienz.
Anw.: Fertigpräparate mit Trockenextrakten oder Fluidextrakten.
Präp.: Zahlreiche Handelspräparate, z.B. Venostasin® Dragees, Venoplant® Dragees, Vasotonin® Kapseln. Viele Präparate werden auch als Tropfen sowie als Salben hergestellt.
Bew.: Die Wirksamkeit von Rosskastanienextrakten auf die Veneninsuffizienz ist unter Phlebologen umstritten. Die publizierten Studien sprechen überwiegend für günstige Effekte auf den Venentonus, bedürfen aber noch weiterer Überprüfung.

Sadebaum (Juniperus sabina)

In europäischen und asiatischen Gebirgen verbreiteter Strauch aus der Familie der Zypressengewächse. Verwendung finden die jungen Zweigspitzen.
Inh.: Ätherisches Öl mit Tujon als Hauptbestandteil, Podophyllotoxine und andere Lignane.
Wirk.: Hautreizend, möglicherweise auch antivirale Wirkung.
NW: Starke Hautreizungen, innerlich angewendet stark abortiv, nierenschädigend, relaxierend.
Ind.: Condylomata acuminata.
KI: Schwangerschaft.
Anw.: Pulver, Salbe.
Präp.: Keine Fertigpräparate verfügbar, muss magistral rezeptiert werden.
Bew.: Nur selten eingesetzte Substanz, deren Anwendung früher wegen der abortiven, jedoch nebenwirkungsträchtigen Wirkung verboten war. Wegen besserer Alternativen eher obsulet.

Salbei (Salvia officinalis)

Im Mittelmeerraum heimische Gewürz- und Heilpflanze aus der Familie der Lippenblütengewächse.
Inh.: Zahlreiche ätherische Öle, darunter Thujon, Cineol, Gerbstoffe, Canusol, Diterpen, Bitterstoffe, Flavonoide.
Wirk.: Adstringierend, desinfizierend, schwach antiphlogistisch. Bei systemischer Gabe schweißmindernd, milchsekretionshemmend. Nur in sehr hohen Dosen Krampfzustände, Schwindel- und Hitzegefühl.
Ind.: Entzündungen und Erosionen an den Schleimhäuten, auch bei Verdauungsstörungen und Entzündungen der Darmschleimhaut. Innerlich als Antihydrotikum.
Anw.: Äthanolischer Extrakt, ätherisches Öl, Pflanzenpresssaft, Tee.
Präp.: Salvia Thymol®, Salbeitees, Sweatosan Dragees N®, Salvysat Bürger® Tropfen, Salos® Salbeitropfen u.a. Zur Herstellung eines Teeaufgusses 1 gehäuften TL Droge mit einer Tasse siedenden Wassers übergießen, nach 15 min abseihen.
Bew.: Gut verträgliches und wirksames Schleimhauttherapeutikum.

Sarsaparille (Smilax regelii)

In Mittel- und Nordamerika beheimatete Pflanze aus der Familie der Smilacaceae.
Inh.: Steroidsaponine.
Wirk.: Nicht näher beschriebene antientzündliche und »umstimmende« Wirkungen bei Hauterkrankungen.
NW: In hohen Dosierungen Magenreizungen und Nierenschädigungen.
Ind.: Adjuvante Behandlung der Psoriasis und anderer chronisch entzündlicher Hauterkrankungen.
Anw.: Kaltauszug oder Fertigpräparate per os.
Präp.: Sarsapsor® Tabletten, sonst homöopatische Zubereitungen.
Bew.: Selten angewendete, bislang nicht durch publizierte Studien überprüfte Pflanze zur Psoriasistherapie.

Schachtelhalm (Equisetum herba)

In Europa und anderen gemäßigten Zonen weit verbreitete Pflanze aus der Familie der Schachtelhalmgewächse.
Inh.: Kieselsäure, Flavonoide, Kaliumsalze, Pflanzensäure.
Wirk.: Leicht diuretisch, antiödematös, äußerlich wundheilungsfördernd.
NW: Keine bekannt.
Ind.: Unterstützende Behandlung von posttraumatischen Ödemen, äußerlich bei Ulzera und anderen schlecht heilenden Wunden.
Anw.: Teeaufguss, äthanolische Extrakte, Kaltextrakte als Fertigpräparate. Für Teeaufguss 1 EL Droge mit einer Tasse Wasser 5 min lang kochen, nach weiteren 15–20 min abseihen, als Tee trinken oder äußerlich als Umschlag oder Spülung.
Präp.: Schachtelhalmextrakt der Firmen Silvapin und Dr. Schupp, häufig Bestandteil von Fertigteemischungen.
Bew.: Traditionell zur »Blutreinigung« und Umstimmung, weniger in der Wundheilung eingesetzte Pflanze, die bei dermatologischen Indikationen bislang wenig untersucht wurde.

Schöllkraut (Chelidonium majus)

In Europa und anderen gemäßigten Zonen weit verbreitete Pflanze aus der Familie der Mohngewächse.
Inh.: Zahlreiche Alkaloide, darunter Chilidonin, Chilerythrin, Sanguinarin, Berberin, ferner Chilidonsäure, Flavonoide.
Wirk.: Zellwachstumshemmend, möglicherweise durch Chilidonin bedingt.
NW: Bei oraler Aufnahme Alkaloidvergiftung mit Erbrechen, schweren Durchfällen und Kreislaufversagen möglich. An der Haut Reizungen bei intensiver Einwirkung.
Ind.: Volksmedizinische Anwendung bei Viruswarzen, innerlich Bestandteil von Gallen-Leber-Tees.
KI: Abgesehen von Fertigpräparaten sollte keine orale Anwendung von Pflanzenanteilen erfolgen. Die in der Volksmedizin früher verbreitete Behandlung von Malignomen der Haut mit Schöllkraut ist ebenfalls obsolet.

Anw.: Tinctura chelidonii, in der Volksmedizin auch frischer Saft.
Präp.: Keine dermatologischen Fertigpräparate.
Bew.: Inhibitorische Wirkung auf Warzen wird häufig beschrieben, ist jedoch nicht durch Studien gesichert. Ansonsten keine Bedeutung für die dermatologische Therapie.

Sonnenhut (Echinacea purpurea, -pallida, -angustifolia)

Aus Nordamerika stammende Pflanze aus der Familie der Korbblütengewächse, die in Mitteleuropa in Gärten gehalten wird. Drogen werden aus drei Arten gewonnen: Echinacea angustifolia (schmalblättriger S.), Echinacea purpurea (purpurfarbener S.), Echinacea pallida (blassfarbener S.).
Inh.: Je nach Stammpflanze finden sich unterschiedliche Anteile an ätherischen Ölen, Alkamiden und Kaffeesäurederivaten, Polysacchariden, Phenolkarbonsäuren, Polyine, Echinacoid.
Wirk.: Aktivierung der Phagozytose von Makrophagen und Granulozyten, Fibroblastenstimulierung, klinisch unspezifische Aktivierung des Immunsystems, förderlich für die Heilung von Entzündungen und Wunden.
NW: Bei parenteraler Anwendung Fieberreaktion, Übelkeit, Erbrechen und selten anaphylaktischer Schock. Bei oraler und topischer Anwendung gut verträglich.
Ind.: Unterstützende Behandlung von rezidivierenden Infekten, lokal zur Behandlung schlecht heilender Wunden, auch Ekzemtherapie.
Anw.: Presssaft, Wurzelextrakt, Krautextrakt, selten Teedroge.
Präp.: Sehr große Zahl von Fertigpräparaten, als Presssaft z.B. Echinacin liquidum®, Ampullen, Salbe, Gel, als Wurzelextrakt Pascotox forte-Injektopas® Ampullen (aus Echinacea-pallida-Wurzel) als homöpathische Zubereitung Cefasept Tabletten, Ortitruw Salbe®, Tabletten.
Bew.: In zahlreichen In-vitro-Untersuchungen, Tierexperimenten sowie einzelnen klinischen Studien wurden signifikante immunstimulierende Effekte von Echinaceapräparaten gefunden. Für den dermatologischen Bereich liegen bislang allerdings keine nennenswerten Publikationen vor, sodass die Anwendung im Einzelfall entschieden werden sollte. Auch im Bereich der Wundheilung liegen zur topischen Anwendung keine kontrollierten Studien vor.

Spitzwegerich (Plantago lanceolata)

In ganz Europa und angrenzenden Zonen verbreitete alte Heilpflanze aus der Familie der Wegerichgewächse.
Inh.: Iridoidglykoside, Schleim, Gerbstoffe, Phenolkarbonsäuren, Flavonoide, Kieselsäure.
Wirk.: Antiseptisch, ödemhemmend.
NW: Keine bekannten.
Ind.: Entzündliche Veränderungen von Mund- und Rachenschleimhaut, Wundbehandlung, Insektenstiche. Oft in pflanzlichen Hustensäften enthalten.
Anw.: Fluidextrakt, gepulverte Droge, Teeaufguss: 2 TL Droge mit einer Tasse siedenden Wassers übergießen, nach 15 min abseihen, für Auflagen und Spülungen.
Präp.: Zahlreiche Präparate für die Anwendung bei Husten und Atemwegsinfekten, keine dermatologischen Fertigpräparate.
Bew.: Bislang nicht ausreichend untersuchte antibakterielle und wundheilungsfördernde Wirkungen, daher kann keine Empfehlung ausgesprochen werden.

Steinkleekraut (Meliloti herba)

Steinklee ist eine in Europa und Asien häufige Pflanze aus der Familie der Hülsenfruchtgewächse.
Inh.: Melilotosid, Kumarin, Melilotin (3,4-Dihydrokumarin), Scopoletin, Umbelliferon, Flavonoide.
Wirk.: Antiphlogistisch, spasmolytisch, antiödematös, wundheilungsfördernd.
NW: Selten Kopfschmerzen.
Ind.: Stumpfe Traumen, Stauungsödeme, Hämorrhoiden, Veneninsuffizienz.
Anw.: Fertigarzneien, Tees.
Präp.: Z.B. Venalot® Kapseln und Salbe, Veno-Dolan® Tropfen und Kapseln, ferner zahlreiche Kombinationspräparate. Teezubereitung: 1–2 TL Droge auf eine Tasse siedenden Wassers, nach 10 min abseihen, bei CVI 2–3 Tassen täglich trinken.
Bew.: Im Tierversuch deutliche o.g. Wirkungen, für die bislang nicht genügend klinische Studien durchgeführt wurden.

Stiefmütterchen (Viola tricolor)

In Sibirien, Nordafrika und Asien beheimatete Pflanze aus der Familie der Veilchengewächse.
Inh.: Schleim, Gerbstoffe, Flavonoide, Saponene, Karotinoide, Kumarine.
Wirk.: Nach volksmedizinischer Überlieferung heilungsfördernd bei chronischen Entzündungen der Haut. Aus Studien liegen bislang keine Wirkungsnachweise vor.
NW: Keine bekannten.
Ind.: Unterstützende Behandlung von Ekzemen, insbesondere atopischem Ekzem und Milchschorf.
Anw.: Tee, ferner als Zusatz in Körperpflegepräparaten.

Bew.: Wissenschaftlich bislang nicht untersuchte, in der Volksmedizin und in alten Quellen häufig erwähnte Pflanze zur Ekzemtherapie.

Tormentillwurz (Rhizoma tormentilla)

Auch als Blutwurz bezeichnete, in Europa und angrenzenden Gebieten heimische Pflanze aus der Familie der Rosengewächse.
Inh.: Katechingerbstoffe, Flavonoide, Tormentosid (ein Pseudosaponin), Pflanzensäuren.
Wirk.: Adstringierend, entzündungshemmend.
NW: Bei oraler Aufnahme Magen-Darm-Beschwerden wegen des hohen Gerbstoffgehaltes.
Ind.: Schleimhautentzündungen, insbesondere des Mund- und Rachenraumes. Internistische Anwendung bei Durchfallerkrankungen.
Anw.: Tee, Tinctura tormentillae, zur Antidiarrhötherapie als Fertigpräparat. Zur äußerlichen Anwendung kann rezeptiert werden: Tinctura tormentillae 15,0, Tinctura myrrhae 15,0. Diese Mischung unverdünnt zum Einpinseln verwenden oder 15–20 Tropfen auf ein Wasserglas zum Gurgeln.
Bew.: Eher selten eingesetzte Pflanze, die sich in der Schleimhautbehandlung jedoch bewährt hat.

Walnuss (Juglans regia)

Im Mittelmeerraum und Kleinasien beheimatete Pflanze aus der Familie der Walnussgewächse.
Inh.: Gerbstoffe (Ellagitanine), Flavonoide, Ascorbinsäure, weitere Pflanzensäuren.
Wirk.: Adstringierend, entzündungshemmend.
NW: Keine bekannten.
Ind.: Leichte Entzündung der Haut, Hyperhidrosis, Akne, Pyodermien.
Anw.: Abkochungen, Tees (auch Bestandteil von »Blutreinigungstees«). Teezubereitung: 3–4 EL Droge mit einer Tasse kochenden Wassers übergießen, 15 min ziehen lassen.
Präp.: Fertigpräparate liegen nur für die Anwendung bei Durchfallerkrankungen vor.
Bew.: Vergleichsweise selten eingesetzte Heilpflanze mit guten adstringierenden Eigenschaften.

Wassernabel, asiatischer (Centella asiatica)

In Madagaskar und Asien beheimatete Pflanze aus der Familie der Apiaceae.
Inh.: Triterpensäuren, darunter Asiatsäure, Madacassäure.
Wirk.: Antiphlogistisch, antibakteriell, möglicherweise inhibitorisch auf überschießende Kollagenbildung.
NW: Keine bekannten.
Ind.: Hypertrophe Narben, Keloide, Wundheilungsförderung.
Anw.: Nur Fertigpräparate.
Präp.: Das früher in Deutschland handelsübliche Präparat Emdecassol ist nicht mehr erhältlich. In Österreich und der Schweiz wird dieses Präparat noch unter dem Namen Madecasol geführt.
Bew.: Die postulierte inhibitorische Wirkung auf hypertrophe Narben und Keloide ist bislang experimentell, jedoch nicht in kontrollierten klinischen Studien überprüft worden.

Weizenkleie (Triticum aestivum)

Weltweit verbreitete Nutzpflanze, deren Kleie als Nahrungsergänzung aufgenommen oder in Ölform für Bäder verwendet werden.
Wirk.: Antipruriginös, leicht antiphlogistisch.
NW: Keine bekannt.
Ind.: Juckende Hauterkrankungen, Ekzeme.
Anw.: Als Weizenkleieextrakt.
Präp.: Spitzner® Weizenkleieextrakt
Bew.: Trotz fehlender Studiendaten kann aus klinischer Erfahrung die Empfehlung zur Durchführung von Bädern mit Weizenkleieöl bei chronischen Hauterkrankungen ausgesprochen werden, da dieses Präparat von den Patienten meist als sehr wohltuend und juckreizstillend empfunden wird.

Zaubernuss (Hamamelis virginiana)

Aus Nordamerika stammende Pflanze, die als Zierstrauch auch in Europa verbreitet ist.
Inh.: Vornehmlich Gerbstoffe, darunter Beta-Hamamelitanin, wenig ätherisches Öl, Flavonoide.
Wirk.: Adstringierend, leicht antiseptisch, antiphlogistisch und antiödematös.
NW: Keine bekannten.
Ind.: Entzündungen von Haut und Schleimhäuten, seborrhoisches Ekzem, Venenerkrankungen und Ulcus cruris, Hämorrhoiden.
Anw.: Abkochungen, Hamameliswasser, alkoholischer Hamamelisextrakt, auch Fertigpräparate. Teezubereitung: 2–3 TL Hamamelisrinde mit einer Tasse kochendem Wassers versetzen, 10 min sieden lassen, für Umschläge, Tees und Spülungen.
Präp.: Hametum® Salbe, Zäpfchen; Hamadestsalbe®, Hamasana® Salbe, Deskin® Lotio, Lipolotio®.
Bew.: In experimentellen wie auch in klinischen Studien belegte antiphlogistische Wirkung, die besonders für die proktologische Therapie sowie für die Ekzembehandlung geeignet ist.

Zwiebel (Allium cepa)

Aus Westasien stammende Gemüse- und Heilpflanze.
Inh.: Ätherische Öle, zum Teil tränenreizend, Vitamine, Zucker, Flavonoide, Pektin, Mineralstoffe.
Wirk.: Antibakteriell, antiphlogistisch.
NW: Reizung von Schleimhäuten.
Ind.: Entzündliche Schwellung, Insektenstiche, versuchsweise bei hypertrophen Narben.
Anw.: Destillation, native Applikationen, Gel.
Präp.: Contractubex® Gel.
Bew.: Außerhalb von volksmedizinischen Anwendungsbereichen bei Narben, sonst nur selten eingesetzt.

2. Deutsche und botanische Namen der Heilfplanzen

Die Liste enthält sowohl deutsche und botanische Namen wie auch die Bezeichnungen der alten homöopathischen Nomenklatur.

Abies nigra	Amerik. Schwarzfichte
Abrotanum	Eberraute
Acalypha indica	Brennkraut
Achillea millefolium	Schafgarbe
Aconitum napellus	Sturm-, Eisenhut
Acorus calamus	Kalmus
Adlumia	Erdrauch
Adonis vernalis	Adonisröschen
Adonisröschen	Adonis vernalis
Aesculus hippocastanum	Rosskastanie
Aethusa synapium	Hundspetersilie
Afrikanische Malve	Sabdariffa
Agaricus muscarius	Fliegenpilz
Agnus castus	Keuschlamm, Mönchspfeffer
Agrimonia eupatoria	Odermennig
Agropyron regens	Quecke
Ailanthus glandulosa	Götterbaum
Akazie	Robinia pseudoacacia
Alchemilla vulgaris	Frauenmantel
Aletris farinosa	Sternwurzel
Allium cepa	Küchenzwiebel
Allium sativum	Knoblauch
Allium ursinum	Bärenlauch
Aloe vera	Echte Aloe
Alpenrose	Rhododendron
Alpenveilchen	Cyclamen europaeum
Alraune	Mandragora
Althaea officinalis	Eibisch
Am. Goldkreuzkraut	Senecio aureus
Am. Waldlilie	Trillium pendulum
Amanita caesarea	Kaiserschwamm
Amerik. Frauenschuh	Cypripedium
Amerik. Narde	Aralia racemosa
Amerik. Schwarzfichte	Abies nigra
Ammi visnaga	Zahnstocher-Ammei
Amygdalae amarae	Bittermandeln
Anacardium	Malakkanuss, Elefantenlaus
Andorn	Marrubium vulgare
Angelica archangelica	Engelswurz
Engelswurz	Angelica archangelica
Anhalonium	Peyotl
Anis	Pimpinella anisum
Anisdolde	Myrrhis odorata
Anthemis nobilis	Römische Kamille
Apocynum	Indianerhanf
Arachis	Erdnuss
Aralia racemosa	Amerik. Narde
Arctium	Klette
Arctostaphylos uva-ursi	Bärentraube
Aristolochia	Osterluzei
Armoracia rusticana	Meerrettich
Arnica montana	Bergwohlverleih
Artemisia absinthium	Wermut
Artemisia vulgaris	Gemeiner Beifuß
Artischocke	Cynara scolymus
Arum maculatum	Gefleckter Aronstab
Arum triphyllum	Zehrwurzel
Asa foetida	Stinkasant
Asarum	Haselwurz
Asclepias tuberosa	Knollige Seidenpflanze
Asparagus officinalis	Spargel
Asperula odorata	Waldmeister
Asidosperma quebracho	Quebrachorinde
Astralagus exscapus	Erdtragant
Atropa belladonna	Tollkirsche
Aufrechte Waldrebe	Clematis
Augentrost	Euphrasia
Avena sativa	Hafer
Baldrian	Valeriana officinalis
Baptisia	Wilder Indigo
Bärentraube	Arctostaphylos uva-ursi
Bärenlauch	Allium ursinum
Bärentraube	Uva ursi
Bärlapp	Lycopodium
Basilicum	Basilienkraut
Basilienkraut	Basilicum

Basilienkraut, Basilikum	Ocimum basilicum
Bauernsenf	Iberis amara
Beifuß	Artemisia vulgaris
Beinwell	Symphytum officinale
Belladonna	Tollkirsche
Bellis perennis	Gänseblümchen
Benediktenkraut	Carduus benedictus, Cnicus benedictus
Berberis vulgaris	Berberitze
Berglorbeer	Kalmia latifolia
Bergwohlverleih	Arnica montana
Besenginster	Sarothamnus scoparius, Spartium scoparium
Betula	Birke
Bibernell	Pimpinella saxifraga
Bilsenkraut	Hyoscyamus niger
Bingelkraut	Mercurialis perennis
Birke	Betula
Bitterholz	Quassia amara
Bitterklee	Menyanthes trifoliata
Bittermandeln	Amygdalae amarae
Bittersüß	Dulcamara, Solanum dulcamara
Blasentang	Fucus vsiculosus
Blutwurz	Tormentilla, Potentilla erecta (=tormentilla)
Bohne	Phaseoli pericarpium
Borago officinalis	Borretsch
Bovist, Staubschwamm	Bovista
Brechnuss	Nux vomica
Brechwurzel	Ipecacuanha
Breitblättriger Wegerich	Plantago major
Brennessel, große	Urtica dioica
Brennessel, kleine	Urtica urens
Brennkraut	Acalypha indica
Brombeere	Rubus fruticosus
Bruchkraut	Herniaria
Brunnenkresse	Nasturtium officinale
Bryonia	Zaunrübe
Bryophyllum	Keimzumpe
Buchweizen	Fagopyrum
Cactus grandiflorus	Königin der Nacht
Caladium seguinum	Schweigrohr
Calamus	Kalmus
Calendula	Ringelblume
Capsella bursa-pastoris	Hirtentäschelkraut
Capsicum	Spanischer Pfeffer
Cardiospermum	Herzsame
Carduus benedictus	Benediktenkraut
Carduus marianus	Mariendistel
Carex arenaria	Sandsegge
Carlina acaulis	Eberwurz
Carthamus tinctorius	Färberdistel
Carum carvi	Kümmel
Cassia senna	Sennesblätter
Caulophyllum	Frauenwurzel
Ceanothus americanus	Säckelblume
Centaurea minus	Tausendgüldenkraut
Cepa	Küchenzwiebel
Cetraria islandica	Isländisches Moos
Chamomilla	Echte Kamille
Chelidonium	Schöllkraut
Chimaphila umbellata	Winterlieb
Chinchona pubescens	Chinarindenbaum
Chinesischer Rhabarber	Rheum
Chionanthus virginica	Schneeflockenbaum
Christrose, Schwarze Nieswurz	Helleborus niger
Cichorium	Zichorie, Wegwarte
Cicuta virosa	Wasserschierling
Cinnamonum verum	Zimt
Cimicifuga	Wanzenkraut
Citrus aurantium	Orangenblüte
Citrus medica	Zitrone
Claviceps purpurea	Mutterkorn
Clematis	Aufrechte Waldrebe
Cnicus benedictus	Benediktenkraut
Cochlearia officinalis	Löffelkraut
Coffea arabica	Kaffee
Colchicum (autumnale)	Herbstzeitlose
Collinsonia canadensis	Grießwurzel
Colocynthis	Koloquinte
Commiphora molmoe	Myrrhe
Condurango	Geierpflanze, Condurangobaum
Conium	Gefleckter Schierling
Convallaria	Maiglöckchen
Coriandrum sativum	Koriander
Crataegus	Weißdorn
Crocus	Safran
Cucurbita	Kürbis
Curcuma	Gelbwurz
Cyclamen europaeum	Alpenveilchen
Cydonia vulgaris	Quitte
Cynara scolymus	Artischocke
Cynosbatus	Hagebutte
Cypripedium	Amerik. Frauenschuh
Datisca	Gelbhanf
Datura stramonium	Stechapfel
Delphinium staphisagria	Stephanskraut
Digitalis lanata	Wolliger Fingerhut
Digitalis purpurea	Roter Fingerhut
Dioscorea villosa	Zottige Yamswurzel
Dolichos pruriens	Juckbohne
Dost	Origanum vulgare
Drosera rotundifolia	Sonnentau
Dulcamara	Bittersüß
Dürrwurz	Erigeron canadensis
Eberraute	Abrotanum
Eberwurz	Carlina acaulis
Echinacea angustifolia	Sonnenhut
Echinacea purpurea	Roter Sonnenhut

Echte Kamille	Chamomilla
Echter Alant	Helenium (Inula)
Echter Alant	Inula helenium
Echtes Mädesüß	Spirea ulmaria
Edelweiß	Gnaphalium leontopodium
Efeu	Hedera helix
Ehrenpreis	Veronica officinalis
Eibisch	Althaea officinalis
Eiche	Quercus
Eichhornia	Wasserhyazinthe
Einbeere	Paris quadrifolia
Enzian	Gentiana lutea
Ephedra vulgaris	Meerträubel
Equisetum arvense	Zinnkraut, Schachtelhalm
Erdbeere	Fragaria vesca
Erdnuss	Arachis
Erdrauch	Adlumia, Fumaria officinalis
Erdtragant	Astralagus exscapus
Erigeron canadensis	Dürrwurz
Erysimum	Schottendotter
Eucalyptus	Fieberbaum
Eupatorium perfoliatum	Wasserhanf
Euphrasia	Augentrost
Fagopyrum	Buchweizen
Falsche Einhornwurzel	Helonias dioica
Falscher Jasmin	Gelsemium sempervirens
Färberdistel	Carthamus tinctorius
Faulbaum	Frangula alnus, Rhamnus frangula
Feige	Ficus carica
Fenchel	Foeniculum
Fetthenne	Sedum purpureum
Fieberbaum	Eucalyptus
Fliegenpilz	Agaricus muscarius
Flohsamen	Plantago psykinum
Flohwegerich	Plantago ovata
Flor de piedra	Steinblüte
Foeniculum	Fenchel
Fragaria vesca	Erdbeere
Frangula alnus	Faulbaum
Frauenmantel	Alchemilla vulgaris
Frauenwurzel	Caulophyllum
Fraxinus ornus	Manna cannelatta
Fucus vsiculosus	Blasentang
Fumaria officinalis	Erdrauch
Galanthus nivalis	Schneeglöckchen
Galantwurzelstock	Zingiberaceae
Galium odoratum	Waldmeister
Gänseblümchen	Bellis perennis
Gänsefingerkraut	Potentilla anserina
Gefleckter Aronstab	Arum maculatum
Gefleckter Schierling	Conium
Geierpflanze, Condurangobaum	Condurango
Gelbhanf	Datisca
Gelbwurz	Curcuma

Gelsemium sempervirens	Falscher Jasmin
Gem. Schneeball	Viburnum opulus
Gemeiner Beifuß	Artemisia vulgaris
Gentiana lutea	Enzian
Geranium robertianum	Ruprechtskraut
Gerste	Hordeum vulgare
Giftsumach	Rhus toxicodendron
Gingko	Gingko biloba
Ginseng	Panax ginseng
Glycyrrhiza glabra	Süßholz
Gnaphalium	Wollkraut
Gnaphalium leontopodium	Edelweiß
Goldrute	Solidago virgaurea
Götterbaum	Ailanthus glandulosa
Gottesgnadenkraut	Gratiola officinalis
Grießwurz	Pareira brava
Grießwurzel	Collinsonia canadensis
Grüne Nieswurz	Veratrum viride
Hafer	Avena sativa
Hagebutte	Cynosbatus
Hamamalis virginica	Virginische Zaubernuss
Harongabaum	Haronga madagascariensis
Haronga madagascariensis	Harongabaum
Harpagophytum	Teufelskralle
Haselwurz	Asarum
Hauhechel	Ononis spinosa
Hedera helix	Efeu
Heidelbeere	Myrtillus
Heidelbeere	Vaccinium myrtillus
Helenium (Inula)	Echter Alant
Helianthus tuberosus	Topinambur
Helichrysum arenarium	Rührkrautblüten
Helleborus foetidus	Stinkende Nieswurz
Helleborus niger	Christrose, Schwarze Nieswurz
Helonias dioica	Falsche Einhornwurzel
Herbstzeitlose	Colchicum
Herniaria	Bruchkraut
Herzgespann	Leonurus cardiacus
Herzsame	Cardiospermum
Hibiscus	Kakarde, Afrik. Malve
Hippophae rhamnoides	Sanddorn
Hirtentäschelkraut	Capsella bursa pastoris, Thlaspi bursa pastoris
Hopfen	Humulus lupulus, Lupulus
Hordeum vulgare	Gerste
Huflattich	Tussilago farfara
Hundspetersilie	Aethusa
Hundsrose, Hagebutte	Rosa canina
Hydrastis	Kanadische Gelbwurz
Hydrocotyle asiatica	Wassernabel
Hyoscyamus niger	Bilsenkraut
Hypericum perforatum	Johanniskraut
Hyssopus officinalis	Ysop

Iberis amara	Bauernsenf
Ignatia	Ignatiusbohne
Indianerhanf	Apocynum
Indianischer Tabak	Lobelia inflata
Indische Schlangenwurzel	Rauwolfia serpentina
Ingwer	Zingiber officinalis
Inula helenium	Echter Alant
Ipecacuanha	Brechwurzel
Iris versicolor	Schwertlilie
Isländisches Moos	Cetraria islandica
Jaborandi	Jaborandistrauch
Jambulbaum	Syzygium jambolanum
Johanniskraut	Hypericum perforatum
Juckbohne	Dolichos pruriens
Juglans regia	Walnuss
Juniperus communis	Wacholder
Kaffee	Coffea arabica
Kaiserschwamm	Amanita caesarea
Kakarde, Afrik. Malve	Hibiscus
Kalmia latifolia	Berglorbeer
Kalmus	Acorus calamus, Calamus
Kamille	Matricaria chamomilla
Kanadische Blutwurzel	Sanguinaria
Kanadische Gelbwurz	Hydrastis
Katzengamander	Marum verum
Kava-Kava	Rauschpfeffer, Piper methysticum
Keimzumpe	Bryophyllum
Kermesbeere	Phytolacca
Keuschlamm, **M**önchspfeffer	Agnus castus
Kiefernsprossen	Pinus silvestris
Kirschlorbeer	Laurocerasus
Klatschmohn	Papaver rhoeas
Klette	Arctium
Knoblauch	Allium sativum
Knollenhahnenfuß	Ranunculus bulbosus
Knollige Lichtwurz	Luminaria tuberosa
Knollige Seidenpflanze	Asclepias tuberosa
Koloquinte	Colocynthis
Königin der Nacht	Cactus grandiflorus
Königskerze	Verbascum
Koriander	Coriandrum sativum
Krameria triandra	Ratanhiawurzel
Krapp	Rubia tinctorum
Krauseminze	Mentha crispae
Krauser Ampfer	Rumex crispus
Kreuzdorn	Rhamnus carthaticus
Kreuzkraut	Senecio neurorensis
Küchenschelle	Pulsatilla
Küchenzwiebel	Allium cepa, Cepa
Kümmel	Carum carvi
Kürbis	Cucurbita
Lamium album	Taubnessel
Lathyrus sativus	Platterbse
Laurocerasus	Kirschlorbeer
Lavendel	Lavendula angustifolia
Lebensbaum	Thuja occidentalis
Ledum palustre	Sumpfporst
Lein	Linum usitatissimum
Leonurus cardiacus	Herzgespann
Levisticum officinale	Liebstöckel
Liebstöckel	Levisticum officinale
Lilium tigrinum	Tigerlilie
Linde	Tilia
Linum usitatissimum	Lein
Lobaria pulmonaria	Lungenmoos
Lobelia inflata	Indianischer Tabak
Löffelkraut	Cochlearia officinalis
Löwenzahn	Taraxacum officinale
Luminaria tuberosa	Knollige Lichtwurz
Lungenkraut	Pulmonaria officinalis
Lungenmoos	Lobaria pulmonaria, Sticta pulmonaria
Lupulus	Hopfen
Lycopodium	Bärlapp
Lycopus virginicus	Virginischer Wolfsfuß
Maiapfel, Entenfuß	Podophyllum
Maiglöckchen	Convallaria
Maisbrand	Ustilago maydis
Majoran	Origanum majorana
Malakkanuss, Elefantenlaus	Anacardium
Malvenblätter	Malva silvestris
Mandragora	Alraune
Manna cannelata	Fraxinus ornus
Mariendistel	Carduus marianus, Silybum marianum
Marrubium vulgare	Andorn
Marum verum	Katzengamander
Matricaria chamomilla	Kamille
Mäuseklee	Trifolium arvense
Meerrettich	Armoracia rusticana
Meerträubel	Ephedra vulgaris
Meerzwiebel	Scilla maritima
Melilotus officinalis	Steinklee
Melissa officinalis	Melisse
Mentha crispae	Krauseminze
Mentha piperitae	Pfefferminze
Menyanthes trifoliata	Bitterklee
Mercurialis perennis	Bingelkraut
Mezereum	Seidelbast
Millefolium	Schafgarbe
Mistel	Viscum
Muskatnuss	Nux moschata
Mutterkorn	Claviceps purpurea, Secale cornutum
Myrica cerifera	Wachsgagel
Myristica sebifera	Talgmuskatnussbaum
Myrrhe	Commiphora molmol
Myrrhis odorata	Anisdolde
Myrtillus	Heidelbeere
Nasturtium officinale	Brunnenkresse
Nerium oleander	Oleander

Nicotiana tabacum	Tabak
Nux moschata	Muskatnuss
Nux vomica	Brechnuss
Ocimum basilicum	Basilienkraut, Basilikum
Odermennig	Agrimonia eupatoria
Oenanthe crocata	Rebendolde
Oleander	Nerium oleander
Ononis spinosa	Hauhechel
Opium	Schlafmohn
Orangenblüte	Citrus aurantium
Origanum majorana	Majoran
Origanum vulgare	Dost
Osterluzei	Aristolochia
Oxalis	Sauerklee
Paeonia officinalis	Pfingstrose
Panax ginseng	Ginseng
Papaver rhoeas	Klatschmohn
Papaver somniferum	Schlafmohn
Pareira brava	Grießwurz
Paris quadrifolia	Einbeere
Passiflora	Passionsblume
Passionsblume	Passiflora
Pausinystalie Yohimbe	Yohimberrinde
Perilla ocymoides	Schwarznessel
Pestwurz	Petasites
Petersilie	Petroselinum
Peyotl	Anhalonium
Pfefferminze	Mentha piperitae
Pferdebohne	Vicia faba
Pfingstrose	Paeonia officinalis
Phaseolus	Bohne
Phellandrium	Wasserfenchel
Phytolacca	Kermesbeere
Pimpinella anisum	Anis
Pimpinella saxifraga	Bibernell
Pinus silvestris	Kiefernsprossen
Piper methysticum	Kava-Kava, Rauschpfeffer
Piper nigrum	Schwarzer Pfeffer
Plantago lanceolata	Spitzwegerich
Plantago major	Breitblättriger Wegerich
Plantago ovata	Flohwegerich
Plantago psykinum	Flohsamen
Platterbse	Lathyrus sativus
Podophyllum	Maiapfel, Entenfuß
Polygonum aviculare	Rhizomo tormentillae
Populus tremula	Zitterpappel
Potentilla anserina	Gänsefinger kraut
Potentilla erecta (=tormentilla)	Blutwurz, Tormentill
Preiselbeere	Vaccinium vitis-idaea
Primula	Schlüsselblume
Prunus spinosa	Schlehe
Pulmonaria officinalis	Lungenkraut
Pulsatilla pratensis	Küchenschelle
Quassia amara	Bitterholz
Quebrachorinde	Aspidosperma quebracho
Quecke	Agropyron regens
Quendelkraut	Thymus serpyllum
Quercus	Eiche
Quitte	Cydonia vulgaris
Rainfarn	Tanacetum vulgare
Ranunculus bulbosus	Knollenhahnenfuß
Ratanhiawurzel	Krameria triandra
Rauschpfeffer	Kava-Kava
Rauwolfia serpentina	Indische Schlangenwurzel
Rebendolde	Oenanthe crocata
Rhamnus carthaticus	Kreuzdorn
Rhamnus frangula	Faulbaum
Rheum	Chinesischer Rhabarber
Rhizomo tormentillae	Polygonum aviculare
Rhododendron	Alpenrose
Rhus toxicodendron	Giftsumach
Ricinus communis	Rizinus
Ringelblume	Calendula
Rizinus	Ricinus communis
Robinia pseudoacacia	Akazie
Rohrzucker	Saccharum sacchari
Römische Kamille	Anthemis nobilis
Rosa canina	Hundsrose, Hagebutte
Rosa centifolia	Rose
Rosmarin	Rosmarinus officinalis
Rosskastanie	Aesculus hippocastanum
Roter Fingerhut	Digitalis purpurea
Roter Sonnenhut	Echinacea purpurea
Rubia tinctorum	Krapp
Rubus fruticosus	Brombeere
Ruhrkrautblüten	Helichrysum arenacum
Rumex crispus	Krauser Ampfer
Ruprechtskraut	Geranium robertianum
Ruta graveolens	Wein-, Edelraute
Sabal serrulatum	Zwergpalme
Sabdariffa	Afrikanische Malve
Juniperus Sabina	Sadebaum
Saccharum sacchari	Rohrzucker
Säckelblume	Ceanothus americanus
Sadebaum	Juniperus Sabina
Safran	Crocus
Salbei	Salvia officinalis
Salbeigamander	Teucrium scorodonia
Salix	Weide
Sambucus nigra	Schwarzer Holunder
Sambusus ebulus	Zwergholunder, Attich
Sanddorn	Hippophae rhamnoides
Sandsegge	Carex arenaria
Sanguinaria	Kanadische Blutwurzel
Sanicula europaea	Sanikel
Sanikel	Sanicula europaea
Saponaria officinalis	Seifenkraut
Sarothamnus scoparius	Besenginster
Sauerklee	Oxalis
Schafgarbe	Achillea millefolium, Millefolium
Schlafmohn	Opium, Papaver somniferum
Schlehe	Prunus spinosa
Schlüsselblume	Primula

Schneeflockenbaum	Chionanthus virginica
Schneeglöckchen	Galanthus nivalis
Schöllkraut	Chelidonium
Schottendotter	Erysimum
Schwarzer Holunder	Sambucus nigra
Schwarzer Pfeffer	Piper nigrum
Schwarzer Tee	Thea nigra
Schwarznessel	Perilla ocymoides
Schweigrohr	Caladium seguinum
Schwertlilie	Iris versicolor
Scilla maritima	Meerzwiebel
Secale cornutum	Mutterkorn
Sedum purpureum	Fetthenne
Seidelbast	Mezereum
Seifenkraut	Saponaria officinalis
Senecio aureus	Am Goldkreuzkraut
Senega	Senegawurzel
Senecio neurorensis	Kreuzkraut
Sennesblätter	Casia senna
Silybum marianum	Mariendistel
Solanum dulcamara	Bittersüß
Solanum lycopersicum	Tomate
Solidago virgaurea	Goldrute
Sonnenhut	Echinacea angustifolia
Sonnentau	Drosera rotundifolia
Spanischer Pfeffer	Capsicum
Spargel	Asparagus officinalis
Spartium scoparium	Besenginster
Spigelia	Wurmkraut
Spinacea	Spinat
Spirea ulmaria	Echtes Mädesüß
Spitzwegerich	Plantago lanceolata
Staphisagira	Stephanskraut
Stechapfel	Datura stramonium, Stramonium
Steinblüte	Flor de piedra
Steinklee	Melilotus officinalis
Stellaria media	Vogelmiere
Stephanskraut	Delphinium staphisagria, Staphisagira
Sternwurzel	Aletris farinosa
Sticta pulmonaria	Lungenmoos
Stiefmütterchen	Viola tricolor
Stinkasant	Asa foetida
Stinkende Nieswurz	Helleborus foetidus
Stramonium	Stechapfel
Sturm-, Eisenhut	Aconitum napellus
Sumpfporst	Ledum palustre
Süßholz	Glycyrrhiza glabra
Symphytum officinale	Beinwell
Syzygium aromaticum	Flores caarophylli
Syzygium jambolanum	Jambulbaum
Tabacum	Tabak
Tabak	Nicotiana tabacum
Talgmuskatnussbaum	Myristica sebifera
Tanacetum vulgare	Rainfarn
Taraxacum officinale	Löwenzahn
Taubnessel	Lamium album
Tausendgüldenkraut	Centaurea minus
Teucrium scorodonia	Salbeigamander
Teufelskralle	Harpagophytum
Thea nigra	Schwarzer Tee
Thlaspi bursa pastoris	Hirtentäschelkraut
Thuja occidentalis	Lebensbaum
Thymian	Thymus vulgaris
Thymus serpyllum	Quendelkraut
Tigerlilie	Lilium tigrinum
Tilia	Linde
Tollkirsche	Atropa belladonna
Tomate	Solanum lycopersicum
Topinambur	Helianthus tuberosus
Tormentilla	Blutwurz
Trifolium arvense	Mäuseklee
Trillium pendulum	Am Waldlilie
Tussilago farfara	Huflattich
Urtica dioica, urens	Brennessel
Ustilago maydis	Maisbrand
Uva ursi	Bärentraube
Uzarawurzel	Xysmalbium undulatum
Vaccinium myrtillus	Heidelbeere
Vaccinium vitis-idaea	Preiselbeere
Valeriana officinalis	Baldrian
Veratrum album	Weiße Nieswurz
Veratrum viride	Grüne Nieswurz
Verbascum	Königskerze
Verbena	Verbena officinalis
Veronica officinalis	Ehrenpreis
Viburnum opulus	Gem. Schneeball
Vicia faba	Pferdebohne
Viola tricolor	Stiefmütterchen
Virginischer Wolfsfuß	Lycopus virginicus
Zaubernuss, virginsche	Hamamalis virginica
Viscum	Mistel
Viscum mali	Apfelbaummistel
Viscum pini	Kiefernmistel
Viscum querci	Eichenmistel
Vogelmiere	Stellaria media
Wacholder	Juniperus communis
Wachsgagel	Myrica cerifera
Waldmeister	Asperula odorata, Galium odoratum
Walnuss	Juglans regia
Wanzenkraut	Cimicifuga
Wasserfenchel	Phellandrium
Wasserhanf	Eupatorium perfoliatum
Wasserhyazinthe	Eichhornia
Wassernabel	Hydrocotyle asiatica
Wasserschierling	Cicuta virosa
Weide	Salix
Wein-, Edelraute	Ruta graveolens
Weißdorn	Crataegus
Weiße Nieswurz	Veratrum album
Wermut	Artemisia absinthium
Wilder Indigo	Baptisia
Winterlieb	Chimaphila umbellata

Wolfstrappkraut	Zycopus europaeus
Wolliger Fingerhut	Digitalis lanata
Wollkraut	Gnaphalium
Wurmkraut	Spigelia
Xysmalbiumundulatum	Uzarawurzel
Yohimberrinder	Pausinystalie Yohibe
Ysop	Hyssopus officinalis
Zahnstocher-Ammei	Ammi visnaga
Zaunrübe	Bryonia
Zehrwurzel	Arum triphyllum
Zichorie, Wegwarte	Cichorium
Zimt	Cinnamonum verum
Zinguber officialis	Ingwer
Zinnkraut, Schachtelhalm	Equisetum arvense
Zitrone	Citrus medica
Zitterpappel	Populus tremula
Zottige Yamswurzel	Dioscorea villosa
Zwergholunder, Attich	Sambucus ebulus
Zwergpalme	Sabal serrulatum

3. Pflanzliche Externa

Die Liste enthält
- phytotherapeutische Fertigpräparate zur externen Anwendung (Salben, Cremes, Einreibungen, Suppositorien, Inhalate)
- die Namen der wichtigsten Pflanzenbestandteile bzw. isolierten Pflanzeninhaltsstoffe sowie deren Derivate
- die wichtigsten Indikationen.

Handelsname	Wichtige Inhaltsstoffe	Wichtige Indikationen
A		
ABC Wärme-Pflaster N	Arnika, Cayennepfeffer	Rheuma, Ischias, Lumbago, schmerzhafte Verspannung
Aconitysat® Bürger Salbe	Eisenhut	Trigeminusneuralgie
Aescorin® N Salbe zum Auftragen auf die Haut	Hamamelis, Rosskastanie	venöse Stauung, Thrombophlebitis, Hämorrhoiden
Angocin® N Salbe Precutan	Menthol, Kampfer, Eukalyptusöl, Thymianöl, Benzylnicotinat	Reflexzonentherapie, Muskel- und Gelenkschmerzen
Anisan® Hämorrhoidal-Salbe S	Rosskastanie, Kamille	Hämorrhoiden, Analfissur, -ekzem, Pruritus ani
Anisan® Supp. S	idem	idem
Aperisan® Gel Mundschleimhauttherapeutikum	Salbei	Entzündungen der Mund- und Rachenschleimhaut
Arnica Kneipp® Salbe	Arnika, Kamille	Venenerkrankungen, Blutergüsse, müde Beine
Arnikamill® Wund- und Heilsalbe	Arnika, Kamille	Wunden, Hautentzündung, Hämorrhoiden, Wundsein
Arthrodynat® Salbe	Rosskastanie, Beinwell, Rosmarin, Wacholder, Johanniskraut	Arthrosen, Banscheibenschaden, Rheumatismus
Artrosenex® N Salbe	Arnika, Kampfer	degener. Gelenkerkrankung, Kreuzschmerz, Myogelosen

Handelsname	Wichtige Inhaltsstoffe	Wichtige Indikationen
Aspecton® Balsam	Kampfer, Thymian, Eukalyptus	Erkrankung der Atemwege, Keuchhusten, Grippe
Augentropfen Stulln® mono	Fingerhut, Rosskastanie	Ermüdungserscheinung am Auge, Makuladegeneration
Azulon® Kamillen-Puder	Kamille	Hautentzündung, Strahlenschäden, Sonnenbrand

B

Handelsname	Wichtige Inhaltsstoffe	Wichtige Indikationen
Babiforton® Inhalat	Eukalyptus, Kiefer, Pfefferminze	Erkältungskrankheiten, Bronchitis, Sinusitis
Babix-Inhalat, äußerlich	Eukalyptus, Fichte, Terpentinöl	spastische Bronchitis, grippaler Infekt, Pseudokrupp
Befelka®-Oel	Johanniskraut, Ringelblume,	Hautjucken, Wundsein,
	Kamille, Stiefmütterchen, Olive	Milchschorf, Ekzem, Flechte
Bronchicum® Balsam mit Eukalyptusöl	Eukalyptus, Kampfer	katarrhalische Erkrankung der Atemwege
Bronchodurat® Salbe	Eukalyptus, Kampfer, Menthol	Bronchitis, Erkältung
Buenoson® N-Salbe	Johanniskraut, Weizenkeim, Birke, Avokado, Enzian, Wacholder	Großzehengelenkentzündung, Ballenschmerz

C

Handelsname	Wichtige Inhaltsstoffe	Wichtige Indikationen
Cefarheumin® Salbe	Rosmarin, Lavendel, Kampfer	Muskel-, Gelenk- und Nervenschmerzen
Cesrasanol®	Hamamelis, Ringelblume, Arnika, Kamille, Schafgarbe	Gurgelmittel bei Entzündung der Mundschleimhaut
Chamo® Bürger Salbe	Kamille	Ekzeme, Neurodermitis, Säuglingspflege
Chamo® Bürger Puder	Kamille	antibakterielle Wundbehandlung, Säuglingspflege
Coldastop® Nasenöl	Vit. A, E	trockene Rhinitis, Ozaena
Combudoron® Gelee	Arnika, Brennnessel	Verbrennungen, Sonnenbrand, Insektenstiche
Concentrin® N Gel	Rosskastanie	venöse Stauung, Krampfadern, Prellungen
Concentrin® Spezial Lsg.	idem	idem
Cor-Select Salbe	Weißdorn, Melisse, Baldrian	nervöse Herzstörungen
Cor-Vel® Herzsalbe	Kampfer, Fichte, Rosmarin	idem
Cor-Vel® N Herzsalbe	Kampfer, Fichte Rosmarin	idem

Handelsname	Wichtige Inhaltsstoffe	Wichtige Indikationen
Criniton® Lösung	Rosmarin, Salicylsäure, Thymol	Kopfekzeme, Milchschorf, Alopecia circumscripta

D

Derma-loges® N Wund- und Heilsalbe	Perubalsam, Arnika, Hamamelis	Wunden, Sonnenbrand, Ulcus cruris, Ekzem, Rhagaden
Deskin® Lipolotio	Hamamelis	Ekzeme
Dolexaderm® S Salbe	Stiefmütterchen	Ekzeme mit Schuppenbildung, Neurodermitis
Dolexamed® Fluid	Eukalyptus, Pfefferminze	Gelenkverschleiß
Dolo-cyl® Öl - Muskel- und Gelenköl	Arnika, Eukalyptus, Johanniskraut, Wacholder, Rosmarin	Muskel- und Gelenkrheumatismus, Verspannungen

E

Echinacin®-Salbe	Sonnenhut	schlecht heilende Wunden
Emser Nasensalbe ohne	Emser Salz, Azulen, Muskatnussöl,	akute und chron. Rhinitis,
Menthol	Kampfer, Eukalyptus	Ozaena, Heuschnupfen
Erkältungsbalsam-ratiopharm®	Eukalyptus, Kampfer, Anis	Katarrh der oberen Atemwege, Husten, Bronchitis
Essaven® Gel	Aescin, Heparin	idem
Essaven® Sportgel	Arnika	Sportverletzungen
Euflux® N Salbe	Latschenkiefer, Kampfer	Herzbeschwerden, Katarrh der Luftwege, Rheuma
Eukamillat®	Kamille	entzündliche Haut- und Schleimhauterkrankungen
Eulatin® N Salbe	Hamamelis, Benzocain, Wismut	Hämorrhoiden, Afterjucken und -ekzme

G

Garmastan® N Salbe	Guajazulen	Mastitisprophylaxe
Gingivitol® Lösung	Kanadische Blutwurz, Tannin	Stomatitis, Gingivitis
Guttacor-Balsam® N	Weißdorn, Baldrian, Arnika	Herzneurosen

H

Hamadest® Salbe	Hamamelis	Varizen, Hämorrhoiden, Brandwunden, Furunkel
Hamasana® Salbe	Hamamelis	Hautverletzungen, Varizen

Handelsname	Wichtige Inhaltsstoffe	Wichtige Indikationen
Hametum® Salbe	Hamamelis	Sonnenbrand, Wundsein
Helago-oel®	Kamille, Salbei, Eukalyptus, Anis, Pfefferminze	Entzündung der Schleimhaut durch Zahnprothesen
Hewekzem novo Salbe	Kamille, Sonnenhut, Sarsaparilla,	Ekzeme, Pyodermie, Akne,
	Vit. A, E, Panthenol	Schuppenflechte
Hocura®-Spondylose Salbe	Hundsrose, Arnika, Sonnenhut, Kamille, Hamamelis, Beinwell	Zervikal- und Lumbalsyndrom, Myogelosen
Hustagil®-Erkältungsbalsam	Thymian, Kiefer, Eukalyptus, Nelke	Bronchitis, Husten, Pleuritis

I

Ilon® Abszess-Salbe	Lärche, Rosmarin, Eukalyptus, Thymian	Abszesse, Furunkel, Panaratien, Karbunkel
Inspiro® N Lösung zum Gurgeln	Menthol, Eukalyptus, Pfefferminze, Latschenkiefer	Entzündung des Mund- und Rachenraumes

J

JHP Rödler® Japanisches Heilpflanzenöl	Minzöl	Gelenkschmerzen, Kopfschmerzen

K

Kamillencreme-ratiopharm® N	Kamille	Geschwüre, Wundliegen, schlecht heilende Wunden
Kamillenextrakt Steierl®	Kamille	Haut- und Schleimhautentzündungen
Kamille-Spitzner®	Kamille	Haut- und Schleimhautentzündungen
Kamillosan®	Kamille	Haut- und Schleimhautentzündungen
Kamillosan® Creme	Kamille	nach Kortikoidtherapie entzündl. Hauterkrankung
Kamillosan® Mundspray N	Kamille, Pfefferminze, Anis	entzündliche Erkrankungen der Mundhöhle
Kamillosan® Salbe	Kamille	Reizzustände der Haut, trockene Haut, Ekzeme
Kamistad® Gel	Kamille, Thymol	schmerzhafte Affektion der Mundschleimhaut
Kneipp® Erkältungs-Balsam N	Eukalyptus, Rosmarin, Kiefer, Thymian	Katarrh der Luftwege, Husten, Heiserkeit

Handelsname	Wichtige Inhaltsstoffe	Wichtige Indikationen
Kneipp® Rheumasalbe Capsicum	Pfeffer	rheumatischer Muskelschmerz, Neuralgien
Kytta-Balsam®	Beinwell, Salicylat, Nicotinat	Myalgien, Myogelosen, Muskelrhaumatismus
Kytta-Plasma®	Beinwell, Lavendel	Distorsion, Kontusion, Bursitis, Mastitis
Kytta-Salbe®	Beinwell, Johanniskraut, Lavendel, Ringelblume	Tendovaginitis, Hämatom, Muskel-, Nervenschmerz

L

Liniplant® Inhalat	Eukalyptus, Cajeput	entzündliche Erkrankung der oberen Luftwege
Lomaherpan® Creme	Melisse	Herpes simplex
Lymphat-Suppositorien	Schierling, Herbstzeitlose, Maiapfel, Bilsenkraut, Fingerhut, Gelbwurz	Meteorismus
Lymphdiaral® L Salbe	Schierling, Herbstzeitlose, Ringelblume	Lymphknotenentzündung, gestörter Lymphabfluss
Lyobalsam® S Salbe	Kampfer, Menthol, Eukalyptus	Erkrankung der Atemwege

M

Makatussin® Balsam mit	Eukalyptus, Menthol, Thymian	Katarrh der Luftwege,
Menthol		Bronchtitis
Matmille® Salbe	Kamille	Haut- und Schleimhautentzündungen
Mentholon Original® N	Menthol, Kampfer, Eukalyptus	Katarrh der Luftwege, Otitis, Sinusitis, Tonsillitis
Monapax® N Hustenbalsam	Eukalyptus, Latschenkiefer, Kampfer	Husten, Bronchtits, Erkältunskrankheiten

N

Nasulind® Nasensalbe	Pfefferminze, Thymian	Katarrh der Luftwege, Schnupfen, Sinusitis
Neo-Ballistol®	Pfefferminze, Anis	Rhagaden, Wunden, Ekzeme, Varizen, Rheuma
Nervencreme Fides S	Pfefferminze, Eukalyptus	neuralgische Beschwerden, Muskelschmerzen
Nervfluid Fides S	Kampfer, Eukalyptus, Latschenkiefer	Nerven-, Muskel-, Gelenkschmerzen
Nifint® Nasensalbe	Menthol	Katarrh der Luftwege

Handelsname	Wichtige Inhaltsstoffe	Wichtige Indikationen
NiNo-Fluid	Pfefferminze, Menthol	Katarrh der Luftwege, Bronchitis, Migräne

P

Handelsname	Wichtige Inhaltsstoffe	Wichtige Indikationen
Palatol® Salbe N	Hamamelis, Sonnnenhut, Arnika, Pfefferminze, Eukalyptus	Katarrh der Luftwege, Arthritis, Rheuma
Palatol® Destillat	Pfefferminze, Eukalyptus	Erkältung, Rheuma
Pectapas® Salbe	Kampfer, Kiefer, Rosmarin, Weißdorn, Baldrian	Angina pectoris, Tachykardie
Pernionin® N-Salbe	Salbei, Methylsalicylat	Perniones, kältebedingte Zirkulationsstörungen
Phlebodril® Creme	Mäusedorn, Steinklee	ven. Durchblutungsstörung
Phönix Kalophön-Salbe	Aloe, Myrrhe, Arnika, Rosmarin, Ringelblume, Johanniskraut	Wund-, Haut- und Heilsalbe
Pin-Alcol® Einreibung	Menthol, Fichte, Zitrone	Rheuma, neuralgische und neuritische Beschwerden
Pinimenthol® S Salbe	Latschenkiefer, Eukalyptus	Bronchitis, Laryngitis
Pinimenthol® Liquidum N	Eukalyptus, Kiefer, Menthol	Bronchitis, Erkältung, Dekubitusprophylaxe
Pinimenthol® N Salbe	Eukalyptus, Kiefer, Menthol	Bronchitis, Erkältung
Piniol® Balsam N	Eukalyptus, Kiefer, Kampfer	Bronchitits, Katarrh der Luftwege, Pleuritis
Piniol® Nasensalbe N	idem	Rhinitis, Sinusitis
Polytar flüssig	Wacholderkohle	Psoriasis, Seborrhö,
Antiseptisches Teerpräparat		Schuppen
Prospan® Kinder-Zäpfchen	Efeu	Bronchitis, Heuchhusten
Pyralvex® Gel	Rhabarber, Salicylsäure	Gingivitis, Stomatitis, Zahnungsbeschwerden
Pyralvex® Lösung	idem	idem

R

Handelsname	Wichtige Inhaltsstoffe	Wichtige Indikationen
Reparil®-Gel N	Aescin, Salicylat	Prellung, Verstauchung, Hämatom, Lumbago
Repha-Os® Mundspray	Tormentill, Ratanhia, Myrrhe, Anis, Eukalyptus, Nelke	Stomatitis, Gingivitis, Pharyngitis, Tonsillitis
Rheumasalbe von ct	Eukalyptus, Benzylnicotinat	rheumatische Beschwerden
Rheuma-Salbe Lichtenstein	Kampfer, Benzylnicotinat	rheumatische Beschwerden

Handelsname	Wichtige Inhaltsstoffe	Wichtige Indikationen
Rubriment®-N Öl	Benzylnicotinat, Kampfer	rheumatische Gelenkerkrankungen, Bursitis
Ruscorectal® Hämorrhoidalsalbe	Ruscogenin	innere und äußere Hämorrhoiden, Analblutungen
Ruscorectal®-zäpfchen	idem	idem
Ruscorectal® Kombipack	idem	idem

S

Handelsname	Wichtige Inhaltsstoffe	Wichtige Indikationen
sagittaproct®-Salbe	Hamamelis	Hämorrhoiden
sagittaproct®-Kombipack.	idem	idem
Salviathymol® Tropfen	Pfefferminze, Zimt, Nelke, Fenchel,	Tonsillitis, Gingivitis
	Anis, Myrrhe, Ratanhia, Frauenmantel	
Salvysat® Bürger Tr.	Salbei	Herpes, Munddesinfizienz
Sanato-Rhev®	Kampfer, Giftsumach, Benzylnicotinat	Gelenkrheumatismus Lumbago, Ischias
Siozwo® N Nasensalbe	Pfefferminzöl, Naphozolin	Schnupfen, Erkältung
Soledum® Nasentropfen N	Cineol	Bronchitits, Sinusitis
Spolera®-flüssig	Acmella ciliata	Unfallverletzungen, Prellungen, Hämatom
Spolera®-Salbe	idem	idem
Spolera®-Pump-Spray	idem	idem
Spongiosal® Salbe	Wolfsfuß	lokale Kropftherapie
stas® Erkältungssalbe	Kampfer, Eukalyptus, Kiefer	Erkältungskrankheit
stas® Erkältungssalbe mild	Eukalyptus, Kiefer	idem
Syviman® N Salbe	Beinwell, Mistel	Arthrosis, chron. entzündl. Gelenk

T

Handelsname	Wichtige Inhaltsstoffe	Wichtige Indikationen
Terpestrol® Inhalat	Pfefferminze, Latschenkiefer	Erkältung, verstärkte Schleimbildung
Thermazet®	Hamamelis, Capsicain	zur Durchblutungsverbesserung
Thymipin® N Erkältungsbalsam	Thymian, Kampfer, Eukalyptus	Bronchitis, Keuchhusten, Katarrh
Thymipin® Zäpfchen	Thymian, Sonnentau	Husten, Bronchitis

Handelsname	Wichtige Inhaltsstoffe	Wichtige Indikationen
Transpulmin® Balsam E	Cineol, Menthol, Kampfer	Bronchialkatarrh
Transpulmin® Kinder-balsam N	Cineol, Kamille	idem
Trauma-cyl-Salbe	Kamille, Salbei, Arnika, Kampfer, Rosskastanie, Hamamelis	Hämatome, Hämor-rhoiden, Thrombose
Traumaplant® Salbe	Beinwell	Prellungen, Unfallverletzungen
Trauma-Salbe Rödler® 301 N	Cayennepfeffer, Kampfer, Menthol, Methylsalicylat	Verletzungen der Muskeln, Gelenke
Trauma-Salbe Rödler® 302 N	Cayennepfeffer, Terpentinöl, Methyl-salicylat	ältere Verletzungen, Zerrungen, Arthrose
Trauma-Salbe Rödler® 303 N	Cayennepfeffer, Kampfer, Menthol, Methylsalicylat	hartnäckige rheumatische Beschwerden
Trisana® Dermal C	Boswellia (Weihrauch)	Ekzeme, Psoriasis
Tumarol® N Balsam	Kampfer, Menthol, Zeder, Thymol	Erkältungskrankheit
Tussamag® Erkältungs-balsam N	Kampfer, Latschenkiefer, Thymian, Terpentinöl, Eukalyptus, Menthol	Husten, Bronchitis

U

Unguentum lymphaticum	Schierling, Herbstzeitlose, Fingerhut, Ringelblume	Ödeme, insbesondere Lymphödeme

V

Varicylum® S Salbe	Kampfer, Arnika, Hamamelis, Rosskastanie, Kamille, Salbei	Hämatom, Thrombose, Tendovaginitis
Venalot® Liniment	Steinklee, Heparin	Thrombophlebitis, venöse Stauung
Venen-Fluid	Rosskastanie	Varizen, venöse Stauung
Venoplant® Gel	Aescin, Heparin	Thrombophlebitis, Hämatome
Venostasin® N Salbe	Rosskastanie	variköses Syndrom, Distorsion, Hämatom
Venotrulan® Salbe	Rosskastanie, Hamamelis, Grießwurzel, Pfingstrose	variköses Syndrom, Thrombophlebitis
Virgamelis® Creme	Hamamelis	Wund- und Heilcreme

W

Wobenzym® N Salbe	Enzyme aus Pankreas, Papaya, Ananas	Entzündungen
Wund-Heilsalbe S	Ringelblume, Hamamelis, Sonnen-hut, Kamille	offene und geschlossene Verletzungen, Varizen

Handelsname	Wichtige Inhaltsstoffe	Wichtige Indikationen
Z		
Zeel® T Salbe	Arnika, Giftsumach, Beinwell humeroscapularis	Arthrosis, Periarthritis

4. Pflanzliche Balneotherapeutika

Die Liste enthält die Markennamen von pflanzlichen balneotherapeutischen Fertigpräparaten, ihre wichtigsten Inhaltspflanzen oder -stoffe und die wichtigsten Indikationen.

Handelsname	Wichtige Inhaltsstoffe	Wichtige Indikationen
B		
Bagnisan® med. Heilbad	Sonnenhut, Hamamelis	Wundheilung, Roborans
Balneum Hermal®	Soja	Juckreiz bei trockener Haut, Milchschorf
Balneum Hermal® F	Erdnuss	trockene, schuppende Haut, Neurodermitis
Bronchicum® Med.-Bad mit Thymian	Thyminan	Erkrankungen der Atemwege, Bronchitis
C		
Contrheuma® Bad L	Huninsäure, Salicylsäure	Rheumatismus, Lumbago, Ischias, Adnexitis
H		
Heilit® Rheuma-Ölbad	Kampfer, Menthol, Methysalicylat	rheumatischer Formenkreis, Muskelermüdung
Humopin®	Salicylsäure, Huminsäure, Rosmarin	rheum., neuralgische und neuritische Beschwerden
I		
Intradermi® Fluid N	Rosskastanie, Benzylnicotinat, Rutosid	Myalgien, Neuralgien, venöse Stauungen
K		
Kamillen-Bad N »Ritsert«	Kamille	Haut- und Schleimhautentzündungen

Handelsname	Wichtige Inhaltsstoffe	Wichtige Indikationen
Kamillen-Bad-Robugen®	Kamille	akute, nässende Dermatitis, Windeldermatitis
Kneipp® Erkältungs-Bad	Thymian	Erkältungskrankheiten
Kneipp® Rheuma Bad	Wacholder, Wintergrün	Rheuma, Bandscheiben-beschwerden
Kytta-Rheumabad	Tanne, Fichte, Terpentinöl	nichtakute Erkrankungen des rheum. Formenkreises

L

Handelsname	Wichtige Inhaltsstoffe	Wichtige Indikationen
Leukona®-Eukalpin-Bad	Eukalyptus, Fichte	akute und chron. Erkrankungen der Luftwege
Leukona®-Rheuma-Bad N	Terpentenöl, Fichte, Methylsalicylat	subakute rheumatische Erkrankungen
Leukona®-Sedativ-Bad	Baldrian, Hopfen, Chloralhydrat	Schlafstörungen, nervöse Übererregbarkeit
Leukona®-Sedativ-Bad sine Chloralhydrat	Baldrian, Hopfen	Schlafstörungen, allgemeine Unruhe
Leukona®-Sulfomoor-Bad	Moorpulver, Huminsäure, Kalkschwefelleber	chron. Polyarthritis, chron. Adnexitis

M

Handelsname	Wichtige Inhaltsstoffe	Wichtige Indikationen
Matmille® Bad	Kamille	Haut- und Schleimhaut-entzündungen
Menthoneurin® Vollbad N	Salicylat, Benzyl-, Methylnicotinat	rheumat. Erkrankungen
Moorbad-Saar	Salicylsäure, Huminsäure, Natrium-hydrogencarbonat	rheumatische Erkrankung, Ischias, Neuralgie

O

Handelsname	Wichtige Inhaltsstoffe	Wichtige Indikationen
Ölbad Cordes®	Soja	Dermatosen mit trockener, juckender Haut
Ölbad Cordes® F	Erdnuss	Trockenheit, Juckreiz und Brennen der Haut
Oleobal®	Soja, Paraffin	Psoriasis, endogenes Ekzem, Ichthyosis

P

Handelsname	Wichtige Inhaltsstoffe	Wichtige Indikationen
Pernionin® Teil-Bad N	Salicylat, Benzyl-, Methylnicotinat	Rheumatismus

Handelsname	Wichtige Inhaltsstoffe	Wichtige Indikationen
Pernionin® Voll-Bad N	Fichte, Benzylnicotinat, Methylsalicylat	neuralgische und rheumatische Beschwerden
Pinimenthol®-Bad	Kampfer, Eukalyptus, Latschenkiefer, Menthol	Erkältung, rheumatische Erkrankungen
S		
Sagitta Kamillbad	Kamille entzündungen	Haut- und Schleimhaut-
Salhumin® Rheuma-Bad	Huminsäure, Salicylsäure	Rheumatismus, Arthrose, Ischias, Adnexitis
Salhumin® Rheuma-Bad mit Schaum	idem	idem
Salhumin® Sitzbad N	idem	Adnexitis, Parametritis, Endometritis
Salhumin® Teilbad N	Salicylsäure, Huminsäure, Aesulin	postthrombotische Zustände
Spitzner Weizenkleieextrakt	Weizenkleie	Ekzeme, Pruritus
Sulfo-Ölbad Cordes®	Soja, Schieferöl	Dermatosen mit trockener Haut

5. Teerezepturen

Die Liste enthält Fertigtees (Teemischungen, Beutel, Pulver) mit
- Markennamen
- pflanzlichen Inhaltsstoffen und
- den wichtigsten Indikationen.

Instanttees sind mit # gekennzeichnet.

Handelsname	Wichtige Inhaltsstoffe	Wichtige Indikationen
A		
Abführtee-Stada® N	Fenchel, Stiefmütterchen, Senna, Faulbaum, Hauhechel	Obstipation, Hämorrhoiden
Antiviscosin® Tee N	Senna, Faulbaum, Anis	Obstipation
B		
Bekunis Kräutertee	Senna	Obstipation
Bekunis® Senna-Instanttee	idem	idem

Handelsname	Wichtige Inhaltsstoffe	Wichtige Indikationen
Blasen-Nieren-Tee Stada® N	Birke, Quecke, Riesengoldrute, Hauhechel, Süßholz	zur Erhöhung der Harnmenge bei Harngrieß
Blasen-Nieren-Tee Uroflux® vegatabile Tee	Birke, Wacholder, Bohne, Schachtelhalm, Bärentraube	Entzündungen des Urogenitaltraktes
Blasen-Nieren-Tee Uroflux® Teeaufgusspulver #	Weide, Birke, Bärentraube, Sonnenhut, Süßholz	idem
Blasen-Nieren-Tee Uroflux® Tubentee #	idem	idem
Bronchialtee 400 #	Fenchel, Thymian, Linde, Salbei, Isländisch Moos, Eibisch	Bronchitis, Erkältung
Bronchostad® #	Eibisch, Huflattich, Lungenkraut, Spitzwegerich, Süßholz	Tracheitis, Bronchitis
Brust- und Hustentee-Stada® N	Fenschel, Spitzwegerich, Süßholz, Thymian	Bronchitis, Katarrh der Luftwege
Buccotean®	Kakao, Birke, Pfefferminze, Bohne, Schachtelhalm, Süßholz	Zystitits, Peylitis, Urethritis
Buccotean® TF #	Kakao, Birke, Schachtelhalm, Süßholz, Bruchkraut	Zystitis, Pyelitis, Urethritis

D

Handelsname	Wichtige Inhaltsstoffe	Wichtige Indikationen
Dr. Klinger's Abführ- und Verdauungstee #	Senna, Faulbaum, Schlehe	Obstipation
Dr. Klinger's Bergischer Blasen- und Nierentee #	Schachtelhalm, Birke, Hauhechel, Fenchel, Ringelblume	Entzündungen der Harnwege
Dr. Klinger's Bergischer Blutreinigungs- und Stoffwechselteee #	Löwenzahn, Schafgarbe, Wacholder, Fenchel, Birke	zur Blutreinigung und Entschlackung
Dr. Klinger's Bergischer Kräutertee Nerven- und Beruhigungstee #	Pfefferminze, Melisse, Süßholz, Fenchel, Anis, Hopfen	innere Unruhe, Einschlafstörungen, Nervosität
Dr. Klinger's Herz- und Kreislauftee #	Weißdorn, Herzgespann, Melisse, Angelika, Schafgarbe	zur Pflege von Herz, Kreislauf und Nerven
Dr. Klinger's Husten- und Bronchialtee #	Malve, Huflattich, Thymian, Süßholz, Linde, Eibisch	Erkrankungen der Atemwege mit Husten
Dr. Klinger's Leber- und Gallentee #	Löwenzahn, Kurkuma, Kamille, Ringelblume, Wermut	Leber- und Gallenerkrankungen
Dr. Klinger's Magentee #	Arnika, Enzian, Angelika, Fenchel, Süßholz, Kamille, Kondurango	Magen-Darm-Beschwerden, Völlegefühl

Handelsname	Wichtige Inhaltsstoffe	Wichtige Indikationen
F		
Fagorutin Buchweizen-Tee	Buchweizenkraut	Tonisierung von Venen- und Arterien
Fugacid® Blasentee	Bärentraube, Birke, Bohne, Süßholz, Schachtelhalm, Sandel	Blasen- und Nierenkatarrhe
Fugacid® Bronchialtee	Anis, Linde, Thymian, Eibisch, Malve, Hagebutte, Quendel	Bronchitis, Katarrh der Luftwege, Husten
Fugacid® Digestivumtee	Angelika, Schafgarbe, Tausendgüldenkraut, Fenchel, Anis	Völlegefühl, zur Appetitanregung
Fugacid® Galletee	Gelbwurz, Löwenzahn, Pfefferminze, Schafgarbe, Kamille	nicht entzündliche Gallenblasenbeschwerden
Fugacid® Grippetee	Holunder, Linde, Weide, Brombeere, Fenchel, Hagebutte	fieberhafte Erkältungskrankheiten
Fugacid® Harnsäuretee	Faulbaum, Schafgarbe, Birke	Hyperurikämie
Fugacid® Neurogast-Tee	Kamille, Pfefferminze, Süßholz	Völlegefühl, Blähungen
Fugacid® Sedativumtee	Baldrian, Hopfen, Süßholz, Hagebutte, Passionsblume	nervöse Erregung, Einschlafstörungen
G		
Gallen-Leber-Tee Cholaflux® vegetabile	Pfefferminze, Senna, Kümmel, Schöllkraut, Schafgarbe	chron. Entzündung der Gallenblase und -wege
Gallen-Leber-Tee Stada® N	Gelbwurz, Löwenzahn, Pfefferminze, Schafgarbe	Störungen des Gallenflusses, Völlegefühl
Gerner Antibronchiticum N	Primel, Salbei, Eibisch	Infektion der Atemwege
Gerner Cholagogum N	Löwenzahn, Kamille, Schafgarbe, Schöllkraut, Pfefferminze	Anregung von Galleproduktion und -fluss
Gerner Lymphaticum neu	Sonnenhut, Löwenzahn, Mariendistel, Edelraute, Wasserhanf	Erschöpfung, Müdigkeit, Wetterfühligkeit
Gerner Nervinum N	Melisse, Kamille, Hopfen, Baldrian, Pfefferminze, Salbei, Lavendel	nervöse Erregung, Herzklopfen, Schlaflosigkeit
Gerner Rheumaticum N	Borretsch, Wacholder, Weide, Holunder, Lein, Enzian	chron. rheumatische Erkrankungen
Grippe-Tee Stada® N	Holunder, Linde, Weide	fieberhafte Erkältung
H		
Harntee 400 #	Birke, Ringelblume, Schachtelhalm, Fenchel, Wacholder, Süßholz	zur Durchspülung bei Harnwegsinfekten
Haut- und Blutreinigungs-Tee	Faulbaum, Walnuss, Thymian, Süßholz	Ekzeme, Milchschorf, Dermatosen, Abszesse

Handelsname	Wichtige Inhaltsstoffe	Wichtige Indikationen
Hernia-Tee	Bärentraube, Schachtelhalm, Stiefmütterchen, Bruchkraut	Blasenkatharrh, -krampf, Harnverhaltung
Heumann Abführtee Solubilax® #	Faulbaum	zur Darmentleerung, Obstipation
Heumann Beruhigungstee Tenerval® N #	Baldrian, Melisse	nervöse Unruhe, Pavor nocturnus, Schlafstörung
Heumann Blasen- und Nierentee Solubitrat® N #	Birke, Orthosiphon, Goldrute, Fenchel	zur Durchspülung, Harnwegsinfekt, Nierengrieß
Heumann Bronchialtee Solubifix® N #	Eibisch, Süßholz, Primel, Anis, Thymian	Katarrh der Atemwege, Bronchitis, Husten
Heumann Leber- und Gallentee Solu-Hepat® NT #	Boldo, Schöllkraut, Mariendistel, Pfefferminze	Gallenwegserkrankung, zum Leberschutz
Heumann Magentee Solu-Vetan® NG #	Süßholz, Pfefferminze	Gastritis, Ulcus ventriculi et duodeni, Meteorismus
Hevert Blasen-Nieren-Tee	Linde, Orthosiphon, Birke, Bärentraube, Bohne	zur Durchspülung bei Harnwegsinfekt, Nierenstein
Hevert Cholosom-Tee	Kümmel, Gelbwurz, Löwenzahn, Mariendistel, Pfefferminze	Störungen der Gallenblase und des -abflusses
Hevert® Entwässerungs-	Rosmarin, Wacholder, Liebstöckel,	Ödeme bei Herzinsuffi-
Tee	Löwenzahn, Spargel	zienz, Harnsteine
Hevert Erkältungs-Tee	Holunder, Thymian, Weide, Malve	fieberhafte Erkältung
Hevert Heweberberol-Tee	Birke, Goldrute, Hauhechel	zur Erhöhung der Harnmenge bei Blasenkatarrh
Hevert Husten-Bronchial-Tee	Anis, Linde, Thymian, Malve	Bronchitis, Husten
Hevert Majocarmin-Tee	Anis, Fenchel, Kümmel, Kamille, Pfefferminze	Völlegefühl, Blähungen, Herz-Magen-Beschwerden

K

Kneipp® Gastropressan #	Kamille, Süßholz, Hamamelis, Wermut, Guajazulen	Entzündungszustände von Magen und Darm

L

Late Orphon Indischer Nieren- und Blasentee	Orthosiphon	zur Durchspülung bei Harnwegsinfekt, -grieß
Leber-Galle-Tee	Mariendistel, Tausendgüldenkraut, Schafgarbe, Zichorie	Hepatopathien, Flatulenz, Cholezystopathien

Handelsname	Wichtige Inhaltsstoffe	Wichtige Indikationen
M		
Magen-Darm-Tee	Kalmus, Benediktenkraut, Tausendgüldenkraut, Kamille, Süßholz	chron. Gastropathie, Gastritis, Appetitlosigkeit
Magen-Tee Stada®	Kamille, Pfefferminze, Schafgarbe	Magen-Darm-Beschwerden
N		
NB-tee Siegfried® #	Bärentraube, Birke, Wacholder, Goldrute, Schachtelhalm	zur Durchspülung bei Erkrankungen der Harnwege
Nephronorm®-Tee	Erika, Birke, Boldo, Orthosiphon, Bärentraube, Wacholder	Entzündungen der ableitenden Harnwege
Nephrubin®-Tee	Weide, Roßkastanie, Holunder, Linde, Birke, Petersilie	harnsaure Diathese, Nieren- und Blasenerkrankungen
Nerventee-Tee Stada®	Baldrian, Melisse, Passionsblume, Pfefferminze	nervöse Erregung, Einschlafstörungen
Nieren-Blasen-Tee	Birke, Orthosiphon, Goldrute, Ruprechtskraut	Nephritis, Zystitis, chron. Nierenleiden
Nieren-Tee	Bohne, Ringelblume, Malve, Hauhechel, Orthosiphon	Reizzustände in Niere und Blase
Nierentee 2000 #	Birke, Orthosiphon, Wacholder, Fenchel	zur Durchspülung bei Harnwegsinfekten
Nieron® Blasen- und Nierentee VI	Birke, Hauhechel, Orthosiphon, Goldrute, Pfefferminze, Süßholz	zur Erhöhung der Harnmenge bei Katarrh
Nieron®-Tee N #	Birke, Schachtelhalm, Löwenzahn, Hauchechel	zur Durchspülung bei Harnwegsinfekten
Nieroxin®-Harntee #	Mate, Goldrute, Kakao, Wacholder	zur Durchspülung bei Harnwegsinfekten
O		
Orbis® Blasen- und Nierentee #	Orthosiphon, Mate, Goldrute, Melisse, Süßholz	Harntreibung
Orbis® Husten- und Bronchialtee #	Huflattich, Süßholz, Fenchel, Anis, Hagebutte, Pfefferminze	Husten
Orbis® Nerven- und Beruhigungstee #	Hopfen, Melisse, Pfefferminze, Angelika, Weißdorn, Erika	zur Beruhigung
P		
Presselin®	Ringelblume, Senna, Fenchel, Wacholder, Hagebutte	Obstipation

Handelsname	Wichtige Inhaltsstoffe	Wichtige Indikationen
R		
Ramend®-Abführtee Instant #	Senna, Mate, Kümmel, Anis, Koriander	Obstipation
Ramend®-Kräuter-Abführtee	idem	idem
Renob® Blasen- und Nierentee (Beutel)	Birke, Quecke, Goldrute, Hauhechel, Süßholz	Erhöhung der Harnmenge bei Infekten, Harngrieß
Rheuma-Gicht-Tee	Birke, Walnuss, Wacholder, Hauhechel, Weide	harnsaure Diathese, Gicht, Rheuma, Harngrieß
Rheuma-Tee Stada®	Ringelblume, Pfingstrose, Faulbaum, Holunder, Weide	Erkrankungen des rheumatischen Formenkreises
Rheumex®-Tee	Bohne, Weide, Birke, Pfefferminze, Kümmel, Anis	Gelenkrheumatismus, Gicht
Rhoival® Tee #	Odermennig, Goldrute, Johanniskraut, Arnika, Baldrian	Harnwegsinfekte, Steinleiden
Röwo-714 AdipoRö-Plex	Birke, Walnuss, Rosmarin, Senna,	Stoffwechselanregung,
Arzneitee	Bohne, Faulbaum, Wacholder	Obstipation
Roha®-Fenchel-Tee tassenfertig #	Fenchel	gastrointestinale Spasmen, Appetitlosigkeit
S		
Scillase®	Meerzwiebel, Adonis, Petersilie, Wacholder, Faulbaum	Ödeme, Aszites, zur Diures, als Laxans
Solu-Vetan® NG cum	Süßholz, Pfefferminze, Tollkirsche	starke Spasmen, Gastritis,
Belladonna #		Ulcus ventr. et duodeni
Solvefort® N #	Bärentraube, Birke, Bohne, Goldrute, Orthosiphon, Schachtelhalm	Zystitis, Pyelitis, Nephrolithiasis
Species-Sklero-Diabeticum	Arnika, Weißdorn, Wacholder, Rosmarin, Brennessel	Diabetes mellitus, Arteriosklerose
Superlaxol® Tee	Senna	Obstipation
U		
Uro Fink® (Beutel)	Birke, Goldrute, Orthosiphon, Bärentraube	zur Durchspülung bei Harnwegsinfekten
V		
Vier-Winde-Tee	Kümmel, Fenchel, Anis, Kamille, Römische Kamille	Sodbrennen, Völlegefühl, Blähungen

Handelsname	Wichtige Inhaltsstoffe	Wichtige Indikationen
W		
Warondo®-Abführtee	Süßholz, Malve, Holunder, Senna, Huflattich, Pfefferminze	Adipositas, venöse Beinleiden, Hämorrhoiden

6. Abkürzungen von Fachbegriffen

6.1 Rezepturabkürzungen

aa	ana partes	zu gleichen Teilen
a.c.	ante coenam	vor der Mahlzeit
ad caps. gelat.	ad capsulam gelatinosam	in Gelatinekapsel
ad chart.	ad chartam	in Papierkapsel, -beutel
ad lib.	ad libitum	nach Belieben
ad man. med.	ad manus medici	zu Händen des Arztes
aqu.	aqua	Wasser
ad rat.	ad rationem	auf Rechnung
ad sac. pap.	ad sacculum papyraeum	in Papierbeutel
ad scat.	ad scatulam	in Schachtel
ad us. ext.	ad usum externum	zum äußerlichen Gebrauch
ad us. int.	ad usum internum	zum innerlichen Gebrauch
ad vitr.	ad vitrum	in Glas
ad vitr. all.	ad vitrum allatum	in zurückgebrachtes Glas
ad vitr. gutt.	ad vitrum guttatum	in Tropfglas
ad vitr. nigr.	ad vitrum nigrum	in dunkles Glas
add.	adde	füge hinzu
aequ.	aequalis, -e	gleich
aqu. fontana	aqua fontana	Trinkwasser
aut simil.	aut similia	oder ähnliches
Bacc.	baccae	Beeren
bol.	bolus	Bissen
Bulb.	bulbus	Zwiebel
C.	centum	hundert oder homöopathische Centesimalpotenz
c.	cum	mit
cc, conc.	concisus, -a, -um	geschnitten
col.	cola	koliere
consp.	consperge	bestreue
cont.	contusus, -a, -um	gequetscht
coq.	coque	koche
Cort.	cortex	Rinde
cp., comp.	compositus,-a, -um	zusammengesetzt
crd., crud.	crudus, -a, -um	roh
D.	decimus	zehn oder homöopathische
Dezimalpotenz		
D., dos.	dosis	Gabe
D., d.	da	gib
Dec., Dct.	decoctum	Abkochung
dep.	depuratus, -a, -um	gereinigt
d.s.	detur signetur	gib und bezeichne
d.t.d.	dentur tales doses	solche Mengen sollen gegeben werden
dil.	dilutus, -a, -um	verdünnt
Dil.	dilutio	homöop. Verdünnung
div. i. part. aequ.	divide in partes auquales	teile in gleiche Teile
expulp.	expulpatus, -a, -um	von der Innenschicht befreit
extract.	extractum	Extrakt
factit.	factitius, -a, -um	künstlich
filtr.	filtra	filtriere

f.	fiat	mache, fertige an
f.l.a	fiat lege arte	fertige nach der Regel der Kunst
Flores	flores	Blüten
Fol.	folia	Blätter
Gem.	gemmae	Knospen
Gland.	glandulae	Drüsen
glob. vagin.	globuli vaginales	Vaginalkugeln
gr.	grossus, -a, -um	grob
gr. m. pulv., gr. pulv.	grosso modo pulveratus	grob gepulvert
gtt.	gutta, guttae	Tropfen
Herb.	herba	Kraut
Hor. un. spat.	horae unius spatio	stündlich
inc.	incisus, -a, -um	geschnitten
inf.	infunde	mache einen Aufguss
it.	iteratur	Erneuerung einer Arzneiverordnung
l.a.	lege artis	nach den Regeln der Kunst
Lich.	lichen	Flechte
Lign.	lignum	Holz
m.	misce	mische
m. fiat. spec.	misce fiat species	mische und fertige einen Tee an
m. fiat. ungt.	misce fiat unguentum	mische und fertige eine Salbe an
m. pil. q. s.	massa pilularum quantum satis	Pillenmasse soviel wie nötig
Mac., mac.	Maceratio, macera	Mazeration, mazeriere
M.D.S.	misce, da, signa	mische, gib, bezeichne
min. conc.	minutim consisus	fein geschnitten
mund.	mundatus, -a, -um	geschält
ne reit.	ne reiteretur	soll nicht nochmals
ne repet.	ne repetatur	angefertigt werden
obd.	obduce	überziehe
ol.	oleum	Öl
p. c.	post cibum	nach dem Essen
Pericarp.	pericarpium	Fruchtschale
pro baln.	pro balneo	für das Bad
pro med.	pro medico	zu Händen des Arztes
pulv.	pulvus, pulveratus, -a, -um	Pulver, gepulvert
pulv. subt.	pulveratus subtile	fein gepulvert
pulv. subtiliss.	pulveratus subtilissime	feinst gepulvert
q.s.	quantum satis	soviel wie nötig
Rad.	Radix	Wurzel
rec.	recens	frisch
rec. parat.	recens paratus, -a, -um	frisch bereitet
reit.	reiteretur	es werde
rep.	repetatur	wiederholt
Rhiz.	rhizoma	Wurzelstock
rot.	rotula	Kügelchen
rubr.	ruber, -a, -um	rot
S.	signa	bezeichne
Sem.	semina	Samen
sicc.	siccatus, -a, -um	getrocknet

sine conf.	sine confectione	ohne Originalpackung
sine cop.	sine copia	ohne Rezeptabschrift
sirup.	sirupus	Sirup
s.q.	sufficiens quantitas	genügende Menge
s.s.ven.	sub signo veneni	mit dem Giftzeichen
s.v.	sine vitro	ohne Glas
sol.	solutio, solutus	Lösung, gelöst
solv.	solve	löse
spec.	species	Tee
spirit.	spiritus	Spiritus
spiss.	spissus, -a, -um	eingedickt
steril.	sterilisa	sterilisiere
Stip.	stipites	Stengel
subt.	subtilis	fein
subtiliss. pulv.	subtlissime pulveratur	feinst gepulvert
Sum.	summitates	Zweigspitzen
supp.	suppositorium	Stuhlzäpfchen
Tabl.	tabulettae	Tabletten
tal. dos.	tales doses	solche Mengen
Tct., Tr.	tinctura	Tinktur
tot.	totus, -a, -um	ganz
trit.	trituratio	Verreibung
Tub.	tubera	Knollen
Tur.	turiones	Sprossen
u.a.f.	ut aliquid fiat	damit etwas geschehe
ungt.	unguentum	Salbe
venal.	venalis, -e	gewöhnlich, käuflich
v. patent.	vitrum patentatum	Tropfglas
v. pip.	vitrum pipettatum	Pipettenglas

6.2 Abkürzungen aus der Kneipp-Therapie

Die nachstehenden Abkürzungen werden u.a. zum Rezeptieren physikalischer Anwendungen verwendet.

Waschungen

Gw	Ganzwaschung
Lbw	Leibwaschung
Okw	Oberkörperwaschung
Ukw	Unterkörperwaschung

Bäder

3/4b	Dreiviertelbad
aAb	ansteigendes Armbad
Ab	Armbad
aFb	ansteigendes Fußbad
aH	ansteigendes Halbbad
aSzb	ansteigendes Sitzbad
Fb	Fußbad
Hb	Halbbad
Szb	Sitzbad
Vb	Vollbad

Güsse

Ag	Armguss
Bg	Brustguss
Bl	Blitzguss
BlMaBd	Blitzgussmassagebad
Kg	Kopfguss
Kn	Knieguss
Ng	Nackenguss
O	Oberguss
R	Rückenguss
Rhbl	Rückenheißblitz
S	Schenkelguss
U	Unterguss
V	Vollguss
WAg	Wechselarmguss
WBg	Wechselbrustguss
WBl	Wechselblitzguss

WKg	Wechselkopfguss
WKn	Wechselknieguss
WNg	Wechselnackenguss
WO	Wechseloberguss
WR	Wechselrückenguss
WS	Wechselschenkelguss
WU	Wechselunterguss
WV	Wechselvollguss

Dämpfe

Fd	Fußdampf
Kd	Kopfdampf
Od	Ohrendampf
Rd	Rückendampf
Ud	Unterleibsdampf
Vd	Volldampf

Wickel und Auflagen

Aw	Armwickel
Beinw	Beinwickel
Bw	Brustwickel
Fw	Fußwickel
DKr	Dampfkompresse
Gp	Ganzpackung
Gwi	Ganzwickel
Handw	Handwickel
Hs	Heusack
HKr	Herzkompresse
Hw	Halswickel
Kw	Kurzwickel
LAfl	Leibauflage
Lw	Lendenwickel
Sh	Schal
Uw	Unterwickel
Ww	Wadenwickel

Verschiedenes

TrbG	Ganztrockenbürstung
TrbO	Trockenbürstung des Oberkörpers
TrbU	Trockenbürstung des Unterkörpers
We	Wechselbad oder -guss
Wtr	Wassertreten

Zusätze

Essigw	Essigwasser
Fi	Fichtennadel
Ha	Haferstroh
Hbl	Heublumen
Kam	Kamillen
Mel	Melisse
Ros	Rosmarin
Tpf	Topfen (Quark)
Zkr	Zinnkraut

7. Weiterbildungshinweise

Voraussetzungen zur Erlangung naturheilkundlicher Zusatzbezeichnungen

Im Rahmen der naturheilkundlichen Ausbildung können drei Zusatzbezeichnungen erworben werden:

- Naturheilverfahren
- Physikalische Therapie
- Homöopathie

Hinzu kommt die Qualifikation in Akupunktur.
Informationen über die dafür erforderlichen Voraussetzungen können bezogen werden von: Gesellschaft der Ärzte für Erfahrungsheilkunde e.V., Zentralverband der Ärzte für Naturheilverfahren e.V., Arbeitsgemeinschaft physikalische Therapie und Rehabilitation, Deutscher Zentralverein homöopathischer Ärzte e.V.

Fortbildungskurse für Dermatologen zu Naturheilverfahren werden von der Arbeitsgruppe Naturheilverfahren der Universitäts-Hautklinik Freibung sowie der Abteilung Dermatologie, Klinik St. Urban Freiburg (Leitender Arzt: PD Dr. Augustin) angeboten.

Information: m.augustin@derma.de

Neben Basis- und Aufbaukursen können auf Anfrage auch Hospitationen durchgeführt werden.

Literatur

Verzeichnis naturheilkundlicher Zeitschriften

1 Akupunktur, Deutsche Zeitschrift für, Karl F. Haug Verlag, Erscheinungsweise: Zweimonatlich, Bem.: Fachzeitschrift für Akupunktur.
2 Allgemeine Homöopathische Zeitung Karl F. Haug Verlag, Erscheinungsweise: Monatlich, Bem.: Fachzeitschrift für Homöopathie.
3 Ärztezeitschrift für Naturheilverfahren, Medizinisch Literarische Verlagsgesellschaft Erscheinungsweise: Monatlich, Bem.: Fachzeitschrift, Naturheilverfahren.
4 Besseres Leben, Magazin für natürliche Lebensführung, K.-P. und G. Schröder, Erscheinungsweise: Zweimonatlich.
5 Biologische Medizin, Aurelia, Erscheinungsweise: Zweimonatlich, Bem.: Fachzeitschrift, biologische Forschung und Therapie.
6 Dermatology and Psychosomatics / Dermatologie und Psychosomatik, Hrsg.: M. Augustin, U. Gieler, E. Panconesi, F. Poot, I. Zschocke. Karger-Verlag Freiburg, Basel, Erscheinungsweise: vierteljährlich.
7 Forschende Komplementärmedizin, Karger Verlag, Erscheinungsweise: Zweimonatlich, Bem.: Wissenschaftliche Zeitschrift
8 Gesundheitspolitische Umschau, Albert Amann Verlag, Erscheinungsweise: Monatlich, Bem.: Zeitschrift für Gesundheitspolitik, bes. der besonderen Therapieverfahren.
9 Klassische Homöopathie und Arzneipotenzierung, Zeitschrift für..., Karl F. Haug Verlag Erscheinungsweise: Zweimonatlich, Bem.: Fachzeitschrift für Homöopathie.
10 natura med, Kirchheim + Co. Verlag, Erscheinungsweise: Elfmal jährlich, Bem.: Fachzeitschrift, Naturheilverfahren.
11 Naturheilpraxis mit Naturmedizin Pflaum Verlag Erscheinungsweise: Monatlich, Bem.: Fachzeitschrift, Naturheilverfahren.
12 Phytotherapie, Zeitschrift für, Hippokrates Verlag, Erscheinungsweise: Zweimonatlich, Bem.: Fachzeitschrift für Phytotherapie.

Allgemeine Bücher zur Naturheilkunde

Bücher zu speziellen Themen siehe Fachbeiträge in den Vorkapiteln

Abrechnung von Naturheilverfahren und komplementären Therapien in EBM und GOÄ K. Weber, Hippokrates Verlag Stuttgart 1999

Dokumentation der besonderen Therapieeinrichtungen und natürlichen Heilweisen in Europa, Bd. I-V, ZDN, Zentrum zur Dokumentation von Naturheilverfahren e.V.; FFB, Forschungsinstitut Freie Berufe (Hrsg.), VGM-Verlag, Essen 1993

Einführung in die Arbeits- und Themengebiete der Erfahrungsheilkunde, U. Derbolowsky Karl F. Haug Verlag, Heidelberg 1981

Erfahrungsheilkunde und Naturheilverfahren W.M. Gedeon, Karl F. Haug Heidelberg 1991

Intuitive Medizin, V. Fintelmann, Hippokrates Verlag, Stuttgart 2000

Lehrbuch der biologischen Medizin, H. Heine Hippokrates Verlag Stuttgart 1997

Lehrbuch der Naturheilverfahren, Bd. I u. Bd. II K.-C. Schimmel (Hrsg.), Hippokrates Verlag Suttgart 1990

Naturheilverfahren. Grundlagen einer autoregulativen Medizin, D. Melchart, H. Wagner. Schattauer, Stuttgart 1993

Naturheilverfahren in der ärztlichen Praxis H.-D. Hentschel (Hrsg.), Deutscher Ärzte-Verlag Köln 1996

Naturheilverfahren und Homöopathie, G. Seng (Hrsg.), J. Abele, H. Anemueller, H. Baltin, H. Gäbler, TRIAS-Thieme, Hippokrates, Enke, Stuttgart 1989

Phytotherapie bei Hauterkrankungen, M. Augustin, Y. Hoch (Urban & Fischer, München 2001)

Praxisleitfaden Naturheilkunde, M. Augustin, V. Schmiedel (Urban & Fischer, München 1998)

Psychosomatische Medizin, T. v. Uexküll, Urban & Schwarzenberg, München-Wien-Baltimore 1996

Wichtige Adressen

AFA Arbeits- und Forschungsgemeinschaft für Atempflege
Waldstr. 5,
10551 Berlin.
Tel.: 030/3953860,
Fax: 030/3953823

Ärztegesellschaft für Sauerstoff-Mehrschritt-Therapie e.V.
Harburger Ring 10,
21073 Hamburg.
Tel.: 040/77 10 00
Ärztegesellschaft für Erfahrungsheilkunde
Internationale Ärztegesellschaft für Funktionelle Medizin

Ärztegesellschaft Heilfasten und Ernährung e.V.
Wilhelm-Beck-Str. 27,
88662 Überlingen.
Tel.: 07551/807825,
Fax: 07551/807827

Ärztliche Gesellschaft für Ozon – Anwendung in Prävention und Therapie e.V.
Nordring 8,
76473 Iffezheim.
Tel.: 07229/304617,
Fax: 07229/304630

Internationale Medizinische Akademie für Thermographie
Schöne Aussicht 8a,
61348 Bad Homburg
Tel.: 06172/690035

Arbeitskreis Psychosomatische Dermatologie (APD), Sektion der Deutschen Dermatologischen Gesellschaft,
Vorsitzende: Dr. Christa-Maria Hörnig,
Schloßstr. 100,
70176 Stuttgart,
Tel.: 0711/6151531

Centrum für Klassische Homöopathie (CHK)
Klingenweg 12,
63920 Großheubach.
Tel.: 09371/2059,
Fax: 09371/67030

Deutsche Akupunkturgesellschaft Düsseldorf.

Deutsche Ärztegesellschaft für Akupunktur e.V.
Wurmtalstr. 54,
81375 München 19.
Tel.: 089/710050,
Fax: 089/7100525

Deutsche Gesellschaft für Ayurveda e.V.
Wildbadstr. 201,
56841 Traben-Trabach
Tel.: 06541/5817,
Fax: 06541/811982

Deutsche Gesellschaft für Onkologie e.V.,
Universitätsklinik Köln, Prof. Dr. Beuth/
Inst. f. Med. Mikrobiologie
Goldenfelsstr. 19-21,
50935 Köln.
Tel.: 0221/4783066,
Fax: 0221/438156
R. van Leendert (Generalsekretär)
Grupellostr. 20A,
40210 Düsseldorf,
Tel.: 0211/360 345,
Fax: 0211/360 325

Deutsches Forschungsinstitut für Chinesische Medizin
Silberbachstr. 10,
79100 Freiburg.
Tel. 0761-77234

Gesellschaft Anthroposophischer Ärzte e.V.
Roggenstr. 82,
70794 Filderstadt.
Tel.: 0711/7799711,
Fax: 0711/7799712

European Society for Dermatology and Psychiatry (ESDaP), Ansprechpartner in Deutschland:
Prof. Dr. Uwe Gieler,
Justus-Liebig-Universität Gießen,
Ludwigstr. 76,
35392 Gießen,
Tel.: 0641/99-45650

Gesellschaft der Ärzte für Erfahrungsheilkunde e.V.
Fritz-Frey-Str. 21,
D-69121 Heidelberg.
Tel.: 06221/4062-0

Gesellschaft der Mayr-Ärzte e.V.
Gesundheitszentrum am Wörther See
A-9082 Maria Wörth-Dellach.
Tel.: (0043) (0) 4273-2511 44
Fax: (0043) (0) 4273-2511 72

Gesellschaft für Biologische Krebsabwehr e.V
Hauptstr. 44,
69117 Heidelberg.
Tel.: 06221/138020,
Fax: 06221/1380220

Gesellschaft für Phytotherapie e.V.
Siebengebirgsallee 24,
50939 Köln.
Tel.: 0221/4201951, Fax: 0221/9417020

Gesellschaft für Reflextherapie
Kohlmeisenweg 6 A,
1000 Berlin 47.
Tel. 030/6036862

Hufelandgesellschaft für Gesamtmedizin e.V.
Ortenaustraße 10,
76199 Karlsruhe 51.
Tel.: 0721/886276/77, Fax: 0721/886278

Internationale ärztliche Arbeitsgemeinschaft für HOT (fotobiologische Oxydationstherapie) e.V.
Am Rathenaupark 5,
2000 Hamburg 50.
Tel.:040/8801680

Internationale Forschungsgemeinschaft für Bioelektronische Funktionsdiagnostik
Kneippstr. 12,
86835 Bad Wörishofen.

Internationale Gesellschaft für Biologische Medizin e.V.
Postfach 100045,
76481 Baden-Baden.
Tel.: 07221/501115

Internationale Gesellschaft für Ganzheitliche Medizin e.V.
Seckenheimer Hauptstr. 111,
68239 Mannheim. Tel.: 0621/476400

Internationale Gesellschaft für Thymologie und Immuntherapie e.V.
Am Stadtpark 18,
38667 Bad Harzburg.
Tel.: 05322/6520-960513, Fax: 05322/3017
Internationale Medizinische Gesellschaft für Elektroakupunktur nach Voll e.V.
Im Brühl 20,
66130 Saarbrücken.
Tel.: 06893/6400, Fax: 06893/6475

Internationale Medizinische Gesellschaft für Neuraltherapie nach Huneke – Regulations-Therapie e.V.
Geschäftsstelle:
Am Promenadenplatz 1,
72250 Freudenstadt.
Tel.: 07441/91 858-0,
Fax: 07441/918 58-22

KneippÄRZTEbund e.V.
Gesellschaft für Naturheilverfahren
Hahnenfeldstr. 21,
86817 Bad Wörishofen.
Tel.: 08247/90110,
Fax: 08247/90111

Kooperation Organotherapeutika e.V. Vereinigung pharmazeutischer Unternehmer.
Leiter d. Dokumentationssekretariats:
Dr. B. Freimüller-Kreutzer.
Postfach 103523,
69025 Heidelberg.
Tel.: 06221/760465,
Fax: 06221/760456

Ludwig Boltzmann Institut für Akupunktur,
Kaiserin Elisabeth Spital.
Huglgasse 1–3,
A-1150 Wien.
Tel.: 0043/1/981 04/5751,
Fax: 0043/1/981 04/5759

Societas Medicinae Sinensis. Internationale Gesellschaft für chinesische Medizin e.V.
Franz-Joseph-Str. 38,
80801 München.
Tel.: 089/335674, Fax: 089/337352

Stiftung Homöopathie
Alte Gladbacher Straße 274 D,
47804 Krefeld 1.
Tel.: 02151/393898

Verband der Atempädagoginnen/ Atemtherapeutinnen (AFA)
Kaiser-Friedrich-Str. 17,
1000 Berlin 45.
Tel.: 030/342 69 88
Waldstr. 5,
10551 Berlin, Tel.: 030/395 38 60

Zentralverband der Ärzte für Naturheilverfahren e.V.
Am Promenadenplatz 1,
722500 Freudenstadt.
Tel.: 07441/918 58-0

Zentrum zur Dokumentation für Naturheilverfahren e.V. (ZDN)
Virchowstr. 50,
45147 Essen 1.
Tel.: 0201/745551,
Fax: 0201/702284

Mitarbeiterverzeichnis

Dr. med. Matthias Augustin
Hautklinik
Klinikum Freiburg
Hauptstraße 7
79104 Freiburg

Dr. med. Klaus Hackenjos
Schubertstr. 17
79104 Freiburg

Dr. med. Johann Christian Kingreen
Elberfelder Str. 55
58095 Hagen

Harald Krebs
Lange Straße 14
72202 Nagold

Dr. med. Hellmut Lützner
Forellenweg 12
88662 Überlingen

Hanne Marquardt
Prof.-Domagk-Weg 15
78126 Königsfeld - Burgberg

Dr. med. Franz Milz
Ziegelberger Straße 3
87730 Grönenbach

Dr. med. Jürgen Rohde
Herbert-Krauß-Klinik
Klinikum Buch
Wiltbergstr. 50
13122 Berlin

Dr. med. Andreas Rüffer
Labor L + S AG
Gesellschaft für Mikrobiologie und biologische Qualitätsprüfung
97708 Bad Bocklet

Mechthild Scheffer
Institut für Bach-Blütentherapie
Forschung und Lehre
Dr. Edward Bach Centre
Lippmannstr. 57
22769 Hamburg

Prof. Dr. med. Raphael Shimshoni
Fachklinik Schloß Friedensburg
Haut- , allergische und degenerative Erkrankungen
Schloßberg
07338 Leutenberg

Dr. med. Boris Sommer
Mühltalstr. 51
64297 Darmstadt

Dr. med. Monika Vogel
Lange Str. 55
17192 Waren/Müritz

Dr. med. Markus Wiesenauer
In der Geiß 8
71384 Weinstadt-Strümpfelbach

Dr. phil. Dipl.-Psych. Ina Zschocke
Abteilung für Psychosomatik
Psychiatrische Universits-Klinik
Hauptstraße 5
79104 Freiburg

Sachverzeichnis

Halbfette Seitenzahl verweist auf Haupttextstelle

A

B

C

D

E

F

G

H

I

L

N

P

Q

R

S

T

V

W

X

Y

Z